센터드 필라테스

– 몸의 원리를 이해하고 운동학적 이론을 근거로 한 필라테스 티칭법 –

Centered - Organizing the Body through Kinesiology, Movement Theory and Pilates Technique

과거부터 현재까지 헌신, 끈기, 정신을 통해
움직임 교육의 발전에 기여한
모든 분들에게

개정2판

센터드 필라테스

몸의 원리를 이해하고 운동학적 이론을
근거로 한 필라테스 티칭법

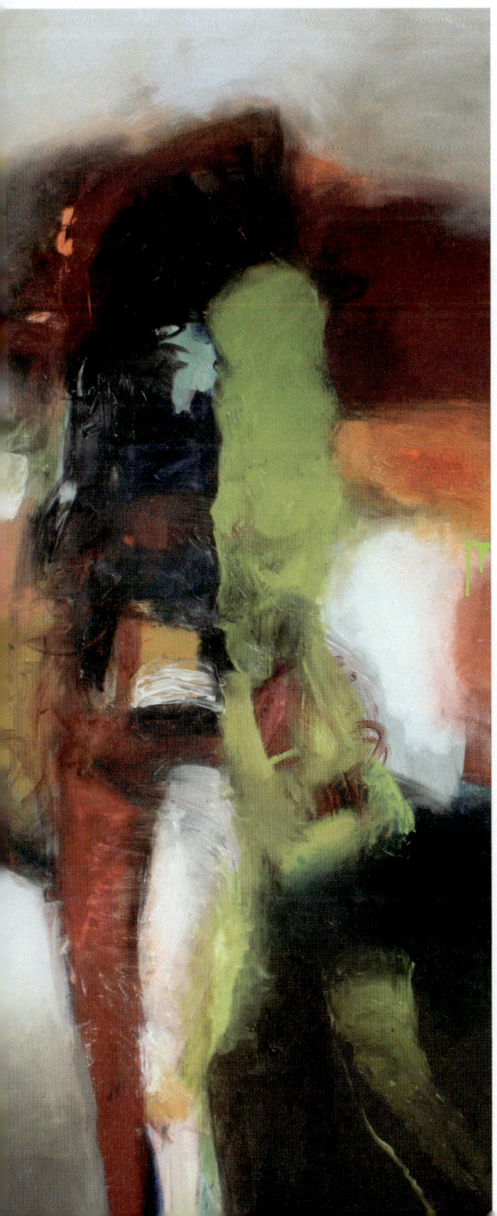

Centered

Organizing the Body through Kinesiology, Movement Theory and Pilates Techniques

Madeline Black | 양종혁 외 옮김

Forewords
Marie-José Blom
Blandine Calais-Germain
Gil Hedley
Andry Vleeming

영 문 출 판 사

■ **옮긴이**

양종혁 PT, PhD, PMA-NCPT, CSCS
Movement Medicine 대표 강사
EN Pilates 대표 강사
카데바 해부 세미나 강사
「근육 슬링」 책 역자

신희경 PMA-NCPT
차의과대학교 석사
Movement Medicine 대표 강사
EN Pilates 대표 강사
필라테스지도자과정/기능해부학/산전산후필라테스/재활필라테스 지도강사
KBS 생생정보통 '봄철 주부 우울증'/직업방송채널 그녀가 돌아왔다 '요가지도자 편'/
EBS 명의 '엄마 참지마세요' 어깨통증 편/평화방송 '메디컬 요가' 출연
「근육 슬링」 책 역자

Centered Organizing the Body through Kinesiology, Movement Theory and Pilates Techniques, 2e
by **Madeline Black**

The Original English language work has been published by Handspring Publishing Limited,
part of Jessica Kingsley Publishers, London, United Kingdom

센터드 필라테스 -개정2판-

몸의 원리를 이해하고 운동학적 이론을 근거로 한 필라테스 티칭법

2023년 1월 20일 초판 인쇄
2023년 1월 31일 초판 발행

지 은 이 : Madeline Black
옮 긴 이 : 양 종 혁 외
발 행 인 : 박 병 조
발 행 처 : 도서출판 영문출판사
등 록 : 1987년 12월 21일 제2-419호
주 소 : 서울시 강남구 삼성동 69-1
전 화 : (02) 514-5590, 776-5590
팩 스 : (02) 756-8943
E-mail : yeongmunsa@empal.com
홈페이지 : www.ymsbook.net
정 가 : 50,000원
ISBN 978-89-7224-547-6 93510

※ 파본은 교환해 드립니다.

차례

Mandeline Black은 이 책을 보완하는 워크숍을 촬영해 놓았다. 온라인 비디오 워크숍은 54개의 **유료 비디오(10만 7천원)**를 볼 수 있도록 되어서 책의 내용을 이해하는데 도움이 될 것이다.

센터드 2판

센터드의 이번 신판은 필라테스 기법을 단순히 전달하는 데에 그치지 않고 유기적으로 연결되어 있는 인체를 탐구할 수 있게 해주는 가이드로서 관련된 기능 해부학과 이에 따른 임상 적용 기법을 다양한 그림과 사진을 통해 자세히 알려주면서 살아 있는 인체의 항상성을 강조한다. 이 책은 필수 교과서가 되어야 한다.

Graham Scarr CBiol FRSB, FLS, DO Author of Biotensegrity: The Structural Basis of Life, published by Handspring Publishing

필라테스 강사들에게 있어 놀라울 정도로 대단한 책이다. 간결한 문체부터 여러 그림, 사진, 도표들을 통해 전달되는 빈틈없이 정확한 설명을 통해 정확하게 이해하고 실전에서 바로 적용할 수 있게 되어 있다. 해부학을 비롯 사진에 나오는 움직임은 최신 근막과 바이오 텐세그리티 관련 연구에 기초하고 있다. 본문에 나오는 케이스 및 'practitioner play' 등의 컨텐츠를 통해 저자인 Madeline Black이 옆에 있는 것처럼 생생하게 맞춤형으로 배울 수 있다. 읽는 내내 즐거웠다.

Carol M. Davis DPT, EdD, MS, FAPTA Myofascial Release Physical Therapist Integrated Physical Therapy and Wellness

필라테스 강사에게 있어 인체 운동역학에 대한 이해를 통해 다양한 운동 시퀀스를 만들게 해주고 인체의 움직임을 평가하고 개선시킬 수 있는 무게를 장착해주는 혁신적인 내용을 담은 책이다.

Dawn-Marie Ickes MPT, PhD, CPT, CNT, NASM-YES Wellness Programming Coordinator, Assistant Professor, Department of Physical Therapy, Mount Saint Mary's University, Los Angeles

움직임과 관련된 여러 분야에 몸 담았던 저자의 풍부한 경험과 촉진, 분석 스킬이 이 책에 담겨 있다.

이 책에는 클라이언트들의 움직임을 좋게 만들어줄 수 있는 여러 동작과 프로토콜을 가지고 있기에 운동 조절 이론을 적용할 수 있는 귀중한 자산이 되어줄 것이다.

2판에는 새롭게 추가된 내용들까지 있으며 발바닥부터 머리까지 우리 몸이 어떻게 움직이는지 그리고 운동 역학을 응용해서 전신을 바라볼 수 있는 관점을 갖길 원한다면 이 책을 강력하게 추천한다.

Trina Altman NCPT, E-RYT 500, YACEP Creator, Pilates Deconstructed? and Yoga Deconstructed? Author of Yoga Deconstructed

10년보다도 전 마델린 블랙의 워크샵에 참석했다. 저자의 컨텐츠를 통해 인체를 보는 관점이 많이 업그레이드 되었고 실제 필라테스 레슨에서도 활용하고 있다. 센터드를 통해 움직임을 개선시키기 위한 필라테스 시퀀스를 짜는데도 큰 도움이 되었다. 블랙은 해부학, 생체역학, 도수치료 기법은 움직임 및 호흡과 통합하는 법을 강사들에게 알려주며 이는 레슨에서도 큰 도움이 된다. 이 책은 움직임을 평가하며 지도하는 필라테스 강사들에게 필수 도서이며 기존 필라테스 틀에서 벗어나게 해줄 것이다.

Marimba Gold-Watts NCPT, RCST? Owner, Articulating Body Inc. NYC/Los Angeles

이처럼 매 페이지마다 움직임 전문가들이 자세하면서 단계별로 배울 수 있게 되어 있는 책이 존재했을까? 센터드는 클라이언트의 심신을 케어하고 바꿔주기 위해 힘써야 하는 움직임 전문가에게 바이블이 될 것이다.

누군가의 인생을 바꿔줄 수 있는 용기 있고 사려 깊은 길을 걷고자 하는 강사들에게 선물이자 매우 중요한 가이드가 될 것이다.

Jennifer Gianni Founder FusionPilatesEDU.com, Founder/Director Fusion Prenatal and Postnatal Natal Teacher Training

센터드 2판

인체는 서로 연결되면서 끌어당기고 연결되지 않은 채 밀어내는 힘을 통해 에너지를 효율적으로 활용하면서 역동적인 균형을 유지하는 시스템이다. 인체는 이와 같은 순수하면서 보편적 생물학적 기능을 가지고 있다. 이 책은 이와 같이 복잡하지만 스스로 형성되는 복잡한 기능의 큰 그림을 볼 수 있게 해준다. 블랙의 책을 통해 통찰력을 얻어보자.

Dr Wilbour Kelsick BSc, DC, FRCCSP, FC-CRSSports & Rehabilitative Medicine

마델린의 센터드 2판은 오리지널인 1판에 바이오 텐세그리티 및 움직임과 관련된 최신 이론들을 업데이트 하면서 더 발전한 상태로 나왔다. 센터드는 움직임 전문가들에게 귀중한 자산이고 우리 몸이 어떻게 기능하는지 이해하고자 하는 모두에게 필수도서이다.

Rebekah Rotstein NCPT Founder, Buff Bones®

마델린의 센터드 2판은 모든 필라테스 강사들의 책장 안에 있어야 한다. 간결하면서 명확한 묘사, 최신 운동 과학 이론과 실전적인 티칭 스킬로 가득 차 있다. 센터드는 필라테스 강사들의 접근법이 향상시켜줄 것이다.

Alan Herdman Pilates

센터드는 다양한 측면에서 리소스로 활용할 수 있으며 실무자들이 클라이언트와 관련된 문제를 해결할 수 있는 실마리를 실용적으로 찾을 수 있게 해준다. 게다가 보행, 나선형 움직임, 소매틱스, 생체 역학, 부상 관련된 복합적인 주제들도 다양한 사진, 그림 및 영상 자료를 통해 디테일한 정보를 얻을 수 있게 될 것이다.

Matt McCulloch Co-founder Kinected

센터드 1판부터

질적인 움직임에 대한 놀라운 경험과 탐구를 했다. 이 책은 움직임과 관련된 임상가들에게 필수도서가 되어야 한다. 이 책이 우리 직업에 있어 고전과 같은 존재가 될 것이라 믿는다.

Brent Anderson PhD, PT, OCS, PMA(r)-CPT Founder, Polestar Pilates, Florida, USA

마델린의 방식을 통해 우리는 더 견고해지고 삶의 필요에 맞게 실용적이 될 것이다. 책에 나오는 리스닝 및 바디워크 스킬을 통해 더 우아하고 편안하게 움직이게 될 것이다.

Phillip Beach DO, DAc Author of Muscles and Meridians: The Manipulation of Shape, Churchill Livingstone, 2010

마스터 강사이자 임상가가 과학, 움직임 교육과 인지와 관련된 내용을 종합해 포괄하면서 실용적인 책을 냈다. 강력 추천한다.

Tom Hendrickson DC Author of Massage and Manual Therapy for Orthopedic Conditions, Lipincott Williams & Wilkins, 2009

움직임을 공부하는 임상가나 학생들에게 필수 도서다. 환상적인 묘사와 명확한 그림들! 개인적으로 가장 좋아하는 챕터는 횡격막의 중요성을 강조한 6장이다. 이 부분을 읽고 또 읽었다. 블랙의 모든 지식과 그 동안의 공부를 종합해 배우고자 하는 이들에게 큰 선물을 줬다. 이와 같은 책을 내다니 블랙에게 진심으로 감사드린다.

Marika Molnar PT, LAc Director, Westside Dance Physical Therapy Director of Physical Therapy Services to New York City Ballet

1판에 대한 서문

이 책에 서문을 쓸 수 있게 된 것이 영광이다. 저자는 움직임과 관련된 직업군에게 치료적인 방법에 명확한 이해를 주면서 책에 나오는 기법을 실전에서 활용할 수 있게 도와준다. 이와 같은 방법으로 클라이언트에게 긍정적인 기능 변화를 이끌어낸다.

저자는 무용가와 안무가로 활동을 시작했고 안무는 느낌과 생각을 움직임으로 매끄럽게 전달하는 과정이라 언급했다. 이 책은 부분이 아닌 전체적인 인체를 바라보는 관점에서 바라보고 있으며 무용가, 안무가, 필라테스 강사, 움직임 전문가 및 정형 마사지 치료사로서 블랙의 전공에서 얻은 이해를 활용하여 최적의 기능을 위한 인체역학을 다룬다.

마델린 블랙은 최적의 움직임과 균형을 찾게 해주기 위해 움직임과 무용 분야에서 평생 쌓아온 자아 성찰을 결합해서 기법을 만들었다. 움직임 치료 분야에서 25년 경험 및 진정성이 이 책 안에 녹아 있다.

무용과 움직임 관련 직업 배경을 가진 저자가 이 책의 이름을 가장 어울리는 센터드라 지은 것은 흥미로우면서 논리적이다. 센터드의 컨셉은 이 책이 말하고자 하는 바를 그대로 보여주고 있다. 운동 조절, 신체 정렬, 부하 조절 및 분배 등 광범위한 관련 지식을 다루면서 전신에 지나친 힘이 또는 너무 부족한 힘이 가해지지 않게 적절하면서 조화로운 균형을 찾게 해준다. 운동 역학, 도수 치료, 강화 운동 및 근육 동원 관련 지식을 움직임과 결합해서 독자들에게 전달한다.

발에서부터 머리까지의 부위를 순차적으로 다루며 각각의 챕터에서는 각 부위가 전신과 어떻게 연결되는지 또한 다룬다. 챕터는 '깊이 있는 자각'을 통해 독자들의 직관을 자극한다. 필라테스 기법을 주로 다루지만 움직임의 원칙을 더 잘 알려주기 위해 다른 기법이나 연구들도 소개한다.

*센터드*는 트라우마 이후 생리적으로나 심리적으로 비적응성 패턴을 보이는 신체 문제를 통합적으로 풀어가는 내용에 관한 책이다. 책의 구성부터 문체까지 모두 인상 깊게 훌륭하다. 매 챕터마다 전체적인 윤곽을 볼 수 있게 해주며 사이 사이 다양한 그림과 사진을 통해 이해를 돕는다. 이를 통해 정확한 동작을 익힐 수 있다. 센터드는 움직임과 관련 과학과 노하우가 집결된 책이다. 책을 읽다 보면 매 페이지마다 실제 동작을 구현하기 위해 아름답게 정돈 되어 있는 것을 느낄 것이다.

이 책은 최적의 움직임을 만들기 위해 꼭 필요한 가이드와 리소스를 제공한다. 책의 목표는 명확하다: 움직임을 개선시키기 위해 특정 기능이 잘 작동하지 않을 때 전신과 협응해서 잘 작동하게 만들어야 한다는 것이다.

이 책을 읽은 뒤 동료들에게 추천하길 권한다. 당신뿐만 아니라 동료들까지 임상 스킬을 발전시키는데 큰 도움이 될 것이다.

Prof. Dr. Andry Vleeming
Department of Anatomy, Medical College of the University of New England, Maine USA Department of Rehabilitation Sciences and Physiotherapy, Faculty of Medicine and Health Sciences, Ghent University, Belgium 2015

1판에 대한 서문

마델린 블랙은 과학, 움직임, 필라테스를 정골의학과 잘 버무리는 것으로 유명한 강사다. 이 책을 읽는 내내 익숙한 필라테스 컨셉 및 리포머, 캐딜락, 매직 서클, 운다 체어와 같은 도구 및 필라테스 동작들을 접하게 된다. 익숙하지만 깊이는 다르다: 부위 별로 접근법의 미묘한 부분을 향상시킬 수 있는 세밀한 연습에 집중하고 있다. 단계 별로 우리 몸이 다양한 종류의 움직임을 어떻게 결합하는지 알 수 있게 해주며 특히 큰 움직임에 가려져서 간과할 수 있는 작고 미세한 움직임을 찾아낼 수 있게 해준다. 이런 기법의 세밀함을 통해 부상을 예방하고 피로를 예방할 수 있다.

이 책의 내용은 몸의 부위 별로 구성되어 있다. 모든 챕터는 관련된 연구 결과로 뒷받침하고 있고 특정 부위의 전반적인 구조와 기능을 다루면서 동시에 이 구조물이 전신에 어떤 영향을 주는지 명확하게 설명하고 있다.

책은 발과 관련된 내용의 챕터로 시작된다. 누워서 또는 앉아서 아니면 소도구로 안정시킨 상태에서 동작을 시작하더라도 결국에는 양 발로 견고하게 서있을 수 있는 준비를 하게 해준다. 발과 지면과의 연결을 강조하면서 발목과 발바닥과 관련된 많은 동작을 익힐 수 있게 구성되어 있다.

이후 하지와 관련된 챕터로 연결된다. 여기서는 대퇴부와 하퇴부 및 발목, 무릎, 고관절이라는 세 개의 대관절을 다룬다. 저자는 특히 고관절 주변부 결합조직의 중요성을 일깨워준다. 이후 척추 및 골반으로 여정이 이어진다. 여기서 척추 안정성을 비롯 다양한 저자의 관찰과 견해를 볼 수 있다. 골반은 하지와 척추 사이의 위치해서 두 부위가 협응하면서 움직일 수 있게 하는 중앙 핵심으로 작용한다. 이 역할을 잘하기 위해 고관절이 천장관절보다 가동성이 좋아야 하며 그렇게 될 때 다른 관절들도 잘 작용한다.

그 다음 챕터에서는 체간으로 넘어가서 필라테스의 파워하우스 또는 코어와 관련된 이해를 얻을 수 있다. 갈비뼈와 하부 척추가 만나는 곳이 중심 축으로 설명하고 있다. 다양한 층의 근막을 소개하고 이를 움직임과 연결하면서 각각의 밸런스를 잡는 법도 알 수 있게 된다. 그 다음은 중심부에 대한 운동을 할 때 빼놓을 수 없는 호흡과 관련된 운동들을 이야기한다.

3파트에서는 상지로 넘어간다. 여기서는 유연함과 협응을 위한 다양한 운동을 소개한다. 이어서 비언어적 소통을 가능하게 하는 목과 머리로 넘어간다.

이 책을 읽으면서 저자의 오랜 시간 동안의 경험을 통해 얻은 이해에 감동받았다. 이런 엄청난 내용을 공유해주는 것에 감사한다.

Blandine Calais-Germain

Author of: *Anatomy of Breathing; Anatomy of Movement; Anatomy of Movement: exercises; The Female Pelvis: Anatomy and Exercises 2015*

2판에 대한 서문

마델린 블랙의 엄청난 성취를 통해 우리 몸을 어떻게 다뤄야 하는지 그 원리와 실무를 익힐 수 있게 되었다. 블랙은 인체 움직임을 훌륭하게 최적화시킨다. 이와 같은 작업은 절대 쉬운 일이 아닌데 이를 책에 담아 내기까지 했다. 블랙은 통합해서 생각하며 모든 전문 지식과 배경을 평가, 필라테스 기법, 운동 역학, 운동 과학과 같은 이론을 무용, 스포츠, 필라테스와 같은 실무 경력과 결합한다.

*센터드*는 인체 움직임에 관한 책이다. 모든 구조물은 토대의 상태에 영향을 받는다는 확신 속에 발부터 시작해서 머리로 올라간다. 마델린은 클라이언트를 역동적으로 움직이게 만드는 데에 진심이다. 삶은 역동적이고 중심이 잡힌 삶은 움직임 속에서도 쉽게 다시 중심을 잡는다. 블랙의 책을 통해 스텝 바이 스텝으로 익힐 수 있게 되어 있다. 깊이 있는 자각, 클라이언트 스토리, 각종 평가, 테스트 및 영상 링크를 통해 본인을 비롯 클라이언트까지 내용에 대한 깊은 이해를 할 수 있게 구성되어 있다.

또한 책에는 관절 역학, 생체역학 및 해부학적인 내용이 풍부히 담겨 있다.

블랙은 복합적인 주제를 다뤄왔다. 이를 제대로 이해하고 그에 대한 과실을 얻으려면 적지 않은 노력을 해야 할 것이다. 책에 들어간 사진이나 일러스트는 정말 아름답고 다양한 코너를 통해 깊은 이해가 가능해질 것이다. 미세한 움직임은 큰 움직임만큼이나 중요하다. 블랙은 "무언가를 얻기 위해서는 고통이 불가피하다"는 식의 관습 대신 편하고 기분 좋은 범위 내에서 기법을 적용하자고 이야기한다. 핸즈온 스킬을 적용할 때 고통스럽게 하는 것이 아닌 편안하게 해줘서 클라이언트 입장에서 즐겁다는 느낌이 드는 것을 강조했다. 블랙은 통증을 개선시키기 위해 고통스러운 것보다 편안하게 기법을 적용하는 것이 더 나은 결과를 가져온다는 것을 이해하고 있다. 이와 같이 테크닉을 적용한다면 더 쉽고 편안하게 기능을 회복시킬 수 있을 것이다.

개인적으로 마델린이 필라테스 강사를 대상으로 티칭하는 것을 목격했고 마델린과 함께 해부 실습을 진행했다. 마델린의 강한 호기심을 봐왔다. 매순간이 업계를 좋게 하려는 마델린의 열정이 빛나기를 바란다. 독자들이 이 책을 즐겁게 읽으면서 많은 것을 얻어가길 바랍니다!

Gil Hedley PhD
Colorado Springs, CO, USA
www.gilhedley.com
October 2021

2판에 대한 서문

센터드 1판을 낸 뒤 마델린은 "no bone unturned"의 내용으로 2판을 개시한다. 마델린의 방식과 1판 내용에 익숙한 사람이라면 이번 2판이 정말 가치 있을 것이다.

마델린의 2판에서는 과학, 해부학, 움직임과 관련된 내용을 조화롭게 다룬다. 이와 같은 내용들은 계속 업데이트 되면서 새로운 내용이 쏟아지는 경향이 있으며 마델린은 이런 내용을 추가했다. 이번 2판에서 또한 움직임 과학과 필라테스 기법, 핸즈온 스킬을 실용적으로 통합해서 어떤 원리로 이런 것들을 해야 하는지 잘 이해하고 실행할 수 있게 되어 있다.

무용과 안무 분야에서 갈고 닦은 마델린의 전문성을 통해 인체를 통합적으로 개선시키는 기법을 활용한다. 그 중 하나가 바로 근막을 활용한 방식이다. 움직임을 좋게 가이드 하기 위해 핸즈온을 잘 이해하는 것이 필수적이다. 무용가의 마음과 정신은 발바닥을 통해 이해할 수 있다. 그래서 마델린은 센터드를 몸의 베이스인 발부터 시작한다.

발부터 시작해 전신으로 올라오면서 발의 골역학은 골반의 골역학의 거울이다 라는 Diane Lee의 Integrated Systems Model을 활용한다. 같은 원리가 견갑대와 골반에도 적용된다. 발부터 시작해서 위로 올라오면서 이 책에서 전신을 다룬다. 이와 같은 마델린의 접근법이 책에 나와 있다. 각각의 챕터 순서는 스텝 바이 스텝으로 접근하기 쉽게 만들어졌다: 구조, 해부학, 기능, 핸즈온, 통합, 움직임, 인지의 순서.

책의 핵심을 하나 고르라면 호흡이다. 6챕터에서 마델린은 호흡과 관련된 5개의 횡격막에 대해 자세히 설명하면서 전신 통합을 이야기한다. 또한 호흡과 관련된 잘못된 정보에 대해서도 자세히 설명되어 있다. 나에게 있어서는 이 챕터가 있기에 센터드 2판은 상당한 가치가 있다.

"Masterclass"와 "Practitioner play" 등의 코너를 통해 추가적인 팁을 얻을 수 있다. 세션 시퀀스를 어떻게 해야 할지도 후반부에 나와 있기에 완성된다는 성취감을 느낄 수 있다. 핸즈온과 함께 필라테스 기구 동작과 매트 동작이 적절히 분배되어 있다. 센터드는 배우고 가르치고 관찰하고 잘 움직일 수 있게 해주는 도구를 제공해주기에 진정 감동적이었다.

이와 같이 멋진 저서를 내준 마델린에게 감사하다.

Marie-José Blom
Movement Educator, Pilates Master Teacher
Lecturer and int.presenter/Consultant Creator/
Educator of the SmartSpine System
CEO of SomaSom inc
October 2021

1판에 대한 서문

센터드는 직업적으로 또는 개인적인 호기심에서라도 인체를 공부하고자 하는 모든 이들을 위한 책이다. 센터드에는 25년 간의 전문 경험이 집결되어 있다. 교육에서 유인물 및 다양한 매뉴얼을 만들면서 수많은 동료들, 강사들, 친구 가족들이 지금까지 움직임, 치유, 근력 운동과 관련된 모든 전문 지식을 총괄하는 책을 써보는 것이 어떻겠냐는 권유를 받았다. 나의 전공 분야들을 취합하는 과정에서 이 모든 것들을 통합해서 움직임 전문가들을 교육할 수 있게 잘 정리했다. 전문적인 움직임 강사에게 클라이언트의 몸을 잘 쓸 수 있도록 기능을 개선시키는 교육을 제공했다. 바디워크, 움직임 교육과 피트니스는 사람의 신체적인 본성을 최적화하는 것을 목표로 서로의 장점을 취합하는 추세에 있다.

이 서문을 쓰면서 센터드를 만드는 과정이 안무가였을 때 새로운 작품을 내서 무대 위에서 완성된 작품을 볼 때의 상황과 유사하다는 것을 느꼈다. 창작이란 실제적인 모습을 갖추기 전까지는 명확한 실체를 갖지 않는다. 생각이라는 씨앗으로 시작해 작품을 위한 토대를 갖추기 시작한다. 이 토대가 이후 작품의 구조가 된다. 몸이 어떻게 움직이는지 이해하고 감지해서 더 나은 움직임을 위해 체계화된 지식을 활용하기 위한 은유처럼 느껴진다. 신체는 과학과 예술 두가지 영역으로 아름답게 표현된다. 신체 능력을 향상시키기 위해서는 이 두가지의 조합이 필요하다. 모든 몸은 신체를 개선시키면서 유지할 수 있는 잠재력을 가지고 있다. 조셉 필라테스는 신체 능력은 잘 발달된 육체에 항상 감사하면서 즐겁게 일상을 보낼 수 있는 건강한 마음이라 해석했다(Pilates, 1945). 기능적으로 잘 움직이면 구조물도 더 오랜 시간동안 건강하게 유지될 것이고 이로 삶은 더 즐거워질 것이다.

필라테스 강사라면 끊임없이 배워야 한다. 그래서 센터드 내에 여러 가이드, 참고 문헌, 매뉴얼 및 영상 링크를 활용하기를 바란다. 우리 몸의 잠재력을 이해하고 개선시키기 위해서는 우리 몸이 어떻게 디자인 되었는지 그리고 어떻게 기능하는지를 알아야 어느 기능이 제 역할을 못하는지도 알아차려서 변화시킬 수 있을 것이다. 우리는 움직임을 통해 우리 몸을 치유할 수 있다.

Madeline Black
Director of Madeline Black Method
www.madelineblack.com
Sonoma, CA, USA, *2015*

2판에 대한 서문

코로나가 창궐하기 직전 출판사로부터 센터드 2판에 대한 제의를 받았다. 최신 움직임 과학, 바이오 텐세그리티와 관련된 공부를 시작했고 센터드라는 말의 의미를 더 강력하게 전달하려는 계획이 있었다. 1판이 출판됐을 때 마델린 블랙 기법으로 발전한 센터드와 관련된 워크샵을 집중적으로 열었다. 그렇게 성장하면서 교습법도 계속 발전했다. 움직임 강사들은 보행 및 움직임 패턴을 알아차리고 해석하고 교정하는 방법을 배우게 되면서 성장했다. 5년 간의 집중적인 교육은 마델린 블랙 기법 및 2판으로 꽃을 피웠다.

코로나가 유행하면 많은 사람들의 삶이 직격타를 맞았다. 일상은 새롭게 재설정됐다. 삶이 망가지는 것을 목격했고 고립된 상태로 존재의 이유에 대해 의문을 갖고 지냈다. 온라인의 삶이 실제 현실로 들어와 스크린을 통해 우리는 관계를 맺었다. 전염병이 유행할 시 마델린 블랙 기법은 온라인을 통해 더 확장돼서 더 많은 수의 강사들이 접할 수 있게 되었다. 이와 같은 경험을 통해 오프라인에서 해야 하는 움직임을 어떻게 설명하고 전달할지에 대해 더 많이 고민하게 되었다. 입체적인 오프라인에서의 경험은 평면적인 스크린으로 대체됐다. 핸즈온을 통한 평가와 같은 접촉이 불가능했다. 하지만 인류는 적응한다. 이 때의 제약이 오히려 언어를 통해 정확하게 전달하는 방식을 정교하게 만들었고 온라인 상에서 평가를 하는 새로운 방식을 만들게 해줬다. 코로나 이전과 이후의 경험들이 결합되면서 온라인 상에서 워크샵을 열고 연구하고 끊임없이 공부를 했던 모든 것들이 센터드 2판이 나오는데 지대한 영향을 끼쳤다.

2판은 칼라로 바꿔서 몸을 더 잘 관찰할 수 있게 해준다. 30개의 일러스트가 추가됐고 27개의 새로운 필라테스 동작이 추가됐다. 31개의 영상을 찍었고 이 영상은 필라테스 애니타임을 통해 제공된다. 강사들을 위한 다양한 코너도 마련됐다. “Practitioner play”를 통해 더 호기심을 갖고 컨텐츠를 탐구할 수 있게 했고 “Masterclass” 를 통해 운동과학과 관련된 추가적인 정보들을 얻을 수 있게 되었다. “Embody it!” 코너를 통해 더 잘 체화시킬 수 있다. 매 파트 막바지에는 평가부터 다양한 동작들을 통해 세션 시퀀스를 구성할 수 있는 방법을 제시한다.

독자들이 이 책을 통해 항상 궁금해하면서 더 효율적인 움직임 전략을 체화시키면서 스스로 할 수 있는 영역을 늘렸으면 좋겠다. 즐기면서 체화하고 2판의 모든 파트를 섭렵해봐라. 실무가 더 업그레이드 되길 빈다.

Madeline Black
Director of Madeline Black Method
www.madelineblack.com
Sonoma, CA, USA,
November 2021

인사

센터드 2판은 출판사의 여러 지원 덕분에 가능했다. 특히 한없이 지원해준 Sarena Wolfaard 에디터인 Carole McMurray와 Stephanie Pickering들의 인내심에 감사한다. Morven Dean이 모든 것을 하나로 통합했던 Morven Dean 내 머리 속 생각을 명확한 일러스트로 그려줬던 Bruce Hogarth 이 책을 세상에 알리는 데 힘썼던 Hilary Brown과 Stephanie Ricks.

필라테스 애니타임을 성공시키면서 작업을 지원해줬던 John Marston과 Kristi Cooper; 촬영을 도와줬던 Gia Calhoun, Nicole Smith, Aaron Coleman에게 감사한다.

사진 촬영을 맡아준 Cathy Stancil, 커버 아티스트인 Brigette McReynolds은 센터드 책을 더 빛나게 해줬다. 그들의 역할이 센터드의 핵심이 되어 주었기에 영광이다.

여러 전문가들의 발자취를 따랐기에 지금의 내가 있을 수 있다. 무엇보다 Marika Molnar와 Jean Claude West 이 두명의 이름이 떠오른다. 필라테스는 뉴욕의 Anna Schmitz와 Romana Kryzanowska에서 Naja Cori와 Eve Gentry로 이어지면서 사사받았다. 90년대 초에 자이로토닉을 창시한 Julio Horvath 및 그의 제자들과 샌프란시스코에서 공부했다. 그 중 한 명인 Secret이 길잡이를 해줬다. 그 당시 아쉬탕가 요가를 병행했고 스승은 Tim Miller였다. 도수치료 분야에서는 Tom Hendrickson으로부터 시작해서 Sharon Weilselfish-Giammetteo에 의해 더욱더 발전했다. Gil Hedley는 카데바 해부를 통해 인체의 신비를 일깨워줬다. 이 모든 사람들이 마델린 블랙 기법을 있게 해줬다.

또한 항상 새로운 시선과 지식으로 무장하는 움직임 강사들에게도 감사하다. 많은 가르침을 준 James D'Silva, 길을 인도해준 Alison Beecham에게도 감사합니다. 이들 덕분에 번창할 수 있었다. 뉴욕의 뛰어난 움직임 전문가 Kuan Hui Chew에게도 감사한다. Jane Siegel과 보조 강사들의 열정과 지원에도 감사한다. 그리고 나의 스승인 Joddie Hunt가 없었다면 지금과 같은 성취는 이루지 못했을 것이다.
함께 인체의 움직임을 탐구하는 모든 동료들과 강사들에게도 감사드린다.

그리고 마지막으로 남편인 Bill Doty와 아들 Cooper에게 감사한다.

역자 서문

필라테스 강사부터 물리치료사, 의사 등의 의료 전문가들에게 전문 교육을 하는 입장에서 이번에 번역한 센터드는 특히 의미가 있었다.

정규 학과 과정에서 기초 공사를 하는 의료 전문 인력과는 달리 필라테스 정규 과정에서는 회원들의 여러 이슈에 대처할 수 있는 노하우를 얻기 쉽지 않다.

관련된 공부를 하려 해도 어디서부터 시작해야 할지 막막한 경우가 많고 있다 하더라도 수준이 맞지 않거나 의료 전문인력의 입장에서 필라테스 강사의 현실과는 동떨어진 내용을 전달하는 교육들이 대부분이다.

이에 반해 센터드는 운동 방식이 복잡하지 않기에 초보 강사가 이해하고 전달하기에 어렵지 않고 가르쳐 주는 동작을 일반 회원들이 따라하는 것도 어렵지 않고 무엇보다 저자인 마델린 블랙이 필라테스 강사 출신이라 필라테스 환경과 현실 속에서 적용할 수 있다는 점이 큰 장점이다. 특정 이슈를 가진 회원들이 왔을 때 겁먹지 않고 일단 시도해 볼 수 있는 필라테스 강사의 툴을 갖출 수 있다.

다음과 같은 부분을 주의해서 읽으면, 책을 더 잘 활용할 수 있을 것이다.

매 챕터마다 앞에 이론적 배경이 나오는데 그 내용을 숙지하고 동작을 익힐 필요는 없는 경우가 많다. 물론 앞에 내용을 잘 숙지하고 넘어가면 더 낫겠지만 초보 선생님들에게는 난이도가 있는 내용이기도 하고 후반에 나오는 내용과 직접적 관련이 적어서 굳이 몰라도 되는 경우가 꽤 있었다. 앞의 이론에서 막힌다면 건너 뛰고 동작과 관련된 내용부터 시작해도 큰 무리가 없을 것이다.

그리고 다른 전문서적이나 논문에서의 용어 표현과 다른 방식의 표현이 꽤 있었기에 이런 표현은 오히려 전문 학회에서 쓰는 표현으로 대체했다. 일반적인 생체역학에서는 글라이드(glide)라고 하는 움직임을 스핀(spin)이라 표현하는 경우가 한 예이며 스핀보다는 글라이드라는 표현이 더 적절하기에 그렇게 바꿨다. 추후 마델린 블랙의 영상을 보거나 온라인 교육을 들을 때 이 부분 때문에 올 수 있는 혼란을 피했으면 하는 마음에 덧붙인다.

마지막으로, 혼자 공부하기가 어렵다면 가장 이 책을 공들여서 읽었을 역자들의 북리뷰 워크샵도 열릴 예정이니 여기서 비어 있는 퍼즐을 맞추는 것도 방법이다.

필라테스 강사로서 무엇부터 어떻게 시작해야 할지 모르는 초보 단계에서 장벽을 건너 뛸 수 있는 디딤돌로 잘 활용하길 바란다.

의료 분야 전문가라면 환자들에게 홈 엑서사이즈로 처방하기에 괜찮은 매트 동작들이 많다. 필라테스 동작을 치료에 접목시키려는 치료사라면 시작 지점으로 활용하기에 매우 좋은 책으로써 추천드립니다.

역자 양 종 혁

역자 서문

이 책을 처음 접했을 때, 필라테스 지도자 과정 중에 있는 우리 선생님들이 제일 먼저 떠올랐다. 인체 공부를 처음 시작하는 초보 선생님들이 주를 이루는 자격 과정의 특성상, 한정된 기간 안에 소개할 수 있는 정보의 양은 아쉽지만 매우 적다. 많은 양을 쏟아부으며 가르치는 것 보다 소화할 수 있는 양을 한 겹, 한 겹 쌓아 올려 기초를 탄탄하게 다지는 것이 무엇보다 중요한 때가 바로 이 입문 단계이기 때문이다.

안타까운 지점은 그 이후에 있다. 비전공자인 이들이 졸업하고 나서 지도자 강사의 도움없이 혼자 공부를 이어 가기에 현실은 그리 단계적이지 못하기 때문이다. 게다가 눈 앞에 있는 클라이언트는 배우고 익혔던 필라테스 동작만으로 이해하기에는 너무 다양한 이슈를 가지고 있는 것이 현실이다. 이런 이유로 인체 공부를 하기 위해 유명한 전문 서적을 펼치면, 읽어 내려가는 것조차 너무 힘들 뿐 아니라 설사 읽고 어느 정도 그 내용을 이해했다 손 치더라도, 필라테스 동작에 그 내용을 담아 스스로 응용하기에는 현실적으로 매우 어려울 수밖에 없다.

마델린 블랙의 '센터드'는, 이러한 간극을 채워주기에 적합한 '초보 선생님들의 참고서적'이 되어줄 수 있을 것 같아 기쁜 마음으로 번역을 결심하게 되었다. 필라테스 자격 코스를 졸업한 직후, 정신없이 맞이할 실무 앞에 어렵지 않은 내용으로 익숙한 용어와 동작들을 편안하게 소개하는 이 책이, 초보 선생님들의 발 앞에 작은 등불이 되어줄 수 있길 기대해 본다.

또한 지도자 과정에서 심도 있게 다루지 못했던 파트들(예: 발, 무릎, 손목)을 이 책을 통해 잘 소개받아 관심을 가질 수 있길 바라고, 인체에 대한 이해가 필라테스 동작과 실무에 어떻게 조합되고 활용되는지를 긍정적으로 경험할 수 있길 또한 바란다. 이러한 경험은 이론과 실기가 동떨어져 있지 않다는 개념을 이해할 수 있는 좋은 계기가 되어줄 수 있을 것이라 생각한다.

더불어 이 책을 이해하고 활용하는 데 만족하기보다 이것을 발판 삼아 '필라테스 전문가'로서의 성장을 멈추지 않길 무엇보다 바라고 응원하겠습니다.

역자 신 희 경

AC	acromioclavicular 견쇄(관절)
ANS	autonomic nervous system 자율신경계
AO or A/O	atlanto-occipital 환추후두(관절)
ASIS	anterior superior iliac spine 전상장골극
BAC	Biomechanical Asymmetry Corrector
CNS	central nervous system 중추신경계
CO2	carbon dioxide 이산화탄소
CoM	center of mass 무게 중심
CRP	constructive rest position 가장 편하게 유지할 수 있는 자세
EO	external oblique 외복사근
GT	greater trochanter 대전자
IB	zone interbarrier zone (근에너지 기법 등에서의) 배리어
IO	internal oblique 내복사근
IT	iliotibial 장경(인대)
LMA	Laban Movement Analysis 라반 움직임 분석
MET	muscle energy technique 근에너지기법
MFC	myofascial core 코어
MP	metatarsophalangeal 중수지절(관절)
NO	nitric oxide 산화질소
OA	osteoarthritis 관절염
PSIS	posterior superior iliac spine 후상장골극
QL	quadratus lumborum 요방형근
RA	rectus abdominis 대퇴직근
SC	sternoclavicular 흉쇄(관절)
SCM	sternocleidomastoid 흉쇄유돌근
SIJ	sacroiliac joint 천장관절
TFL	tensor fasciae latae 대퇴근막장근
TLF	thoracolumbar fascia 흉요근막
TPs	transverse processes 횡돌기
TrA	transversus abdominis 복횡근
VMO	vastus medialis oblique 내측광근 사선섬유

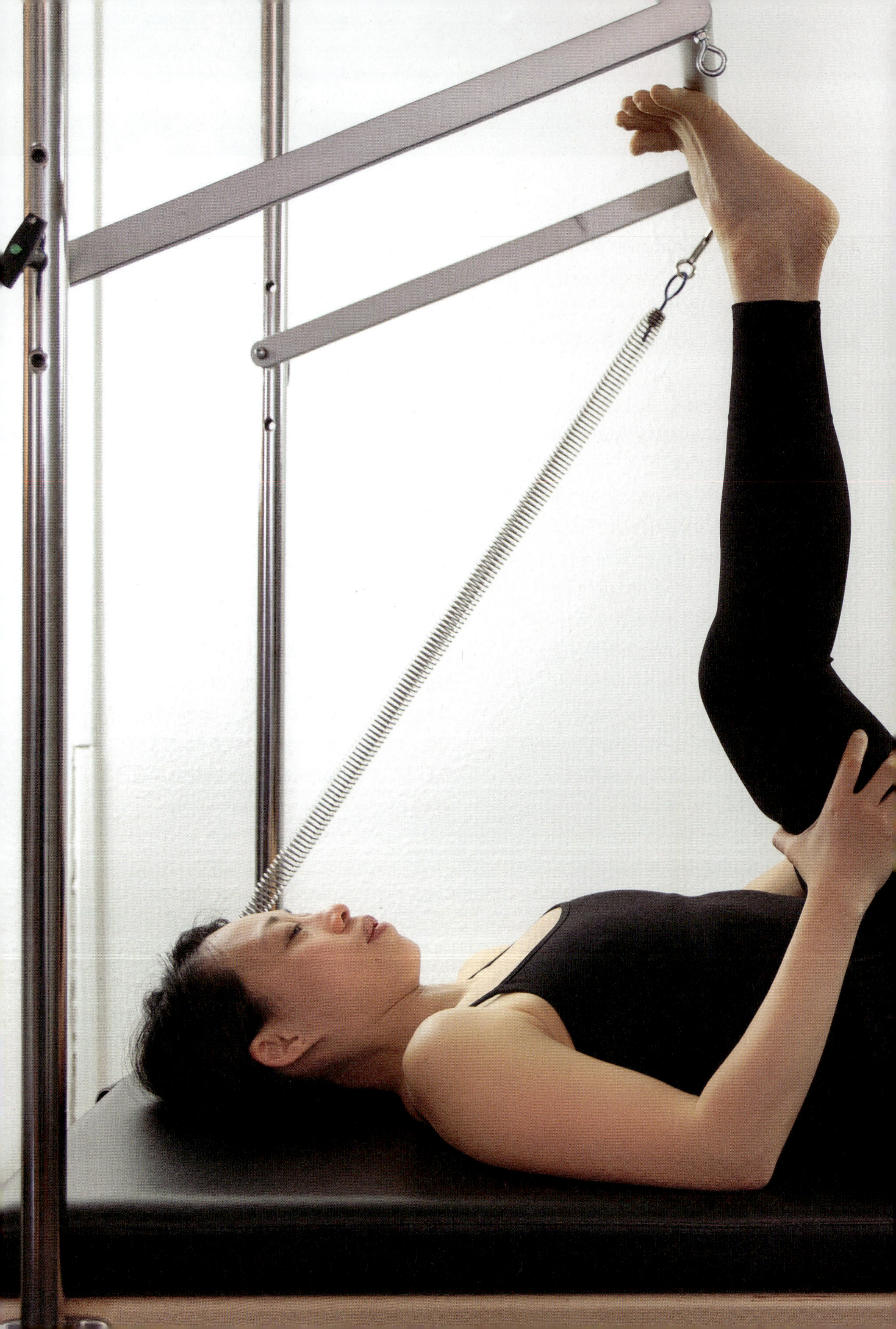

Part 1

발바닥에서 척추까지

Sole to spine

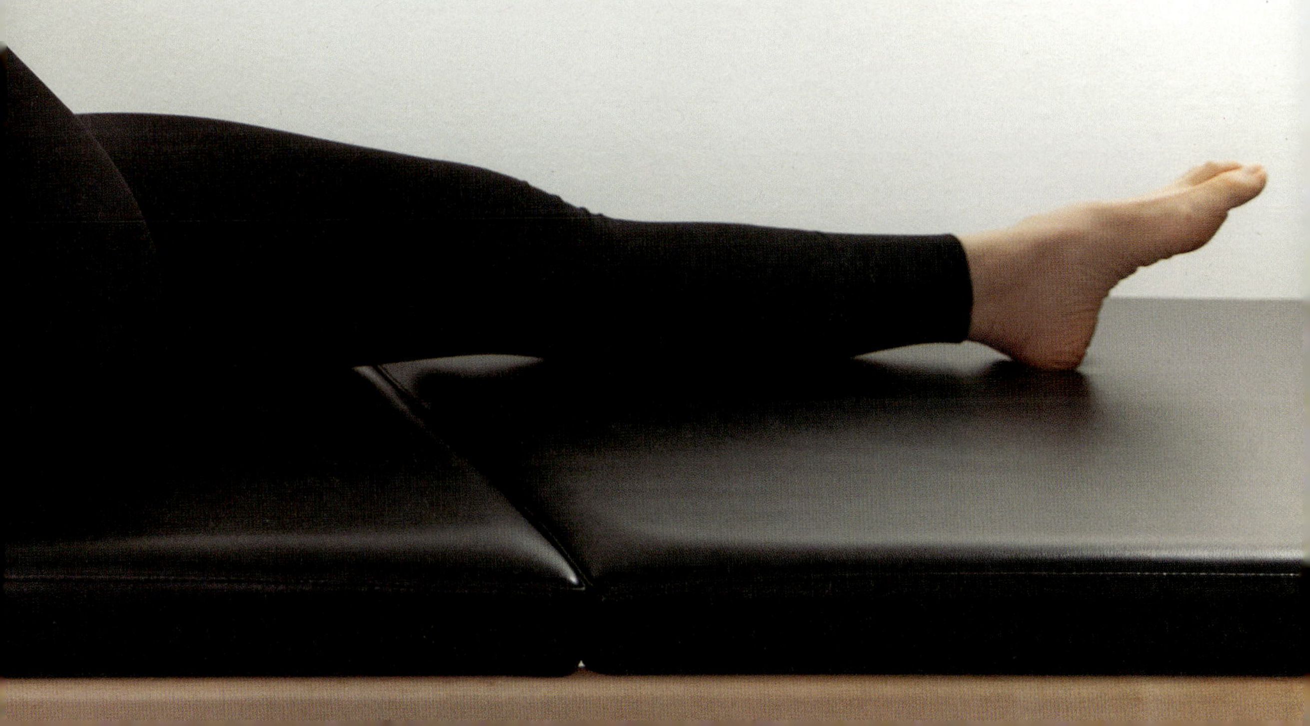

베이스로서 발 Our base 1

발바닥은 눈의 망막과 같은 역할을 한다. 발달학적으로 우리 몸의 코어라 할 수 있는 골반에서 뻗어 나와 하지를 통해 바닥과 연결돼 지면이라는 바깥 세상을 바라본다.

Irene Dowd, *Taking Root to Fly*

깊이 있는 자각: 지면과 연결되다.
Contemplative awareness: grounded

인류가 번창하고 삶을 누리기 위해 인체의 움직임은 필수적인 요소이다. 그 중 가장 기본적인 인체 움직임이라 하면 바로 보행이다. 한 발에서 반대 발로 체중을 이동하며 신체를 공간 속에서 옮기는 것이 보행의 과정이다. 하지만 그 와중에도 다리 하나는 항상 지면과의 접촉을 유지하고 있다. 전신을 움직이는 보행 속에서 중력을 느끼고 지면의 반력 및 다양한 지면의 형태를 탐색하는 데 이는 시각, 균형 감각을 비롯 여러 인체 시스템 간의 긴밀한 통합을 요한다.

발과 하지는 보행 중 감각을 느끼면서 이에 적응할 수 있게 설계되어 있다(Okoba et al. 2019). 지면과 발의 접촉을 통해 뇌에 피드백을 주고 이를 통해 환경의 변화에 적응할 수 있게 해준다. 예를 들어, 한 발이 지면을 터치할 때 중심이 흔들리면서 흐트러지는 몸통의 정렬을 다시 잡는 식으로 발에서의 움직임은 발에 국한되지 않고 전신의 역동적인 움직임으로 이어진다.

발과 인체의 코어는 상호 밀접한 관계에 있으며 움직임과 공간 인지에 있어 서로가 서로에게 영향을 끼친다. 발과 코어 간의 이와 같은 다이나믹한 패턴은 우리 몸을 더 효율적이고 불필요한 스트레스 없이 움직일 수 있게 해준다. 효율적인 움직임은 물 흐르듯이 움직일 수 있으면서 움직임 속에서 나타날 수 있는 모든 가능성 및 다양한 상황에 자발적인 대응이 가능하게 해준다(Pilates and Miller 1945). 효율적인 움직임을 통해 더 나은 움직임을 가져갈 수 있는 여러 가능성이 열린다. 근육의 부상이나 통증 없이 더 다양하게 Movement strategy을 가져갈 수 있는 방법이 바로 지면과의 연결(grounding)이다. 지면과의 연결 상태가 여러 측면의 밸런스를 좌우한다.

지면과의 연결을 가장 인지하기 좋은 출발점이 바로 발이다.

몸 전체를 볼 수 있는 시야가 중요하다고 강조하지만, 발은 통증이나 불편함을 못 느낄 경우 큰 관심을 받지 못하는 부위이다. 발이 다치거나 제대로 기능하지 못할 경우 모든 움직임이 문제를 증폭시키는 상황이 만들어진다. 통증이 없다 하더라도 발이 제대로 기능하지 못할 경우 무릎, 고관절, 허리 목과 같이 다른 부위 어딘가에 문제를 만들 수 있다. 또한 발은 간접적으로 자세와 보행에 영향을 준다. 이처럼 한 부위의 문제가 다른 부위의 문제에 영향을 끼치는 현상은 전신에서 일어난다.

움직임의 역동성
Dynamics of movement

우리는 특정 부위만을 움직일 수 있다 착각하지만 실제로는 그 와중에도 몸 전체가 함께 기능한다. 특정 부위에서 시작되는 움직임은 전신에 영향을 준다. 이와 같은 개념을 바이오텐세그리티(biotensegrity)라 한다(그림 1.1).

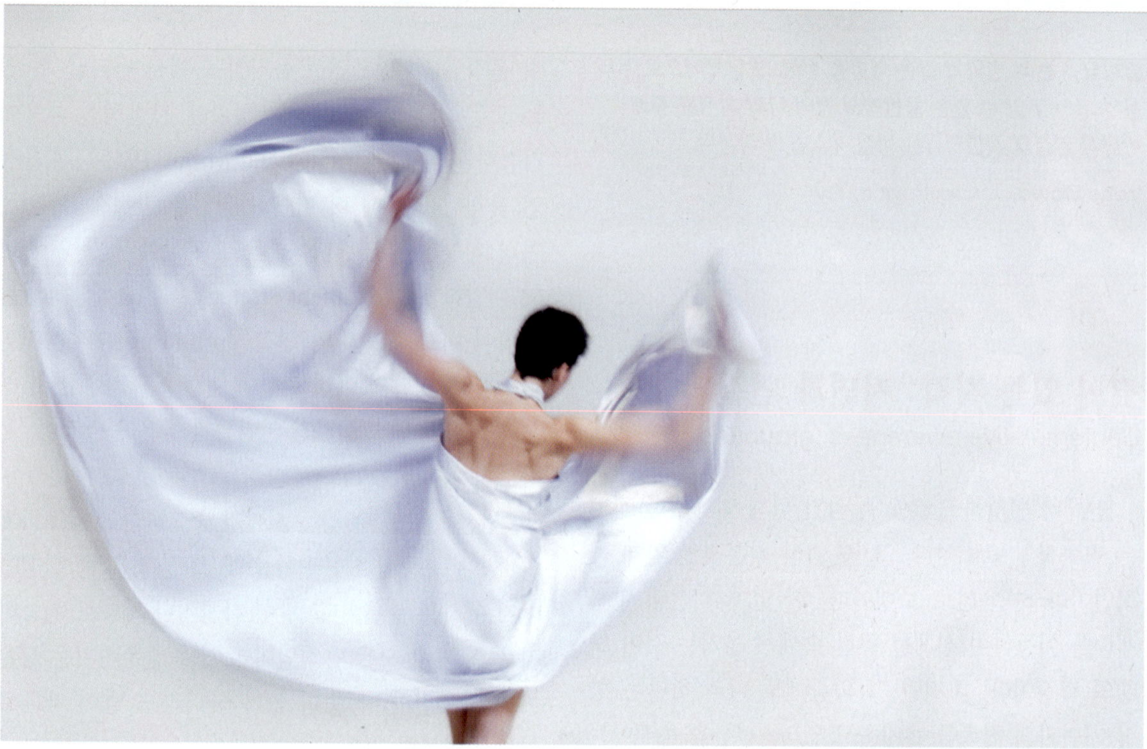

그림 1.1
인체의 움직임과 바이오텐세그리티

심화 과정

"바이오텐세그리티(biotensegrity) : 특정 자세를 유지하거나 움직임이 일어날 때 역학적인 힘이 개별 부위에 집중되는 것이 아닌 전체 시스템에 분배되도록 디자인된 구조물의 원리(Levin et al. 2017)

인체 움직임은 특정 부위에서 개별적으로 움직이지 않고 전신의 협응을 통해 움직인다. 뿐만 아니라 움직임 속에서 일어나는 다양한 외력에 영향을 받고 반응하는 것 역시 개별적인 부위가 아닌 전신이다. 이와 같은 외력에 대한 반응은 근막, 근육, 뼈, 신경계, 장기 등 다양한 시스템에서 통합적으로 일어난다. 바이오텐세그리티 관점으로 인체 움직임을 바라보면 인체는 낱개로 기능하는 여러 구조물의 합이 아닌 전체적으로 기능하는 하나의 단위이다. 인체의 움직임은 조화로운 움직임에서 볼 수 있듯이 전신이 유기적으로 연결되어 있다. 이런 구조 내에서 발생하는 장력과 압축력이 최소한의 노력으로 자세를 유지하고 움직임을 만들게 해준다. 특정 분절의 안정적인 포지션 유지 및 다른 부위를 안정시킨 상태에서의 특정 분절의 조절된 움직임을 동적 안정성이라 한다.

이와 같이 통합된 구조물 내의 장력과 압박력의 조

합을 "텐세그랄(tensegral)"이라 하며 구조물 내의 장력과 압박력이 균형 있게 분배되어 있을 때 텐세그랄의 측면에서 높은 평가를 받을 수 있다. 바이오텐세그리티는 움직임을 분석할 때 단일 근육이나 뼈를 좁은 시선으로 보기보다 신체 내부의 장력이 다른 부위와 연결되면서 분배되고 한 쪽으로 쏠리지 않게 해주는 전체적인 메커니즘을 넓은 시선으로 볼 수 있게 해준다(Levin and Martin 2012).

이와 같은 장력을 전달하는 매개체는 바로 몸 전체를 걸쳐 강력하게 연결되어 있는 시스템인 근막이다. 근막 시스템은 주요 장기만이 아닌 작은 신경이나 세포까지지도 둘러싸고 연결하고 있다. 근막은 그 자체로서도 장기이면서 발부터 머리까지 연결되어서 소통을 가능하게 해주는 정보망이라 할 수 있다.

관절낭, 근육, 인대, 근막 등이 받은 감각 정보와 뇌간(brainstem) 및 척수(spinal cord)와의 정보 교류를 통해 일어나는 광범위한 반사(reflex) 역시 이와 같은 정보망에서 일어나는 소통이 중요한 역할을 한다(Turvey and Fonseca 2014).

연부조직(아래 Masterclass 참조)은 발이 지면을 딛을 때의 충격이 한 곳에 집중되지 않게 분산시키는 역할부터 에너지를 저장했다가 분출하는 역할까지 한다(Zelik and Kuo 2010). 발뒤꿈치의 패드와 족궁은 지면을 딛을 때 형태가 변형되며 이때 발생하는 파장이 전신을 변형시켰다가 원래 상태로 돌아오게 한다. 근막의 주목할 만한 특징 중 하나는 다방향으로 부하가 가해질 때 형태를 변형했다가 다시 원래 상태로 돌아올 수 있는 능력이다(Larkam 2017). 부하가 가해지면 형태가 바뀌지만 부하가 제거되면 다시 원래 상태로 돌아간다(Chaitow 2018). 이와 같은 근막의 특징 덕분에 끊임없이 연결되는 역동적인 움직임에서도 우리 몸은 필요에 의해 계속 모양을 바꿨다가 원래 상태로 돌아올 수 있다.

심화 과정

"연부조직(soft tissue)"이라 하면 장기를 비롯한 여러 구조물을 둘러싸고 연결하고 지탱해주는 조직을 의미한다. 연부조직은 근육, 건, 인대, 근막, 신경, 섬유조직, 지방, 혈관, 활액막 등을 포함한다(연부조직에 해당되지 않는). 뼈조직의 경우 근막 시스템의 일부로 간주되고 있다(Levin 2018).

잘 제어된 움직임 패턴은 역동적이고 효율적이면서 적절한 움직임을 만들어낸다. 움직임 전문가로서 효율적인 움직임을 위해 인체가 어떻게 구성되어 있는지를 잘 이해한다면 비효율적인 움직임 패턴을 찾아낼 수 있다. 움직임 패턴을 인지했다면 스트레스를 줄이고 더 효율적으로 움직일 수 있는 움직임 시퀀스 및 이를 촉진할 수 있는 핸즈온 스킬을 통해 비효율적인 패턴을 되돌릴 수 있다. 이런 변화는 아마도 발에서부터 시작될 것이다. 발의 기능을 되살림으로써 발이 지면을 딛을 때 전신으로 전달되는 파장도 더 효율적으로 전달될 것이고 원상태로 돌아오는 연부조직의 탄성도 개선될 수 있다(Voloshin 2000).

발에 대한 트레이닝 효과
Training effect of the feet

발바닥이 지면과 접지할 때의 촉각을 통한 정보, 발과 발목 관절의 고유수용성 감각은 눈으로부터 들어오는 시각정보와 맞물려 우리 몸의 밸런스, 자세, 보행에 영향을 미친다(Foisy and Kapoula 2016). 이처럼 발과 발목의 협력을 통해 일어나는 정보 전달은 더 나은 변화하는 환경에 맞춰 더 나은 자세와 움직임을 취할 수 있게 해준다(Kavounoudias et al. 2001). 지면을 통해 얻는 정보는 말초 신경계를 통해 중추 신경계(CNS)로 전달된 뒤 다양한 감각 시스템으로부터 들어오는 여러 정보들과 통합돼서 특정 움직임 패턴을 만든다. 이때 만들어지는 움직임 패턴은 개개인마다 차이를 보이는데 현재에 주어진 환경과 이전에 비슷한 상황에서 어떻게 반응했는가에 따라 다르게 나타난다. 발의 감각과 움직임에 특화된 트레이닝은 이런 개개인의 습관적인 움직임 패턴에 변화를 줄 수 있게 해준다. 발이 우리 몸에 미치는 영향력은 광범위하기에 발을 더 기능적으로 만들어줄 수 있다면, 우리 몸 역시 더 효율적이면서 덜 스트레스를 받는 방향으로 가게 될 것이다.

그러므로 움직임 전문가로서 움직임 패턴을 더 효율적으로 만들기 위해 발을 활용하는 것은 좋은 전략일 수 있다.

필라테스에서 발은 바닥 위, 리포머의 경우 풋바 위 또는 스프링과 연결된 스트랩 안, 캐딜락의 경우 푸쉬 바 위에 위치하게 된다. 매트 필라테스의 경우 발은 매트 위에 놓이거나 공중에 떠다닌다. 이처럼 지면의 존재 유무는 우리 몸이 이에 다르게 반응하게 만들며 머리와 몸 사이를 연결해주는 트레이닝을 가능하게 해준다.

발의 구조와 기능이 저하된 상태로 리포머 풋바에 발을 올리고 풋웍(footwork)을 할 경우 최적의 효과를 낼 수 없게 된다. 서있는 자세에서 체중이 양 발에 잘 분배되지 않을 경우 몸의 중심부가 한 쪽으로 치우치게 된다. 물론 한 쪽을 더 강조해서 트레이닝 시킬 목적이었다면 그렇게 해볼 수 있지만 양쪽을 균등하게 트레이닝 시키는 것이 목적이라면 이야기가 달라지며 균형 있게 체중이 실리는지 잘 살펴야 한다. 이처럼 발의 구조와 기능을 이해하고 나아가 발이 우리 몸 전체와 어떻게 연결되어 있는지 이해한다면 트레이닝의 효과를 극대화 시킬 수 있다.

발의 기능이 미치는 영향

Influences on foot function

몸통의 크기, 골반의 모양, 체중 분배가 모두 하지와 발에 영향을 준다. 골반이 넓은 사람의 경우 대퇴골(넙다리뼈, femur)이 골반 높이에서 더 벌어진 상태에서 내측으로 모이면서 내려올 수밖에 없다. 이와 같은 상황 속에서 발이 전신을 지탱하기 위해 최적의 자세를 찾게 되며 이로 인해 무릎끼리 모인다. 골반이 좁은 사람의 경우 대퇴골에서 발로 이어지는 선이 더 수직을 그리게 된다. 이와 같은 차이로 인해 발의 내측이나 외측 중 한 곳으로 무게가 더 쏠리게 만들 수 있다.

골반에서의 회전은 다리 길이가 달라지게 만들고 그 결과 발의 자세까지 바꿔버린다(그림 1.2). 한 쪽 다리가 돌아가서 길이가 길어질 경우 족궁 높이를 낮추게 될 것이고 이로 인해 자세나 움직임에 좋지 않은 영향을 끼칠 수 있다. 발에 포커스를 맞춘 트레이닝은 골반과 척추의 정렬까지 변화시킬 수 있으며 결과적으로 신체의 전반적인 기능을 개선시킬 수 있다.

발의 기능은 내부 요소에 의한 구조 변화만이 아닌 잘 맞지 않는 신발과 같이 외부의 요소로 인해서도 나타난다. 맞지 않는 신발에 맞춰서 발의 형태가 변화할 뿐만 아니라 신발을 오래 신는 것은 발을 둔감하게 만들 수 있다. 발바닥은 다양한 감각 신경이 분포되어 있다. 푹신한 바닥 위에 서있게 되면 발바닥 감각의 민감도를 떨어드리고 불안정성이 발생한다고 알려져 있다(Foisy and Kapoula 2016)–비유하면, 일종의 발 상실증(amnesia of the feet)이라 할 수 있다. 그러므로 자갈 길과 같이 평평하지 않은 지면 위를 맨발로 걷는 것은 발의 감각을 되찾을 수 있는 훌륭한 트레이닝 방법이다.

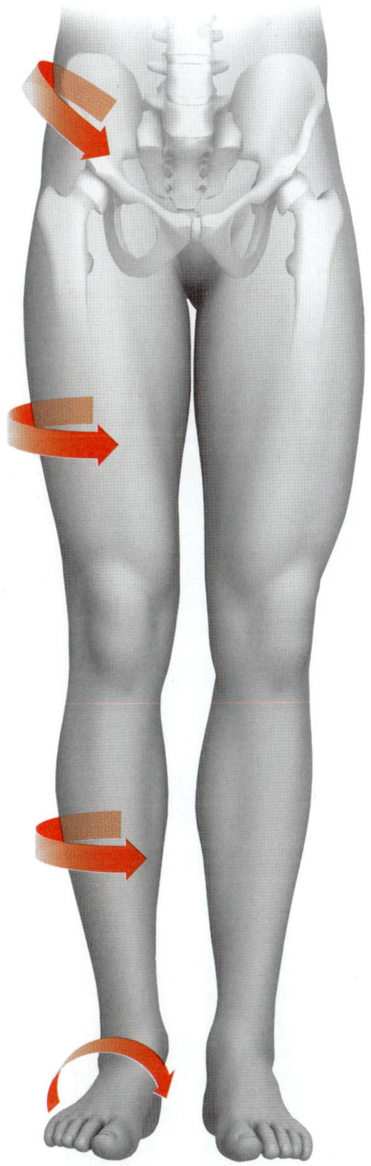

그림 1.2
1. 우측 골반 전방 경사.
2. 고관절에서 대퇴골의 내회전
3. 경골 내회전
4. 발의 회내

움직임 속의 발 Feet in motion

발의 미세한 움직임은 전신에 파문을 일으킨다. 발에서의 아주 작은 움직임으로 인해 무게중심이 바뀌면 전신은 이에 맞춰서 자세를 조절하며 이와 같은 작은 움직임은 무의식적으로 일어난다(Rasouli et al. 2017). 보행 시 발뒤꿈치가 닿는 순간부터 발로 지면을 미는 순간순간마다 달라지는 발바닥에서의 압력을 측정하고 분석된 바 있다(Nandikolla and Bochen 2017). 보행 시 체중에 의한 압력은 바깥쪽 뒤꿈치에 실린 상태에서 엄지발가락으로 이동하면서 실린다(그림 1.3). 이런 압력의 변화는 발 내부적으로도 영향을 미칠 뿐만 아니라 전체적인 보행주기에서 무게 중심이 적절하게 이동할 수 있게 해준다. 따라서 발의 발뒤부(rear foot), 발중간부(mid foot), 발앞부(forefoot)(그림 1.4) 간의 협응은 보행 시 발의 역학적인 움직임을 위해 필수적이다(Takabayashi et al. 2017).

강사 노트

눈을 감고 양발로 선다. 이 상태에서 체중이 어떻게 이동하는지 느껴본다. 무게 중심(CoM: center of mass)이 몸의 어디에 있는지 감지할 수 있는가? *Frontiers in Neurology*에 실린 Tesio and Rota(2019)의 리뷰에 의하면, 무게 중심이란 인체를 정확히 같은 관성 모멘트를 갖도록 둘로 나눴을 때 나타나는 단면적 안에 존재하는 가상의 핵심이다. 무게중심은 인체의 바깥쪽에 존재할 수도 있다.

발의 관점에서 보는: 발과 발목 Local view: feet and ankles

발의 뼈 그림을 보면(그림 1.4), 작은 뼈들끼리

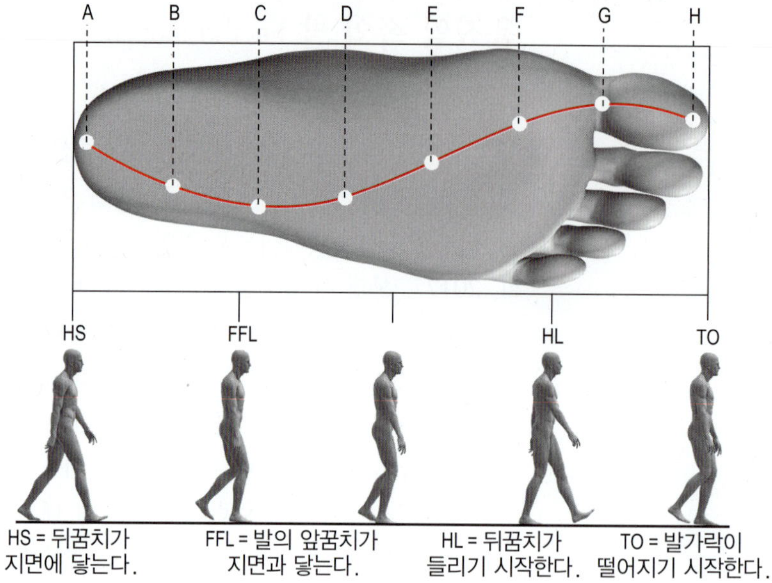

그림 1.3
보행 시 발바닥에 체중이 실리는 경로

서로 어떻게 연결되어 있는지 그리고 뼈끼리 연접하고 있는 면을 보면 각각의 뼈들이 어떻게 협응하면서 움직일 수 있는지 예측할 수 있을 것이다. 여러 발 뼈가 지면의 형태에 따라 유연하게 상호 작용하면서 지면의 형태 변화에 적응할 수 있게 구성되어 있다. 반면 발의 단단한 구조가 지탱해줌으로써 온 체중을 이동시킬 수 있다. 여러 움직임 속에서 발은 스프링과 같이 탄력 있게 비틀어졌다가 저장된 에너지를 방출하면서 온 몸을 앞으로 또는 위로 이동시킨다. 다른 움직임에서 발은 지면과 잘 접촉할 수 있게 넓게 펴져서 지면으로부터 오는 힘을 받아낸다. 즉, 발은 직립, 균형, 보행과 같은 다양한 상황 속에서 환경에 유연하게 적응하기도 하고 완강하게 체중을 이동시키는 두 가지 역할을 동시에 해낸다.

족궁이 높아진 상태로 굳어져서 유연함이 사라질 경우 발 뼈는 저측굴곡(plantar flexion) 된 상태가 된다. 이와 같은 발의 형태는 전신의 무게를 발 위로 싣는 것을 어렵게 만든다(이 장 뒤편에 나오는 펜 위에 올라선 뒤 자세를 재조정하는 연습을 해본다.).

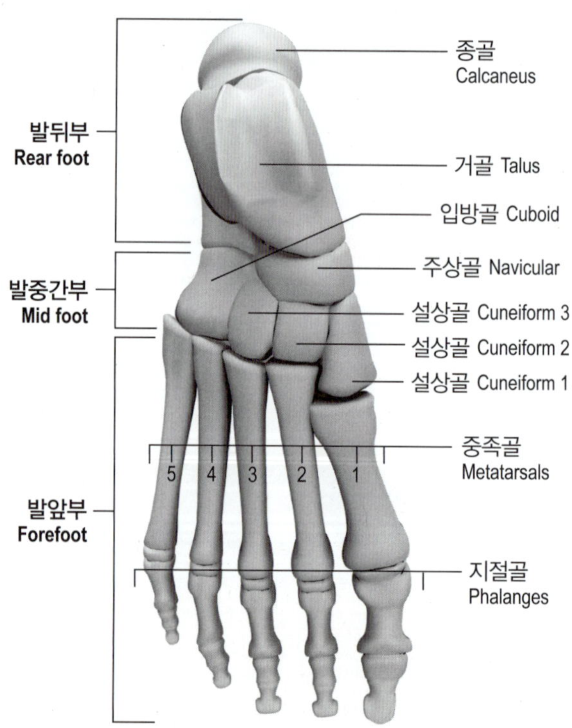

그림 1.4
발의 뼈와 부위별 분류

반대로 지나치게 유연한 발은 전신을 지탱해주는 족궁을 잃게 되며 배측굴곡(dorsiflexion)이 된 자세를 취하게 된다. 지나치게 유연해서 안정성이 사라질 경우 하지의 움직임에서 필요한 스프링과 같은 탄력을 잃게 된다. 움직임 전문가들은 족궁이 이렇게 되는 근원이 무엇인지 파악할 필요가 있다. 발이라는 작은 공간 속에서 근원을 찾을 경우 그 효과는 전신으로 퍼질 수 있다.

이러기 위해서 발의 뼈부터 하나씩 이해할 필요가 있다.

발은 크게 발뒤부(rear foot), 발중간부(mid foot), 발앞부(forefoot) 세 부위로 나뉜다(그림 1.4). 발뒤부는 종골(calcaneus), 거골(talus)로 구성된다. 발중간부는 다섯 개의 작은 뼈로 구성되며 횡족궁(transverse arch)을 형성한다. 발의 내측은 주상골(navicular)와 세 개의 설상골(cuneiform)로 구성되며 입방골(cuboid)가 횡족궁의 외측에 위치해 있다. 발의 패드라 할 수 있는 발앞부는 다섯 개의 중족골(metatarsal bones)와 지골(phalanges)로 구성된다.

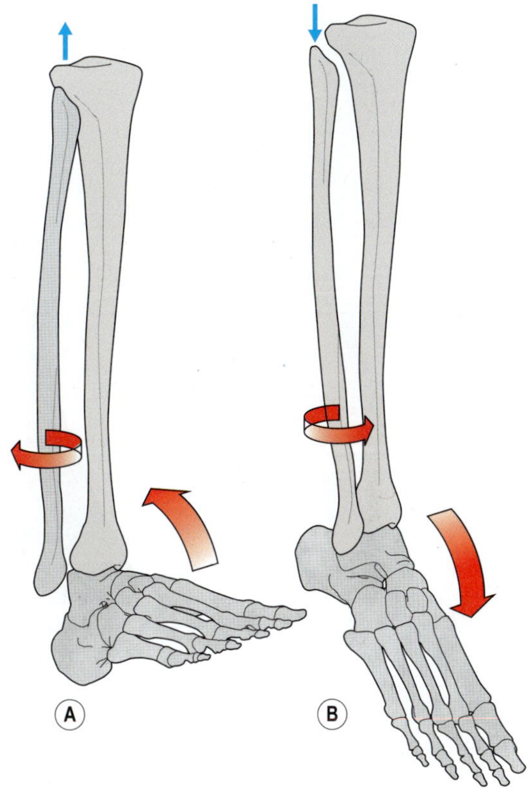

그림 1.5 A 열린 사슬에서 배측굴곡 B 열린 사슬에서 저측굴곡

발뒤부: 발목 *The rear foot: ankle*

발목의 움직임은 스쿼트, 런지와 같은 움직임 만이 아닌 필라테스에서 발목을 단순히 포인(point)하고 플렉스(flex)하는 움직임(그림 1.5 A and B)에서도 일어난다. 이런 발목의 움직임은 거골(talus), 종골(calcaneus)에서 경골(tibia)과 비골(fibula)까지 광범위하게 일어난다. 거골의 상부는 위로 엎혀져 있는 경골로 덮여 있으며 거골의 측면은 경골과 비골 하부가 일부 덮고 있다.

스쿼트 동작에서 발은 지면에 고정되어 거의 움직이지 않고 반대로 경골이 거골 위를 미끄러지면서 발목에서 배측굴곡(dorsiflexion)이 일어난다. 보행의 디딤기(stance phase)에서 경골이 앞으로 거골 위에서 미끄러져 이동하면서 흔듦기(swing phase)로 전환되기 직전 뒤꿈치가 들리기 전에 무릎과 발목이 구부러진다(그림 1.6 A and B). 동시에 비골의 가장 하부에 위치한 외측과(lateral malleolus)는 내측과(medial malleolus)에 비해 더 많은 거리를 이동하게 된다(그림 1.6C). 경골과 비골의 움직임은 거골 위에서 정확하게 직선으로 구르는 것이 아니라 방향을 트는 나선 형태로 움직이게 되며 이로 인해 발목이 더 많이 깊게 구부러질 수 있다. 뒤꿈치를 들면서 발의 앞쪽 볼로 일어날 때 종골(calcaneus)이 들리

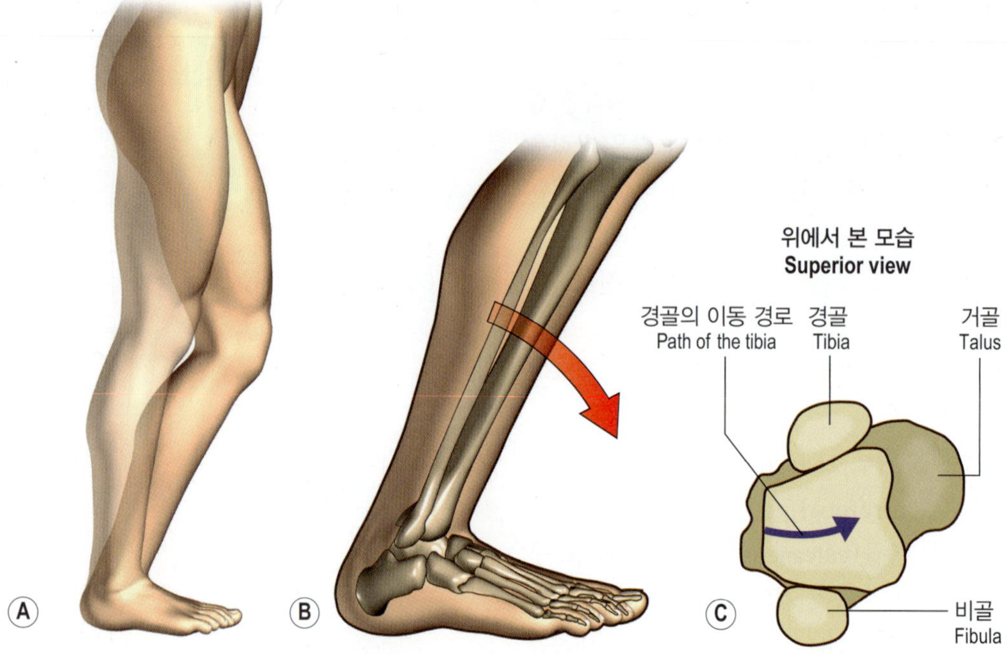

그림 1.6
닫힌 사슬: 바닥에 고정되어 있는 거골 위에서 경골이 앞으로 이동

면서 거골은 앞으로 기울어지고 경골은 거골 위에서 뒤로 미끄러지는 현상이 동시에 일어난다. 경골과 비골의 가장 하단부에 위치한 내측과(medial malleolus)와 외측과(lateral malleolus)는 많이 움직이지 않고 거골을 양팔로 안는 것처럼 조이게 된다(그림 1.5B의 비골의 회전 움직임을 주목). 거골의 나선 형태의 움직임은 발목만이 아닌 무릎의 적절한 움직임을 위해서도 중요하다.

거골하관절(subtalar joint)은 종골(calcaneus)과 거골(talus)이 만나는 관절로서 발뒤부(rear foot)의 외번(eversion), 내번(inversion)과 같이 미세하지만 중요한 움직임이 일어나는 관절이다(Kapandji 2019). 거골은 머리(head), 목(neck) 그리고 거북이 등껍질처럼 둥근 관절면으로 구성된다(그림 1.7). 거골 주변으로 발목 관절을 지나는 여러 근육이 지나가지만 그중 어떤 근육도 달라붙지 않기에 "감옥 안에 갇혀 있는 뼈"를 연상케 한다(Kapandji 2019). 거골은 주변을 위치한 종골(calcaneus), 주상골(navicular)과 같은 다른 뼈의 움직임 또는 인대를 포함한 근골격계의 영향으로 인해 일어난다.

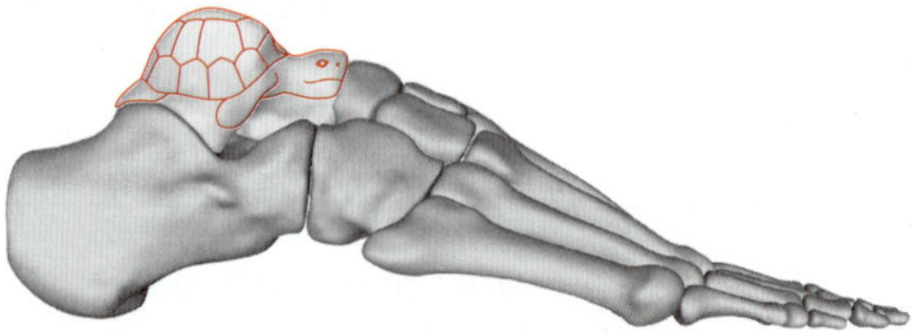

그림 1.7
거골의 형태를 거북이 등껍질에 비유할 수 있다.

거골과 여러 관절면에서 만나는 종골은 3차원적인 움직임을 가능하게 해준다. 거골과 종골은 3개의 관절면에서 만나서 발목에서 움직임이 일어날 때 서로 미끄러지면서 회전을 가능하게 해준다. Kapandji에 따르면 종골은 전투기가 다양한 방향으로 움직이듯이 3차원적으로 움직이면서 발의 나선형태의 움직임을 가능케한다(Kapandji 2019). 종골이 투석기 그 위에 놓인 거골이 투석기 위에 놓인 돌덩어리라는 상상을 해보자. 발을 딛으면서 앞으로 나아가거나 공중으로 점프할 때 종골은 거골을 앞으로 던지듯이 나선형의 움직임을 만들어낸다. 내측에 족궁이 생기면서 내번(inversion)이 일어나며 내측의 뼈들이 들리고 주상골(navicular)은 바닥에서 들리면서 앞으로 움직이면서 중심부에 가까워지며 입방골(cuboid) 역시 발가락 및 발 중심부를 향해 미세하게 움직이게 된다. 이런 작은 회전성 움직임은 발의 구조를 매우 튼튼하게 만들고 결합조직의 스프링을 팽팽하게 만들어 뒤꿈치가 잘 튀어오를 수 있게 해준다. 이후 발목에서는 배측굴곡(dorsiflexion)이 일어나면서 보행의 흔듦기(swing phase)에서 발가락이 지면에 걸리지 않게 해주고 지면을 딛을 때를 대비 발의 구조를 유연하게 만들어준다.

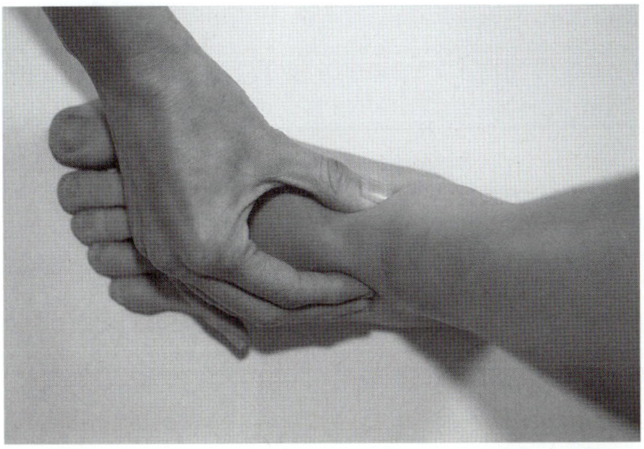

그림 1.8
거골에 핸즈온을 하기 위한 손의 위치와 모양

체화시켜 보기!

거골의 위치를 파악하기 위해 촉진을 해본다. 발가락을 들어 올려서 여러 건(힘줄, tendon)이 튀어오르는 것을 확인할 수 있다. 두 근육은 건이 튀어오를 것이다. 장무지신근(extensor hallucis longus)과 장지신근(extensor digitorum longus)의 가장자리를 각각 엄지와 검지로 잡는다(그림 1.8). 발목을 안팎으로 움직이면서 거골이 좌우로 움직이는 것을 확인한다(그림 1.9 A, B). 손을 너무 안쪽이나 바깥쪽에 위치시키지 않는다.

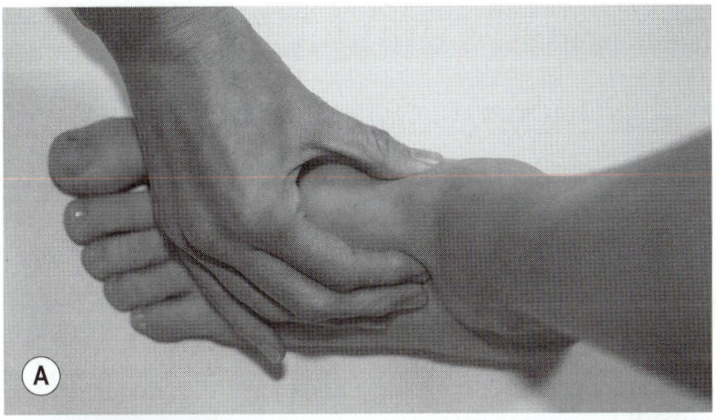

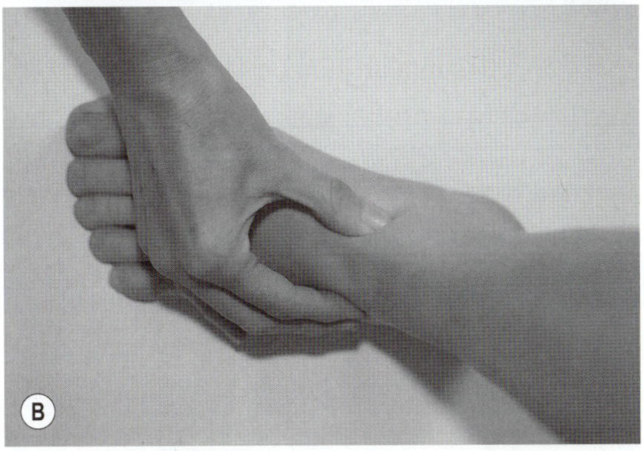

그림 1.9
A 거골이 내측으로 이동한다.
B 거골이 외측으로 이동한다.

Video link 1.1 Spiral of foot

중족골관절 *Midtarsal joint*

중족골관절은 충격 흡수가 용이하도록 발의 형태를 더 유연하게 해줄 뿐만 아니라 발에 온 몸의 체중이 실릴 때 강직도를 높여서 힘이 잘 전달되게 하는 중요한 역할을 한다.

중족골관절은 다음과 같이 구성되어 있다.

- 거골(talus)과 주상골(navicular)이 만나는 거주상관절(talonavicular joint)
- 세 개의 설상골(cuneiform)이 세 개의 중족골(metatarsals)과 만난다.
- 입방골(cuboid)이 종골(calcaneus) 및 4번째, 5번째 중족골(metatarsal)과 만나는 관절(그림 1.4)
- 엄지발가락에서 내측 발목으로 연결되는 발의 내측 종아치(medial longitudinal arch of the foot)

거골하관절(subtalar joint)에서의 움직임이 어떻게 되는가에 따라 그리고 보행 시 무게중심이 어떻게 전달되는지에 따라 발뒤부(rear foot)와 발중간부(mid foot)의 협응이 영향을 받는다. 발이 지면을 딛으면서 디딤기(stance pahse)로 들어갈 때 거골하관절에서는 회외(supination)에서 회내(pronation)로 움직임이 일어나면서 발중간부(mid foot), 주상골(navicular), 설상골(cueniforms)과 입방골(cuboid)들이 느슨하게 맞물리며 내측 아치가 지면을 향해 낮아질 수 있게 해준다. 반대로 발이 회외(supination)되면서 발중간부의 뼈들은 탄탄하게 맞물리면서 체중을 앞으로 이동할 때의 에너지를 견딜 수 있게 해준다. 보행 시 중족골관절에서의 협응된 움직임을 통해 발의 나선형 움직임이 가능해진다. 거골과 종골의 나선형 움직임이 제한될 경우 발중간부(mid foot) 부위는 헐거워지는 경향을 보인다.

심화 과정

균형잡힌 거골(그림 1.10 A); 회외(supination) 종골의 내번(inversion) 내전(adduction) 저측굴곡(plantar flexion)(그림 1.10 B); 회내(pronation) 종골의 외번(eversion) 외전(abduction) 배측굴곡(dorsiflexion)(그림 1.10 C)(Kapandji 2019)

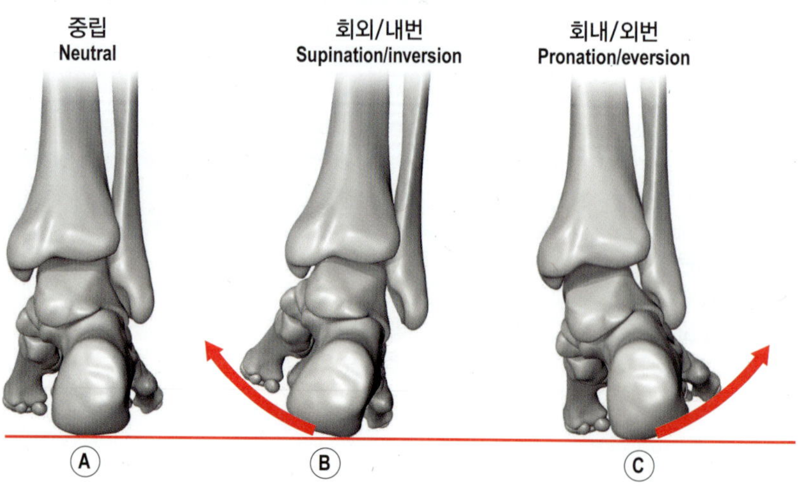

그림 1.10
발뒤꿈치에서 일어나는 내번-회외와 외번-회내

발앞부 *Forefoot*

발앞부는 발의 패드를 형성하는 다섯 개의 중족골(metatarsals)과 지골(phalanges)로 구성된다(그림 1.4). 이 뼈들이 횡으로 어떻게 정렬되고 움직이느냐에 따라 거골이 중립자세를 유지하기도 하고 중립자세에서 벗어나기도 한다. 서있는 자세에서 몸이 거의 흔들리지 않는 것은 거골이 넘어지지 않기 위해 일어나는 작은 움직임에 맞춰 자세를 조정해주기 때문이다. 스쿼트나 발레에서 무릎을 구부렸다 폈다 하는 쁠리에(*plié*) 같은 동작에서 거골은 스쿼트 깊이에 따라 달라지는 고관절(hip joint)과 무릎관절에서의 나선형 움직임을 상쇄해준다.

거골이 중립 위치에 있을 때 발의 모든 뼈는 인대의 장력보다는 중력에 의해 서로 간의 안정성이 유지된다. 중립 위치에 있는 거골은 엄지발가락 및 첫 번째 중족지절간 관절(metatarsophalangeal joint)이 지면에 닿아 있는 상태에서 내측 아치의 높이가 증가할 때 볼 수 있다. 이 자세에서는 발목 관절 앞으로 지나가는 근육들의 건은 팽팽해지지 않는다. 발의 상태가 정상일 경우 중립 자세에서 안정적이고 오랜 시간 피로하지 않게 서있을 수 있다.

비효율적인 방식의 체중 지지가 지속될 경우 발목에서의 균형이 어긋나게 되고 거골은 최적의 위치에서 벗어나게 된다. 발목에서의 나선형 움직임이 점점 사라지면서 보상작용이 일어난다. 발앞부(forefoot)는 점점 변형되면서 무지외반증과 같은 현상이 나타나거나 가로로 연결되는 횡아치(transverse arch)의 각도가 변하면서 발이 지면과 제대로 접촉을 하지 못하게 된다. 발앞부(forefoot)가 제 역할을 하지 못하면서 발중간부(mid foot)에서 보상이 일어나게 된다. 이와 같은 보상 작용으로 인해 거골은 중립 위치에서 벗어나면서 지면에 가까워지거나 지면에서 멀어지게 된다(그림 1.11과 1.12). 발앞부가 안으로 굽는 현상(forefoot varus)이 자주 볼 수 있는 발 내부의 변형이다. 거골이 중립 위치에 있으면서 중족골머리(metatarsal head)는 종골(calcaneus)에 비해 안쪽을 바라본다(그림 1.11). 이와 같은 발앞부의 안굽이 현상은 거골하관절의 과도한 회내와 관련이 있으며 지면 및 주변 환경에 유연하게 반응하다가 발을 딛고 앞으로 나아갈 때 단단히 고정되어야 하는 양 역할 사이에서의 전환을 용이하지 않게 한다(Silva and et al. 2014).

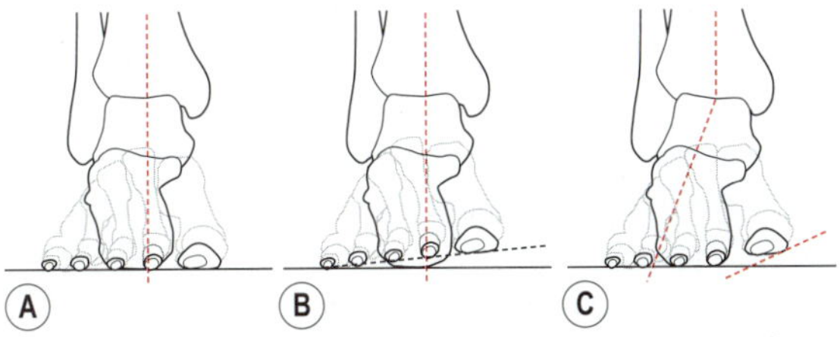

그림 1.11 **A** 거골이 중립 상태를 유지하면서 발의 앞부분이 지면과 고르게 접촉 **B** 거골은 중립 상태이나 발 앞부분에서 내반(varus)이 일어난다. **C** 발의 앞부분, 거골, 주상골이 내측으로 무너지면서 보상이 일어난다.

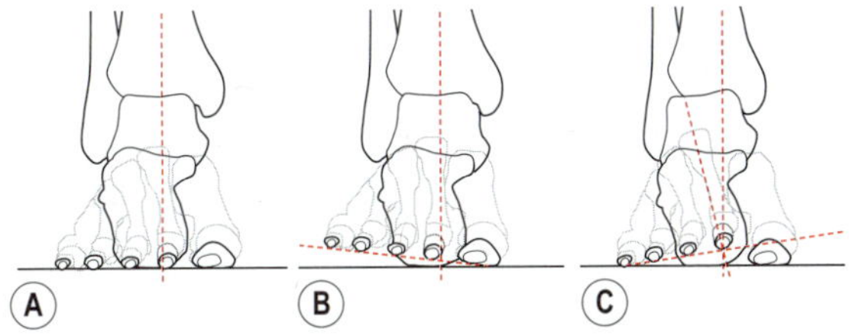

그림 1.12 **A** 거골이 중립 상태를 유지하면서 발의 앞부분이 지면과 고르게 접촉 **B** 거골은 중립 상태이나 발 앞부분에서 외반(valgus)이 일어난다. **C** 발의 앞부분, 거골, 주상골이 외측으로 무너지면서 보상이 일어난다.

발끝이 고정되어 있는 경우

Fixed forefoot position

리포머의 풋바 위에 발이 V 포지션으로 놓이거나 지면에 서있을 때와 같이 발앞부(forefoot)가 고정된 부위 위에 놓인 경우, 발앞부의 문제는 거골(talus)을 중립 위치에서 벗어나게 한다. 거골은 안쪽으로 무너지거나 바깥쪽으로 나가게 된다. 두 포지션 모두 하지 전체의 움직임 패턴에 영향을 주면서 하지 운동 효과를 감소시킨다.

체화시켜 보기!

바닥에 무릎을 꿇은 상태에서 발가락이 발목 밑에 가게 한다(그림 1.13). 중족지절간 관절(metatarsophalangeal joint)의 볼 부분이 바닥을 닿게 한다. 어떤 중족골(metatarsals)이 바닥과 닿지 않는가? 발뒤꿈치를 느껴본다. 한 쪽 발뒤꿈치가 다른 쪽에 비해 더 휘어져 있는가? 발뒤꿈치가 똑바로 설 수 있게 안쪽 바깥쪽으로 움직여 보면서 중족골이 지면과 어떻게 접촉하는지 체크한다. 발뒤꿈치 위에 살포시 앉는다. 중족골의 횡아치(transverse arch)를 느끼면서 발목을 구부릴 수 있다면 보행이나 서있을 때만이 아닌 리포머에서의 니이 스트레치 동작(knee stretch exercises)에서도 많은 도움이 될 것이다.

발앞부의 형태가 변할 경우 운동의 효과를 떨어뜨릴 뿐만 아니라 발만이 아닌 척추까지 문제를 일으키는 여러 습관적인 움직임을 더 강화하는 것이 될 수 있다. 부록 A와 B에 수록된 발 운동을 통해 발의 문제를 교정해야 한다.

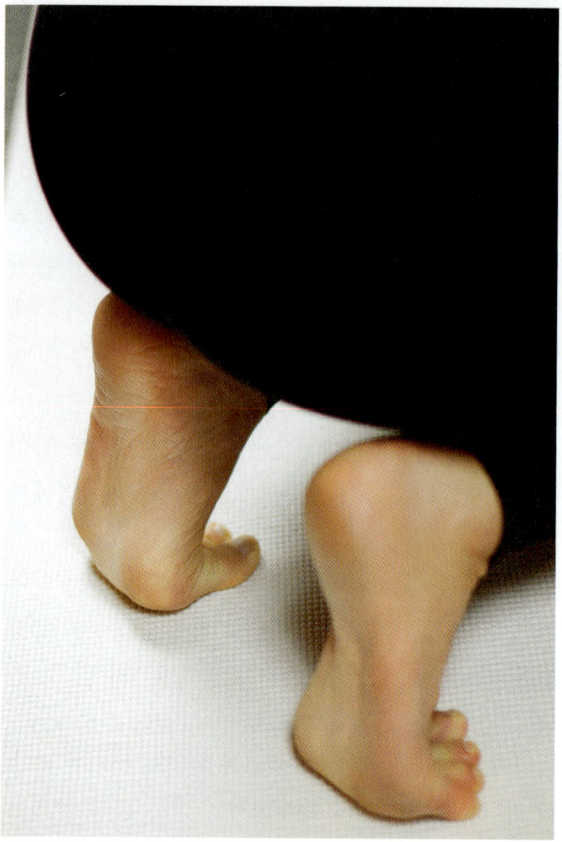

그림 1.13
무릎을 꿇은 상태에서 발 볼의 정렬

발앞부의 내반과 외반을 위한 소도구

Props for forefoot varus and valgus

Video link 1.2 Forefoot varus and valgus, propping on Reformer

발앞부가 리포머의 풋바 또는 지면과 접촉하고 있을 때 발의 밸런스가 잘 맞을 경우 거골(talus)은 중립 위치에 있게 된다. 발앞부가 정렬이 틀어져 있을 경우 소도구를 발 아래 위치시켜서 거골의 위치를 변

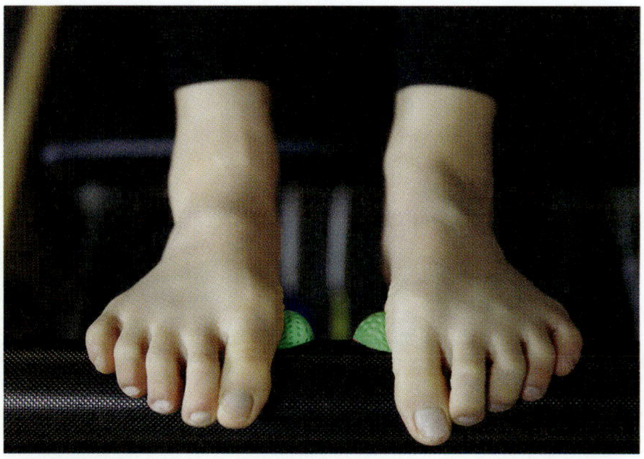

그림 1.14
발 앞부분의 내반(varus) 보상을 위한 소도구

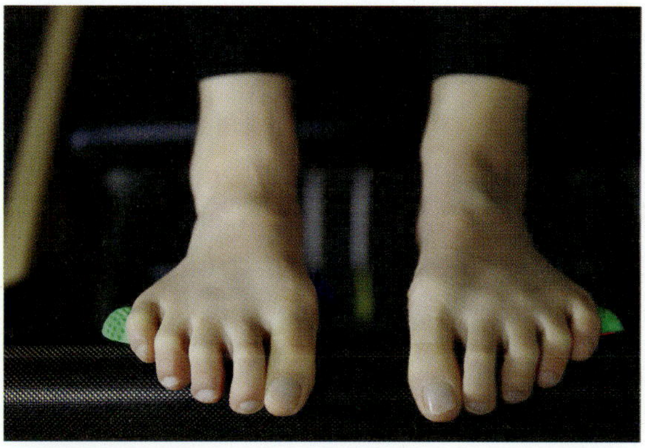

그림 1.15
발 앞부분의 외반(valgus) 보상을 위한 소도구

화시키고 발목에서의 움직임을 개선시킬 수 있다. 소도구만이 아닌 수건을 겹쳐서 안굽이 발의 경우, 엄지발가락 아래에 밖굽이 발의 경우, 새끼발가락 아래에 위치시킬 경우, 거골을 중립 포지션에 둘 수 있다(그림 1.14 and 1.15). 이와 같은 소도구는 발이 제 기능과 정렬을 찾을 때까지 임시적으로 사용한다.

발이 제기능을 찾기 위해서 발앞부, 거골 및 종골을 비롯해 발과 연결되어 잘못된 움직임을 지속시키는 전체 몸의 정렬(alignment)을 봐야 한다. 뇌에 단단히 박혀 있는 움직임 패턴을 되돌리고 횡아치(transverse arch), 하지 전체의 나선형 움직임, 골반과 하지 사이의 움직임을 되찾기 위한 지속적인 노

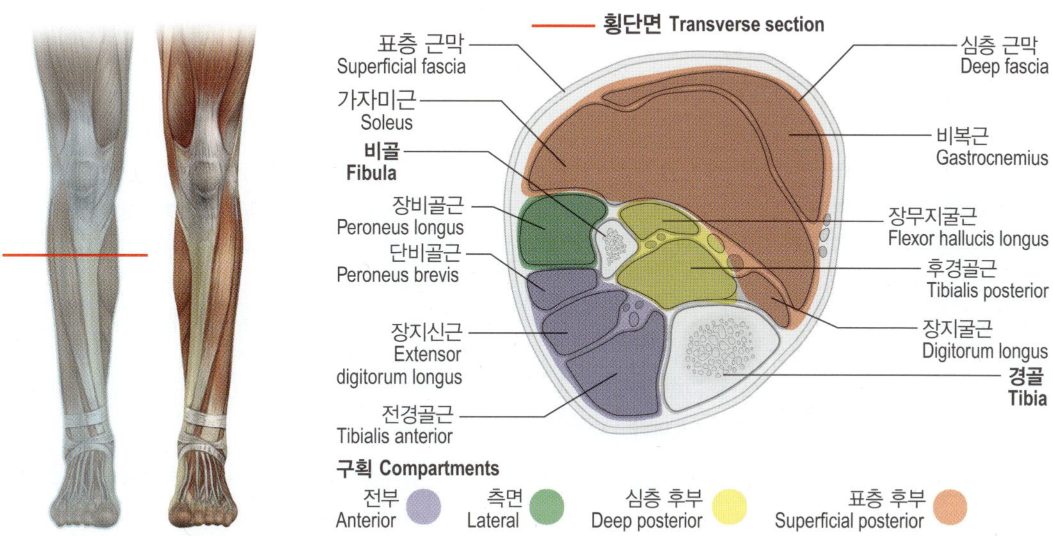

그림 1.16 하퇴부의 근막

력이 필요하다. 부록 A와 B에 수록된 발과 관련된 운동 시리즈를 연습해야 한다. 발의 강직이 지나치게 심하거나 지나치게 약할 경우 Doming과 Inchworm 운동으로 시작한 뒤 부록 B에 있는 운동을 추가하는 형태로도 가능하다. 발에 쥐가 날 경우 부록 A에 있는 미니볼을 통한 발 운동을 반복한다. 발의 강직도가 지나치게 떨어질 경우 부록 B에 있는 발 강화 운동을 한다.

하지의 근막 Fascia of the lower limb

근막의 명칭은 신체 부위에 따라 다르다. 예를 들어, 허벅지의 근막은 넓다리근막(fascia lata)이라 부르면 하퇴의 근막은 종아리근막(crural fascia)이라 부르며 발의 근막은 족저근막(plantar fascia)과 배측근막(dorsal fascia)이라 부른다. 물론 여기 나오는 근막은 구조적으로 같은 근막이며 근막끼리 연결된다(그림 1.16).

족저근막(Stecco 2015)

- 발의 내재근, 발바닥으로 지나가는 혈관과 신경을 보호
- 내측 종아치(medial longitudinal arch)를 유지
- 뒤꿈치에서 앞꿈치로 힘을 전달
- 발 전체의 움직임이 조화롭게 일어날 수 있게 돕는다.
- 3부위로 나뉜다.
    - 중간에 위치한 부위가 가장 강력하다.
    - 내측, 외측에 위치한 부위는 심부 근막(deep fascia)과 연결되며 내재근을 엄지와 새끼 발가락을 둘러싼다.
- 심부 족저근막
    - 내측 부위는 무지외전근(abductor hallucis)과 연결
    - 외측부위는 외전근(abductor digiti minimi)과 연결
    - 종골(calcaneus)로 모인다.
- 지지띠(retinaculum)
    - 굴곡근지지띠(flexor retinaculum)은 내측의 족저근막과 연결
    - 아래종아리근지지띠는 외측에의 족저근막과 연결
- 발의 협응 및 고유수용성감각의 역할을 한다.

배측근막 dorsal fascia

- 얇은 섬유막으로 아래발목신전지지띠(inferior extensor ankle retinaculum)와 연결
- 장지신근(extensor digitorum longus)과 장무지신근(extensor hallucis longus)을 둘러싼다.
- 내측
    - 단지신근(extensor digitorum brevis)과 단무지신근(extensor hallucis brevis)을 둘러싼다.
    - 무지외전근(abductor hallucis) 및 관련 근막과 연결
    - 횡격막(respiratory diaphragm)과 더불어 돔(dome) 형태를 띈다(Paloetti 2012).
        - 무지외전근(abductor hallucis)의 경우 족저근막(plantar fascia) 및 배측근막(dorsal fascia)과 연결되면서 발의 근막적 장력을 만들어내는 주요 근육이다.
        - 배측근막의 내측부는 족저근막과 하퇴의 종아리근막(crural fascia)을 연결
- 외측부
    - 소지외전근(abductor digiti minimi)을 감싼다.
    - 소지외전근(abductor digiti minimi)을 통해 족저근막과 연결
    - 단지굴근(flexor digitorum brevis)의 근육사이막(intermuscular septum)과 연결

뼈사이근근막 interosseous fascia

- 등쪽뼈사이근(dorsal interossei)과 발바닥쪽뼈사이근(plantar interossi)은 중족골(metatarsal) 사이에서 기시한다.
- 배측근막과 연결되는 작은 건이 있다.
- 뼈사이근근막에 걸리는 장력과 뼈사이근의 수축은 서로 긴밀하게 협응하면서 일어난다.
- 평평하지 않은 지면 위에서도 발의 안정성과 가동성이 잘 유지될 수 있게 해준다.

종아리근막 crural fascia

- 하퇴의 근막
- 허벅지의 넙다리근막(fascia lata) 그리고 발의 심부근막(deep fascia)과 연결
- 정강이뼈의 뼈막(periosteum), 관절융기(tibial condyle), 비골두(fibular head), 내측과(medial malleolus) 및 외측과(lateral malleolus)와 연결
- 전경골근(tibialis anterior) 및 장지신근(extensor digitorum longus)이 부착

하퇴의 구획 Compartments of the lower limb (그림 1.16)

- 바깥쪽 구획(lateral compartment): 두 개의 강력한 근육사이막(intermuscular septa)이 외측을 앞과 뒤로 나눈다.
  - 대퇴이두근(biceps femoris)의 넙다리근막(fascia lata)과 연결
  - 족저근막(plantar fascia) 및 내측 족궁을 지탱해주는 앞쪽 구획(anterior compartment)의 전경골근(tibialis anterior)과 합쳐진다.
  - 천비골신경(superficial peroneal nerve)이 지배
- 뒤쪽 구획(posterior compartment): 심부가로근막(deep transverse fascia)이 얕은 층과 깊은 층의 근육을 나누면서 동시에 가자미근(soleus)에게 부착지점을 제공
  - 햄스트링과 내전근(adductor)을 나누는 뒤쪽 근육사이막(posterior intermuscular septum)과 합쳐진다.
  - 정강신경(tibial nerve)의 지배를 받는다.
- 앞쪽 구획(anterior compartment)
  - 장경인대(iliotibial band)와 연결
  - 전경골근(anterior tibialis)의 아래쪽 섬유는 근외막성 근막(epimysial fascia) 안에서 위치하며 글라이드가 자유롭게 일어난다.
  - 1번 중족골과 1번 설상골이 내측면에서 족저근막과 합쳐진다.
  - 강력한 근육사이막이 장지신근(extensor digitorum longus)과 장비골근(peroneus longus)을 나눈다.
  - 얕은 발목 지지띠의 아래 안쪽 가지가 장지신근(extensor hallucis longus)을 덮으면서 지나가면서 전경골근(anterior tibialis) 근막과 연결
    - 지지띠의 아래 안쪽 가지는 족저근막(plantar fascia)의 내측과 연결되면서 무지외전근(abductor hallucis)을 둘러싼다.
    - 단지신근(extensor digitorum brevis)과 단무지신근(extensor hallucis brevis)은 아래 신전 지지띠(inferior extensor retinaculum)에서 기시한다.

발의 장력에 관여하는 신경근막 네트워크와 보행 시 발의 조절된 움직임의 관계는 매우 복잡하다. 발의 나선형 움직임은 시상면(sagittal plane)에서의 움직임이 주를 이루는 발뒤부(rear foot)과 수평면에서의 움직임이 주를 이루는 발앞부(forefoot)가 지면과 접촉할 때마다 풀렸다 하면서 일어난다. 족저근막은 보행의 디딤기(stance phase)에서 장력이 증가하며 중족골(metatarsal)은 지면을 밀어낼 때 휘어지게 된다. 발의 협응, 조절 및 고유수용성 감각은 발에서 전신으로 연결되어 올라가는 신경근막 네트워

크에 의해 조절된다.

심화 과정

건막성 근막(aponeurotic fascia)은 쉽게 구별할 수 있는 섬유성 조직으로서 근막보다 깊은 층에 위치한 근육과 구분되며 근육이 수축할 때 나오는 힘을 멀리까지 전달할 수 있다. 장경인대(iliotibial band)가 대표적인 예이다. 하지의 건막성 근막은 근육의 근막 확장(myofascial expansion)과 연결되기도 하고 연결되지 않고 근육이 근막 안에서 잘 슬라이드할 수 있게 해주기도 한다. 근외막성 근막(epimysial fascia)은 근육을 둘러싸는 막이며 느슨한 결합조직(loose connective tissue)으로 연결되어 건막성 근막 안에서 잘 미끄러질 수 있다.

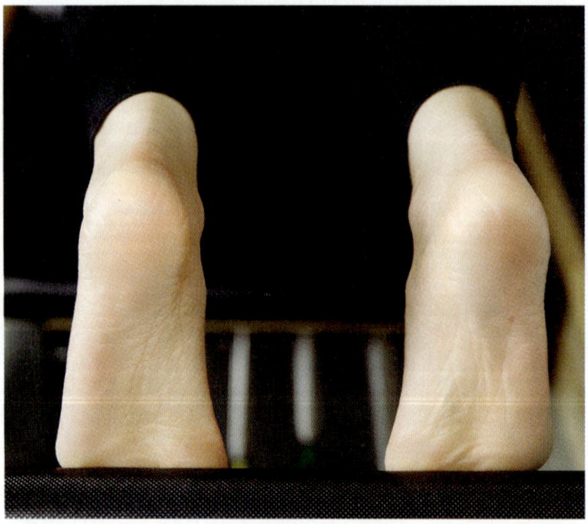

그림 1.17
엎드린 상태에서 뒤꿈치 내리기(Prone heel lowers): 시작 자세

평가

리포머 위에서 발의 나선형 움직임을 관찰

Prone heel lowers

움직임 전략 발뒤꿈치의 나선형 움직임을 평가하기에 가장 좋은 움직임이다. 움직임을 명확하게 보기 위해 발목의 위치를 봐야 한다.

- 리포머 위에 롱박스를 둔 뒤 빨간 스프링 두 개에 해당되는 저항을 건다. 저항이 너무 세다면 나선형 움직임을 명확하게 하기 힘들 수 있다.
- 리포머에 엎드린 상태에서 발볼을 풋바 위에 놓는다(그림 1.17).
- 풋바 위에 놓인 발볼(중족골 metatarsal)의 정렬을 관찰한다.
  - 발볼이 모두 풋바와 잘 만나는가? 그렇지 않다면 발앞부 안굽이(forefoot varus)나 발앞부 밖굽이(forefoot valgus)일 수 있다.
  - 두 번째 중족골을 중심으로 모든 뼈가 잘 정렬이 이뤄져 있는 상태에서 엄지발가락과 새끼발가락이 풋바와 잘 연결되어 있는가?
  - 아니라면 엄지발가락 또는 새끼발가락 아래에 소도구를 놓는다.
  - 어떤 발가락 밑에 소도구를 놓느냐는 뼈가 바를 어떻게 만나는가에 달렸다. 적절한 위치에 놓기 위해 유심히 관찰한다(그림 1.18).
- 몸통은 엎드려 있는 것이 아니라 서있는 자세에 있는 것처럼 발만이 아닌 전신의 자세를 조절해야 한다.
- 발뒤꿈치를 내린 뒤(배측굴곡 dorsiflexion)(그림 1.19) 들어 올린다(저측굴곡 plantarflexion)(그림 1.20).
- 발뒤꿈치 내측이 안쪽복사(medial malleolus)를 향해 움직이면서 발뒤부(rear foot)가 내번(inversion) 되는 것을 관찰한다.
- 발중간부(mid foot)가 지나치게 움직이지 않고

경골(tibia)이 바깥쪽으로 지나치게 돌아가지 않으면서 종골(calcaneus)의 내번(inversion)이 일어나는 것을 관찰한다.

- 발중간부의 뼈들을 관찰한다.
  - 발중간부의 뼈가 첫 번째 중족골(1st metatarsal)보다 더 안쪽으로 움직인다면 종골(calcaneus)의 나선형 움직임보다 발중간부가 더 많이 움직이고 있는 것이다.

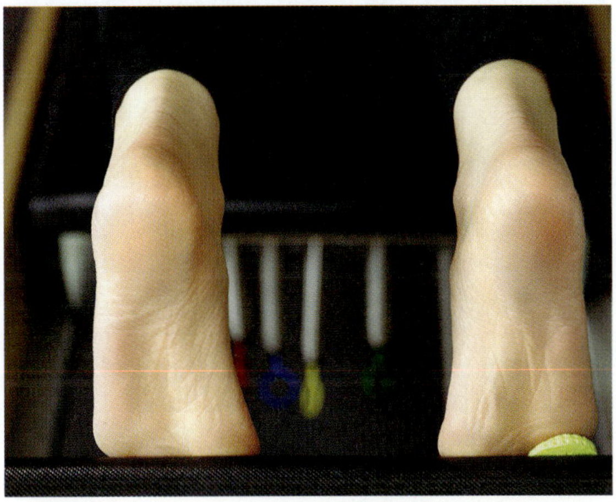

그림 1.18
횡아치(transverse arch)의 보상을 위한 소도구

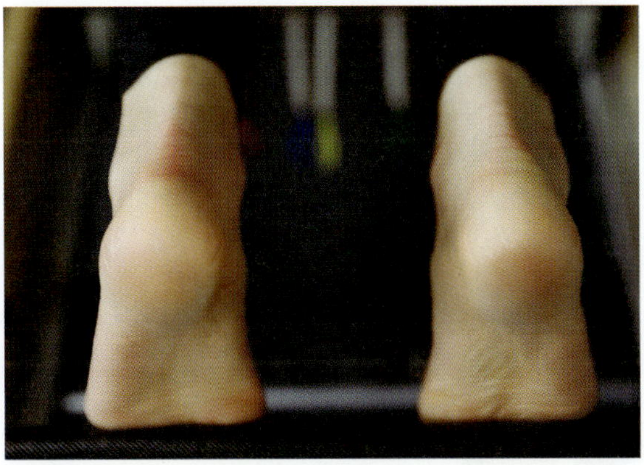

그림 1.19 뒤꿈치가 내려오면서 배측굴곡

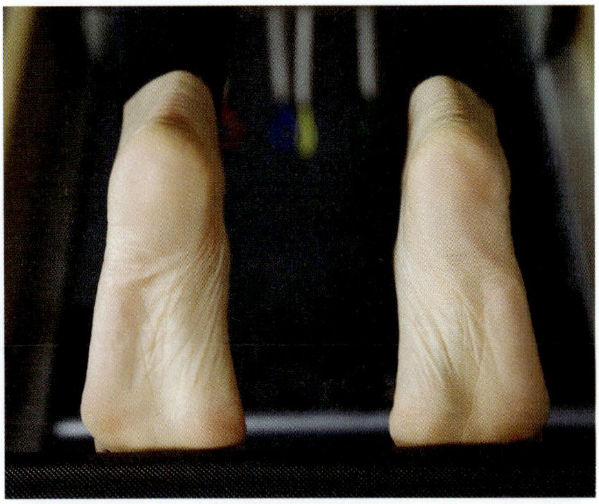

그림 1.20
뒤꿈치가 들리면서 저측굴곡

Video link 1.3 Prone heel lowers assessment

강사 노트

발이 나선형의 움직임을 그릴 때 중족골의 움직임에서 어떤 점을 찾았는가? 중족골만이 아닌 발전체 나아가 하지 전체로 시야를 넓혀본다. 클라이언트가 엎드린 상태에서 뒤꿈치를 들었다 내렸다 할 때 뼈의 움직임과 조직의 장력은 어떤가? 다음과 같은 질문을 해볼 수 있다. 발중간부가 발앞부(forefoot) 및 발뒤부(rear foot)에 비해 과도하게 움직이지 않는가? 종골에서 일어나는 나선형 움직임(calcaneal spiral)이 일어나고 있는가? 하지는 발 움직임과 어떻게 조화를 이루는가? 과도하게 움직이는 발중간부를 제대로 움직이게 하기 위해 어떻게 핸즈온을 할 수 있을까?

이완과 재조직화를 위한 동작

Releases and re-organizing movements

발꿈치뼈 Calcaneal Spiral on Cadillac

Video link 1.4 Calcaneal spiral

움직임 전략 Calcaneal Spiral이라는 단순한 움직임은 필라테스 강사나 움직임 전문가의 어시스트를 통해 발뒤꿈치와 하지의 나선형 움직임을 되찾아 줄 수 있다. 이 움직임은 다리를 안쪽과 바깥쪽으로 돌리면서 하지부터 거골(talus) 나아가 종골(calcaneus)의 움직임까지 만들어 준다. 이 테크닉은 캐딜락(Cadillac)이라는 필라테스 기구 위에서 시행되며 거골과 종골이 만나는 거골하관절(subtalar joint)의 가동성을 만들어준다. 거골하관절의 이완은 무릎과 고관절의 기능까지 개선시킬 수 있다.

캐딜락의 기구 셋업

타워의 푸쉬 바에 세이프티 체인(safety chain 또는 strap)을 걸고 아래로 파란색 스프링에 해당되는 저항을 건다(그림 1.21). 스프링은 푸쉬 바를 아래로 당길 것이고 이와 같은 힘은 발이 고관절 쪽으로 당기게 된다. 바를 잡고 아래로 가볍게 당겨서 바를 당기는 힘이 다리를 통해 아래로 전달이 정확히 되는지 다리의 위치를 확인한다(그림 1.22). 힘이 고관절로 정확히 전달이 되지 않는다면 제대로 전달될 때까지 클라이언트가 위로 올라오거나 아래로 내려가는 식으로 위치를 조정한다.

- 클라이언트는 등대고 누운 상태에서 발을 푸쉬 바를 향하게 한다.
- 발 볼(중족골, metatarsal)이 푸쉬 바와 접촉한다.
- 두 번째와 세 번째 중족골 사이에 위치한 발의 중심부가 무릎 및 고관절의 중심부와 잘 정렬이 되었는지 확인한다.
- 고관절은 60° 정도 굽히고 무릎은 완전히 편다.
- 다른 쪽 다리는 캐딜락 위에 편히 내려놓는다.
- 발목을 편안하게 이완해서 발볼이 푸쉬 바를 위로 들어 올리지 않게 한다.
- 강사는 클라이언트와 마주본 상태에서 푸쉬 바

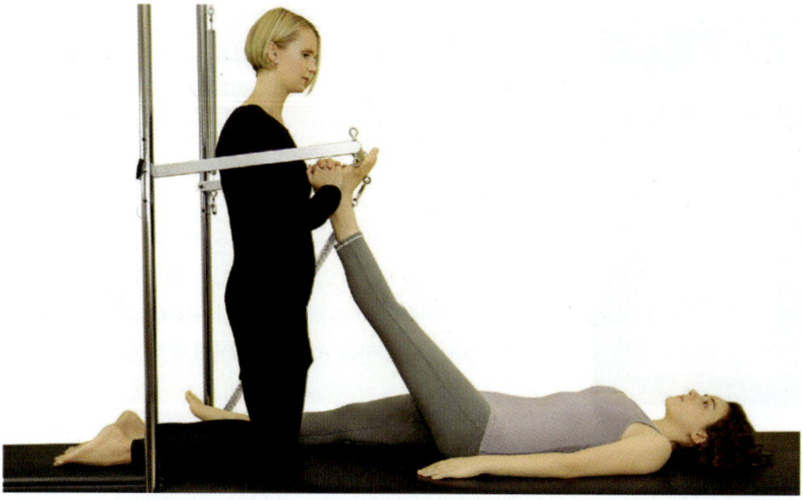

그림 1.21
발꿈치뼈 나선 운동 (Calcaneal Spiral)을 위한 캐딜락 셋업

안쪽에서 무릎 꿇고 클라이언트의 뒤꿈치를 잡는다(그림 1.21).

- 손을 컵 모양으로 만들어 종골(calcaneus)을 잡은 뒤 양손가락을 깍지 껴서 양 손바닥으로 클라이언트의 발을 안정시킨다.
- 클라이언트 종골이 움직이지 않게 하기 위해 클라이언트 다리가 안쪽으로 돌아가거나(그림 1.23) 바깥쪽으로 돌아갈 때(그림 1.24) 손에서 느껴지는 압이 바뀔 것이다. 클라이언트가 발목에서 일어날 수 있는 최대 범위 이상으로 다리를 안팎으로 심하게 돌리려 하면 움직임은 일어나지 않지만 손에서 느껴지는 압력은 증가하게 될 것이다.

심화 과정

움직임이 일어날 수 있는 범위(interbarrier zone)는 허용되는 움직임의 끝 범위를 막고 있는 장벽이다. 많은 사람들이 이 장벽을 밀어내면서 과도한 움직임과 긴장을 유발하며 이로 인해 다른 부위에서의 보상이 발생한다. 우리 몸이 안전하게 움직일 수 있는 범위 내에서 효율적인 움직임의 변화를 유발해야 한다.

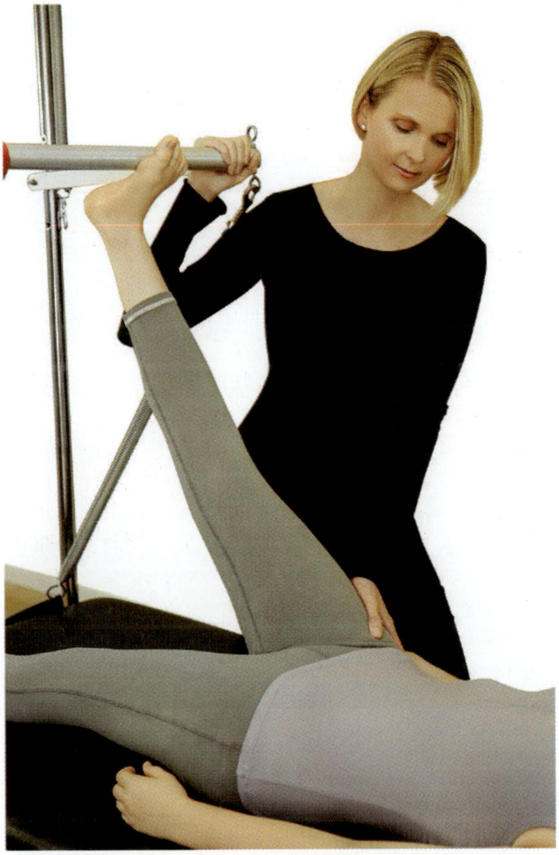

그림 1.22
푸쉬 바를 이용한 시작 자세 점검

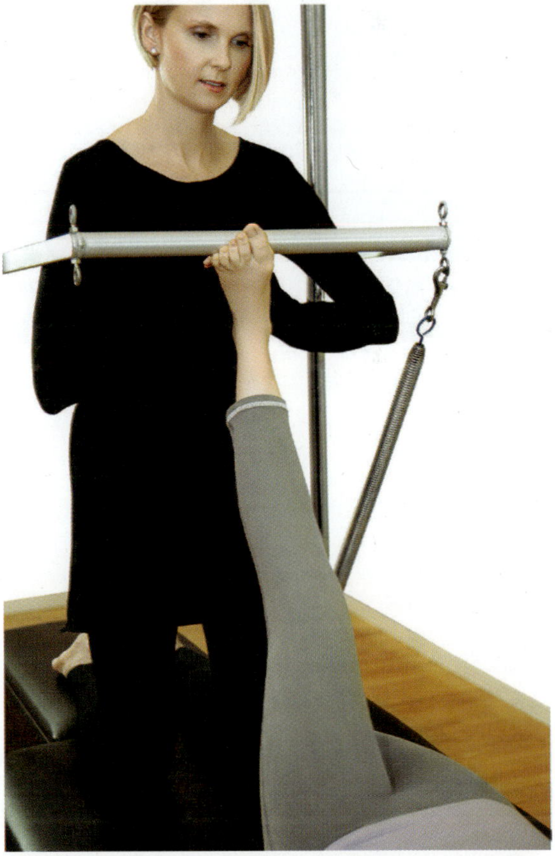

그림 1.23
하지가 내측으로 돌아가는 나선형 움직임

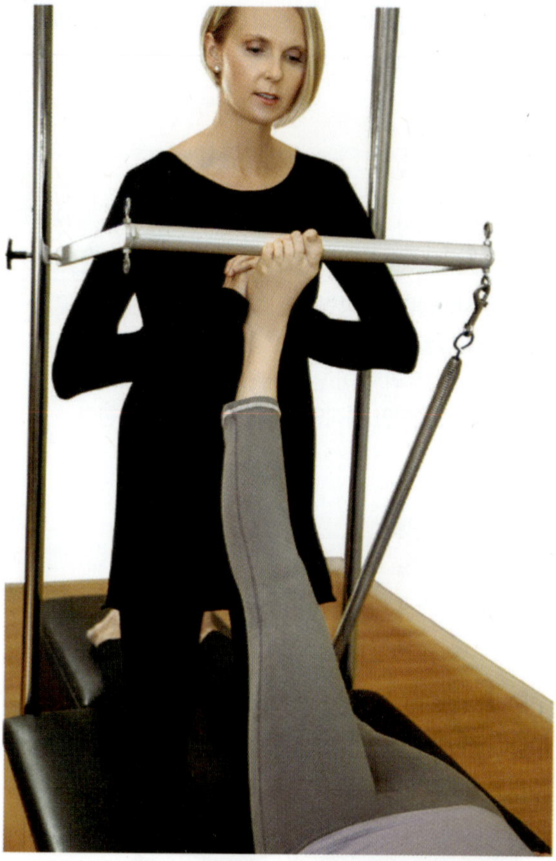

그림 1.24
하지가 외측으로 돌아가는 나선형 움직임

강사 노트

내회전(internal rotation)과 외회전(external rotation)을 유도하면서 손과 몸에서 어떤 움직임을 느낄 수 있는가? 고관절에서부터 발까지 잘 연결되어 있다고 느껴지는가? 하지 전체가 물 흐르듯이 움직이는가? 클라이언트가 가볍게 물 흐르듯이 움직이게 하기 위해 어떤 큐를 시도해 볼 수 있는가? 움직일 때 통증이 아닌 *즐거움*을 느낄 수 있게 해줘야 한다.

Standing on Pencils

움직임 전략 체중을 발 위에 효율적으로 분배된 느낌이 어떤 것인지 알 수 있게 해주고 이로 인해 고관절과 골반이 어떤 영향을 받는지 인지해본다. 펜을 발 아래에 위치시킨다.

심화 과정

입방골(cuboid bone)을 관찰하면서 모든 발가락과 중족골(metatarsal)을 지면에서 들어 올린다. (그림 1.25)에서 볼 수 있는 것처럼 굴껍질처럼 튀어나온 발 바깥쪽의 외측(malleolus)과, 단지신근(extensor digitorum brevis) 및 단무지신근(extensor hallucis brevis) 밑에 입방골이 위치하고 있다.

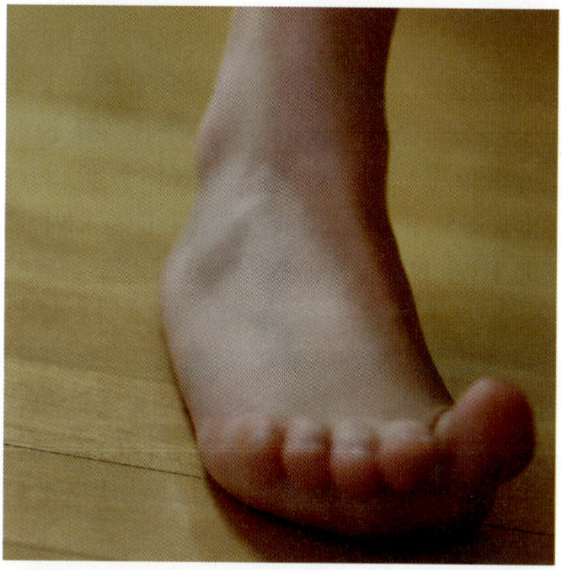

그림 1.25
단무지신근, 단지신근을 통한 입방골 확인

움직임 전략

펜의 위치 1 체중이 발의 바깥쪽 입방골에서 엄지

발가락의 중족지절간 관절(MP joint)로 실리게 한다. 고관절은 바깥쪽으로 돌아가면서 골반은 뒤로 기우는 자세이다.

- 펜을 대각선으로 놓는다.
- 펜의 한 쪽 끝은 엄지발가락의 베이스를 지나 반대쪽 끝은 입방골 지나도록 한다(그림 1.26).
- 척추가 길어지게 하면서 발이 아닌 앞을 바라본다. 동시에 펜 전체에 체중이 골고루 분산되게 한다.
- 자세를 변화시켜보기:
    - ◇ 뒤꿈치에 무게가 실리게 하면서 균형을 잡기 위해 온 몸이 어떻게 반응하는지 느낀다.
    - ◇ 다시 펜 전체에 체중이 골고루 실리게 한다.
    - ◇ 몸이 자연스럽게 지탱되는지를 느껴본다.

펜의 위치 2 이번에는 새끼발가락에서 발뒤꿈치 안쪽으로 무게가 실리게 한다. 허벅지에서 내측으로 꼬이면서 하지 내측으로 이동하는 나선형 움직임을 유발해본다.

- 아까와는 반대의 대각선으로 펜을 놓는다.
- 펜의 한쪽 끝이 새끼발가락의 베이스를 지나 반대쪽의 뒤꿈치 내측으로 지나게 한다(그림 1.27).
- 앞에서와 마찬가지로 척추를 길게 하면서 발에서 하지 내측을 통해 골반으로 연결되는 라인을 느낀다.

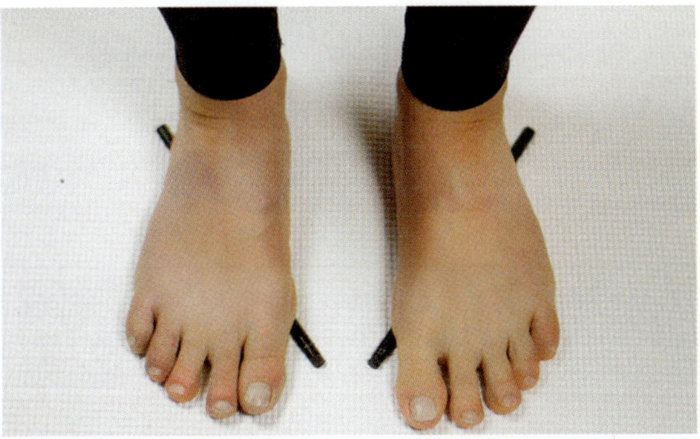

그림 1.26 균형 잡힌 서기를 감지하기 위한 "연필 위에 서보기" 1

발의 활성화와 가동성을 위한 운동

Exercises for activation and mobility of feet

발앞부의 내반과 외반을 위한 교정운동

Corrective exercises for forefoot varus/valgus (그림 1.28)

(Chew 2018)

> Video link 1.5 Exercises for forefoot and rear foot

움직임 전략 발중간부(mid foot)와 발뒤부(rear foot)의 움직임을 제한한 상태에서 발앞부(fore-foot)의 움직임이 일어나게 한다.

움직임 묘사

필요한 도구 하프 롤러 및 높이가 같은 요가 블록

- 요가 블록 위에 발중간부와 발뒤부만 올라가게 한

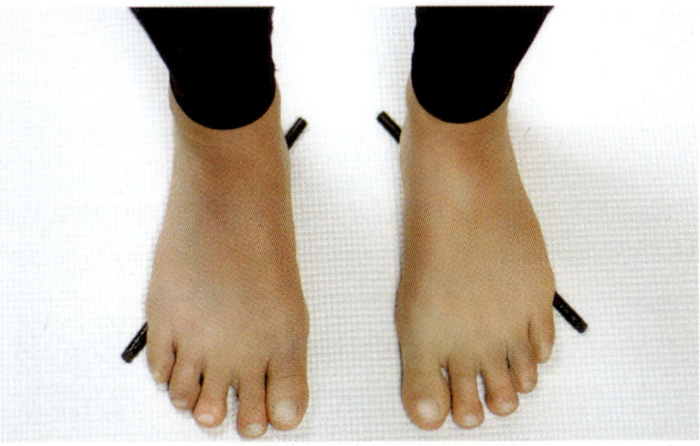

그림 1.27 발에서부터 하지 내측을 나선형으로 감으면서 올라오는 느낌을 감지하기 위한 "연필 위에 서보기" 2

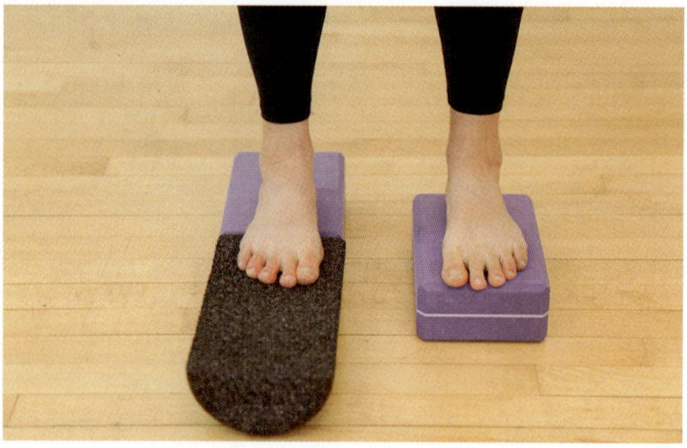

그림 1.28
발 앞부위의 내번 / 외번 교정 운동

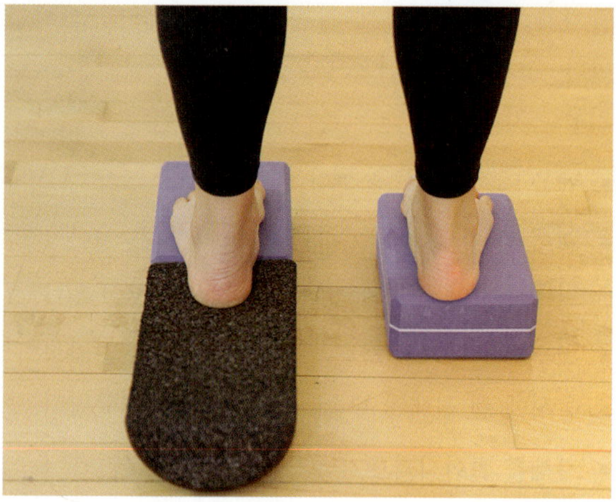

그림 1.29
발의 내번 / 외번 교정

뒤 발앞부는 하프 롤러 위에 위치한다.

- 나머지 다리는 다른 요가 블록 위에 놓는다.
- 발중간부를 고정하기 위해 스트랩을 사용할 수 있다.
- 발앞부를 이용해 하프 롤러를 굴린다.
- 안굽이를 교정하기 위해서 엄지발가락을 이용하여 하프 롤러가 기울어지게 한다.
- 밖굽이를 교정하기 위해 새끼발가락을 이용하여 하프 롤러가 기울어지게 한다.

발뒤부의 내번 및 외번을 위한 교정운동

Corrective exercises for rear foot inversion and eversion(**그림** 1.29)

(Chew 2018)

Video link 1.5 Exercises for forefoot and rear foot

움직임 묘사

필요한 소도구 하프 롤러와 높이가 같은 요가 블록

- 요가 블록 위에 발앞부(forefoot)와 발중간부(mid foot)가 놓이게 한 뒤 발뒤부(rear foot)만 하프 롤러 위에 위치하게 한다.
- 나머지 발은 또다른 요가 블록 위에 놓는다.
- 발중간부를 고정하기 위해 스트랩을 사용할 수 있다.
- 발뒤꿈치를 이용해서 하프 롤러를 움직인다.
- 발의 내번(inversion)을 개선시키기 위해 하프 롤러를 안쪽으로 움직인다.
- 발의 외번(eversion)을 개선시키기 위해 하프 롤러를 바깥쪽으로 움직인다.

Proprio Half Balls

Video link 1.6 Proprio half balls

움직임 전략 역동적인 발과 발목의 움직임 및 이 움직임이 전신에 미치는 영향력을 느낀다.

두발로 잘 서있을 수 있다면 큰 스트레스 없이 밸

런스를 잘 잡을 수 있을 것이다. 발은 온 체중을 견딜 수 있어야 할 뿐만 아니라 걸을 때마다 접촉하는 지면 상태에도 잘 적응해야 한다. 다음에 소개하는 두 가지 운동은 발의 고유수용성감각 및 두 발로 잘 서 있는지에 대한 인지를 발달 시킬 수 있을 것이다.

움직임 묘사

- 넘어질 상황을 대비해 기댈 수 있는 벽 근처나 잡을 것이 있는 장소 근처에 선다.
- Proprio Half Ball의 편평한 부분을 뒤꿈치 밑에 둔다.
- 다른 Proprio Half Ball의 편평한 부분을 발 볼 밑에 둔다(그림 1.30).
- 이 상태에서 척추의 정렬을 잡아본다.
- 벽에서 떨어져서 자세를 잡아본다.

도움말

안정성을 더 증진시키고 싶다면 Proprio Half Ball의 둥근 부분 위에 발뒤꿈치를 놓고 다른 Proprio Half Ball의 편평한 부분 위에 발 볼을 놓는다. 반대로 둥근 부분 위에 발 볼을 놓고 편평한 부분 위에 발뒤꿈치를 놓아 본다. 두 Proprio Half Ball의 둥근 부분이 모두 위로 올라오게 한 뒤 발을 올려본다.

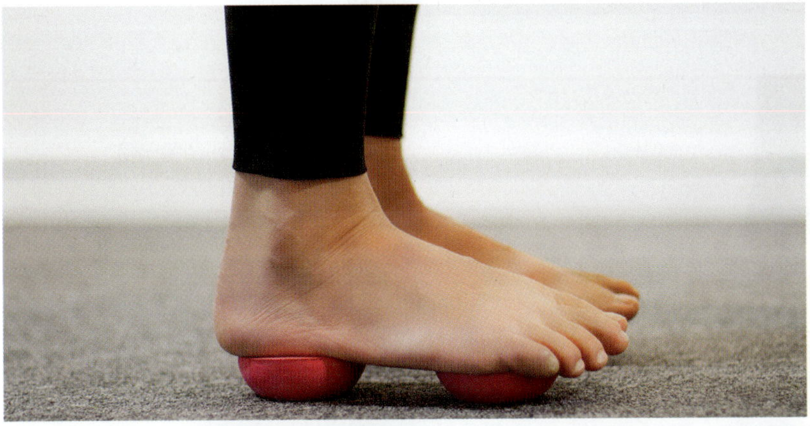

그림 1.30
하프 볼(half ball)위에서 균형 잡기

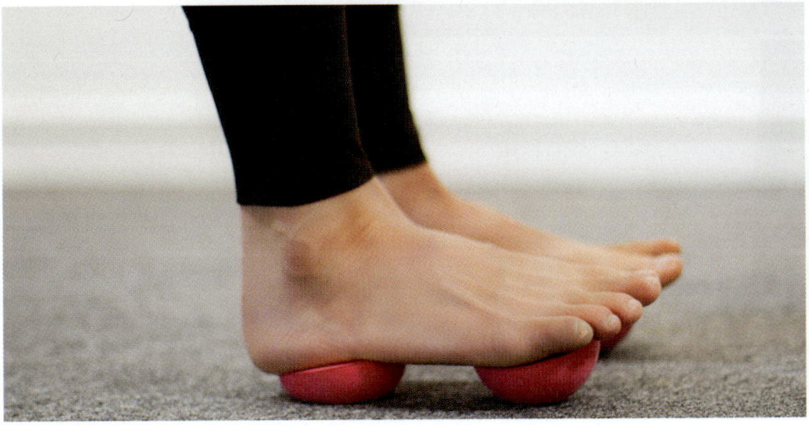

그림 1.31
하프 볼 위에 선 채 뒤꿈치 쪽으로 무게 싣기

Rocking the Feet

움직임 전략 발뒤꿈치부터 발가락까지 발의 다양한 부위를 느껴본다. 서 있을 때 발의 중심을 찾아본다.

움직임 묘사

- 발뒤꿈치에 무게를 실어서 뒤쪽의 하프볼이 더 눌리게 만든다(그림 1.31).

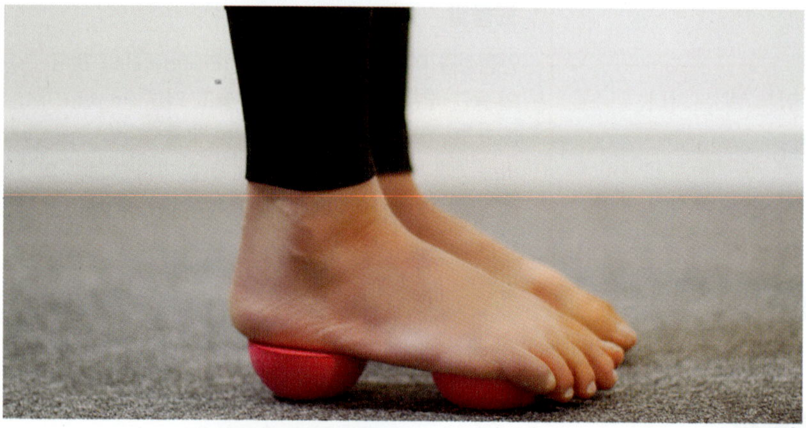

그림 1.32
하프 볼 위에 선 채 발 앞 부위로 무게 싣기

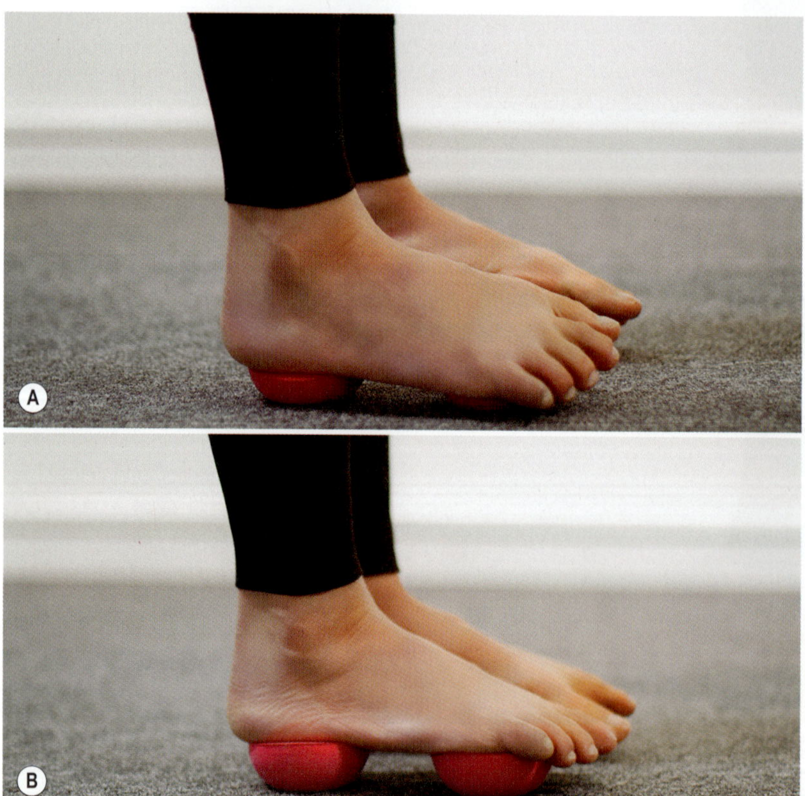

그림 1.33
A 발을 바깥쪽으로 기울이기
B 발을 안쪽으로 기울이기

- 발 볼 쪽에 무게를 실어서 앞쪽의 하프볼이 더 눌리게 만든다(그림 1.32).
- 앞 뒤로 움직이면서 중립 자세를 찾고 균형을 잡아 본다.

Arches In and Arches Out

움직임 전략 발의 안쪽과 바깥쪽을 느끼면서 발의 아치가 자세에 미치는 영향을 느끼며 서있을 때 중립 위치를 찾는다.

움직임 묘사

- 발 밑에 볼을 느낀다.
- 볼 위의 발바닥이 서로 안쪽을 보게 발을 기울인다. 몸에서는 자연스러운 움직임이 일어나도록 놔둔다(그림 1.33 A).
- 발바닥이 바깥쪽을 볼 수 있게 발을 기울인다(그림 1.33 B).

심화 과정

Arches In and Arches Out은 Joseph H. Pilates의 직계 제자인 Naja Cori에 의해 고안되었다. Dolores Cori라고도 알려진 Naja Cori는 1967년 뉴욕시 Bendel 백화점에 필라테스 스튜디오를 열었다. Cori는 2009년 죽기 전까지 뉴욕에서 필라테스를 계속 가르쳤다. Naja의 교습법은 움직임과 감각에 대한 깊은 이해를 통한 변화를 추구한다. Naja의 레슨은 발과 발이 몸 전체에 어떤 영향을 끼치는지 이해시키는 것부터 시작했다. 족궁이 안쪽으로 기울면 다리도 안쪽을 보면서 골반은 앞으로 기운다. 족궁이 바깥쪽으로 기울면 다리는 바깥쪽을 보면서 골반은 뒤로 기운다.

Opposing Circles

움직임 전략 발의 바깥 부위를 느낀다. 고관절을 가동시킨다.

움직임 묘사

발바닥의 바깥쪽 족궁에 무게가 실린 상태에서 원을 그리는 방식으로 발을 기울여 발 안쪽 족궁에 무게를 실리게 한다.

- 5번 반복하고 반대 방향으로 원을 그린다.

Parallel Circles

움직임 전략 발의 바깥 부위를 느낀다. 고관절을 가동시킨다.

움직임 묘사

한발은 바깥쪽 족궁 한발은 안쪽 족궁에 무게를 실리게 한 뒤, 원을 그리면서 반대쪽 족궁에 무게가 실리게 한다. 양발이 같은 방향으로 원을 그린다.

- 5번 반복하고 반대 방향으로 원을 그린다.

발목 운동 *Loading from the feet*

One leg prone heel lowers

움직임 전략 Prone heel lowers는 발부터 몸통까지 부하가 걸리는 운동이기도 하다. 한다리로 운동을 할 경우 하퇴부에 더 많은 부하가 걸리고, 특히 양다리의 근력이 다를 경우 약한 부위에 더 많은 운동이 될 것이다.

움직임 묘사

주의 발뒤꿈치의 움직임이 개선된 뒤 이 운동을 시행한다.

- 한다리를 바 위에 놓고 다른 다리는 뒤로 젖혀서 바에 닿지 않게 한다(그림 1.34).

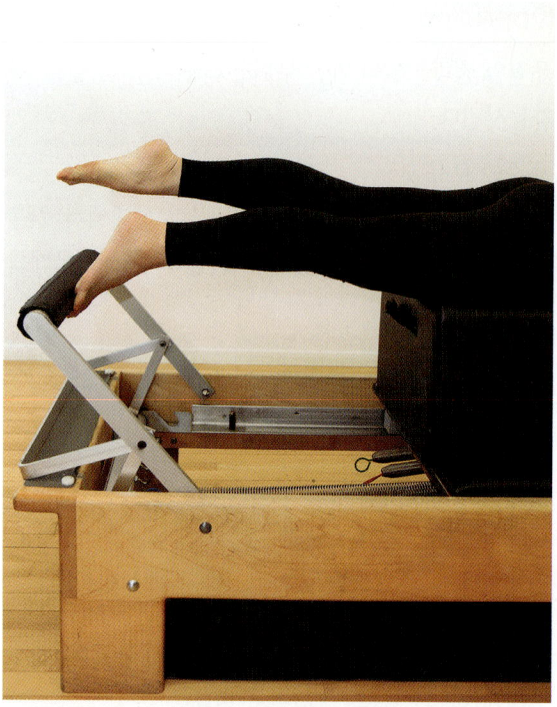

그림 1.34
한 다리로 하는 prone heel lower

- 바 위에 놓인 다리의 뒤꿈치를 올리고 내리고를 반복한다.

운다체어에서 가자미근 운동
Soleus on the Wunda Chair

움직임 전략 하퇴 뒤편의 근육을 신장성 수축을 통해 운동시킨다. 보행, 점프, 클라이밍과 같은움직임 속에서 종골(calcaneus)이 나선형으로 움직일 때 발 뒤꿈치를 들어 올리는 가자미근(soleus)의 역할은 매우 중요하다.

움직임 묘사

- 운다체어 스프링 하나를 가벼운 정도로 세팅해서 대퇴사두근(quadriceps)과 같은 큰 근육이 아닌 가자미근만으로 조절 할 수 있게 한다.
- 사용 가능한 마사지 크림을 이용한다.
- 클라이언트의 하퇴 후면부를 관찰하기 용이하도록 클라이언트 뒤에 앉는다.
- 클라이언트를 체어 앞에 서있게 한다.
- 체어 위에 패드를 깔아서 패드 위에 클라이언트 무릎이 놓이게 한다.
- 무릎은 체어의 패드 위에 그리고 발 볼은 체어의 페달 위에 놓는다.
- 발에서 나선형의 움직임이 정확하게 일어나도록 하는 것이 중요하다.
  - ◇ 횡아치(transverse arch)가 무너지지 않는지 확인하고 페달 위에 놓인 발 볼이 잘 정렬돼서 페달을 누르고 있는지 확인한다. 상황에 따라 소도구를 통해 무너진 아치를 지지해준다.
  - ◇ 발등을 당길 때 발목의 앞쪽 근육이 수축하지 않고 이완되는지 확인한다.
  - ◇ 허벅지는 고관절과 잘 정렬을 이루고 있는지 확인한다. 고관절에서 무릎까지 일직선을 그리게 한다.
  - ◇ 골반은 한쪽으로 기울지 않는다.
  - ◇ 척추는 위로 길어지게 한다(클라이언트들은 움직임이 잘 일어나는지 확인하려고 아래를 내려다 보는 경향이 있다.).
- 발 볼로 페달을 누른다(저측굴곡, plantar flexion)(1.35).
- 스프링 텐션에 저항하면서 페달을 원래 위치로 되돌린다.
- 15–20회 반복한다.

강사 노트

클라이언트가 페달 위에 발을 올려놨을 때 발의 뒤쪽은 어떤 형태를 취하는가? 그리고 이 상태에서 페달을 밀 때 아킬레스건의 형태가 바뀌는가? 발끝을 포인하면서(plantarflexion) 페달을 밀 때 나선형의 움직임이 일어나는가?

운다체어에서 가자미근의 근막을 느끼기

Fascial stroke of soleus on Wunda Chair

Video link 1.7 Soleus fascial stroke

움직임 묘사

- 아킬레스 건의 오목한 부분부터 시작한다.
- 발목을 움직이게 한 뒤 나선형의 움직임이 일어나는지 발의 어느 부위에 무게가 실리는지 확인한다.
- 마사지 오일을 소량 사용해서 클라이언트 피부에 가볍게 바른다.
- 양손의 손가락의 지문 부위를 가자미근의 근막 위에 올려놓는다.
- 클라이언트가 발목을 당길 때 아킬레스 건의 내측 상부쪽에서 시작해서 손을 위쪽 및 바깥쪽으로 부드럽게 쓰다듬으면서 이동시킨다(그림 1.36).
- 근막 조직을 느끼면서 접촉은 유지한 상태로 움직임이 일어날 때 손이 이에 맞춰서 같이 미끄러지듯이 움직인다.
- 손을 가자미근의 상부까지 이동한다.

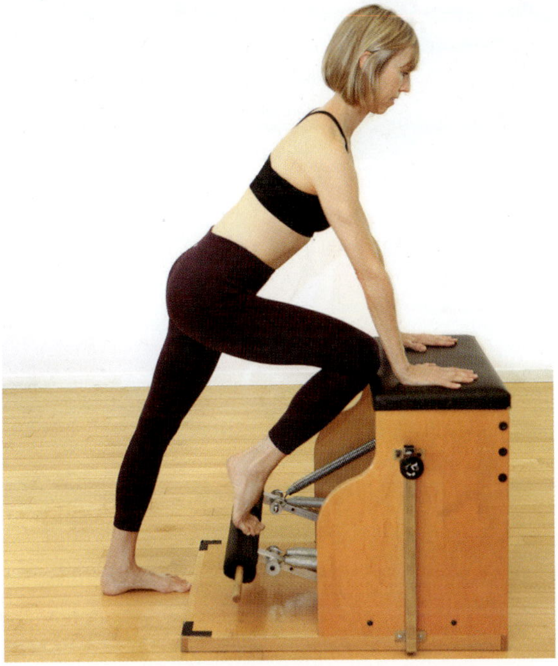

그림 1.35
운다체어에서 가자미근: 바를 아래로 누르기

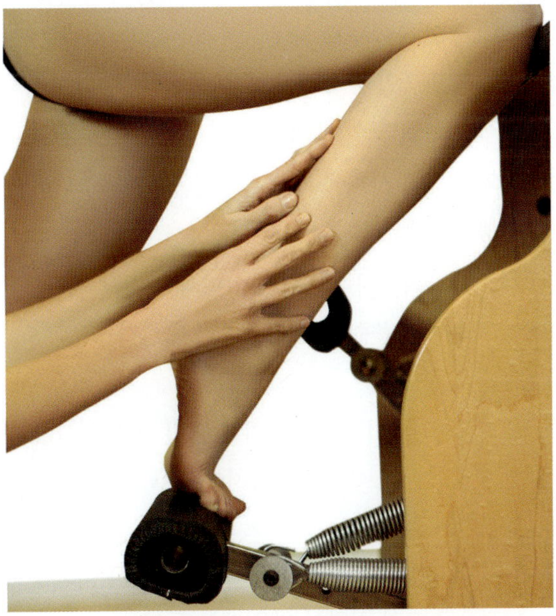

그림 1.36
운다체어에서 가자미근의 근막을 느끼기

- 손을 살짝 가자미근의 외측으로 이동해 같은 절차를 반복한다.

Seated soleus on tower bar and box

움직임 전략 허벅지 위에 놓인 푸쉬 바와 스프링의 저항을 이용해 발목의 배측굴곡(dorsiflexion) 및 저측굴곡(plantarflexion) 움직임이 일어날 때 하지에 부하를 가한다.

움직임 묘사

- 캐딜락 푸쉬 바에 중-강 정도의 스프링을 아래에 설치하고 안전띠(safety strap)를 설치한다.
- 캐딜락 테이블 위에 리포머 박스를 푸쉬 바 근처에 길게 올린다. 클라이언트가 박스 위에 앉은 상태에서 푸쉬 바가 클라이언트 허벅지 위에 올라오게 한다.
- 대퇴골의 대전자(greater troachnter)가 무릎보다 아래에 있지 않도록 하며 경골(tibia)은 수직으로 놓아서 발목이 중립 상태에 있게 한다. 발의 족궁 역시 중립에 있게 한다.
- 바와 허벅지 사이에 패드나 수건을 두면 더 편하게 수행할 수 있다(그림 1.37).
- 나선형 움직임이 일어나게 하면서 발뒤꿈치를 들어 올려서 푸쉬 바를 밀어올리게 한다(그림 1.38).
- 새끼발가락보다는 엄지발가락에 더 무게가 실리게 하며 중족골은 적절한 횡아치(transverse arch)를 유지하게 한다.
- 들어 올린 뒤꿈치를 천천히 내리면서 발목에서 나선으로 꼬인 정렬이 원 상태로 돌아오게 한다.
- 피로감이 올 때까지 15-20회 정도 반복한다.

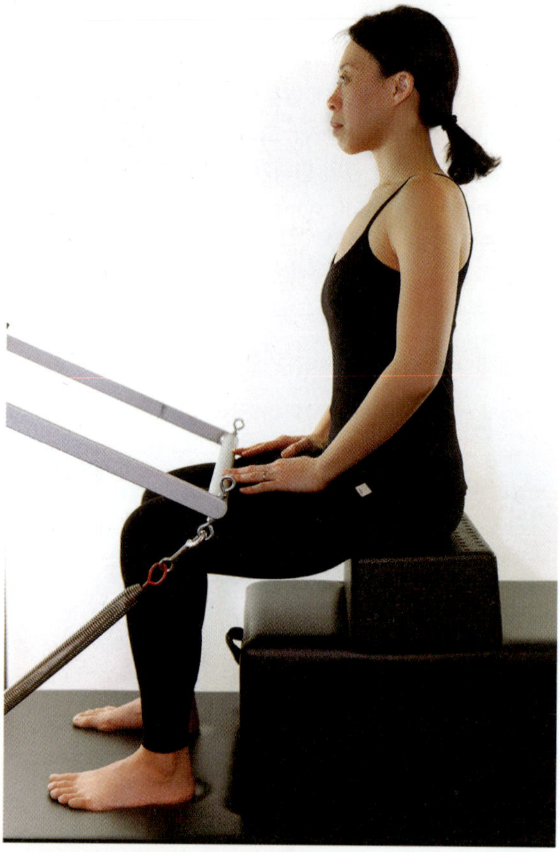

그림 1.37
박스 위에 앉아 타워 바를 이용한 가자미근의 시작 자세

도움말

발 볼쪽에 하프 롤러(half roller)를 둔 상태로 발뒤꿈치를 올렸다 내렸다 하면 아킬레스건에 좀 더 많은 신장성 부하가 걸리게 할 수 있다(그림 1.39, Video link 1.8 참조).

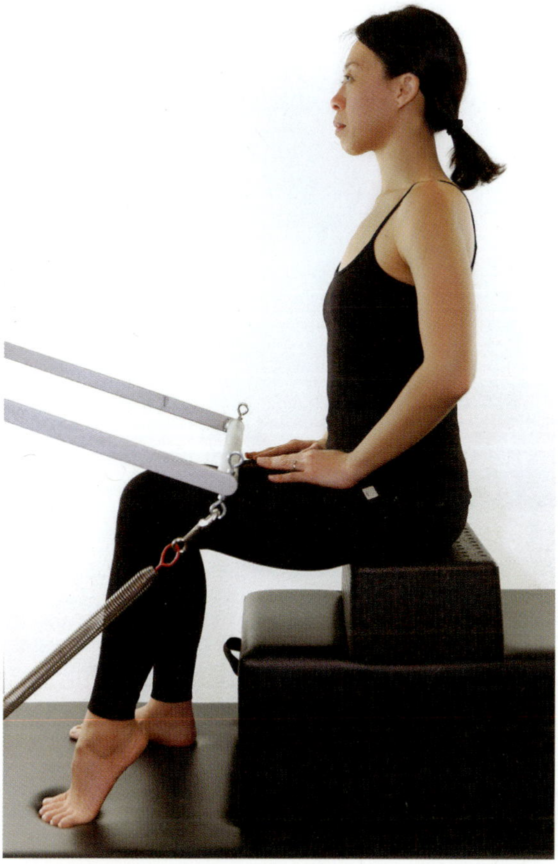

그림 1.38
뒤꿈치를 들면서 저측굴곡

Video link 1.8 Eccentric soleus on Cadillac

가자미근 수축 이완 Soleus bend and stretch

움직임 전략 이 포지션은 고관절에서의 굴곡(hip flexion)의 가동범위를 요한다. 푸쉬 바의 저항을 통해 고관절 뒤쪽 근육에 신장성 부하가 가해지며 발목에서의 움직임을 통해 스프링의 저항을 더할 수 있다.

움직임 묘사

- 중강도 정도의 스프링을 캐딜락 푸쉬 바 아래에 걸고 안전띠(safety strap)를 건다(그림 1.40)
- 푸쉬 바 밑에 등을 대고 누운 뒤 머리는 캐딜락 테이블 끝 부위 정도에 놓이게 위치를 조정한다.
- 푸쉬 바에 발 볼을 대고 바를 위로 올린다. 고관절에서의 굴곡(hip flexion)이 110° 정도 일어날 때까지 무릎을 편다.
- 햄스트링이 무리할 정도로 스트레칭 시킬 필요는 없다. 푸쉬 바 밑에서 몸통의 위치를 조절하고 경우에 따라서 머리 아래에 소도구를 두는 식으로 가장 편안한 자세 및 위치를 찾는다.
- 천골(sacrum)과 갈비뼈는 테이블과 밀착한다.
- 골반은 틀어지지 않게 한다.
- 대퇴골(femur)이 움직이지 않게 무릎 정도를 양손으로 고정한다.
- 이 자세에서 발목 움직임만 일어나게 하면서 가자미근(soleus)을 활성화한다(그림 1.41).

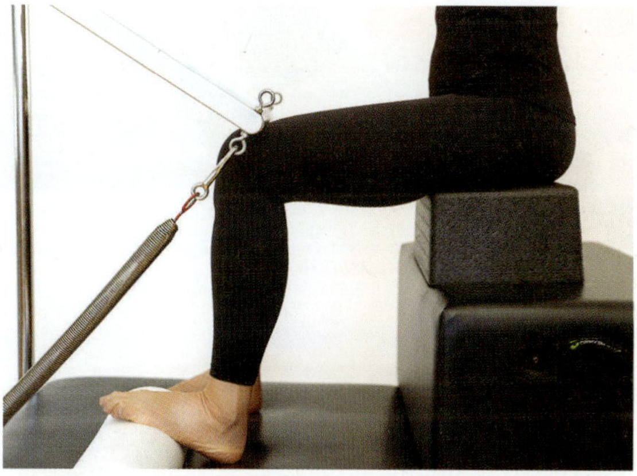

그림 1.39
가자미근의 신장성 수축

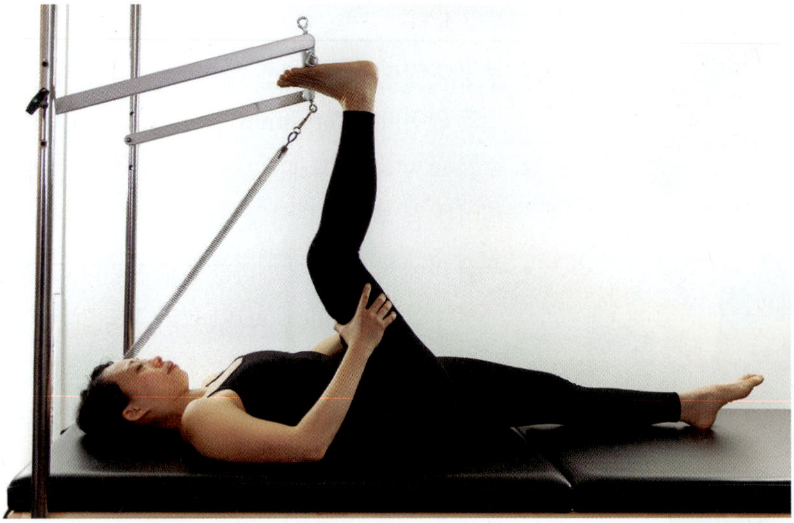

그림 1.40
캐딜락에서 가자미근 수축 이완을 위한 시작 자세

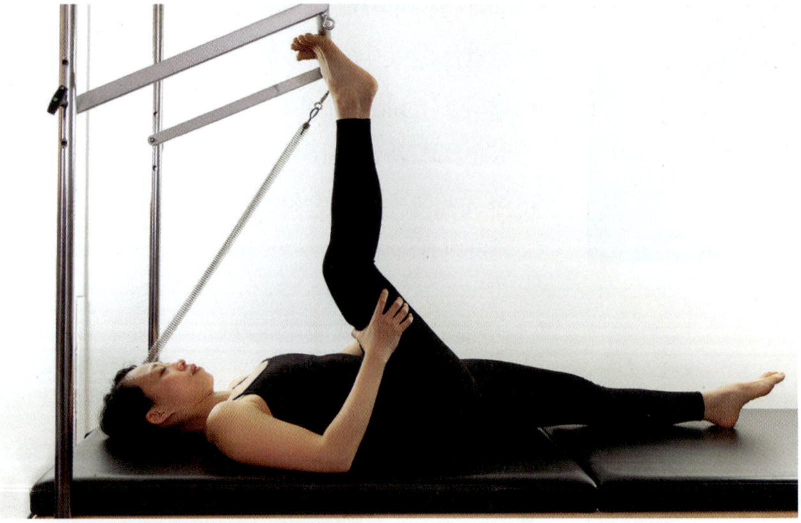

그림 1.41
푸쉬 바를 위로 밀어서 저측굴곡이 일어난다.

강사 노트

고관절에서 굴곡(hip flexion)이 많이 일어난 시작 자세에서 클라이언트는 어떤 자극을 느낄까? 발목에서 움직임이 정교하게 일어나고 있는가? 같은 효과를 낼 수 있는 다른 동작은 어떤 것들이 있을까?

고객 케이스

무지외반증(bunion)이 매우 심한 여성 클라이언트가 필라테스를 등록하러 왔다. 무지외반이 일어난 엄지 부위는 강직이 심했지만 발은 과도하게 움직였다. 리포머 풋바를 발가락으로 감싸는 필라테스의 prehensile position으로 풋웍을 시켰을 때 불편감이 너무 심해서 이 운동을 하지 않겠다고 거부할 정도였다. 발의 기능을 회복하고 싶었지만 수술을 원하지는 않아서 발을 강화하는 움직임을 열심히 했고 그중 부록 B에 수록된 "Active Toe Movement"를 특히 열심히 했다. 클라이언트 전신이 조화롭게 움직일 수 있도록 제대로 된 움직임 패턴을 회복할 수 있는 꾸준한 세션을 진행했다. 훗날 리포머에서 prehensile position으로 풋웍을 시켰을 때 족궁을 살린 상태로 무난하게 무릎을 접었다 폈다 할 수 있었고 예전에 있던 심한 불편감도 없었다. 엄지발가락의 정렬 상태도 개선됐고 잘 움직이지 않던 엄지발가락을 다양한 방향으로 움직일 수 있었다. 엄지발가락 부위가 튀어나온 것은 사라지지 않았지만 전신의 조화를 고려하면서도 특정 부위에 특화된 여러 동작들을 통해 발의 기능을 되살릴 수 있었다.

2장으로 연결

유연하고 기민하면서도 밸런스 잡히도록 발의 기능을 되살리면 전신을 더 잘 지탱할 수 있게 된다. 부록 A와 B에 수록된 홈 프로그램을 하면서 전신의 기능이 개선되는 것을 느껴본다. 발을 통해 제대로 된 감각 정보가 입력된다면 전신을 효율적으로 움직일 수 있게 될 것이기에 발은 제대로 된 움직임을 위한 시작점이다. 발을 통해 입력되는 정보가 제대로 전달되지 않을 때가 많다. 움직임을 관찰하고 제한이 걸린 부위가 어딘지 확인한 뒤 기능을 되살릴 수 있게 한다. 이 방식이 바로 "Madeline Black Method"이다.

다음은 무릎과 고관절이 위로 연결된 골반과 허리 그리고 아래로 연결된 발과 어떤 상호작용을 통해 기능하는지 알아볼 것이다.

하지의 움직임 Motion of the leg 2

나의 발, 다리, 손, 몸통과 머리로 스텝을 밟는다. 이 몸짓이 나를 촉발시켜 이로부터 다른 동작이 나오게 하기도 하고 다른 댄서나 공연장의 상황이 다른 움직임을 촉발시키기도 한다.

Merce *Cunningham*

깊이 있는 자각: 시간과 공간

Contemplative awareness: space and time

우리 몸의 움직임은 공간과 시간 속에서 일어난다. 우리 몸의 구조는 기능에 맞춰서 설계되어 있고 공간을 점유하고 있는 구조 내에서 움직임은 일어날 수밖에 없다. 넓은 댄스 스튜디오에서 춤을 춘다고 가정해보자. 우리 몸은 우리가 스튜디오의 어떤 공간을 어떻게 가로지르면서 움직이고 있는지 이미 느끼고 있다. 직선으로 움직일 수도 있고 원을 그리면서 움직일 수도 있고 제자리에서 빙빙 돌 수도 있다. 안무가인 Merce Cunningham은 "시간 속의 공간은 어떤 움직임이든지 일어날 수 있는 구조를 상상하면 아무 움직임이 일어나지 않는 고요함이 지속될 수도 있다"(Cunningham 1968). 인체의 구조는 구조에 따라 기능할 수밖에 없게 만들며 기능은 구조에 속박된다. 하지만 인체의 움직임은 역동적으로 끊임없이 형태를 바뀌는 구조 속에서 일어난다. 해부학적 자세에서의 역학적인 관점으로만 인체 움직임을 분석할 경우, 시간과 공간 속에서 역동적으로 바뀌는 고관절에서의 움직임을 놓치게 된다. 역학에서 역동적인 인체로 시야를 확장하면 움직임의 더 광범위한 측면을 이해할 수 있게 된다. 움직임 전문가로서 인체의 움직임 패턴을 보려 해야 하며 클라이언트가 효율적인 움직임과 컨트롤을 할 수 있게 해줘야 한다.

움직임을 분석하고 표현하는 방식은 몇 세기에 걸쳐서 다양한 방식으로 있어왔다. 운동학(kinematics)은 생체역학(biomechanics)의 여러 분야 중 하나로서 어떤 힘이 움직임을 만들어내는지에 대해서는 고려하지 않고 어떤 부위가 어떻게 움직이는지를 분석하는 학문이다. 운동학은 관절 각도가 어떻게 변하며 어떤 움직임 패턴이 일어나는지에 대해 이야기한다. 무용계의 경우, 움직임 분석은 1920년대 초반 Rudolf Van Laban에 의해 움직임 분석을 본격적으로 시작했고, 초반 Labanotation(Kinematography)이라는 이름으로 불리다가 이후 Laban Movement Anaylsis(라반 움직임 분석)로 발전했다(Ohio State 2020). Laban Movement Analysis는 무용의 움직임과 관련된 방대한 이론을 확립했고 무용이 다른 예술과 구별되는 계기가 됐다. Laban Movement Analysis는 움직임의 질적인 측면, 공간에 대한 지각과 리듬에 대한 연구를 활발히 했다. 현재는 Stephan Levin 박사의 바이오텐세그리티(biotensegrity) 개념을 통해 우리 몸 전체가 하나의 유기체로서 행동하고 움직이는지 설명하고 있다. 한 관절의 움직임은 전신에 영향을 준다. 한 관절이 움직이면 전신이 움직인다. 단일 근육이 고립해서 수축하지 않고 인대와 건을 포함한 근막 시스템의 일부로서 작용한다(Scarr 2018). 이와 같은 다양한 관점을 통해 움직임을 관찰하고 설명하고 경험하는데 많은 통찰을 키울 수 있다.

신체 나선의 기원

Origins of the body spirals

인체는 세포에서 발전해서 머리와 몸통 등의 형태를 갖추게 된다. 사지는 싹이 발아하듯 몸통에서 나와 자라게 된다(그림 2.1). 초기의 사지는 태아(embryo)의 적절한 움직임 컨트롤을 위한 최적의 장소

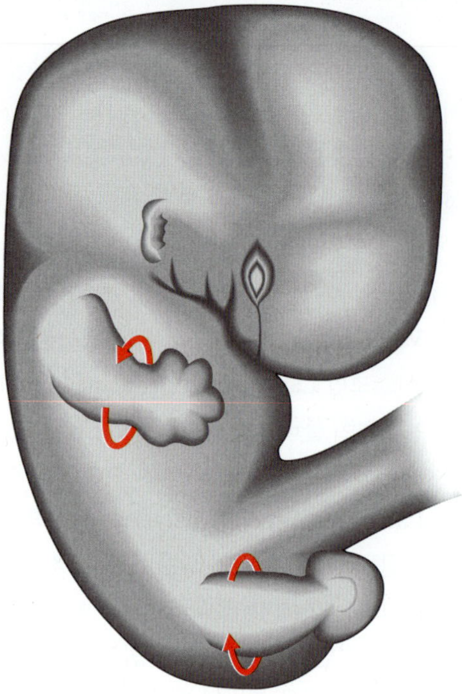

그림 2.1
상지싹과 하지싹

에서 나와 시간이 지날수록 하지는 점점 안쪽으로 돌아갈 뿐만 아니라 긴 축을 따라 뼈자체도 점점 안쪽으로 돌아간다(Schoenwolf et al. 2019). 대략 8주 정도쯤 되면 하지가 돌아가서 원래 허벅지 후면부였던 부위가 허벅지 전면부가 되어서 언젠가 해야 할 보행이 가능하도록 차근차근 준비한다. 시간이 지나면서 태아의 신체 구조 발달 과정을 보면 인간으로서 우리 몸이 잘 기능할 수 있게 구조가 이에 맞춰서 변화한다.

무릎의 이완 *Ease the knees*

무릎은 유연하면서 잘 가동되고 잘 움직여야 하는 관절이다. 본능적으로 위험이 있으면 위험으로부터 도망치려하고 놓치지 않고 취해야 할 것이 있으면 이것을 취하러 앞으로 나아가게 된다. 신경계는 감정과 밀접하게 연결되어 있고 움직임이 일어날 때 이에 대한 감정 반응이 나타나게 된다. 따라서 움직임은 감정과 기억을 일깨울 수 있다(Casasanto and Dijkstra 2010). 무릎에 내재된 두려움은 삶에 있어서 필수적인 무릎의 움직임을 제한할 것이다. 이와 같은 움직임 제한은 신체적으로만 나타나는 것이 아닌 생각이나 감정으로 의한 움직임 제한이 일어날 수 있다. 움직임이 잘 나오는 무릎은 움직임의 자유도 및 선택지를 늘려주고 움직임이 일어나는 와중에도 정적으로 안정성을 유지할 수 있다. 개인적인 삶의 문제, 스트레스와 신체 기능의 연결고리를 잘 이해할수록 더 심층적인 분석이 가능하다. 몸의 구조와 기능 간의 밸런스를 잡아주는 신체 트레이닝이라 하더라도 이와 같은 개인별 특성과 잘 통합해서 진행할 수 있다면 신체 기능을 더 좋게 만들 수 있다. 마찬가지로, 움직임에 대한 개선은 더 건강한 정신을 갖추는 데 도움이 될 것이다.

무릎의 움직임 Knee motions

앉은 상태에서 일어나기 또는 보행과 같은 일상생활에서의 움직임 속에서 우리 신체 일부는 공간 속에서 움직인다. 무릎은 발목과 고관절 사이에 위치하고 그 둘을 이어주는 관절로서 다리의 길이를 짧게 만들거나 길게 만들어서 몸통과 지면 사이의 거리를 벌리거나 가깝게 만드는 기능을 한다.

대퇴골(femur)이나 경골(tibia)의 뼈 모양은 좌우 대칭이 아니라는 것을 알 수 있다(그림 2.2). 대퇴골의 원위부(대퇴골의 가장 아래쪽 끝부위)를 보면 두 개의 볼록하게 돌출된 뼈구조를 볼 수 있다. 전문용어로 내측에 있는 구조물을 내측과(medial condyle)와 외측에 있는 구조물을 외측과(lateral con-

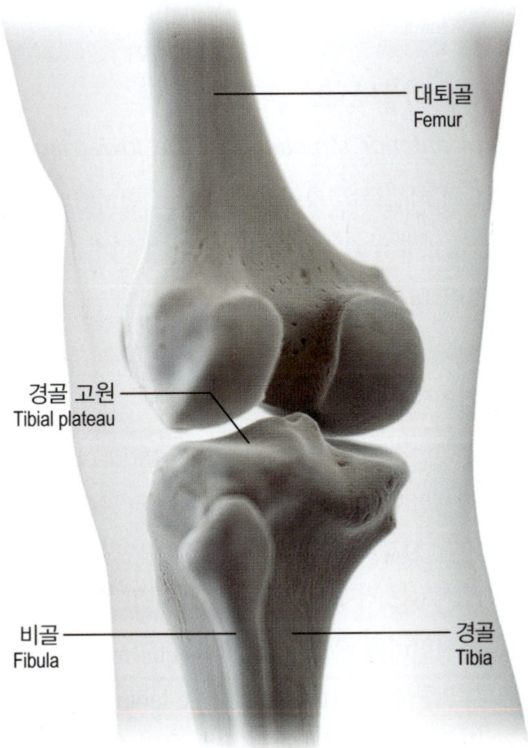

그림 2.2
무릎관절과 관절을 이룬 대퇴골과 경골

dyle)라 한다. 안쪽과 외측과는 형태가 완전히 같지 않다. 내측과가 외측과에 비해 더 아래로 돌출되어 있고 더 좁은 폭을 가지고 있다. 무릎관절에서 대퇴골과 관절하는 경골(tibia)은 이와 같은 내측과와 외측과의 형태를 반영한 경골 고원(tibial plateau)과 만난다. 이와 같은 무릎의 비대칭은 나선형의 움직임을 만들어낸다(Kapandji 2019). 그러므로 무릎관절은 구부려졌다 펴지기만 하는 단순한 경첩관절(hinge joint)이 아닌 회전과 슬라이딩이 동시에 일어나는 복잡한 움직임이다.

하지의 움직임은 고관절, 무릎관절, 발목관절에서 일어난다. 뼈가 다른 뼈의 위치에 비해 상대적으로 움직이게 된다. 무릎에서는 대퇴골(femur)이 경골(tibia)에 비해 상대적으로 움직이거나 반대로 경골이 대퇴골에 비해 상대적으로 움직인다. 기존 생체역학에서 무릎은 위로는 몸통의 무게를 받고 아래로는 지면의 반력을 수용하는 압박을 견뎌내는 관절이라 표현했다. 하지만 바이오텐세그리티(biotensegrity)의 관점에서 무릎관절은 압박과 텐션의 밸런스를 통해 압박만을 받지 않는 텐세그랄 구조이다. 무릎을 구부리고 펼 때 대퇴골과 경골이 완전히 맞닿지 않고 둘 사이에 어느 정도의 틈이 존재한다고 알려졌다(Hakkat et al. 2015). 무릎에서 움직임이 일어날 때 여러 결합조직에서 발생하는 텐션이 관절에서 만나는 뼈 사이에 과한 압박이 일어나지 않게 사이의 공간을 확보해준다(Scarr 2018).

하지의 나선형 움직임

Spiraling path of lower leg motion

하퇴의 움직임은 고관절에서 발까지 연결되는 광범위한 구조물의 형태를 따라갈 수밖에 없다. 근육과 근막이 움직임을 만들어내며 유연하게 움직임을 만들어내면서 동시에 안정적으로 잡아준다. 근막은 무릎에서의 움직임을 일어날 때 동반되는 나선형 움직임을 가능하게 해줌과 동시에 과한 압박을 받지 않게 뼈 사이의 공간을 확보하면서 관절이 서로 분리되지 않게 연결해주는 다양한 기능을 한다. 근막 시스템의 수축과 확장 및 위치 변화 및 이를 조절하는 신경계와 조화 속에서 움직임이 일어난다(Levin and Martin 2012). 관절에서 움직이는 뼈의 경로를 파악하는 것은 특정 관절의 역할을 이해하는데 매우 중요하다. 무릎관절의 경우, 구부려지고 펴지지만 이와 같은 움직임은 3차원의 입체로 일어난다. 관절에서 뼈의 이동 경로는 뼈의 구조나 결합구조의 텐션에 큰 영향을 받는다. 무릎에서의 회전은 아래로는 발목의 거골

(talus)의 움직임 위로는 대퇴골두(femoral head)의 움직임과 상호작용하는 미세하지만 중요한 움직임이다.

나사집 기전 screw home mechanism

무릎이 펴질 때 경골(tibia)은 대퇴골(femur) 위에서 바깥쪽으로 돌아간다(external rotation). 이와 같은 현상은 대퇴골의 구조, 인대와 근막이 잡아당기는 텐션에 의해 일어난다. 경골이 대퇴골의 관절융기(femoral condyles) 위에서 신전될 때(extension) 무릎관절 바깥쪽에서 움직임이 안쪽에서의 움직임보다 먼저 종료된다(그림 2.3). 무릎을 완전히 펴기 위해 경골 내측부는 무릎관절 구조끼리 잘 맞닿을 때까지 바깥쪽으로 돌아가며 이를 통해 무릎을 완전히 펼 수 있다. 이런 움직임은 나사집 기전(screw home mechanism)이라 부른다. 나사집 기전은 근육을 긴장시키지 않으면서 무릎을 편 상태로 오랜 시간 서있을 수 있게 해준다.

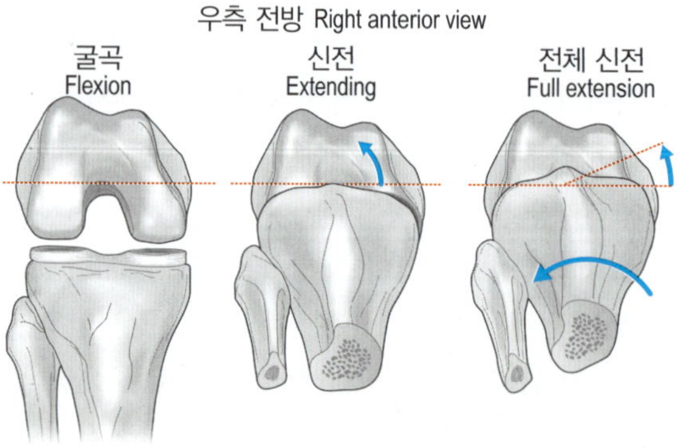

그림 2.3
나사 잠김 기전

무릎의 구조 Structures of the knee

앞쪽과 바깥쪽의 구조물
Lateral anterior structures of the lower limbs

무릎의 바깥쪽은 강력한 근막으로 덮여있다(그림 2.4). 이 근막 구조물의 밀도는 위치에 따라 다르다:

- 장경인대(iliotibial band)
  - ◇ 하지 움직임에 있어서 중요한 역할을 하는 강력한 섬유 구조물
  - ◇ 장경인대는 허벅지 전체를 완전히 둘러싸고 있으면서도 허벅지에 위치한 모든 근육과 지나가는 신경, 혈관 하나하나를 감싸면서 뼈까지 부착되는 거대한 근막 시스템의 일부이다.
  - ◇ 장경인대는 대둔근(gluteus maximus)과 대퇴근막장근(tensor fasciae latae)의 긴 건(tendon)이라 볼 수 있으며(Stecco and Stecco 2012), 골반에서 바깥쪽 무릎으로 연결된다.
  - ◇ 대둔근과 대퇴근막장근은 장경인대를 위로 잡아당기는 반면, 외측광근(vastus lateralis)과 대퇴이두근(biceps femoris)은 장경인대를 아래로 잡아당긴다(Willem Fourie, 2014, Fascia Research Summer School, Ulm, Germany).
- 근육사이막
  - ◇ 대퇴골(femur)의 앞과 뒤를 나눈다.
  - ◇ 대퇴골 전외측에 위치한 외측광근(vastus lateralis)이 근육사이막에 붙는다.
  - ◇ 뒤로는 대퇴이두근(biceps femoris)이 근육사이막에 붙는다.

장경인대는 무릎의 바깥쪽에 위치한 근막과 합쳐지면서 무릎의 지지띠(retinaculum)와도 연결되며 외측과(lateral condyle) 및 비골두(fibula head)에도 강력한 영향력을 발휘한다(그림 2.5). 이처럼 다방면으로 연결되어 있기에 이런 연결구조가 무릎의 정상적인 움직임을 좋게 할 수도 있지만 방해할 수도 있다. 무릎과 고관절을 구부리고 펼 때 장경인대는 전후방으로 이동한다. 하지만 Fairclough et al. (2006)의 주장에 따르면, 이와 같은 장경인대의 이동은 실제와 다르다. 무릎을 구부리고 펼 때 텐션이 장경인대의 앞부분에 실렸다가 뒷부분에 실리는 것이라고 이야기한다. 무릎을 구부릴 때 대퇴근막장근(TFL: tensor fasciae latae)의 텐션이 대둔근(gluteus maximus)보다 더 커져서 장경인대의 앞부분이 더 타이트해지는 것이고, 무릎을 구부리면 대둔근의 텐션이 커져서 장경인대의 뒷부분이 더 타이트해져

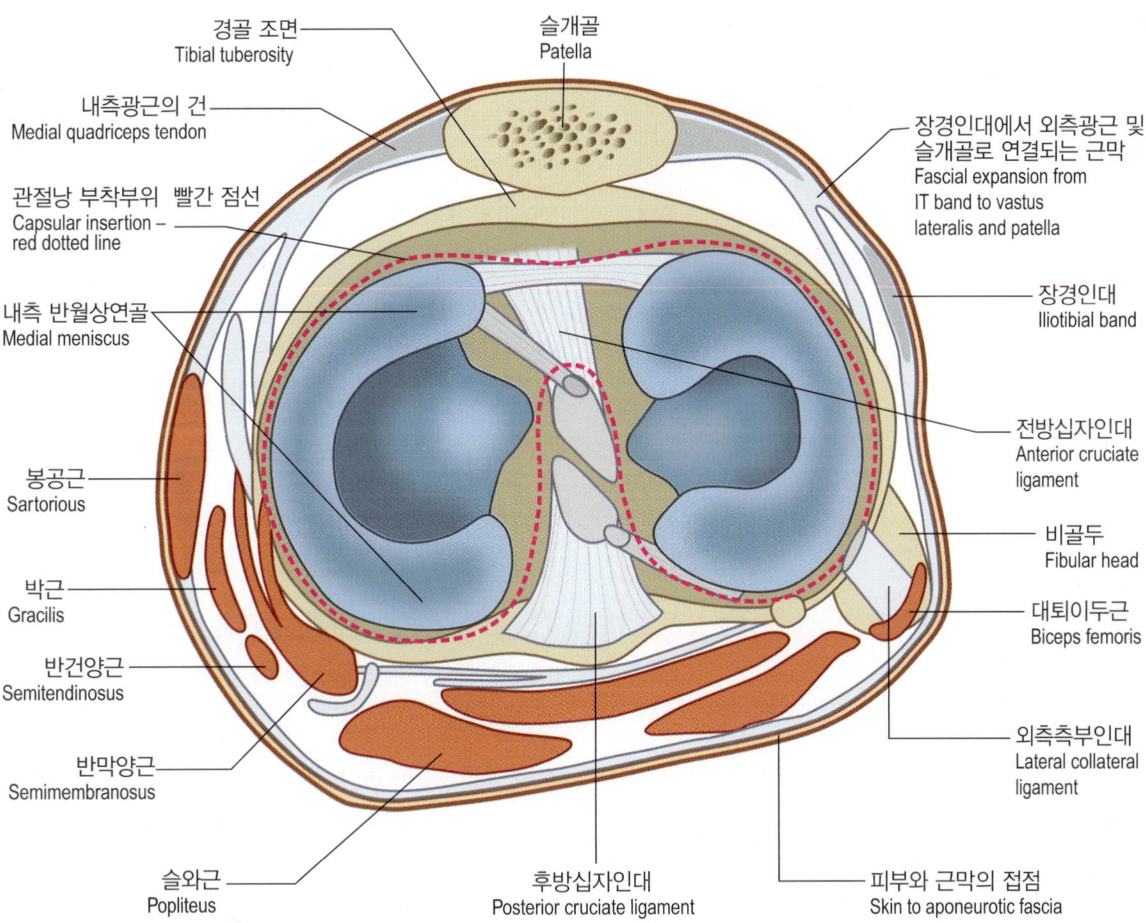

그림 2.4
무릎의 구조

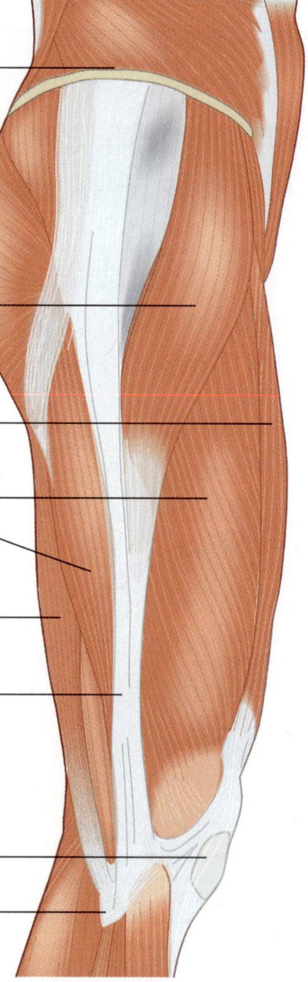

그림 2.5
무릎 외측을 이어주는 구조물

서 눈에 띄게 되는 것이다라는 주장이다. 높게 점프하고 무릎을 깊게 구부리는 운동선수와 무용가들은 무릎을 구부리고 펼 때 이와 같은 근막 시스템의 탄성을 이용해서 공중으로 몸을 띄운다.

체화시켜 보기!

무릎을 완전히 편 상태로 선다. 엄지손가락을 90° 벌려서 엄지는 장경인대(iliotibial band)의 앞부분을 촉진하고 나머지 손가락은 장경인대의 뒷부분을 촉진한다. 장경인대의 텐션을 느껴본다.
무릎을 천천히 40° 정도 구부리면서 텐션이 어떻게 변하는지 느껴본다. 무릎을 구부렸다 폈다 할 때 어느 쪽이 더 눈에 띄게 타이트해지는가? 아마 무릎을 펼 경우 앞쪽 섬유들의 텐션이 더 높아질 것이고 반대로 무릎을 구부릴 경우 뒤쪽 섬유들의 텐션이 더 높아질 것이다(그림 2.5 A와 2.5 B).

무릎을 깊게 구부릴 경우 골반과 무릎 사이의 거리가 증가하면서 장경인대의 부착부위도 서로 멀어지기에 장경인대가 늘어나면서 팽팽해짐과 동시에 슬라이딩이 일어난다. 이 장경인대가 뻣뻣해지면서 수분을 잃고 탄성이 떨어진 사람들을 많이 볼 수 있는데 무릎과 고관절을 다방면으로 가동시킴으로써 근막 조직의 신장성 및 슬라이딩 능력을 향상시킬 수 있다.

무릎의 내측의 구조물

Medial anterior structures of the knee

대퇴골의 내측 하부:

- 내측광근(vastus medialis)과 내전근(adductors)을 나누는 내측 근육사이막(intermuscular septum)
- 봉공근(sartorius), 박근(gracilis), 반건양근(semitendinosus) 세 개의 근육의 건이 안쪽 무릎으로 모이는 거위발힘줄(pes anserinus)
- 내측의 근막조직은 무릎 안쪽의 지지띠(retinaculum)와 연결
- 무릎 내측과 외측의 근막조직은 앞쪽으로 슬개골

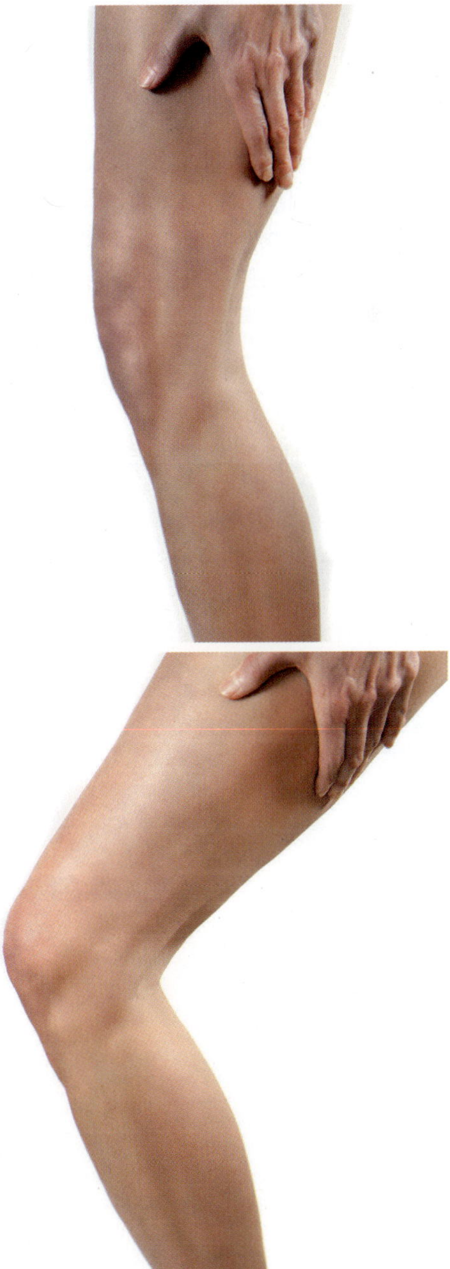

A

B

그림 2.6
A & B 장경인대의 텐션 변화

(patella)과 연결되며 슬개골은 넙다리근막(fascia lata)을 통해 형성되는 지지띠(retinaculum)를 통해 고정된다(그림 2.7)(Stecco and Stecco 2012).

- 무릎관절을 지나치는 근막은 나선형으로 무릎 안팎을 나선형으로 둘러싸고 있다.

하지의 후면부 조직

Posterior structures of the lower limbs

'오금부'라 불리는 무릎의 후면부 구조를 다루면 무릎 전체에 대한 이해가 깊어질 수 있다:

- 반막양근(semimembranosus)은 무릎관절낭(knee joint capsule), 오금인대(popliteal ligament) 및 오금부 근막(popliteal fascia)으로 다양하게 부착된다.
- 무릎 뒤쪽의 섬유의 배열은 내외측 햄스트링(hamstring)과 작은 슬와근(popliteus) 및 근막이 십자로 교차되는 형태이다.
- 하부에서 두갈래의 비복근(gastrocnemius)이 올라온다.
- 위로 잡아당기는 내외측 햄스트링과 아래로 잡아당기는 두 갈래의 비복근이 무릎을 잡아당겨서 구부러지게 한다.
    - ◇ 십자로 교차되는 결합조직이 무릎관절에서의 움직임을 원활하게 만든다.
- 반막양근(semimembranosus)의 일부 섬유는 안쪽반달연골(medial meniscus)의 뒤뿔(posterior horn)에 부착된다.
- 해부용 시신인 카데바 연구에 따르면, 가쪽반달연골(lateral meniscus)에도 부착되는 카데바도 존재한다.

- 슬와근(popliteus) 역시 경골(tibia) 내측에서 시작해 대각선으로 올라가 대퇴골의 외측과(lateral femoral condyle)을 향해 주행하는 과정에서 반달연골(meniscus)과 밀접하게 연결된다.
  - ◇ 슬와근은 골반에서 발까지 이어지는 근막을 통해 오금인대에 달라붙는 반막양근(semimembranosus)과 연결된다.

강사 노트

시간 속에서 움직임이 어떻게 일어나는지 여러 움직임이 어떤 타이밍에 일어나는지 잠시 생각해보자. 움직임에서 시간이 어떤 의미를 갖는지 고민해보자. 어떤 타이밍에 어떤 움직임이 일어나는지 어떻게 느끼고 알아차리는가? 특정 관절이 어떤 타이밍에

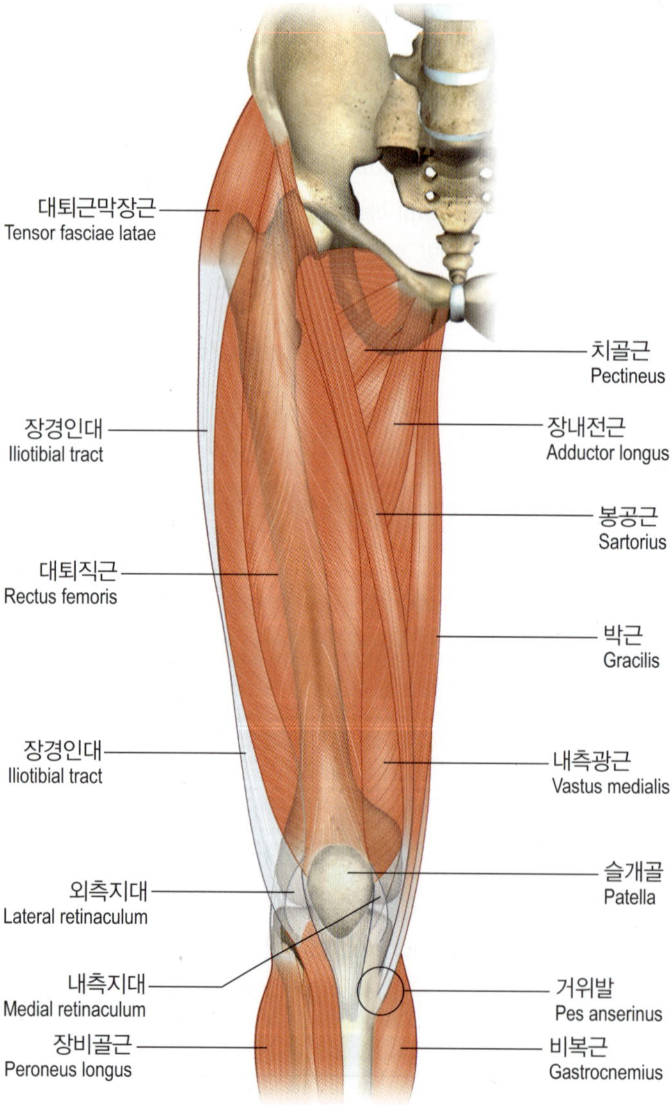

그림 2.7
지대 및 내외측으로 연결되는 근막 복합체

어떤 패턴으로 움직이는지 느끼면서 스쿼트를 해보자. 스쿼트 움직임을 처음으로 일으키는 관절은 어느 관절인가?

하지의 앞쪽 구조물

Anterior structures of the lower limbs

슬개골의 이동경로 Patella tracking

슬개골(patella)이 어떻게 이동하는지를 관찰하다 보면 무릎을 펴는 근육들이 어떤 타이밍에 어떤 방향으로 동원되는지 그리고 근막의 텐션 정도를 알 수 있다. 슬개골은 대퇴골(femur) 말단부의 패인 홈 안에 위치한다. 무릎관절낭 및 무릎관절을 신전시키는 근육(extensor)의 근막이 슬개골을 완전히 둘러싼다. 근막은 무릎관절을 펴는 대퇴사두근(quadriceps)에서 슬개인대(patellar ligament)까지 연결된다. 근막섬유는 무릎관절을 완전히 건너가 경골 조면(tibial tuberosity)에 붙는다. 슬개골은 뼈가 근육건으로 완전히 덮여 있는 종척골(sesamoid bone) 중 하나이며 근막 안에 위치한다. 슬개골을 덮고 있는 근막이 어느 정도의 텐션을 갖느냐에 따라 슬개골의 움직임 및 위치는 달라진다. 슬개골의 움직임을 통해 허벅지 근육이 잘 수축할 수 있는지 무릎관절낭은 움직임에 맞춰서 잘 길이 변화를 할 수 있는지를 유추할 수 있다(그림 2.8).

관절낭은 무릎 밴드처럼 무릎을 완전히 둘러싸고 있는 섬유 조직으로서 안의 비어 있는 공간은 활액(synovial fluid)으로 가득 차 있다. 이런 구조로 인해 대퇴골(femur)과 경골(tibia)이 뼈끼리 과하게 맞닿지 않게 공간을 확보해준다. 슬개골 위로 관절낭은 무릎위주머니(suprapatellar bursa)를 형성한다. 슬개골은 무릎을 신전시키는 네갈래근(quadriceps)이 수직으로 당기는 힘에 의해 움직인다. 무릎을 구

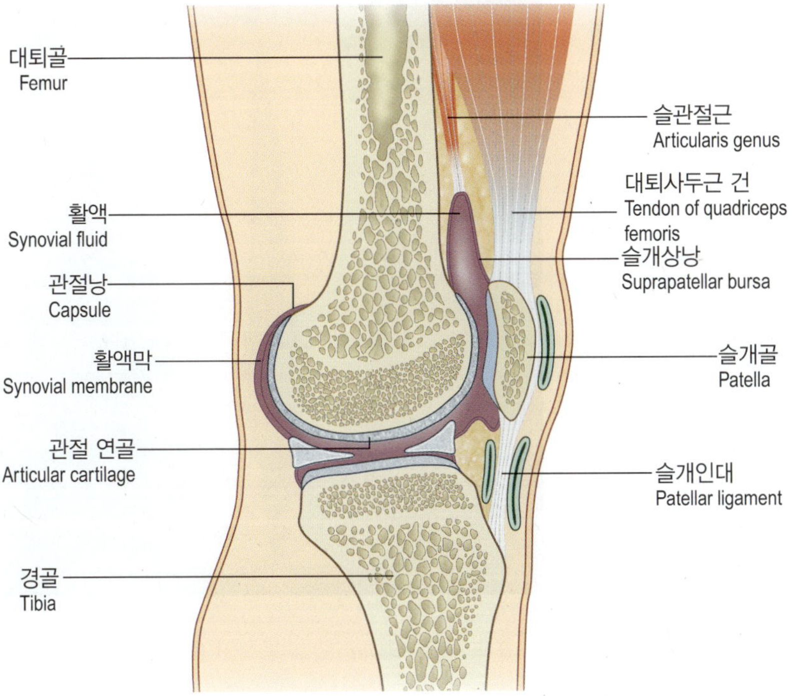

그림 2.8
슬개골, 무릎관절낭과 슬관절근

부릴 때 슬개골은 대퇴골의 고랑(groove)을 따라 아래로 내려오며 관절낭은 평상시에 주름져 있으며 슬개골이 아래로 내려올 때 이 주름이 펴지면서 팽팽해진다. 무릎을 펼 때 슬개골은 위로 당겨지며 무릎위주머니(suprapatellar bursa) 역시 덩달아 위로 당겨진다. 관절낭은 다시 주름지게 되며 이를 통해 무릎위주머니가 무릎관절을 구성하는 뼈 사이에 찝히지 않게 해준다. 중간광근(vastus intermedius) 보다 심부에 위치한 무릎관절근(articularis genu)은 주머니를 위로 잡아당겨준다(Kapandji 2019)(그림 2.8). 연관된 근막끼리 잘 슬라이딩이 되지 않거나 탄성이 떨어질 경우 슬개골은 대퇴골 위에서 자유롭게 움직이지 못하게 되고 슬개골이 움직여야 할 이상적인 경로에서 이탈하게 된다. 시간이 지나면서 슬개골이 대퇴골과 맞닿는 부분이 닳게 된다. 무릎을 구부리고 펼 때 갈리는 소리 및 느낌이 날 수 있고 슬개골이 적절하지 못하게 이동하게 되면서 무릎의 움직임은 점점 달라진다.

슬개골이 어떻게 움직이는지 스스로 관찰하게 함으로써 잘못된 움직임을 눈으로 보고 인지해서 교정할 수 있는 계기를 만들 수 있다. 슬개골이 경로에서 이탈하지 않고 정상 궤도로 움직이게 하는 것이 왜 중요한지 설명할 때 심상(imagery)의 활용은 효과적이다. 대표적인 예가 창문의 블라인드이다. 블라인드를 매달고 있는 한쪽 줄이 다른 쪽에 비해 짧을 경우 블라인드는 기울어진 상태로 당겨지게 된다. 무릎에 대입해보면 슬개골을 양쪽에서 잡아당기는 구조물 중 한 쪽이 더 타이트해질 경우 슬개골이 한쪽으로 당겨질 수 있다. 시간이 지나면서 손상의 위험성은 점점 증가한다. 모든 구조물은 밀접하게 연결되어 움직임에 관여하기에 스트레스가 적절히 분배가 되지 않을 경우 악영향이 생길 수 있다. 무릎 근육 주변 근막이 균형 잡힌 텐션은 무릎 기능을 위해서 중요한 3차원적인 움직임을 가능하게 해준다. 하지와 골반의 역동적인 기능과 움직임 패턴은 보행을 더 편안하게 해준다.

체화시켜 보기!

슬개골의 글라이딩 움직임을 느껴본 적 있는가? 무릎을 편 상태로 바닥에 편히 앉는다. 엄지와 검지로 슬개골을 감싼다(그림 2.9). 슬개골을 전·후·좌·우, 대각선 등 최대한 여러 방향으로 가볍게 움직여보고 어떤 방향으로의 움직임이 가장 어려운지 체크한다. 슬개골의 움직임을 향상시키기 위해 곧 나오는 여러 동작들을 시행해본다.

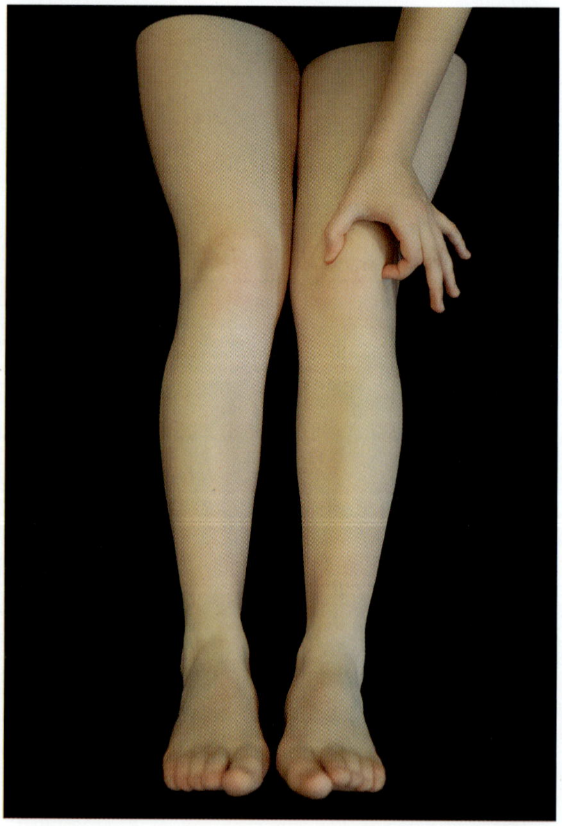

그림 2.9 슬개골의 수동적인 움직임

Video link 2.1 Patella tracking

무릎과 발목 움직임에서 비골의 역할
Role of the fibula in knee and ankle function

경골(tibia)의 하지 말단과 거골(talus)은 나선형으로 움직이며 하부 경비관절(inferior tibiofibular joint)에서 이와 같은 리듬에 맞춰 미세한 움직임이 일어난다(그림 2.10 A and B). 무릎에서 상부 경비관절(superior tibiofibular joint) 움직임은 발목관절에서의 거골 움직임과 함께 일어난다. 발목관절에서의 비골 움직임이 더 두드러지는 경향이 있는 반면 무릎에서의 비골 움직임은 사람마다 편차가 심한 특징을 보인다(Huber et al. 2012).

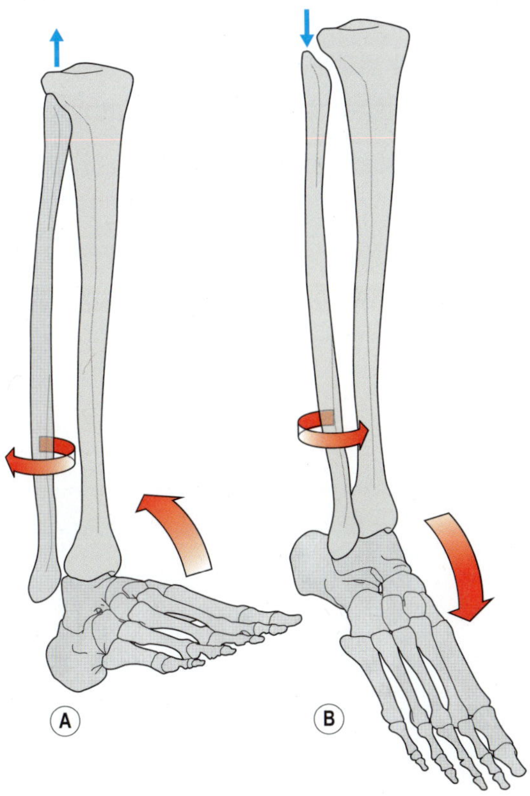

그림 2.10 A 배측굴곡 B 저측굴곡

비골의 상대적인 움직임:

- 무릎을 구부리면서 발목을 당길 때 (dorsiflexion).
    - ◇ 비골은 위로 올라가면서 앞으로 나가며 바깥쪽으로 돌아간다(external rotation).
- 무릎을 펴면서 발목을 앞으로 포인할 때(plantar flexion)
    - ◇ 비골은 아래로 내려가면서 뒤로 나가며 안쪽으로 돌아간다(internal rotation).

발목에서 가장 유의미한 움직임은 비골이 가쪽 및 안쪽으로 벌이지는 현상이다. 이런 병진운동은 발목이 움직일 때 동반되는 거골(talus)의 자유로운 전후 방향으로의 움직임을 위해 필요하다. 이런 비골움직임은 소스에 따라 이야기가 다르다(Bozkurt et al. 2008). Kapandji의 5판(1987)에서 비골은 발목을 당길 때 안쪽으로 돌아간다고 했으나 나중 최근 신판(2019)에서는 발목을 당길 때 바깥쪽으로 돌아간다고 기술했다(그림 1.5). 현재는 대부분의 소스에서는 발목을 당길 때 비골은 바깥쪽으로 벌어지면서 위로 이동하고 발목을 앞으로 포인할 때(plantar flexion) 비골은 안쪽으로 모이면서 아래로 이동한다고 이야기하고 있다.

무릎에서 비골의 움직임은 무릎 바깥쪽 근막의 텐션 정도에 영향을 받는다. 발목의 움직임이 제한되어 있을 때 몸쪽 경비관절(proximal tibiofibular joint)에서의 움직임 제한 및 발목에서 거골(talus)의 전후방 움직임 역시 제한되어 있는 것을 흔히 볼 수 있다.

대퇴이두근(biceps femoris), 외측측부인대(lateral collateral ligament), 장경인대(iliotibial band) 등이 만나서 합쳐지는 바깥쪽 무릎에서 근막의 슬라이딩 움직임이 제한되면서 비골두(fibular head)는 붙잡힌 상태로 잘 움직이지 않게 된다. 이런 근막 복합체는 무릎 가쪽에서 뒤쪽으로 이어지기에 슬와근(popliteus)과도 연결된다. 운동선수나 무용가들의 경우, 특히 이 부위가 뻣뻣하고 조직들 간의 슬라이드가 일어나지 않기에 비골(fibula)의 움직임을 제한하며 가쪽 무릎에 통증을 유발하는 원인이 되기도 한다.

스쿼트를 할 때 무릎을 구부리면 발목에서는 배측굴곡(dorsiflexion)이 일어난다. 비골은 위로 올라가면서 발목에서 가쪽으로 벌어진다. 무릎을 구부릴 경우 곁인대(collateral ligament)와 대퇴이두근(biceps femoris)이 느슨해지면서 비골이 앞쪽으로 이동할 수 있게 해준다. 무릎을 펼 때는 측부인대와 대퇴이두근이 팽팽해지면서 비골을 뒤로 잡아당긴다(Sarma et al. 2015). 발레의 를르베(*relevé*)와 같이 발뒤꿈치를 드는 동작은 발목에서 비골을 아래로 내리면서 안쪽으로 모이게 한다. 이를 통해 불안정한 포지션에서 상대적으로 발목이 안정을 잡을 수 있게 해준다.

보행에서 발이 지면을 따라 잘 구르기 위해 발과 발목의 뼈가 무릎, 대퇴부 및 골반 뼈와 조화롭게 잠갔다 풀릴 수 있어야 한다. 발이 지면에서 굴러가면 전신이 앞으로 이동하면서 무게중심 역시 앞으로 이동하며 힘을 발목으로 전하는 거골(talus)부터 발목과 무릎의 움직임에 반응하는 비골(fibula), 이에 맞춰서 자세를 잡는 척추와 골반까지 보행에서는 전신이 협응해서 조화롭게 움직인다. 이와 같은 큰 그림 속에서 비골의 역할은 작아 보일지라도 보행의 흐름을 상당히 방해할 수 있는 잠재력을 가지고 있다.

고객 케이스

개인적인 이야기

내 무릎은 문제없이 꽤 괜찮았다. 전문 무용수로서 10년간 활동했고 익스트림 스포츠라는 개념이 나오기 전부터 익스트림 스포츠 선수였다. 무릎은 손상과 같은 문제가 없다고 생각했고 무릎의 움직임 역학이 좋아서 그런 것이라 생각했다. 마라톤을 한 주 뛰고 다음 주에 무용 공연을 했다. 하지만 가정을 챙기면서 직장 생활을 해야 했기에 시간적인 문제로 이런 수준의 운동을 지속할 수 없었던 데다가 라임병(Lyme disease)이 관절을 아프게 했다. 괜찮아졌다고 느꼈을 때 예전 수준의 달리기를 하기 위한 준비 단계로 가벼운 달리기를 다시 시작했다. 하루는 남편과 함께 5마일 트레일 하이킹을 했고 왼쪽 무릎에서 갑작스러운 불길한 느낌이 있었다. 무슨 문제인가 알아보기 위해 하이킹을 잠시 중단한 상태에서 무릎을 천천히 움직여봤다. 출발했던 장소로 다시 돌아가야 했기에 어쩔 수 없이 매우 조심스럽게 하이킹을 다시 시작했다. 얼마 지나 주로 무릎 안쪽과 뒤쪽이 부으면서 통증이 나타났다. 특히 안쪽이 더 많이 부었기에 이와 같은 염증 반응은 아마도 무릎 내측의 인대 부상일 것이라는 것을 알았다. 수술을 생각하고 있지는 않았기에 MRI 촬영도 하지 않았고 정형외과 전문의를 보러 가지도 않았다. 수술이 아닌 침술치료를 통해 무릎의 염증을 가라 앉히고 고관절, 무릎, 발목의 움직임을 되찾으려 했다. 무릎만이 아닌 고관절이 뭔가 부자연스럽게 느껴졌고 상당히 약해졌다. 부종은 침수치료 두 세션만에 해결됐다. 부종이 해결되었기에 이제 움직임을 정상화시킬 수 있는 다양한 시도를 해볼 수 있다는 생각에 들떴다. 하지만 라임병을 치료하는 주치의에게서 무릎의 문제가 라임병이 원인인지 정형외과적인 손상이 원인인지 정확히 알아야 치료를 진행할 수 있다는 이야기를 듣고 결국은 MRI를 찍어야 했다. 촬영 결과 반달연골(meniscus)의 뒤뿔(posterior horn)이 찢어졌다는 진단을 받았다. 무릎 문제가 라임병으로 인한 문제가 아닌 정형외과적인 문제라는 것을 알고 안도했다. 정형외과 전문의는 45세 이상인 인구의 52%의 반달연골이 찢어져 있지만 거의 대부분 증상이 없고 수술이 오히려 훗날 염증을 일으키고 무릎관절의 퇴행성 변화를 야기할 수 있기에 50세 이상인 인구에게는 수술을 권하지 않는다고 이야기했다. 의사는 스테로이드 주사, 다른 약물 주사, 관절경 수술이라는 세 가지 치료 방법이 있다고 이야기했다. 그 중 수술을 통해 개선될 가능성은 50% 정도라고 했기에 매력적이지 않았다. 그래서 수술 대신 운동을 통해 무릎을 개선시키기로 마음을 먹고 무릎 관련 운동에 총력을 기울인 결과 모든 고관절 포지션에서 무릎을 완벽히 구부리는데 대략 2년이라는 시간이 걸렸다. 나의 프로토콜을 철저하게 따랐다. 발, 발목 및 고관절의 기능 개선이 무릎 움직임을 용이하게 하는 중요한 역할을 했다. 무릎 기능을 100%로 만들어준 것은 무릎의 미세한 움직임을 복구시키는 것이었다. 통증 없이 무릎을 완전히 구부릴 수 있었고 하이킹과 달리기도 할 수 있었다. 내 스스로를 되돌아보는 계기가 되었고 내 이야기가 아니라고 생각했던 문제를 생각해볼 수 있는 기회가 되었다. 다른 필라테스 강사들이 이와 같은 바디워크를 이해할 수 있게 하자는 목표를 세웠다. 현재 책(센터드, centered)을 집필하고 여러 필라테스 강사들이 업그레이드할 수 있는 여러 컨텐츠를 개발하는데 열정을 쏟았다. 현재는 삶의 여러 고비에도 유연하게 대처하고 있다. 오늘도 하지의 움직임을 최적화하는 시도를 계속하고 있고 건강한 무릎을 위해서만이 아닌 삶에서도 꾸준히 앞으로 나아가려 노력하고 있다.

무릎의 부위별 평가

Local assessment for the knee

무릎의 국소적인 움직임은 잘 분석이 무릎을 개선시킬 수 있는 더 광범위한 접근법으로 연결된다. 첫째 발이 닿지 않는 높이의 테이블에 앉아 있을 때 하퇴가 어떻게 매달려 있는지 그리고 이 상태에서 무릎을 구부렸다 폈다 할 때 일어나는 나사잠김 기전(screw home mechanism)이 어떻게 일어나는지 유심히 본다. 비골(fibula)의 움직임을 통해 골반에서 발목까지 이어지는 근막의 텐션 상태를 유추할 수 있다.

무릎관절의 움직임 평가

움직임 전략 무릎을 움직일 때 텐션이 경골(tibia)을 바깥쪽으로 돌리는지 아니면 허벅지가 벌어지게 하는지 어떤 패턴을 보이는지 체크한다. 패턴이 확인되면 이완시키는 기법을 적용해 볼 수 있다.

움직임 묘사

- 클라이언트는 캐딜락 테이블이나 체어에 앉는다. 양발은 지면에 닿지 않고 공중에 대롱대롱 떠있게 한다.
- 두 개의 마커를 하나는 슬개골 중심부(center of the patella)와 경골 조면(tibial tuberosity)에 각각 붙인다(그림 2.11 A).
- 두 개의 마커가 일렬로 정렬되어 있는지 확인한다.
- 정강이가 어떻게 매달려 있는지를 보면서 어떤 근막의 텐션이 가장 높은 지 체크한다.
- 예를 들어, 고관절 근처의 텐션이 높을 경우 허벅지가 벌어지거나 바깥쪽으로 돌아간다.
- 무릎 바깥쪽을 이어주는 근막 조직은 장경인대

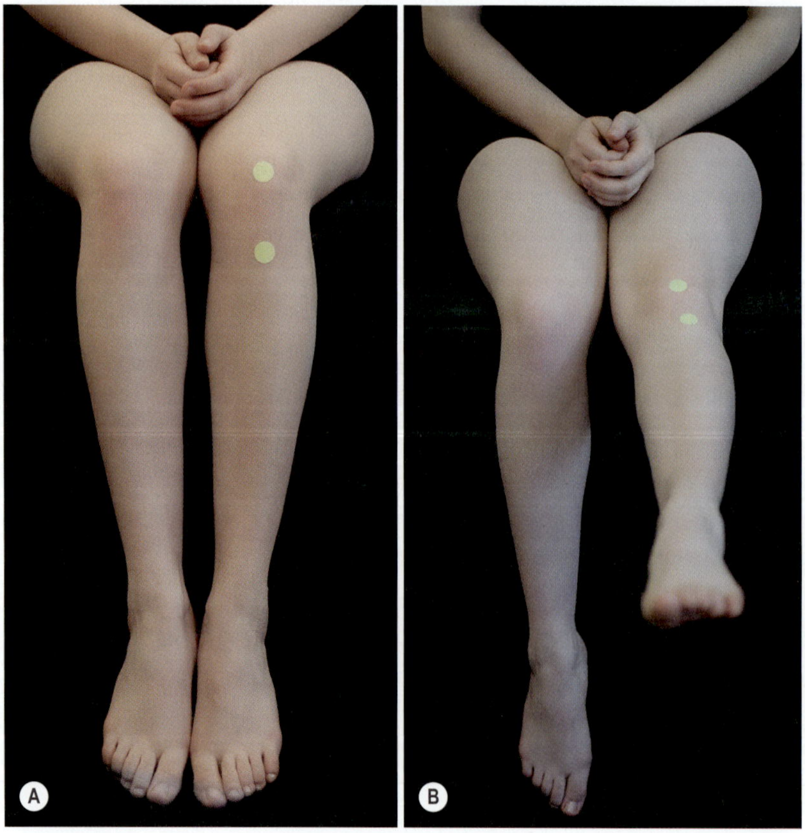

그림 2.11
A 무릎의 움직임 관절
B 무릎이 펴질 때 외측으로 이동하는 경골 조면

(iliotibial band)와 대퇴이두근(biceps femoris)이며 이 두 조직이 경골의 뒤쪽 및 바깥쪽으로 부착된다(Hyland and Varacallo 2020).

- 경골이 바깥쪽으로 돌아가 있지 않은지 확인한다.
  - 경골에 붙인 마커가 슬개골의 마커보다 바깥쪽에 위치하게 되며 경골이 바깥쪽을 바라보면서 매달려 있다.
  - 근육의 불균형으로 인해 경골이 대퇴골(femur)에 비해 바깥쪽으로 틀어졌을 수 있다.

무릎에서의 나사잠김 기전(screw home mechanism)에 대한 움직임 평가

- 클라이언트의 무릎을 펴게 한다(그림 2.11 B).
  - 경골이 바깥쪽으로 돌아가면서 경골에 붙인 마커는 슬개골 마커보다 바깥쪽으로 이동한다.

비골의 움직임 평가

- 클라이언트의 뒤에 위치한다.
- 한 손의 검지를 비골두(fibular head) 위에 두고 다른 한 손은 외측과(lateral malleolus) 아래에 둔다(그림 2.12 A).
- 무릎을 천천히 구부리게 한 뒤 비골두가 위로 올라가면서 안쪽으로 움직이는 것을 느낀다; 비골두에 놓인 손을 밀어올릴 것이다.
- 발목에서는 가쪽복사가 손에서 멀어지는 방향으로 올라간다(그림 2.12 B).
- 고정된 물체를 잡은 뒤 무릎을 편 상태로 뒤꿈치를 들게 한다(발레의 *relevé*).

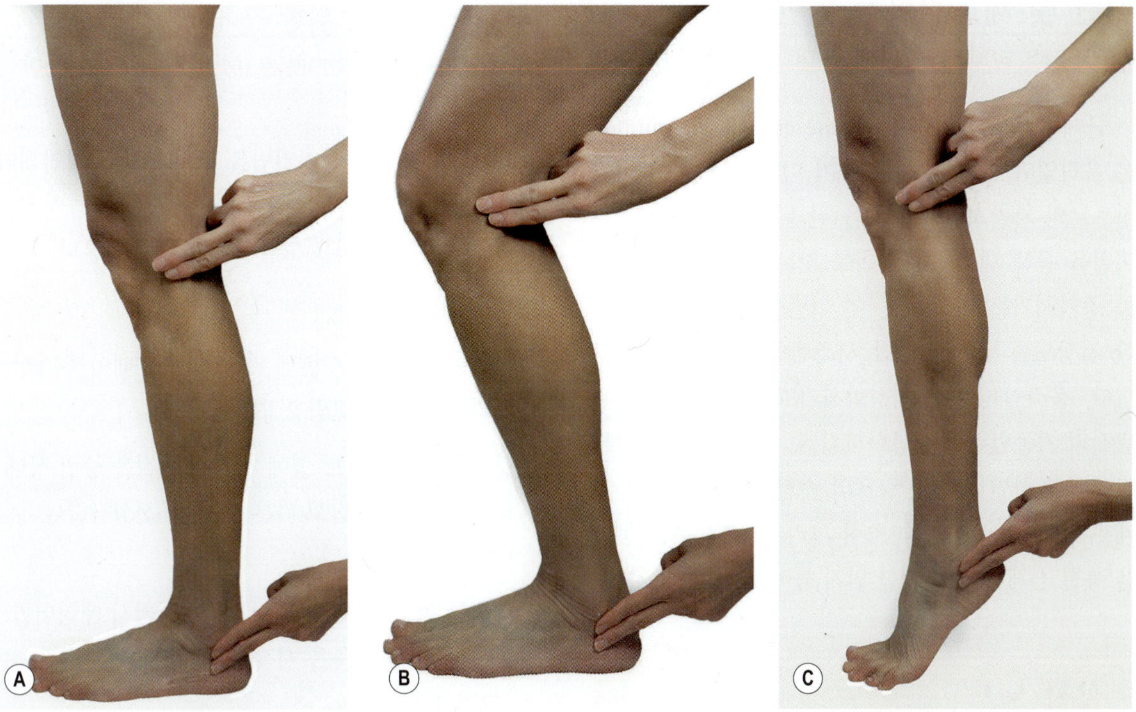

그림 2.12
A 비골 촉진 **B** 무릎 굴곡 **C** 뒤꿈치 들어 올리기

- ◇ 비골이 아래로 내려가면서 비골머리가 손으로 부터 멀어지고 발목에서는 안쪽복사가 손을 누르는 것을 느낀다(그림 2.12 C).
- 비골의 움직임이 잘 일어나는지 확인한다.
  - ◇ 비골이 꽉 붙잡혀 있지는 않는가?
    무릎에서 뒤꿈치를 들 때 비골머리가 아래로 잘 내려가지 않는가?
    발목을 포인(plantar flexion) 할 때 비골이 아래에 위치한 손을 향해 내려가지 않는가?

Video link 2.2 Knee and fibula motion tests

이완 및 재조직화를 위한 동작

Releases and reorganization movements

근에너지기법(MET: muscle energy technique)은 움직임이 제한하는 배리어가 나타났을 때 특정 방향으로의 자발적인 근수축을 한 뒤 이어서 일어나는 이완을 통해 새로운 배리어를 찾는 식으로 가동범위를 증가시키는 기법이다. 이 기법을 통해 근육의 과한 긴장도를 낮추고 근막 시스템의 텐션을 바꿀 수 있다. 움직임 패턴을 정상화시키고 움직임이 제한된 관절의 가동범위를 정상화시킬 수 있다. 기법의 다른 장점이라 하면 혈액과 림프의 순환을 촉진시키고 기계 수용기를 통한 통증 조절 그리고 감각 운동 통합을 통한 신체 상태에 대한 인지 등이 있다.

강사 노트

배리어라 하면 가동범위의 끝을 확인할 수 있는 끝느낌(end feel)을 느끼기 약간 전의 범위를 말한다.

구조물의 제한으로 인한 끝느낌이 아닌 근육의 긴장으로 인해 더 이상 가지 않는 느낌이 난다. 움직임을 반복하면 근막 및 신경의 복합 시스템은 이에 적응하면서 새로운 배리어가 설정된다. 근에너지기법을 적용할 때 신경계를 통한 근육의 톤 및 길이를 조절하는 데 있어 이 배리어에 대한 이해는 매우 중요하다. 핸즈온 스킬을 통해 움직임을 개선시킬 때 적절하고 일관성 있는 압을 줘야 하며 고통스럽기보다는 시원하다는 느낌을 받아야 한다는 것을 잊지 말아야 한다.

대퇴근막장근 이완

Tensor fasciae latae releases

대퇴근막장근을 위한 근에너지기법

Muscle energy technique (MET) for the tensor fasciae latae

움직임 전략 근에너지기법을 활용해서 장경인대와 주변 결합 조직의 활주 및 탄성을 회복한다. 하지를 외전시킬 경우 그 힘은 고관절 외측에서 나온다.

움직임 묘사

- 클라이언트는 강사한테 가장 가깝게 테이블 가장자리에 눕는다(그림 2.13 A).
- 강사는 클라이언트 옆에 서서 고관절을 중립 상태로 해서 다리를 잡고 다른 한 손은 전상장골극(ASIS) 위에 둔다.
- 다리를 살짝 굴곡, 외전, 내회전 시켜서 배리어를 느낀다(근육 수축을 시작하기 직전의 범위)(그림 2.13 A).
- 다리를 안쪽으로 밀어냄과 동시에 클라이언트에게 밀리지 않고 버티라는 큐를 준다; 대퇴근막장근이

수축할 때 촉진하거나 잘 수축하는지 관찰한다; 5–10초 정도 유지한다.

- 수축을 멈추고 다리를 중심선으로 이동시켜서 고관절 외측을 늘려준다(그림 2.13 B).
- 3–4회 반복한다.
- 마지막 세트에서 클라이언트에게 가볍게 버티라고 하면서 다리를 내측으로 밀어서 신장성 수축(eccentric contraction)이 일어나게 한다; "밀리지 않게 버티세요"라는 큐를 준다. 긴장이 심할 경우 2–3회 반복한다.

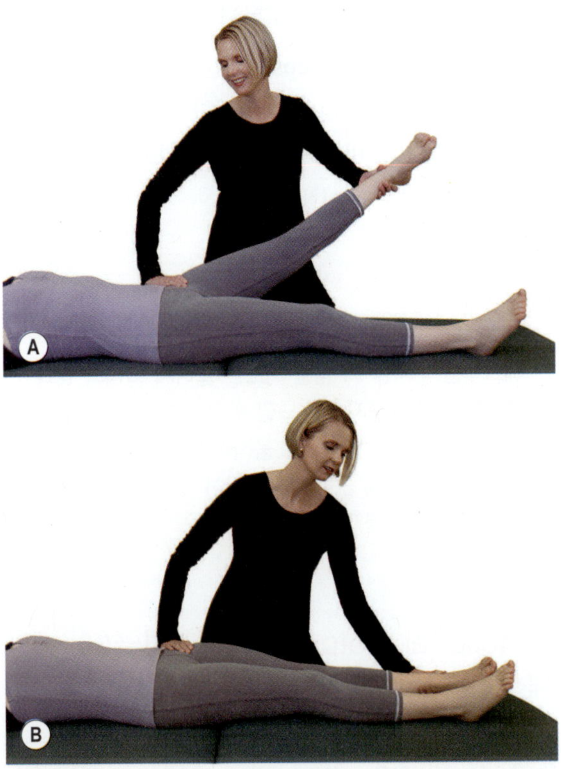

그림 2.13
A 장경인대 근에너지기법을 위한 시작 자세
B 등척성 수축 이후 내전

- 상호억제 현상을 활용한 근에너지기법으로 마무리 한다; 다리가 내전된 상태에서 강사는 다리를 바깥쪽으로 당기고 클라이언트는 이에 저항한다.

스파인 코렉터에서 대퇴근막장근과 장경인대 이완 Tensor fasciae latae and iliotibial sheath on Small Barrel

Video link 2.3 TFL and ITB on Small Barrel

움직임 전략 스파인 코렉터의 아크 부위를 이용해서 고관절 외측부의 조직을 늘려주고 글라이드와 탄성을 회복한다.

움직임 묘사

캐딜락이나 마사지 베드의 가장자리에 스파인 코렉터의 아크 부위가 오게 한다(더 큰 범위로 움직이게 하고 싶을 경우 배럴 위에서도 시행 가능하며 폼롤러 위에서도 작은 범위로 움직이는 식으로도 가능하다).

- 스파인 코렉터의 아크 부위 위에 클라이언트가 옆으로 눕는다. 아크 가장 윗부분에 대전자(greater trochanter)가 오게 한다(접촉하는 부위가 적당히 푹신푹신 한지 확인한다)(그림 2.14 A).
- 위에 있는 다리는 곧게 펴고 아래에 놓인 다리는 구부려서 위에 위치한 다리의 발목에 훅처럼 건다.
- 정렬이 흐트러지지 않게 하고 머리는 아래 놓인 팔의 팔꿈치로 받쳐준다.
- 강사는 클라이언트 뒤에 위치한다.
- 안정을 유지하기 위해 손이나 팔꿈치를 클라이언트 골반 위에 두어서 고정하고, 나머지 한 손은 무릎관절이나 무릎관절 아래에 놓고 저항을 주고

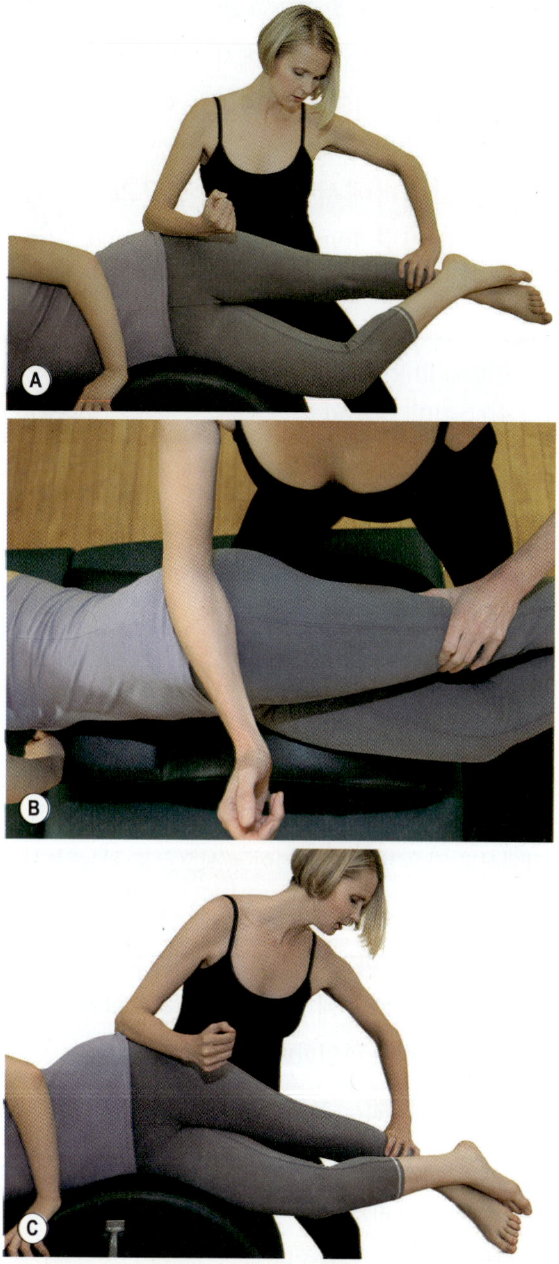

그림 2.14
A Small Barrel iliotibial band: 시작 자세
B 핸즈온 C 신장시키는 움직임

스트레칭을 시키는 데 사용한다.

- 클라이언트에게 "다리를 아래로 누를 것인데 밀리지 않게 힘을 주세요."라고 큐를 준다. 클라이언트는 다리가 눌려서 아래로 내려가지 않게 근육에 힘을 준다.
- 저항을 5초간 유지한다.
- 저항을 풀고 다리를 아래로 더 내려본다(그림 2.14 C).
- 다리를 지나치게 내려서 정렬이 지나치게 틀어지지 않게 한다.
- 이 과정을 3–4번 반복하면서 접촉하고 있는 손이나 팔꿈치를 통해 근막의 움직임을 느껴본다.
- 대퇴사두근(quadriceps)과 인접한 앞쪽 경계부터 햄스트링(hamstring)과 인접한 뒤쪽 경계까지 효과가 골고루 미칠 수 있게 허벅지의 포지션을 다양하게 바꿔서 시행해 본다.

강사 노트

테크닉을 구사할 때 힘을 최소한 들여서 최적의 효과를 낼 수 있는 포지션을 느낄 수 있는가? 차분하게 허벅지를 다양한 방향으로 움직여 본다. 근에너지기법을 구사할 때 근막의 움직임이 잘 느껴지는 최적의 자세를 주의를 기울여 찾아본다.

Functional footprint를 통한 경골(tibia)의 내회전(internal rotation) 되찾기

Video link 2.4 Internal rotation of tibia

움직임 전략 근에너지기법을 통해 무릎관절에서

경골이 내측으로 돌아갈 수 있는 능력을 복원한다.

움직임 묘사

- 클라이언트는 앉은 상태에서 발을 functional footprint 위에 얹어 놓는다.
- 클라이언트의 고관절부터 발까지 일렬로 위치하게 한다.
- 허벅지를 고정해서 움직이지 않게 한다 (클라이언트가 직접 고정하게 해도 된다).
- 이 상태에서 경골을 내측으로 돌려 발이 안쪽을 보게 한다(그림 2.15 A).
- 발은 같은 형태를 유지한 상태에서 경골만 안쪽으로 돌아야 한다. 발 아치의 높낮이가 변하면 안된다.
- 더 이상 경골이 돌아가지 않아서 발 아치가 높아지기 직전에 functional footprint 외측면을 손으로 고정한다.
- 클라이언트에게 functional footprint를 안쪽으로 밀리게 저항을 줄 때 밀리지 않게 버티라고 큐를 준다(클라이언트는 바깥쪽으로 밀고 강사는 functional footprint가 밀리지 않게 막는 식으로 해도 된다).
- 저항을 5초 정도 유지한다.
- 저항을 풀되 경골이 제 위치에서 움직이지 않게 한다.
- 발의 아치 높이를 유지한 채 경골이 내측으로 돌아가게 한다.
- 이 과정을 3–4번 반복한다.
- Functional footprint의 외측면을 고정한 손을 내측면으로 이동해서 고정한다. 클라이언트는

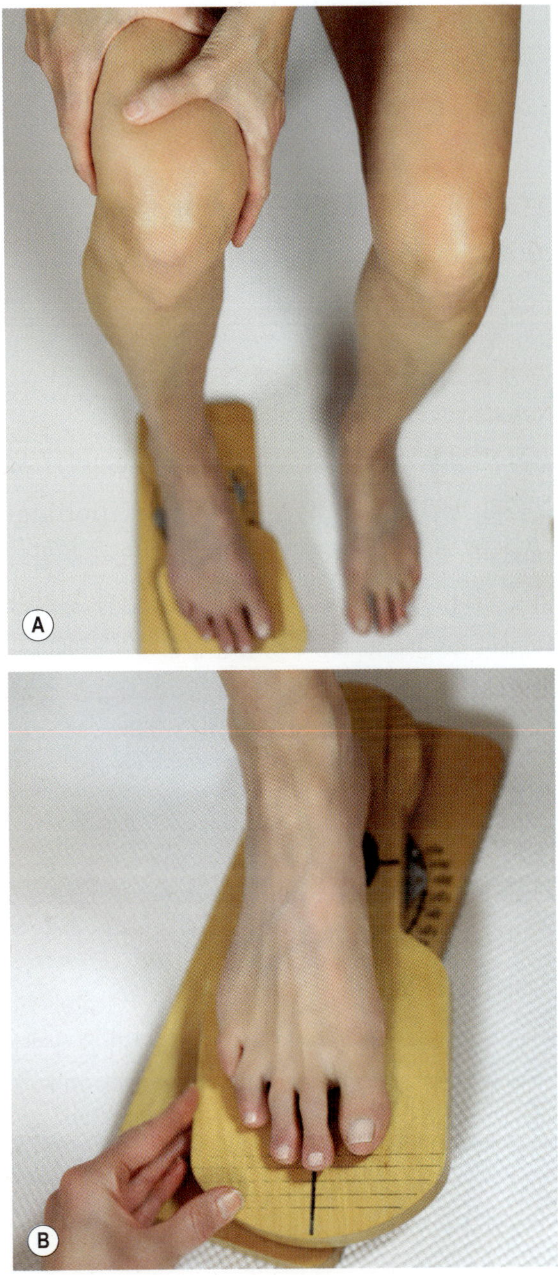

그림 2.15
A 경골 내회전을 위한 Foot plate 운동
B 핸즈온

내측으로 고정한 손에 저항해서 경골을 내측으로 돌려서 상호 억제(reciprocal inhibition) 기전을 활용한 추가 이완을 한다.

무릎의 활성화와 가동성을 위한 운동들 Exercises for activation and mobilization of the knee

슬개골의 이동경로에 대한 재교육 Re-education of patella tracking

움직임 전략 슬개골의 움직임을 활성화시키기 전 무릎의 바깥쪽을 덮고 있는 장경인대(iliotibial band)와 관련 근막의 활주가 일어날 수 있게 이완되어야 한다. 스파인 코렉터에서 넙다리근막 긴장근(tensor fasciae latae)과 장경인대에 대한 근에너지 기법(MET)을 한 뒤 다음과 같은 움직임을 통해 슬개골을 내측 대각선으로 당기는 근막 복합체를 활성화시킨다.

움직임 묘사

- 클라이언트는 양다리를 나란히 무릎을 편 상태로 앉는다. 슬개골이 고관절의 중심부와 일직선으로 정렬되게 한다.
- 클라이언트로 하여금 슬개골을 위로 당겨 움직여 보게 한 뒤 슬개골이 움직이는 경로를 관찰한다.
- 슬개골이 바깥쪽으로 움직일 경우 정상적인 움직임 패턴이 아니다(슬개골은 내측 상방으로 먼저 당겨진 뒤에 상방으로 움직이다가 외측 상방으로 움직여야 한다.).
- 그림 2.9에 나오는 동작에서처럼 슬개골을 여러 방향으로 움직여서 슬개골이 좀 더 자유롭게 움직일 수 있게 해준다.

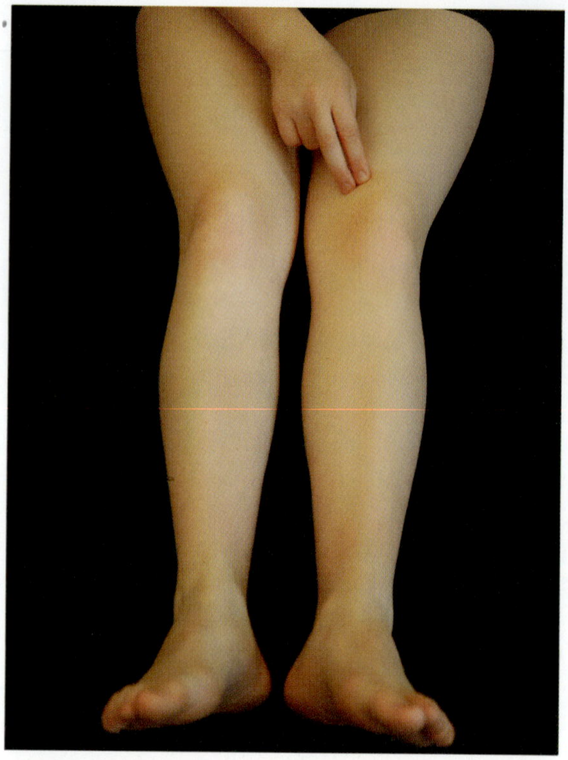

그림 2.16
슬개골 움직임을 돕기 위한 핸즈온

- 내측광근 빗섬유(VMO: vastus medialis obliquus)가 위치한 슬개골의 내측 상부를 건드려 자극을 준다.
- 검지와 중지를 내측광근 빗섬유(VMO) 부위인 슬개골의 내측 상부에 놓고 핸즈온을 준다(그림 2.16).
- 슬개골이 내측 상방으로 움직임을 시작할 때 근육을 수축시켜서 슬개골 내측 상부에 대고 있는 손가락을 밀려나가게 한다.
- 슬개골이 제대로 된 방향으로 잘 움직일 때까지 이 과정을 반복한다.

- 대퇴사두근(quadriceps group)의 동원 패턴을 재교육시키기에 적절한 홈 프로그램이다.

비골에 특화된 동작
Movement techniques specifically for fibula

비골(fibula)의 움직임을 만들기 전 무릎관절에서 정상적인 나사잠김 기전(screw–home mechanism)이 나와야 한다.

비골의 움직임을 위한 동작
Movements for fibular motion

비골의 움직임을 활성화시키기 위해 스스로 해볼 수 있는 동작들

움직임 전략 뒷꿈치에 가하는 태핑(tapping)은 발목관절을 감싸고 있는 결합 조직에 진동을 전달할 수 있다. 이와 같은 반복된 자극은 비골의 움직임을 유발해서 뻣뻣함을 감소시키고, 비골의 자연스러운 움직임을 만들어낼 수 있다.

움직임 묘사

- 클라이언트를 발바닥이 지면에 닿게 한 뒤 무릎을 구부리게 해서 앉힌다.
- 뒷꿈치 또는 앞꿈치에 태핑(tapping)을 가한다.
  - ◇ 앞꿈치에 태핑(tapping)을 가할 경우, 발목은 발등쪽 굴곡(dorsiflexion) 되면서 비골은 후면 및 외측으로 이동하면서 위로 올라가게 된다.
  - ◇ 뒷꿈치에 태핑(tapping)을 가할 경우, 발목은 저측굴곡(plantarflexion) 되면서 비골은 전면 및 내측으로 이동하면서 아래로 내려가게 된다.

무릎으로 원 그리기 Standing Knee Circles (1)

움직임 전략 무릎으로 큰 원을 그릴 경우, 고관절에서 발까지 움직이게 되면서 하지 관절 전체가 윤활유를 친 것처럼 부드러워지고 조직의 탄력을 증진시켜준다. 본 운동으로 들어가기 전 준비운동으로서 좋다. 양발을 모은 상태에서 진행할 경우 조직에 가해지는 스트레스를 줄일 수 있고, 양발을 벌린 상태에서 진행할 경우 더 큰 원을 그릴 수 있기에 조직에 더 많은 스트레스를 가할 수 있다.

움직임 묘사

- 양발을 모으고 선다.
- 손바닥을 무릎 위에 얹을 수 있게 몸을 앞으로 숙인다(그림 2.17 A).
- 통증이 없는 범위 내에서 무릎을 구부린다. 초반에는 발뒤꿈치가 지면에서 떨어지지 않게 진행하다가 가동범위 및 근력이 증가하면 무릎을 더 많이 구부리고 뒷꿈치가 지면에서 들리는 것을 허용해서 더 큰 자극을 받을 수 있게 한다.
- 원을 그려서 무릎이 측면으로 움직이게 한다(그림 2.17 B).
- 무릎을 펴서 원래 상태로 돌아온다(그림 2.17 C).
- 다시 구부려서 반대편 측면으로 움직인다(그림 2.17 D).
- 무릎을 가운데로 구부린다.
- 한 쪽 방향으로 5회 반복한 뒤 반대 방향으로 5회 반복한다.

무릎으로 원 그리기 Standing Knee Circles (2)

- 양발을 골반 넓이만큼 벌린 뒤 무릎을 구부리고

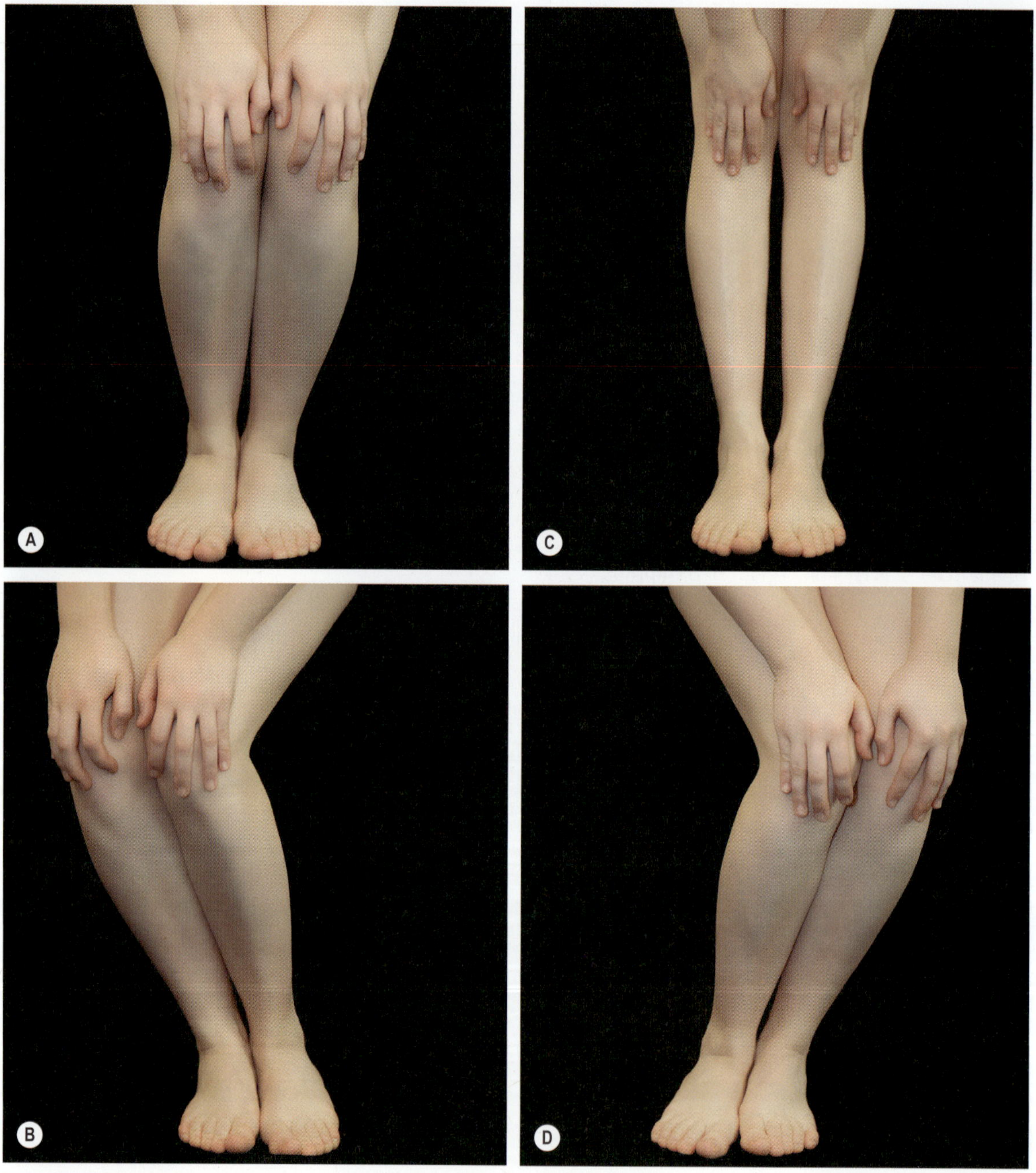

그림 2.17
A 무릎으로 원 그리기: 시작 자세 **B** 한쪽 방향으로 원 그리기 **C** 무릎을 뒤로 이동하면서 원의 뒤쪽 경계 그리기 **D** 반대방향으로 원 그리기

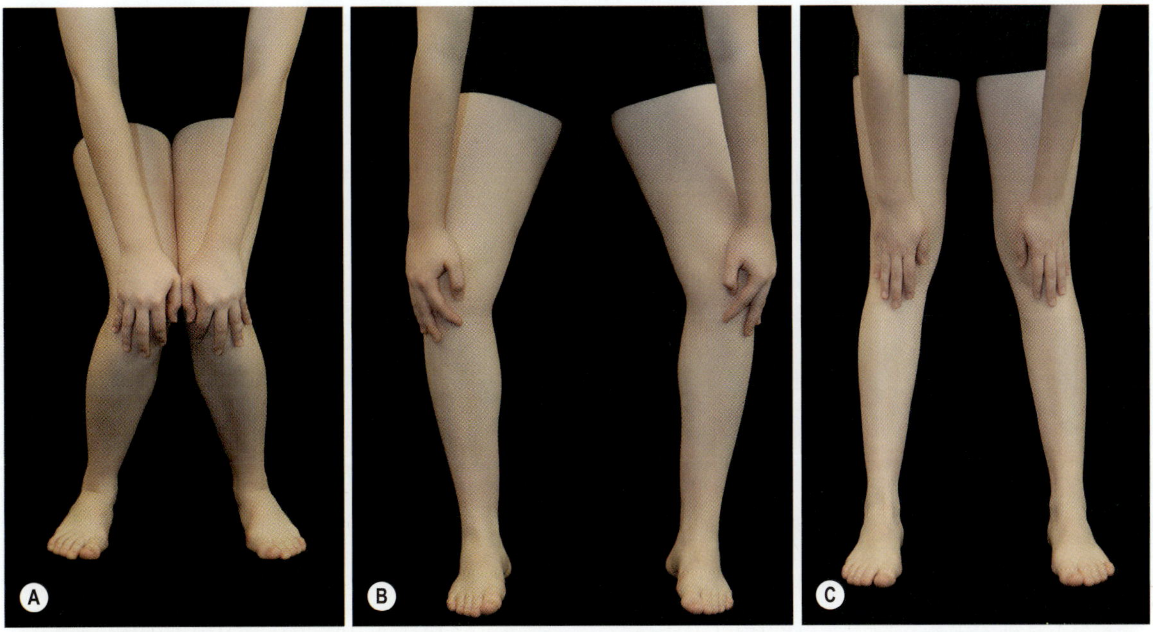

그림 2.18
A 반대 방향으로 원 그리기: 내측 방향 **B** 외측 방향 **C** 무릎을 뒤로 이동하면서 원의 뒤쪽 경계 그리기

몸통을 앞으로 구부려서 손바닥을 무릎 위에 얹는다.

- 양 무릎이 서로 반대되는 방향으로 원을 그리게 한다.
- 무릎을 구부려서 양 무릎이 서로 가까워지게 원을 그린다(그림 2.18 A).
- 양 무릎으로 원을 그려서 무릎끼리 서로 멀어지게 한다(그림 2.18 B).
- 원을 그리는 무릎을 뒤로 이동시키면서 다리를 편다(그림 2.18 C).
- 무릎을 안쪽으로 돌리면서 서로 중앙에서 마주 보게 원을 그린다.
- 안쪽에서 바깥쪽으로 5번 돌린다.
- 바깥쪽에서 안쪽으로 5번 돌린다.
- 원을 그리는 무릎이 뒤로 가면서 다리가 펴질 때 대퇴골(femur)이 내측 및 외측으로 회전되게 하는 것이 중요하다.
- 하퇴가 바깥쪽으로 돌 때 발이 바깥쪽으로 돌면서 내측에 족궁이 생긴다.
- 하퇴가 안쪽으로 돌 때 발이 안쪽으로 돌면서 외측에 족궁이 생긴다.
- 이 모든 움직임을 할 때 특정 조직에 무리가 가지 않도록 해야 한다.

앉은 상태에서 종아리 굴리기
Seated rolling the tibia

움직임 전략 다섯 번째 중족골(metatarsal)의 움직임을 통해 경골(tibia)의 내회전(internal rotation)

움직임을 만든다. 전족부의 내반 정렬을 교정하는 데에도 도움이 된다.

움직임 묘사

- 무릎을 꿇은 상태에서 발등이 지면에 닿게 한 뒤 요가 블록 위에 앉는다.
  - ◇ 고관절에서 굴곡(hip flexion)이 90°를 넘게 하지 않는다.
- 무릎은 서로 평행하게 하고 허벅지끼리는 서로 벌어지지 않게 고관절 위치에 놓이게 한다.
- 발등이 지면과 닿게 하며 이 중 다섯 번째 발가락은 특히 지면과 떨어지지 않게 한다.
- 엄지손가락으로 다섯 번째 발가락의 가쪽 경계를 조심스럽게 지면을 향해 누른다(그림 2.19).
- 호흡과 함께 수 분 간 이 자세를 유지한다. 가능하다면 5분까지 시간을 늘려본다.
- 다리를 편 상태로 포지션을 바꿔 앉은 뒤 슬개골의 이동경로 재교육을 해본다.
- 이 과정을 3번 반복한 뒤 슬개골의 이동경로 재교육으로 연결한다.

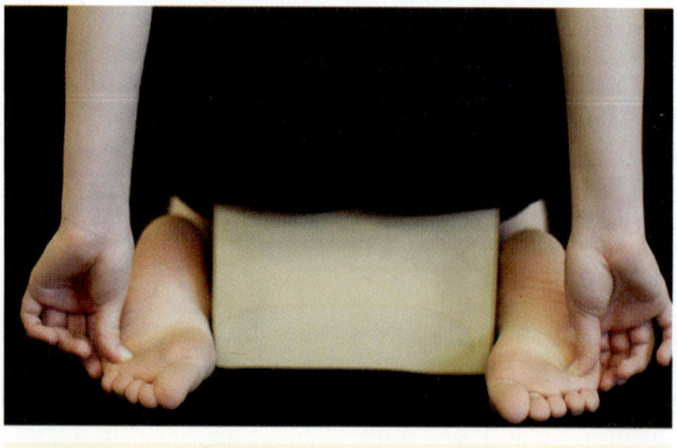

그림 2.19
새끼발가락을 누르면서 블록 위에 앉는다.

다리의 내측과 외측 선 활성화

Inner/outer leg line activation

움직임 전략 고관절(hip)에서의 내전(adduction)과 외전(abduction) 움직임을 활성화한다. 하지의 내측 부위 근육이 수축할 때 외측 부위 근육이 신장되고, 반대로 외측 부위 근육이 수축할 때 내측 부위 근육이 신장된다.

움직임 묘사

- 다리를 넓게 벌린 상태로 바닥에 앉는다.
- 다리의 내측이 살짝 신장되는 것을 느낀다.
- 양팔을 몸통 뒤 지면 위에 두어서 자세를 지탱해 준다.
- 골반이 뒤로 기우는 것을 허용한다(골반 중립을 굳이 지킬 필요는 없다).
- 한쪽 다리를 구부려서 발바닥이 지면과 맞닿게 한다(그림 2.20 A).
- 쭉 편 다리를 내측으로 구부린 다리를 향해 슬라이딩 시켜서 양다리가 서로 맞닿을 때까지 움직여본다(그림 2.20 B).
- 다리를 움직일 때 무릎이 천장을 바라본 상태를 유지한 채 움직이는 것이 중요하다.
- 무릎이 몸의 중심부를 지나쳐 갈 때 무릎이 내측으로 돌아가려 할 것이다. 무릎은 계속 천장을 바라본 채로 움직여야 한다.
- 다리가 벌어질 때 무릎이 외측으로 돌아가려는 경향을 보일 것이다. 이때도 마찬가지로 무릎은 계속 천장을 바라본 채로 움직여야 한다.
- 양쪽을 10–20번씩 반복한다.

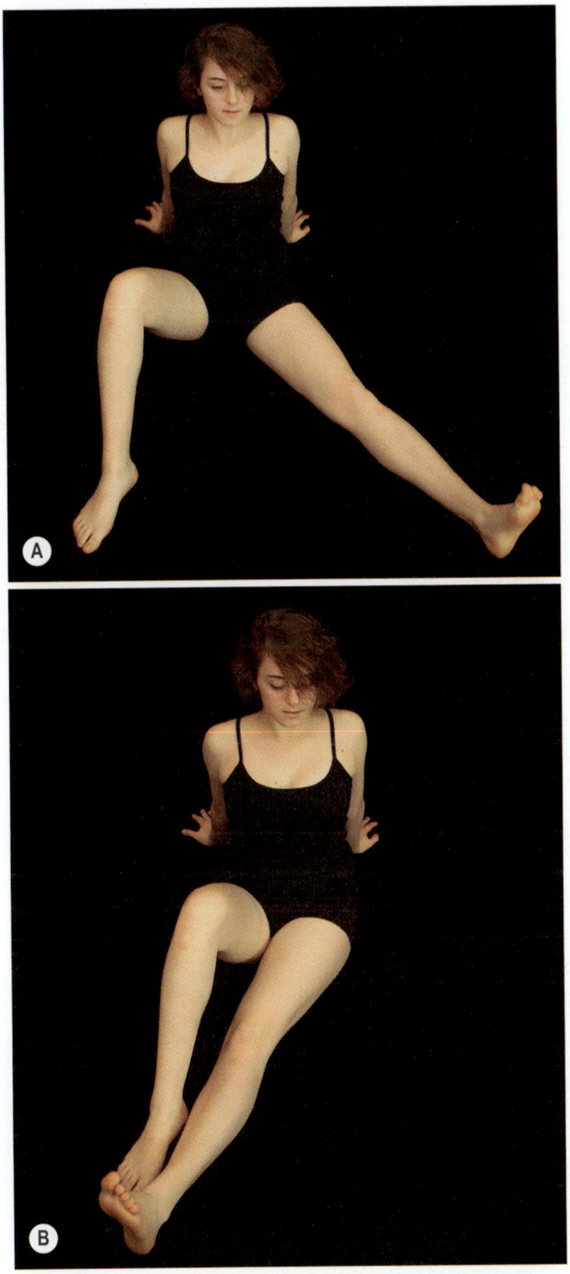

그림 2.20
A 다리의 내측과 외측 선 활성화: 시작 자세
B 움직임

무릎을 위한 부하 훈련

Loading exercise for the knee

Reformer의 경골 회전 변화 강화

Strengthening the change of tibia rotation on Reformer

(West 2018)

Video link 2.5 Reformer with foot plate

움직임 전략 경골(tibia)이 내측으로 잘 돌아가게 되면 경골을 내회전 시킨 상태에서 하지에 부하를 주어서 하지의 근력 강화 및 기능적인 개선을 꾀한다.

움직임 묘사

- 리포머 위에 박스를 길게 놓는다(long position). 바닥에 펑셔널 풋프린트(functional footprint)를 두고, 리포머 캐리지에는 노란색 스프링을 건다(그림 2.21 A).
  - ◇ 무릎이 고관절보다 약간 아래에 위치해야 한다. 따라서 리포머 높이에 따라 펑셔널 풋프린트 아래에 박스를 놓아서 높이 조절을 해야 할 수 있다.
- 무릎을 살짝 편 상태에서 시작한다. 하지만 발은 펑셔널 풋프린트와 계속 접촉하고 있어야 한다.
- 펑셔널 풋프린트를 안쪽으로 돌린다.
- 이 상태를 유지한다.
- 무릎을 앞으로 구부리면서 캐리지를 당긴다(그림 2.21 B).
- 무릎을 천천히 피면서 캐리지를 다시 원위치로 되돌린다.
- 5번 반복한다.

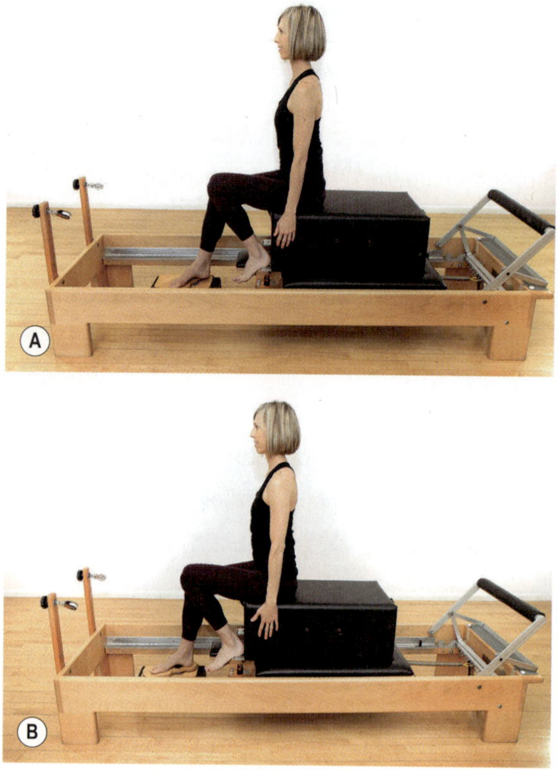

그림 2.21
A 리포머에서 경골 회전 변화 강화: 시작 자세
B 캐리지 이동

심화 과정

평셔널 풋프린트(functional footprint)는 Jean-Claude West가 발명했고 평셔널 풋프린트를 리포머와 결합해서 활용하는 것은 West에 의해 영향을 받았다.

다리의 내측 강화 Medial leg strengthening

움직임 전략 발뒤꿈치부터 골반까지 다리 내측을 통해 연결되는 라인을 활성화한다. 사선 방향으로 슬개골을 당기는 나선선을 강화한다.

움직임 묘사

- 강화시키려는 다리를 아래로 하게 해서 클라이언트를 눕힌다.
- 위에 위치한 다리는 무릎을 구부린 상태로 리포머 박스 위에 올려 하지 정렬을 잡아준다.
- 아래에 놓인 다리는 살짝 구부린 상태를 유지하면서 발뒤꿈치부터 좌골 결절(ischial tuberosity)까지 일직선을 유지하게 한다.
- 발의 외측 부위가 지면과 맞닿게 한다(그림 2.22 A).
- 검지손가락의 너클 파트와 엄지손가락을 집게 모양으로 만든다. 엄지손가락이 검지손가락의 측면과 맞닿게 한 뒤 손을 종골(calcaneus) 바닥 부분에 댄다.
- 클라이언트에게 발로 손을 밀어낸다는 느낌으로 뒤꿈치가 미끄러지게 큐를 준다(그림 2.22 B).
- 발뒤꿈치는 좌골(sit bone) 선상에서 움직이며 킥을 하듯이 앞으로 움직이지 않도록 한다.
- 클라이언트가 발뒤꿈치에 충분한 압박을 느낄 수 있게끔 적절한 저항을 가하면서 고관절과 무릎 내측을 강화시킨다.
- 이와 같은 작업을 15-20회 반복한다(Video link 2.6 참조).
- 운다 체어 무릎 운동으로 연결한다(p. 65).

브리지 Bridging

움직임 전략 브리지 운동은 다양하게 실행할 수 있다. 브리지는 척추에서, 골반, 고관절을 지나 발까지의 분절 컨트롤이 가능할 뿐만 아니라 발목에서 일어

나는 배측굴곡(dorsiflexion), 이로 인해 발가락을 향해 이동하는 무릎 그리고 고관절 및 척추의 신전까지 순차적인 관절의 움직임을 유발한다. 브리지 운동은 고관절 뒤쪽과 코어를 강화시킨다.

움직임 묘사

항상 움직이지 않고 고정되어 있는 부위에 집중해야 한다. 발 볼 전체에 무게가 잘 분배되어야 하며 발의 내측 부위 및 뒤꿈치 중심부가 지면과 잘 연결되어 있어야 한다. 상지 쪽의 경우 뒤통수와 견갑골(scapula)이 지면과 맞닿게 되며 흉곽 상부는 견갑골 위에 편안히 놓여 있어야 한다.

- 천장을 보고 누운 상태에서 무릎을 구부리고 발 전체가 고르게 지면과 맞닿게 한다(그림 2.23 A).
- 무릎이 발가락을 향해 이동하게 하면서 발목에서의 배측굴곡(dorsiflexion)을 만든다.
- 견갑골은 지면과 맞닿고 있는 상태를 유지하며 슬라이드 되지 않게 한다.
- 척추는 무릎이 아래로 이동하면서 자연스럽게 당겨지도록 한다. 척추에서의 분절은 유도하지만

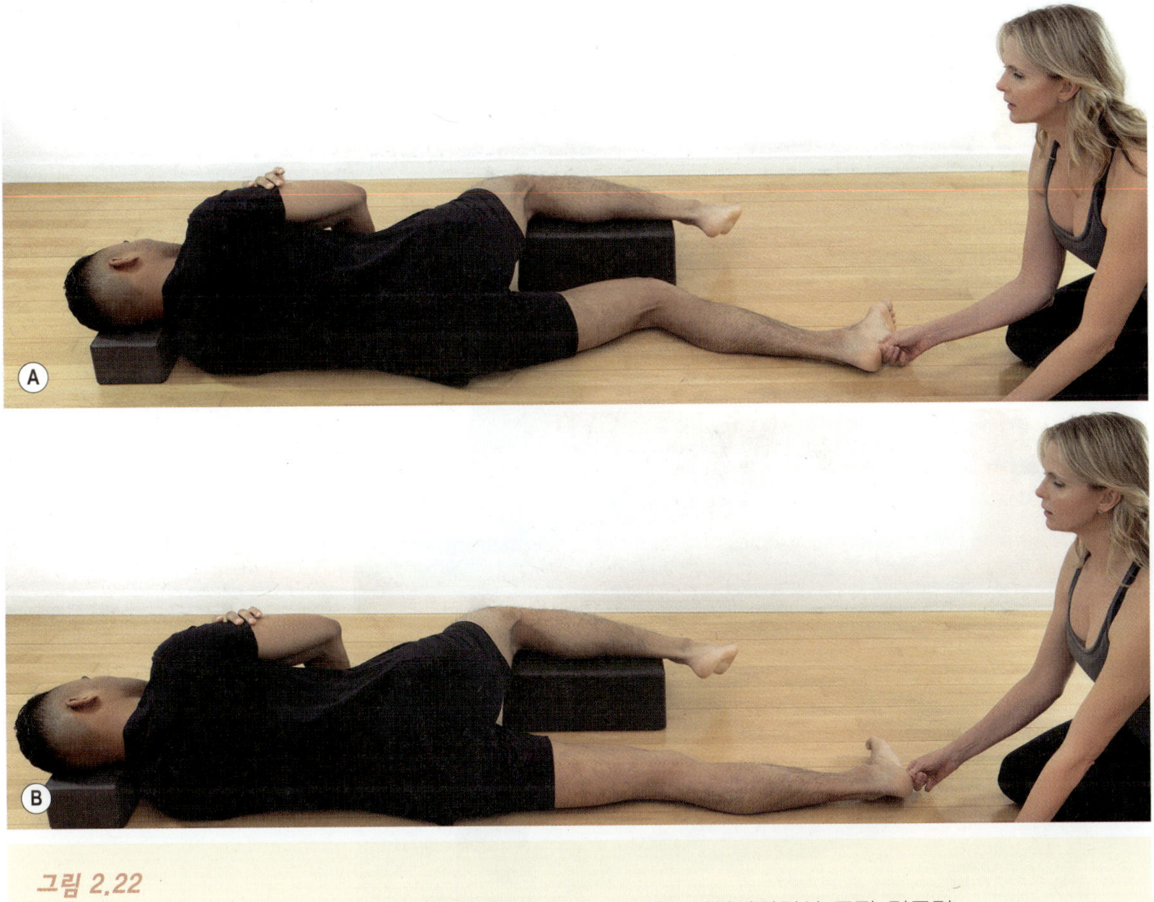

그림 2.22
A 옆으로 누운 자세에서 핸즈온을 곁들인 무릎 신전 B 무릎을 신전시키면서 동작 마무리

과하게 척추를 굴곡하지 않는다.

- 척추가 아래로 길어지게 신연을 유도한다. 하지만 그렇다고 해서 척추 하부를 과하게 신전시키지 않는다.
- 들이마시는 호흡에 척추를 길게 뻗으면서 브리지 포즈를 잡는다(그림 2.23 B).
- 내쉬는 호흡에 위 등부터 척추 마디 하나하나를 분절하면서 꼬리뼈까지 매트와 맞닿게 한다. 또는 척추가 길어진 상태를 유지하면서 고관절을 접게 한다.
- 5–10회 반복한다.
- 브리지 상태를 유지하면서 한 다리를 위로 들게 해서 한다리 브리지를 하게 하는 식으로 난이도를 높인다(그림 2.24).
- 한 다리를 요가 블록 위에 놓고 브리지를 할 경우 한 쪽 다리가 다른 쪽 다리에 비해 더 많이 신전된다(그림 2.25).
    - ◇ 한 다리를 든 상태에서 윗 등부터 분절 시작 자세로 돌아올 수 있다.
    - ◇ 한 다리를 든 상태에서 꼬리뼈부터 분절해서 브리지 자세로 갈 수 있다. 위로 들고 있는 다리를 내린 뒤, 롤다운(roll down)을 통해 시작 자세로 돌아올 수 있다.
    - ◇ 한 다리만으로 올라갔다 내려갔다를 반복할 수 있다.
- 리포머(Reformer), 운다 체어(Wunda Chair), 캐딜락에서의 푸쉬 바(Push through bar on the Cadillac)를 이용해 난이도를 더 높일 수 있다.

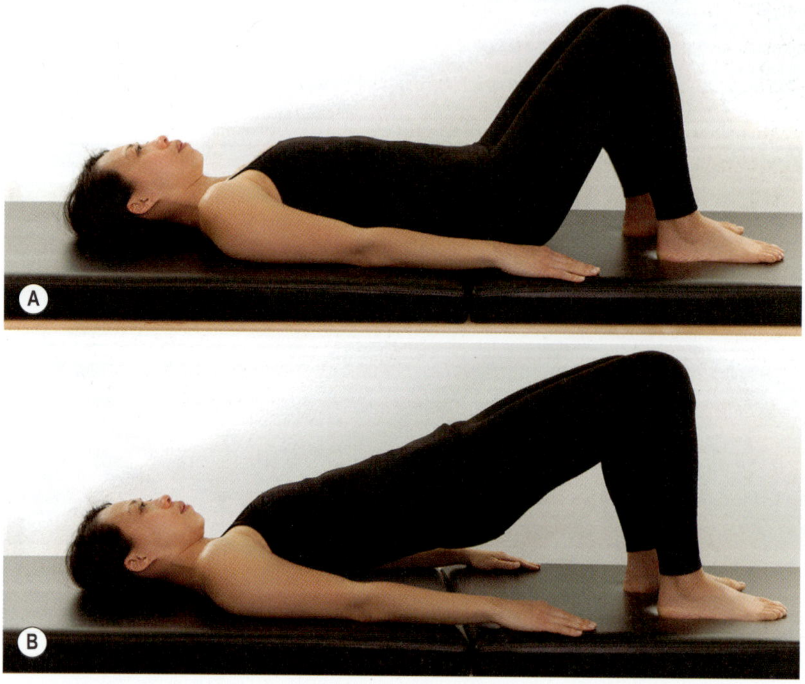

그림 2.23
A 브리지 시작 자세
B 동작 마무리

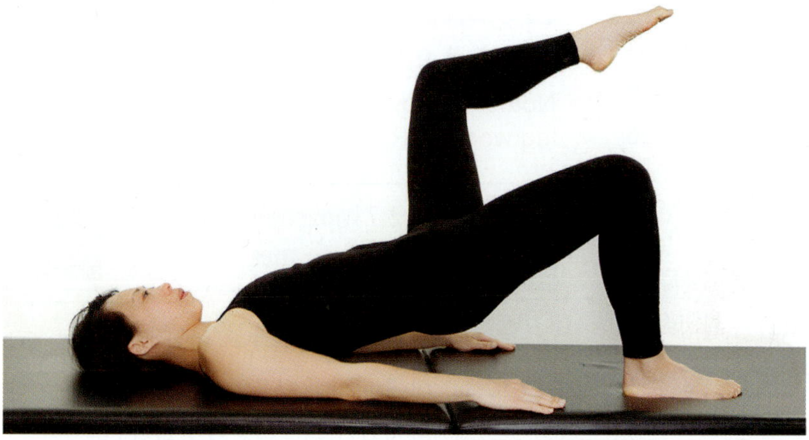

그림 2.24
한다리로 하는 브리지

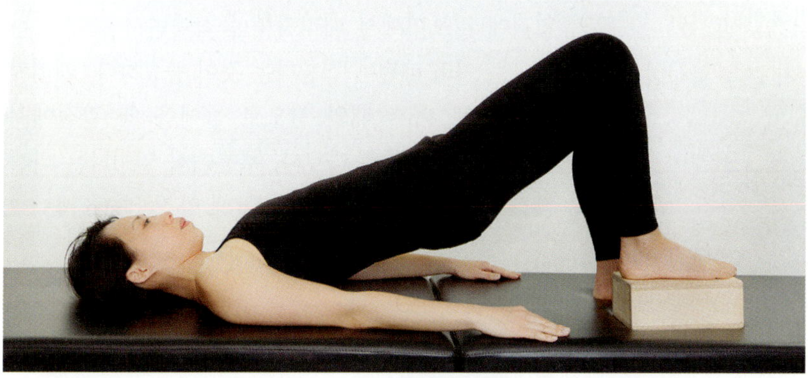

그림 2.25
블록 위에서 브리지

운다 체어에서 무릎 운동
Wunda Chair knee exercise

Video link 2.6 Inner leg activation on mat and Wunda Chair

움직임 전략 내회전(internal rotation)을 통해 무릎의 내회전근(internal rotators), 내측광근 빗섬유(vastus medialis)을 강화하고 무릎 바깥쪽 부위의 긴장을 조절할 수 있다.

움직임 묘사

- 운다 체어의 바 아래에 패드를 놓는다. 패드 높이는 클라이언트 다리 길이에 맞춘다.
- 체어 위에 대각선으로 비스듬하게 앉는다.
- 강화시키려는 다리의 종골(calcaneus)이 거골(talus)과 만나는 정도의 위치가 바와 맞닿게 한다.
- 강화를 시키지 않는 쪽의 발은 박스 위에 편안히 얹는다(그림 2.26 A).
- 양 고관절을 같은 각도로 벌려서 골반 및 하지가 바른 정렬을 유지할 수 있게 한다.
- 강사는 클라이언트의 발 위치에서 클라이언트를 바라보고 앉는다. 클라이언트의 무릎에서 내회전

(internal rotation)이 일어나도록 큐를 주면서 동시에 고관절에서 대퇴골(femur)이 잘 고정된 상태를 유지하면서 발에서 회외(supination)가 일어나지는 않는지 잘 모니터링 한다(그림 2.26 B).

- 다리의 정렬은 유지한 상태로 바를 아래로 누르게 한다. 이를 통해 다리 내측의 내측광근 빗섬유(vastus medialis oblique: VMO)를 활성화시킬 수 있다. 패드를 아래로 찌그러뜨린다는 느낌으로 강하게 누르게 한다.
- 근육의 텐션을 유지한 채 바를 반 정도 올렸다가 다시 아래로 누르는 움직임을 반복한다.
- 하지의 정렬이 흐트러지지 않는지 근육 활성화가 잘 되는지를 계속 모니터링한다.
- 8-10회 반복한다(Video link 2.6 참조).

리포머에서 발과 하퇴의 움직임 패턴에 대해 알아두어야 할 것

Notes on movement patterning for foot and leg work on Reformer

> Video link 2.7 Movement patterning on Reformer

리포머에서 발과 하퇴 운동은 하지 전체를 강화시키기 위해서만이 아니라 근육의 동원 패턴과 동원 타이밍을 재교육시키기 위해서도 중요하다. 하지만 리포머 자체만으로는 정확한 움직임 패턴을 되찾을 수 없기에 리포머에서 캐리지를 움직이면서 몸에서 나타나는 여러 패턴에 집중하는 것이 중요하다. 캐리지가 밖으로 나갈 때와 안으로 들어올 때 관절에서 일어나는 움직임은 다르다. 무릎에서 일어나는 나사잠김 기전이 이런 현상을 만드는데 일조한다(p. 43).

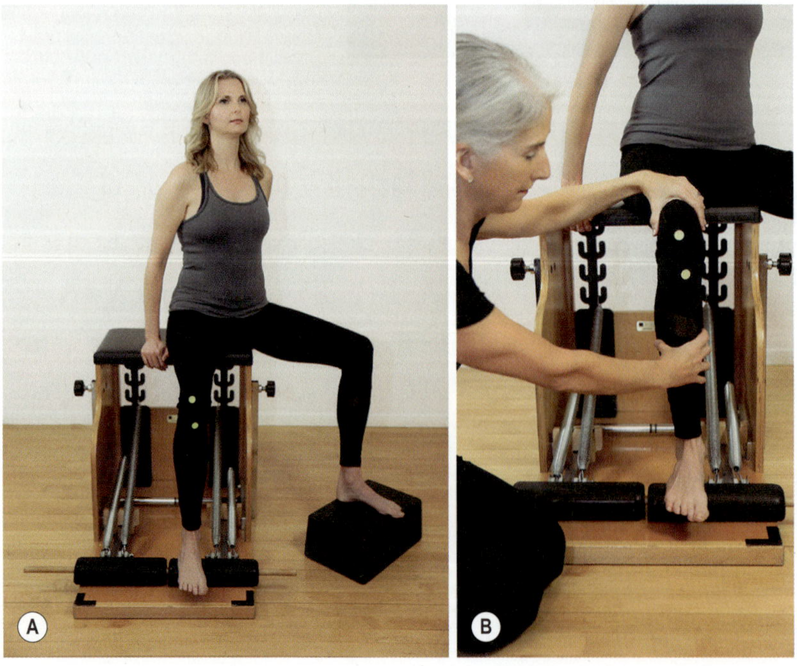

그림 2.26
A VMO on Wunda Chair: 시작 자세
B 핸즈온 할 때의 모습

리포머 캐리지를 밖으로 밀어낼 때(그림 2.27 A) 스프링 텐션은 증가하고 스쿼트 포지션에서 스탠딩 포지션으로 자세가 바뀐다. 사진 속 클라이언트의 발을 보면 양발이 평행한 상태를 유지하면서 입방골(cuboid) 부위가 리포머 풋바(foot bar) 위에 놓여 있다. 발이 상대적으로 잘 고정되어 있기에 고관절이 신전될 때 경골(tibia)이 거골(talus) 위에서 잘 회전할 수 있고 대퇴골(femur)이 고관절에서 잘 회전될 수 있다. 무릎만 놓고 봤을 때 대퇴골이 경골 위에서 상대적으로 더 많이 회전한다. 무릎을 곧게 펼 때 대퇴골은 내측으로 회전하며 이는 무릎관절만 놓고 봤을 때 내회전(internal rotation)이 일어난다(그림 2.27 B). 무릎에서 일어나는 비틀림은 발이 바깥쪽으로 회전하는 것이 아닌 발은 고정된 상태에서 하퇴부가 회전에 의해 일어난다.

시작 자세로 돌아올 때 텐션을 받은 스프링은 캐리지를 잡아당기게 되고, 이로 인해 캐리지가 되돌아오면서 텐션이 풀리게 된다. 무릎관절에서 뼈가 움직이는 순서가 있는데 무릎이 굽혀지기 전에 회전이 일어나면서 시작되며 이때는 리포머 캐리지가 움직이지 않는다. 고관절에서 굴곡이 일어나면서 대퇴골두(femoral head)는 깊은 절구(acetabulum) 안에서 회전이 일어난다(후방으로의 회전, 3장 p.79). 무릎 뒤 오금의 햄스트링부터 둔근 및 고관절 및 척추에서 감속 에너지를 받게 된다. 대퇴골(femur)은 경골(tibia)에 비해 상대적으로 외회전 되고 이를 통해 일어나는 무릎관절에서의 내회전(internal rotation)에 의해 무릎관절이 열리면서 구부러질 수 있게 된다.

이와 같은 동원 패턴을 지도할 때 무릎은 정렬을 유지하게 해야 한다. 구부릴 때 무릎이 안쪽으로 모이거나 펼 때 무릎이 바깥쪽으로 벌어지는 모습이 나오지 않게 한다. 미니볼과 같은 소도구를 다리 사이에 끼울 필요는 없다. 스쿼트 같은 동작에서 억지로

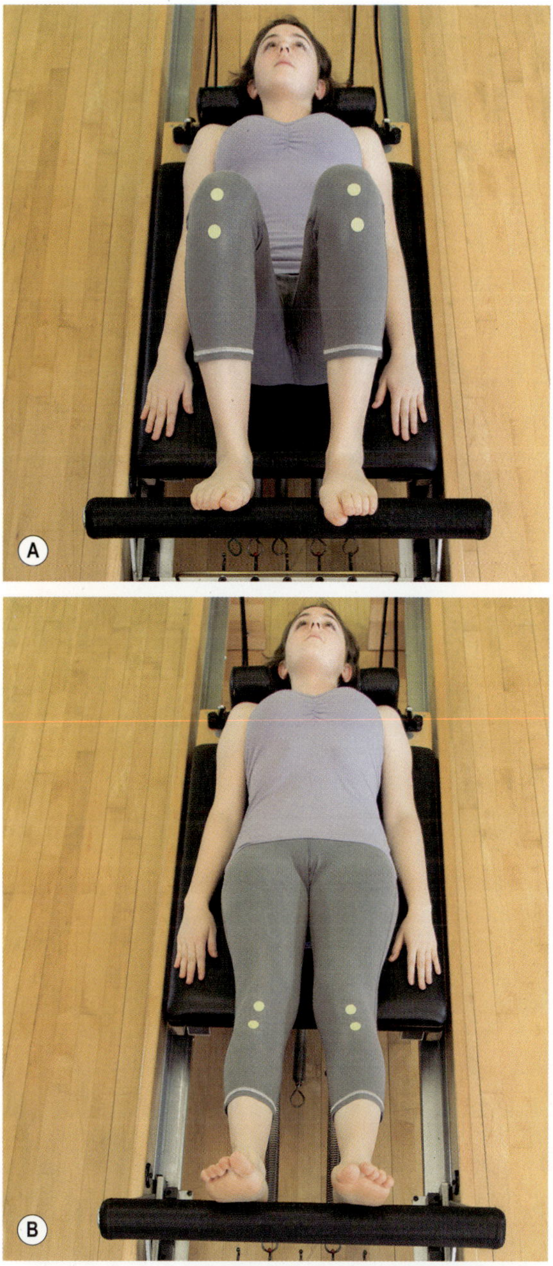

그림 2.27
A 캐리지가 움직일 때 무릎의 움직임을 확인
B 무릎 신전

다리 사이에 미니볼을 끼우는 식의 티칭은 오히려 무릎의 정상적인 움직임 패턴을 방해할 뿐만 아니라 관절에 과도한 스트레스를 가할 수 있다.

간단히 테라밴드(Theraband)를 이용하는 것만으로도 발과 하퇴가 적절한 타이밍에 움직이게 만들 수 있다. 특정 움직임을 유도하는 큐가 근육을 적절한 타이밍에 동원하는데 있어 가장 효과적이다. 예를 들어, "제가 이 방향으로 다리를 밀겠습니다. 다리가 밀리지 않게 버텨보세요."와 같은 식이다. 그러면 클라이언트는 반대 방향으로 움직일 것이고 클라이언트의 다리가 굽혀지게 저항을 줄 경우 클라이언트는 다리를 펴는 근육을 활성화시키게 된다.

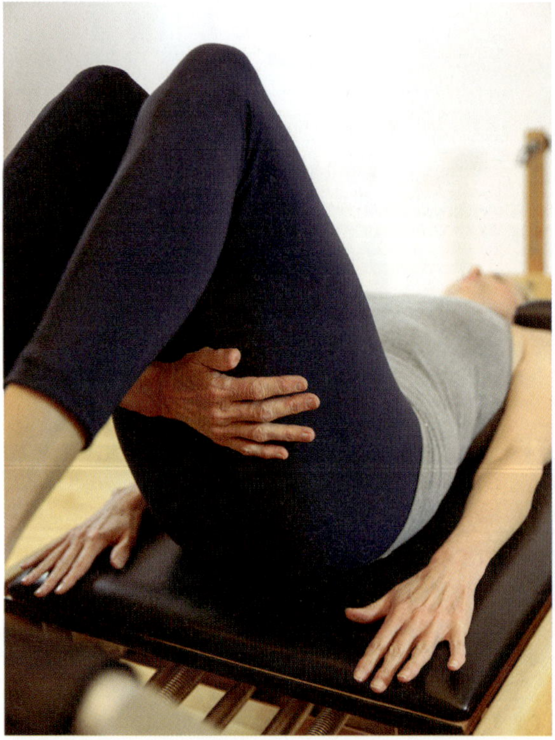

그림 2.28
대퇴 후면부 핸즈온을 통한 큐잉

밀고 나가는 큐 Pressing out cues

- 손바닥을 클라이언트의 다리 뒤쪽 햄스트링의 근복에 놓는다(그림 2.28).
- 손으로 다리가 굽혀지게 압박을 주면서 "움직이지 않게 버티세요"라는 멘트를 통해 신전 움직임을 가이드한다. 캐리지가 바에서 멀어지는 것을 막을 필요는 없다.

캐리지가 돌아오는 큐 Carriage return cues

- 무릎을 구부리기 전, 손바닥을 경골의 위에 놓는다(그림 2.29).

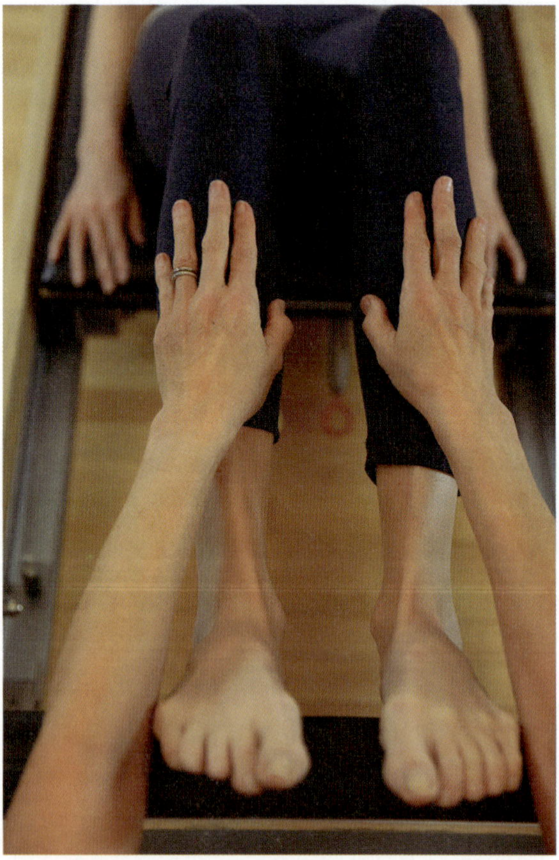

그림 2.29
정강이에 핸즈온을 통한 큐잉

- 클라이언트에게 경골이 당겨지면서 손에서 멀어지게 한다. "무릎을 부드럽게 해보세요" 또는 "무릎 앞 부분에 금이 가면서 윗부분이 열린다 라고 상상해보세요" 식의 큐를 준다.
- 경골을 위로 당기려고 할 경우 무릎을 굽히는 근육군을 동원하게 된다.

테라밴드 활용

Using a long Theraband for patterning

- 긴 테라밴드로 허벅지 후면부 햄스트링의 중간 정도를 감는다.
- 클라이언트의 머리편에서 클라이언트의 발을 바라본 상태로 선다.
- 밴드의 양 끝을 잡고 밴드가 팽팽해지게 한다 (그림 2.30).
- 밴드의 텐션이 증가하는 방향으로 허벅지로 밴드를 압박한다. 다리가 완전히 펴질 때까지 아래로 누른다.
- 캐리지가 시작 자세로 돌아올 때는 밴드에 저항하면서 무릎을 구부리게 한다.

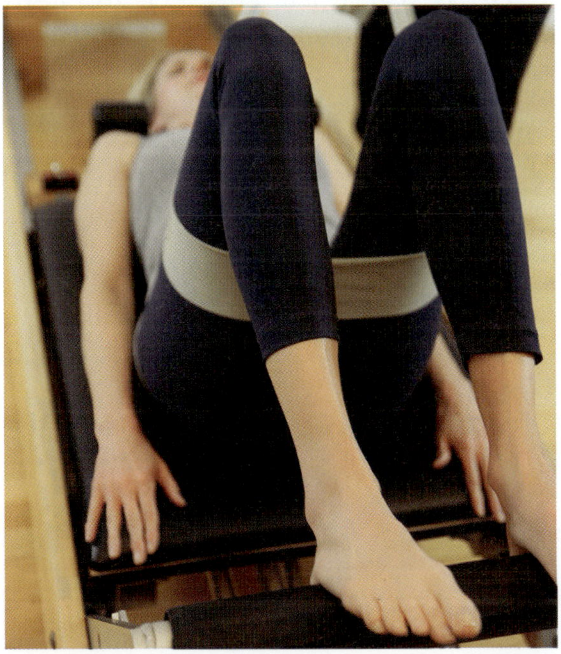

그림 2.30
테라밴드를 활용한 큐

경골의 내회전을 위한 큐

Cue for internal rotation of the tibia

무릎이 구부러지면서 캐리지가 돌아올 때 다리가 안쪽으로 돌아가면서 무릎이 모이는지 체크해야 한다. 이는 고관절과 무릎의 기능적이지 못한 움직임이다.

- 손가락을 발뒤꿈치 바깥 부분에 갖다 댄다(그림 2.31).
- 무릎이 구부러지기 시작하면서 발이 회전하는 원반 위에 있는 것처럼 뒤꿈치가 회전되게 하면서 대고 있는 손가락을 밀어내도록 큐를 준다.
- 정확하게 발뒤꿈치가 비틀리는 회전을 하고 있는지, 단지 손가락을 옆으로 밀어내고 있는 것은 아닌지 확인한다.

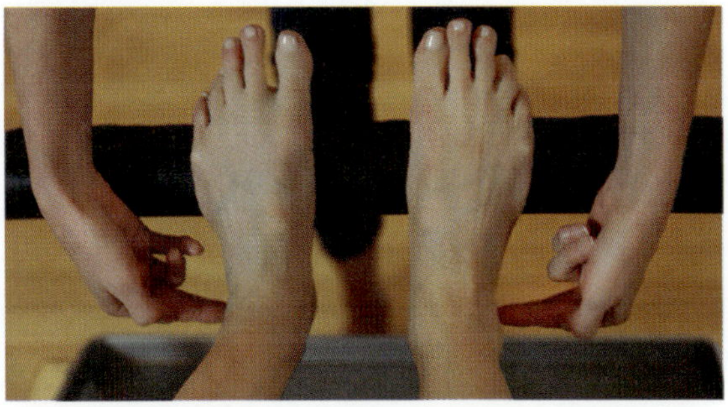

그림 2.31
경골의 내회전을 위해 뒤꿈치 바깥쪽에 주는 큐

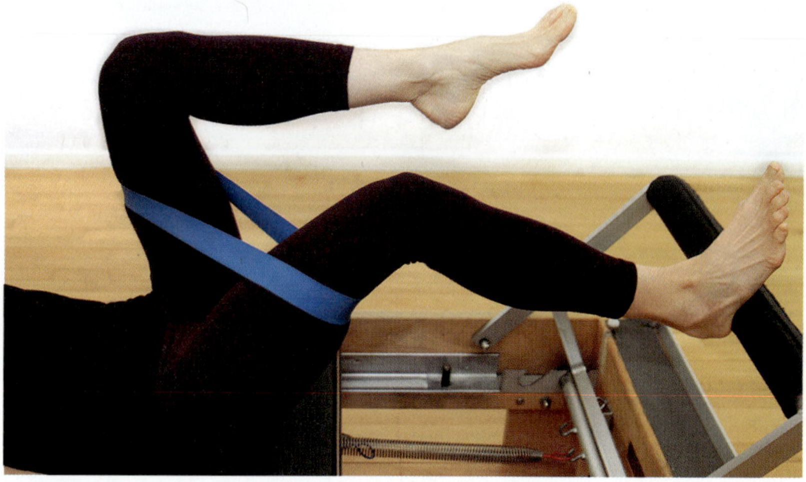

그림 2.32
밴드를 활용한 한 다리 변형동작

한쪽 다리로 테라밴드를 이용한 변형

Single leg variation with Theraband

- 밴드를 양다리에 감는다.
- 한 쪽 무릎을 들어 올린다(그림 2.32).
- 밴드를 아래로 누르면서 고관절에서의 신전(extension)을 유도한다.
- 반대 다리를 위로 잡아 당기면서 고관절의 굴곡(flexion)을 유도한다.
- **주의** 골반이 틀어지지 않을 정도의 텐션을 유지한다.

3장으로 연결

보행은 클라이언트의 움직임을 체크할 수 있는 기본적인 패턴이다. 우리 몸이 적응할 수 있는 능력을 개선시키면 더 기능적이면서 통증을 덜 느끼는 형태로 움직임이 바뀐다. 이는 클라이언트의 역학적인 움직임을 잘 관찰함으로써 적절한 평가를 해야 가능해진다. 이와 같은 과정은 평가를 통해 부적절한 패턴을 확인하고 이를 교정할 수 있는 시퀀스를 만드는 식으로 진행한다. 다음 장에서는 발바닥, 발, 골반에서 척추까지의 연결성을 계속 탐구할 것이다.

하지 사슬 Lower chain 3

중요하면서도 놀라운 사실은 인간이 걷고 무언가를 집고 던지는데 사용되는 대부분의 뼈가 수십 억년 전부터 존재했다는 점이다.

Neil Shubin, *Your Inner Fish*

모든 방향으로의 움직임
Moving in all directions

깊이 있는 자각: 꼬임과 풀림
Contemplative awareness: winding and unwinding

인체 움직임의 진화는 지구에서 인류의 역사와 과학적으로 맞물린다. 척추를 봐도 머리부터 꼬리까지 모든 동물이 거의 비슷한 패턴을 띈다. 어류의 움직임을 보면 회전과 같은 비틀림이 없이 몸통의 측굴(lateral flexioin) 만이 존재한다. 어류의 배는 물의 바닥을 향하고 있고 등은 하늘을 향한다. 즉 어류의 몸통은 수평 방향을 바라보고 있다. 해마의 경우 예외적으로 수직 방향으로 수영을 한다. 인류의 경우 골반(pelvis) 및 대퇴골(femur), 고관절의 포지션이 바뀌면서 직립 보행을 하는 방향으로 진화했다. 척추의 만곡이 머리의 포지션을 조절하여 눈을 통해 다양한 범위를 탐색할 수 있게 해준다. 척추는 측굴(lateral bending)과 회전(rotation) 움직임이 일어날 수 있게 구성되어 있다. 골반은 척추에서의 회전력과 하지 움직임에서 오는 압박력에 의해 움직인다(Gracovetsky, 1988). 보행 시 주기적으로 지면과 맞닿을 때 발생하는 지면 반력이 발에서부터 무릎, 고관절, 골반에서 척추로 순차적으로 힘을 분산시키면서 척추는 비틀렸다가 풀렸다가를 반복한다. 보행 시 일어나는 나선형 비틀림은 척추, 골반, 고관절에서부터 발까지 모두를 아우르는 통합 시스템이라 할 수 있다.

걷기와 낙상 Walking and falling

매 걸음마다 우리 몸은 무게 중심에 가까워졌다 멀어졌다를 반복하며 이는 다양한 방식으로 이뤄지기에 다양한 방식에 끊임없이 적응한다. 그래서 누군가의 보행을 바라보면 그 사람의 움직임과 관련된 많은 정보를 얻어낼 수 있다. 발로 지면을 딛을 때 척추는 측굴(lateral flexion)과 회전(rotation) 움직임을 통

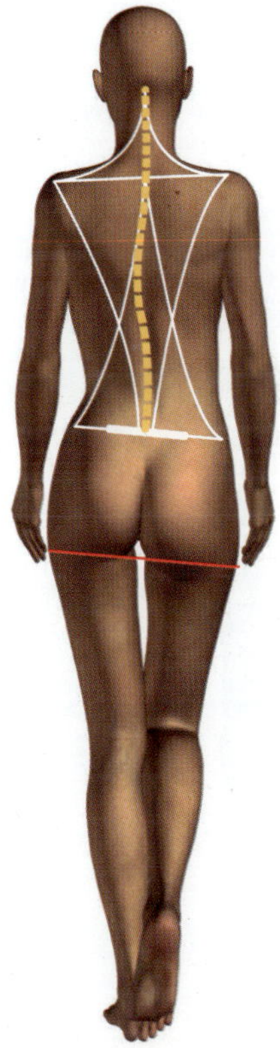

그림 3.1
정상적인 보행 시 흉곽의 활주와 함께 일어나는 골반 하강 정도

해 그로 인한 충격에 미리 대비한다(Gracovetsky 1988). 골반은 걸음을 딛기 위해 앞으로 나아가는 다리 쪽 고관절을 앞으로 보내기 위해 돌아간다. 이렇게 보행할 때 한쪽 다리는 지면에 발을 딛고 있으면서 안정성을 담당하고 다른 다리는 앞으로 내딛으면서 가동성을 담당한다. 신경계의 정위반사(righting reflex)는 여러 조직들의 반응과 맞물려 무게중심에서 멀어졌다 가까워졌다 하는 신체의 자세를 조절한다.

보행은 한쪽 다리를 허공에서 움직이는 와중 나머지 다리로 균형을 잡아야 한다. 매 걸음 시 한쪽 다리에서 다른 쪽 다리로 무게가 실리면서 골반은 무게를 디딘 다리 쪽으로 5° 정도 기울게 되며 척추 역시 체중이 실린 다리 쪽으로 구부러지게 된다(Sahrmann 2002)(그림 3.1). 흉곽의 회전은 골반과 반대로 일어나야 하며 이는 적절한 보행을 위해 매우 중요한 요소이다. 이처럼 고관절과 체간 사이에서의 리듬이 깨질 경우 보행 역시 영향을 받게 된다. 한 다리로 서 있을 경우 균형 잡힌 골반은 평형을 잘 유지하고 있다. 이때 골반이 평형을 유지하지 못하고 아래로 떨어질 경우 이와 같은 시스템에 불균형이 있다는 것을 유추할 수 있다(그림 3.2). 일반적으로 몸통은 지탱하고 있는 다리 위로 무게중심을 이동하며 이를 위해 고관절에서 외전근(abductors), 심부 회전근(deep rotators), 내전근(adductors), 장요근(iliopsoas) 등이 활성화되어야 한다.

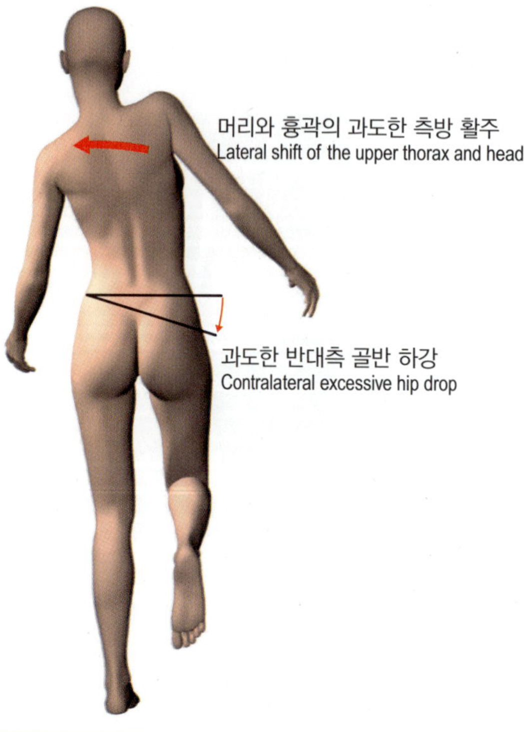

그림 3.2
머리와 흉곽의 과도한 측방 활주 및 과도한 반대측 골반 하강

사지를 중심부와 연결
Periphery of the limbs connecting to center

사지는 말단에서 발생해 중심부로 영향을 끼치는 움직임을 극대화한다. 발과 다리는 지면과 접촉하면서 전신의 체중을 지탱하다가 다시 허공을 자유롭게 이동한다. 하부의 체인은 발에서부터 시작하며 다양한 형태와 질감의 지면과 마주하게 되며 이 상황에 적응해서 보행을 가능하게 해준다. 발에서 일어나는 움직임은 하지 전체를 통해 몸통으로 전달되는데 이때 하지와 몸통을 연결하는 관절이 고관절이다.

고관절 Hip joint

고관절에서의 가동성과 근력의 조화는 발과 몸통 사이에서 힘이 잘 전달되게 하기 위한 중요한 핵심이다. 가동범위가 줄어들 경우 움직임 패턴이 변한다. 고관절은 절구관절(ball and socket joint)이며 대퇴골

(femur)의 둥근 머리가 오목한 절구(acetabulum)와 만난다. 2장에서 이야기했듯이 모든 관절은 결합조직으로 연결되어 있다.

골반은 대퇴골두(head of the femur) 위에서 중심을 잡고 있다. 골반과 대퇴골이 어떻게 움직이느냐에 따라 골반의 정렬이 바뀐다. 골반은 고관절에서 나선형 비틀림이 일어날 때도 앞, 뒤, 좌, 우로 균형을 유지할 수 있다(그림 3.3). 고관절에서의 움직임은 대퇴골두가 절구 안에서 움직일 때 고관절의 다양한 결합조직 및 활액이 자극을 받게 된다. 작은 움직임이라 하더라도 관절 결합조직에 영양을 공급하게 되고 관절을 더 윤활하게 만들어준다. 그래서 다양한 각도에서의 고관절 움직임을 확보해야 기능적인 고관절을 가질 수 있게 된다.

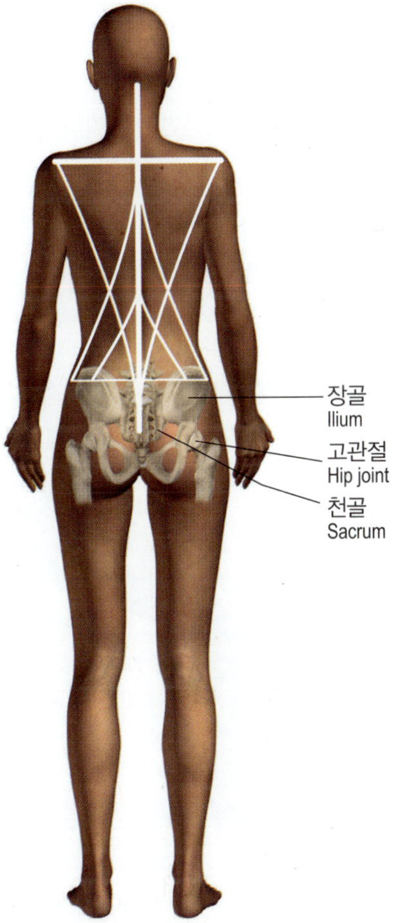

그림 3.3
균형 있게 서있는 자세

맞물려서 연결되는 결합조직의 특성상 고관절은 우리 몸을 지탱할 수 있을 정도의 안정성을 갖게 되며 탈구를 일으키기 매우 힘든 관절이기도 하다. 고관절은 가동성과 안정성이 조합된 보행 활동을 제공한다.

관절에는 3개의 축과 3개의 면이 존재한다:

- 굴곡(flexion)과 신전(extension)(그림 3.4 A)
- 외전(abduction)과 내전(adduction)(그림 3.4 B)
- 외회전(lateral rotation)과 내회전(medial rotation)(그림 3.4 C)

> **강사 노트**
>
> 경거관절(tibiotalar joint), 무릎, 고관절의 구조를 머리 속으로 그려보자. 이 관절들의 형태적 차이를 봤을 때 각각의 관절에서 얼만큼의 가동성 차이가 날 것 같은가?

고관절에서의 움직임 *Hip motions*

고관절에서의 3차원적인 움직임은 고관절만이 아닌 흉곽 및 발로 연결되는 근막 조직 간의 협응이 일어나야 한다. 고관절의 조절은 글로벌과 로컬 근막 시스템의 조합에 의해 일어난다. 글로벌 근막 시스템은 근력과 가동성 등 큰 힘을 요할 때 사용되는 반면 로컬 시스템은 미세한 움직임을 조절해주는 역할을 한다.

다리와 골반 간의 정렬 또한 고관절에서의 움직임에 영향을 준다. 대퇴골(femur)이 어떤 포지션에 있느냐에 따라 뼈를 당기는 방향이 바뀌며 이에 따른 움직임이 나오게 된다.

심화 과정

고관절 움직임의 축은 대퇴골이 3차원 공간 속에서 움직이는 가상의 선이라 할 수 있다(그림 3.4). 하지가 어떤 포지션에 있느냐에 따라 당겨지는 방향이 달라진다. 예를 들어, 다리가 벌려진 상태에서(abduction) 약간 구부러지면서(flexion) 내회전(internal rotation)된 상태라 했을 때 대퇴직근(rectus femoris), 대퇴근막장근(TFL), 중둔근과 소둔근(gluteus medius and minimus)에서 내복사근(internal oblique)으로 가는 텐션은 더 바깥쪽으로 이동하게 된다. 인체가 움직일 때 단일 근육이 작동하는 것이 아닌 다양한 방향으로 당기는 여러 근육들이 협응하면서 움직임이 일어나게 된다.

고관절의 로컬 근막 *Local hip myofascia*

고관절의 근막은 골반 저부의 내측 부위인 위골반문(pelvic inlet)과 매우 밀접한 관계에 있다. 고관절의 근막은 골반의 내측의 벽과 바닥부위와 연결된다.

- 대퇴골두(femoral head)가 절구(acetabulum) 안에 들어가게 되면서 일부 결합조직은 골반 기저부와 연결된다(그림 3.5).
- 장요근(iliopsoas)을 통해 대퇴골은 척추와 직접 연결되며 항문거근(levator ani)과 직접적으로 연결되는 내폐쇄근(obturator internus)을 통해 고관절은 골반 기저부와 연결된다.
- 장요근의 근막은 척추 전면부를 따라 횡격막(thoracic diaphragm)과 연결된다(그림 3.6).
- 고관절의 근막은 다음과 같은 구조물을 통해 후면부로 척추와 연결된다.

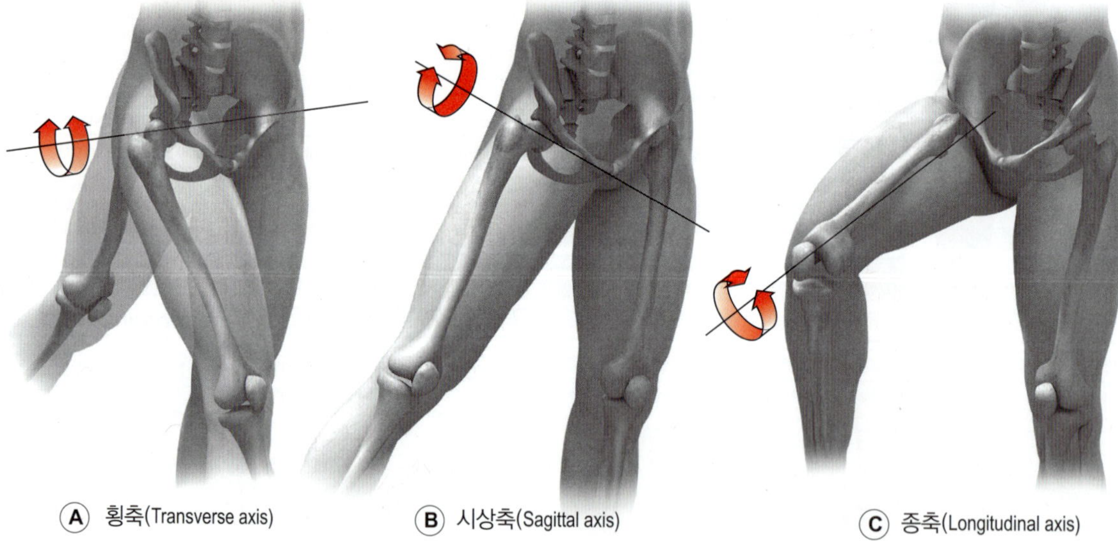

그림 3.4
A 굴곡과 신전 축 **B** 외전과 내전 축 **C** 외회전과 내회전 축

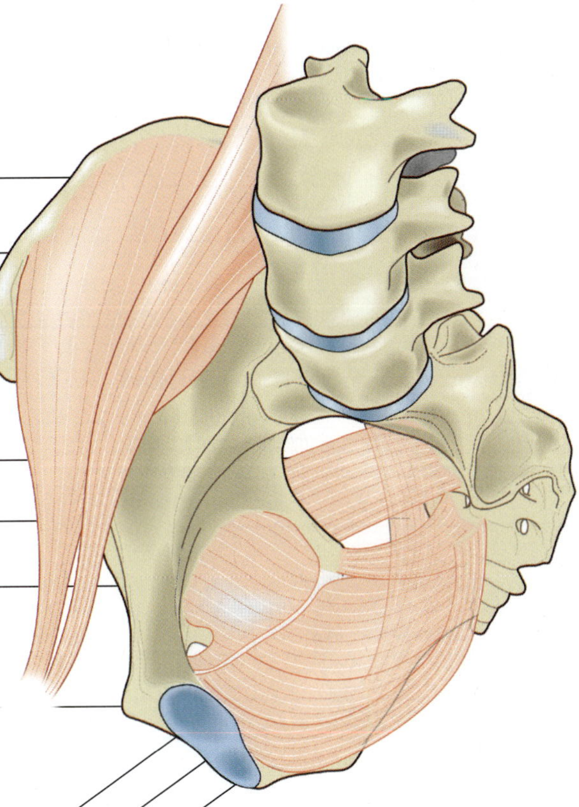

그림 3.5
골반 기저부와 연결되는 고관절 근막

- ◇ 대둔근(gluteus maximus) 근막은 흉요건막을 통해 광배근(latissimus dorsi)과 연결되어 상지로 이어진다.
- ◇ 대둔근(gluteus maximus) 근막은 장경인대(iliotibial band)를 통해 비골(fibula)과 연결된다(그림 2.4).

심화 과정

심층에서 고관절을 회전시키는 근육을 통해 대퇴골의 회전이 일어나며 이 근육들은 함께 협응하면서 수축한다(그림 3.8). 고관절에서 외전이 일어날 때 이상근(piriformis), 상쌍자근과 하쌍자근(superior and inferior gemelli), 대퇴방형근(quadratus femoris)이 모두 중요한 역할을 한다. 고관절에서의 외회전(external rotation)은 굴곡, 신전, 내전, 외전에서 일어난다. 이상근(piriformis), 외폐쇄근(obturator externus)과 내전근이 내회전에도 영향을 준다. 고관절 및 대퇴골 머리를 둘러싸고 있는 심부 회전근은 대퇴골을 제 위치에 있도록 안정성을 잡아주면서 모든 고관절 움직임에서 미세한 조절을 해준다. 이처럼 고관절의 원활한 움직임을 위해 상당히 많은 조직이 제 역할을 해야 한다.

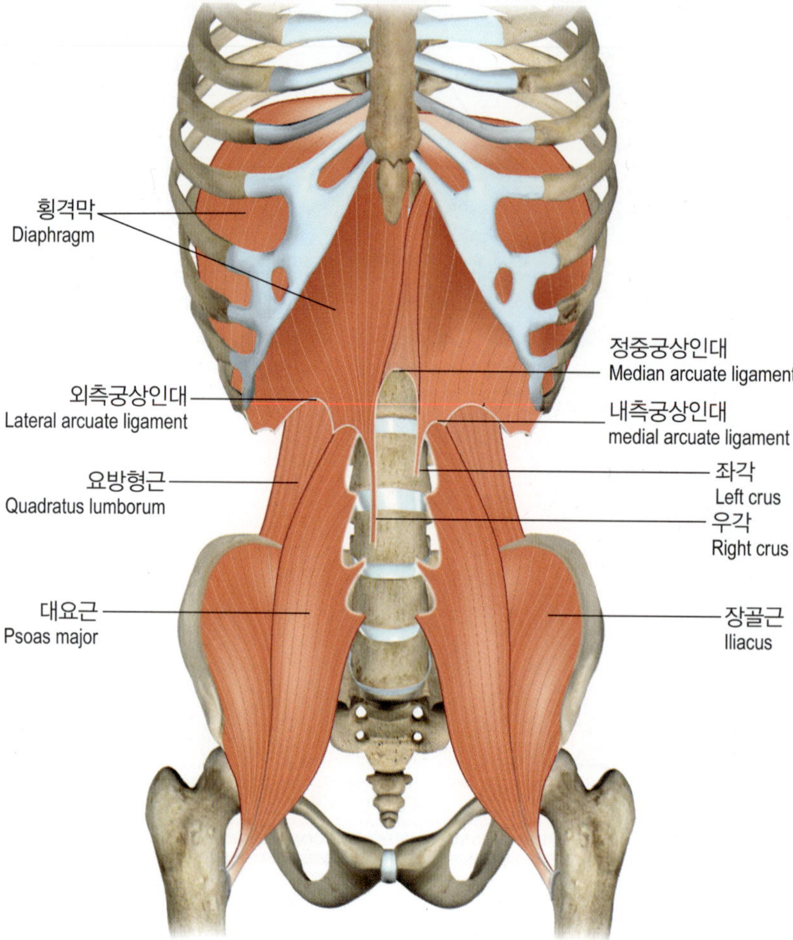

그림 3.6
대요근을 통한 하지와 횡격막의 연결

- ◇ 대퇴이두근(biceps femoris)은 천결절인대(sacrotuberous ligament)로 연결된다.
- ◇ 천결절인대는 PSIS를 지나 척추의 근막으로 연결된다.
- ◇ 천결절인대와 천극인대(sacrospinous ligament) 역시 골반 내측면을 구성한다(Snell 2012).
- ◇ 척추 근막은 요추의 횡돌기(transverse process)로 연결되어 요장늑근(iliocostalis lumborum) 최장근(longissimus thoracis) 같은 척추기립근(erector spinae)과 연결되며 극돌기(spinous process)를 통해 다열근(multifidus)과 연결된다.
- ◇ 흉요건막은 천결절인대와 대퇴이두근을 통해 비골(fibula)로 연결된다(Mitchell 2001)(그림 3.7).

- 외측에서 심부 근막 층은 고관절을 둘러싸고 있다.
  - ◇ 바깥 층에서는 장경인대(IT band)와 대퇴근막장근(TFL) (2장 참조)
  - ◇ 깊은 층에서는 중둔근과 소둔근

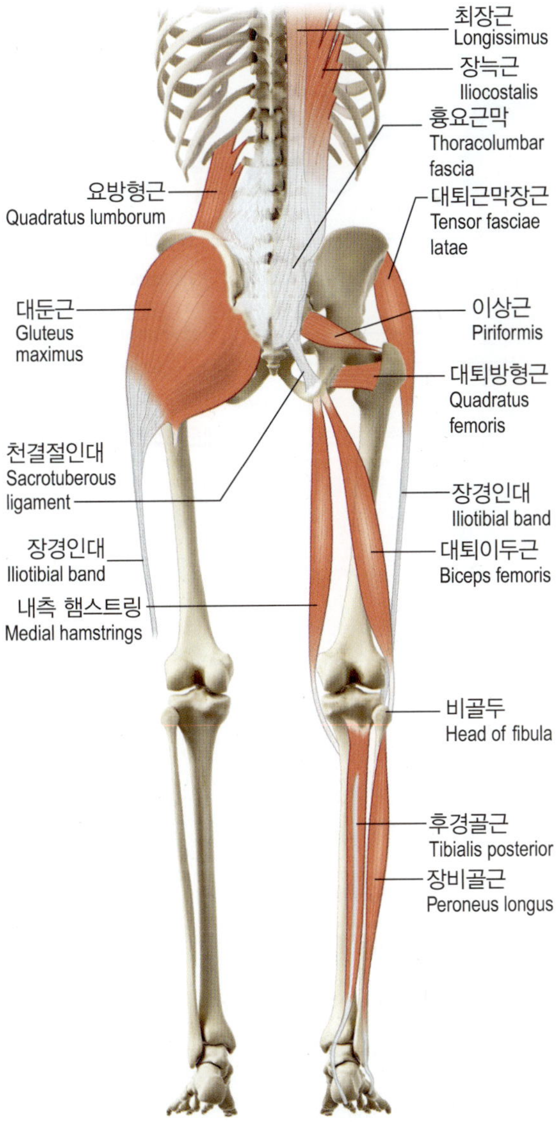

Figure 3.7
천결절인대와 대퇴이두근을 통한 요배근막(lumbodorsal fascia)과 비골의 연결

- 내측으로는(2장 참조)
  - ◇ 고관절 내전근: 대내전근(adductor magnus), 박근(gracilis), 장내전근(adductor longus), 치골근(pectineus)

고관절과 척추 천골과의 관계: 고관절을 연결 *Hip relationship with spine and sacrum: connecting the hip*

고관절의 심부 회전근육과 장요근(iliopsoas), 천골(sacrum)과 요추(lumbar spine)는 서로 연결돼서 텐션을 주고 받을 뿐만 아니라 대퇴골(femur)을 척추와 연결한다.

앞에서 뒤로:

- 척추 전면에서 대퇴골의 소전자(lesser trochanter)는 장요근(iliopsoas)을 통해 연결된다(그림 3.6).
- 뒤로는 천골과 대퇴골의 대전자(greater trochanter)는 이상근을 통해 연결된다(그림 3.8).

측면에서:

- 장골(ilium)과 대퇴골은 고관절에서 외전을 만드는 중둔근과 소둔근을 통해 연결된다.
- 내측에서 대퇴골과 치골지(pubic ramus)는 대내전근, 장내전근, 박근, 치골근과 같은 내전근(adductor)에 의해 연결된다(그림 3.9).

고관절의 부수적 움직임 *Hip congruency and accessory movements*

레그 서클(leg circle)과 같이 크게 움직이는 동작은 고관절의 큰 움직임(macromovement)이다. 이런 큰 움직임이 일어나는 와중에 작은 움직임(micromovement)이 같이 일어나면서 힘을 전신에 전달한다. 부수적 움직임(accessory movement)은 관절에서 일어나는 미세한 움직임으로 가동범위가

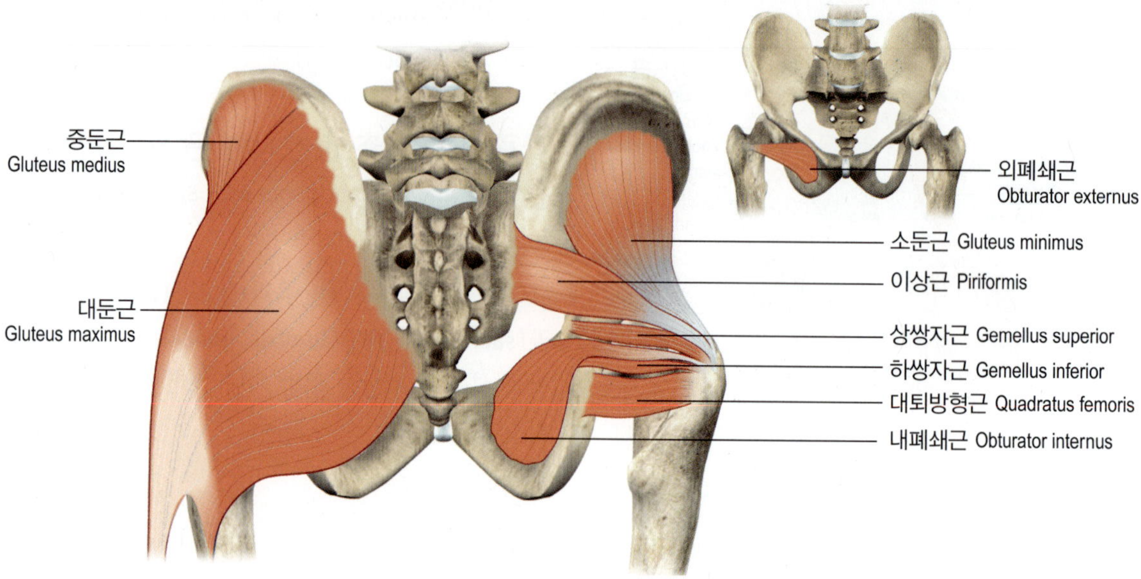

그림 3.8
고관절의 심부회전근

완전히 나오기 위해 필요한 움직임이다. 이런 부수적 움직임은 무의식적으로 일어나고 수의적으로 조절할 수 없다. 스핀, 미끄러짐, 회전과 같은 부수적 움직임은 큰 움직임과 함께 일어난다. 예를 들어, 1장에서 언급했던 종골(calcaneus)의 나선형 비틀림은 발목에서 매우 중요한 부수적 움직임이다. 이런 부수적 움직임이 제한될 경우 움직임이 원활하지 못하고 다양한 문제가 발생한다. 부수적 움직임을 회복시킬 경우 관절이 적절한 포지션에 있게 해주며 움직임이 개선되고 근막 시스템이 힘을 더 효율적으로 힘을 쓸 수 있게 해준다. 우리 몸의 여러 관절에서 부수적 움직임이 일어난다.

우리 몸에 일어나는 큰 움직임(macromovement)과 작은 움직임(micromovement)은 다음과 같다.

- 작은 움직임: 거골하 관절에서 종골의 나선형 비틀림
- 큰 움직임: 발목에서의 배측굴곡(dorsiflexion)과 저측굴곡(plantarflexion)
- 작은 움직임: 무릎에서의 나사 잠김 기전(screw home mechanism)과 비골(fibula)의 움직임
- 큰 움직임: 고관절
- 작은 움직임: 천장관절(sacroiliac joint)
- 큰 움직임: 척추
- 작은 움직임: 후두골과 1번 경추 사이에서의 움직임

고관절의 스핀 *Hip spin*

다리가 움직일 때 고관절에서는 다양한 방향으로

부수적인 움직임이 일어나는데 이를 스핀(spin)이라 한다. 고관절에서 스핀이 일어나지 않을 경우 관절은 움직임을 멈춘다. 관절의 작고 부수적인 움직임이 일어나지 않고 멈춰버린 관절을 움직이게 하려 할 경우 근막 시스템 간의 조화가 무너지게 된다. 이로 인해 근육은 긴장하게 되고 보상적인 움직임 패턴이 나타난다. 예를 들어, 고관절에서 굴곡(hip flexion)이 일어날 때 후방의 관절낭이 단축되어 있다면 관절의 후하방으로의 스핀이 제한될 것이고, 대퇴골두(femoral head)가 고관절의 전방 관절낭과 충돌하게 된다. 대퇴골두는 전방으로 이동하게 되고 절구 안에 안정적으로 들어가지 못하면서 장요근(iliopsoas)과 대둔근(gluteus maximus)은 관절의 적절한 포지션을 잡아주는 능력을 상실하게 된다. 큰 둔근이 제 역할을 하지 못하게 되면서 햄스트링 근육이 보상성으로 과하게 일을 하게 되고 이는 대퇴골두를 전방으로 밀어내는 결과를 초래한다. 외폐쇄근, 내폐쇄근(obturator externus and internus)과 같이 외회전을 시키는 근육(lateral rotators)은 뻣뻣해지게 되면서 제한을 가중시킨다(Sahrmann 2002; Grant and Pajaczkowski 2018).

대퇴골두의 움직임:

- 굴곡: 대퇴골두는 약간의 내회전과 함께 후하방으로 이동한다.
- 신전: 대퇴골두는 약간의 외회전과 함께 전상방으로 이동한다.
- 외전: 다리가 바깥쪽으로 벌려지면서 대퇴골두는 하방 그리고 내측으로 이동한다.
- 내전: 다리는 안쪽으로 모이면서 대퇴골두는 상방 그리고 외측으로 이동한다(Sahrmann 2002).

고관절의 밸런스 교정

Balancing the hip joint

고관절은 3차원 속에서 자유롭게 움직인다. 고관절이 제대로 된 포지션에 있지 않을 경우 다양한 보상이 일어나면서 움직임이 일어날 것이다. 여러 근육이 골반과 대퇴골을 당기는 힘의 방향이 달라질 수 있다. 예를 들어, 고관절이 한쪽으로 치우치는 'hip sway' 현상이 일어날 경우 발부터 척추까지의 정렬이 달라지게 된다. 한쪽 고관절은 모인 상태, 다른 쪽은 벌려진 상태에서 대퇴골두는 앞뒤로 이동한다. 고관절이 한쪽으로 치우칠 경우 골반은 한쪽으로 기울며 이로 인해 골반은 한쪽으로 회전한다. 이에 대한 보상으로 척추는 회전하게 된다. 하지의 문제가 위로 올라가면서 척추에 영향을 끼치게 되는 것이다. 이때 고관절의 밸런스를 교정해 줄 경우, 대퇴골두 위에 놓여 있는 골반은 평행을 유지하게 된다. 대퇴골두의 전후 슬라이드를 정상화시키는 방법으로 움직임을 만들어줄 경우 고관절의 굴곡과 신전과 같은 동작도 개선된다. 클라이언트의 고관절 굴곡 동작이 잘 나오지 않는다면 골반을 좌우로 움직여 본 뒤 고관절의 굴곡 움직임이 더 잘 일어나는지를 체크해 볼 수 있다. 골반을 옆으로 치우치게 만드는 '힙 스웨이(hip sway)' 자세로 인해 피로가 생길 수 있으며 좀 더 매력적으로 보이기 위해 일부러 이런 자세를 취할 수 있다. 오랜 기간 이런 자세를 할 경우 척추의 문제로 연결될 수 있다. 골반의 밸런스를 맞추는 것의 중요성을 클라이언트에게 상기시킬 필요가 있다.

Video link 3.1 Hip Sway assessment

평가

Hip Sway Test

움직임 전략 한 다리에서 다른 쪽 다리로 체중을 옮길 때 대퇴골두가 어떻게 이동하는지 그리고 기울어지는 골반 위에서 척추가 어떻게 적응해서 자세를 잡는지를 알아보는 것이 이 평가의 목적이다. 보행 패턴을 보면 한 다리로 체중을 지지하는 다리 측으로 무게중심이 이동하면서 골반은 기울어지게 된다(그림 3.9). 오른쪽 다리로 체중을 지지하면서 무게 중심을 이동시킬 경우, 요추는 왼쪽으로 이동하는 패턴을 보이며 이를 보상하기 위해 흉곽에서 흉추는 오른쪽 방향으로 이동한다.

움직임 묘사

- 그림 3.9를 보면 오른쪽으로 스웨이가 발생했다. 반대로 3.10의 모델은 왼쪽으로 기울어 있고 이것이 사진 속 모델의 기능적 패턴이라 할 수 있다.
- 다리를 곧게 편 상태로 서서 양 발에 똑같이 무게를 싣는다.
- 양손을 골반 측면의 대전자(greater trochanter) 위에 위치시킨다(그림 3.10 A).
- 골반을 왼쪽으로 이동시켜 본다.
- 왼쪽 대전자는 바깥쪽으로 이동하면서 왼손을 향해 더 이동할 것이고 오른쪽 대전자는 오른손에서 멀어질 것이다. 오른쪽 대전자 근처의 움푹 파인 부위가 더 깊어지는 것을 느껴본다(그림 3.10 B).
- 대전자의 움직임을 느껴보고 어느 쪽의 움직임이 더 제한되었는지 체크한다.
- 골반 상부인 장골(ilium) 꼭대기에 손을 대고 스웨이가 일어날 때 오른쪽 골반이 아래로 내려가는지 그리고 요추(lumbar spine)가 낮아지는 오른쪽을 향해 이동하는지도 확인하다.
- 흉곽이 왼쪽으로 이동하는지 확인한다.

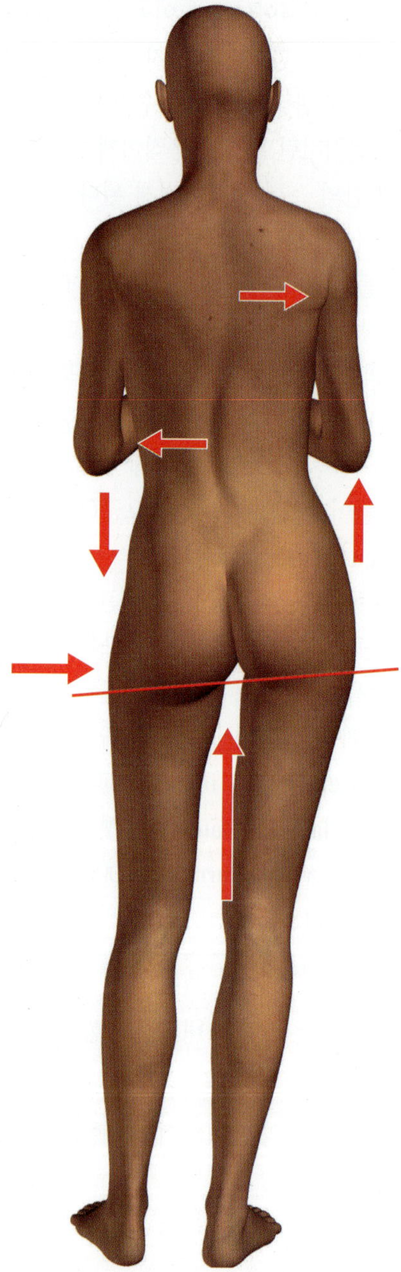

그림 3.9
오른쪽으로 치우치게 섰을 때 내전근과 외전근이 측면으로의 움직임에 미치는 영향

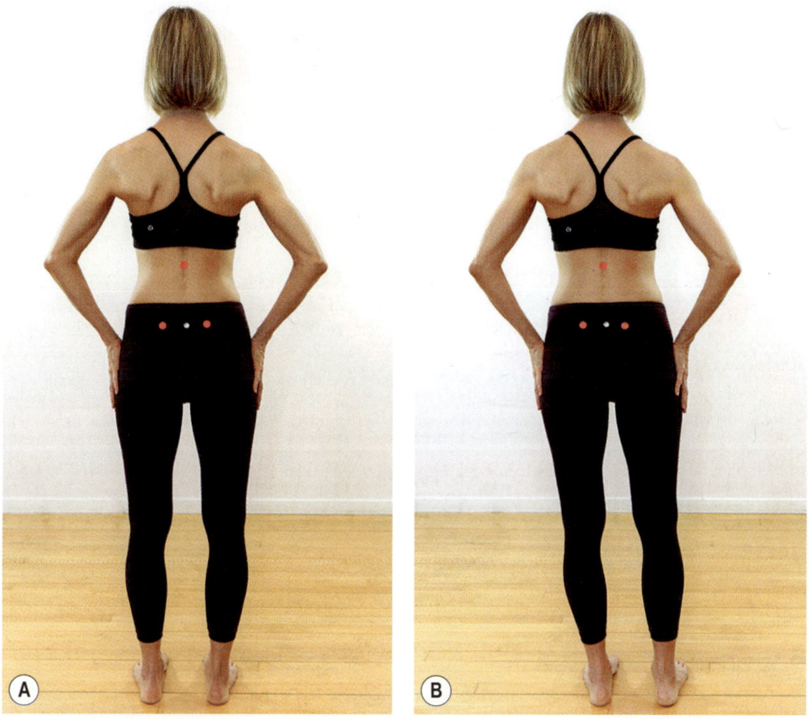

그림 3.10
A Hip sway: 시작 자세
B 한쪽으로 치우치기

강사 노트

대전자 위에 손을 대고 느껴본다. 클라이언트를 좌우로 천천히 이동시켜보고 대전자가 부드럽게 움직이는지 확인한다. 클라이언트로 하여금 이완한 상태에서 강사가 이동시키는 대로 움직이라는 큐를 준다. 골반이 이동할 때 흉곽이 어떻게 이동하는지를 확인한다. 요추(lumbar spine)와 흉추(thoracic spine)가 서로 어떤 관계에 있는지 확인할 수 있는가?

이후 이완시켜주고 가동성을 증가시키면서 강화를 시켜줄 수 있는 운동은 고관절 굴곡, 신전, 외회전, 내회전 등으로 나뉜다. 이 운동들을 굳이 순서대로 할 필요는 없다. 충분히 익힌 뒤 이 운동들을 본 운동 마지막에 잘 섞어서 진행하며 평가에서 얻은 정보를 운동 지도 시 잘 활용한다.

고관절 굴곡: 대퇴골두의 후하방으로 이동 *Hip flexion: posterior and inferior motion of the hip*

고관절에서 굴곡(hip flexion)이 일어날 때 대퇴골두가 후하방으로 이동하는 것은 중요하다. 이 움직임이 원활하지 않을 경우 고관절에서 불편감을 느끼거나 움직임을 제한하는 과한 긴장이 나타날 수 있다. 고관절 굴곡은 장요근(iliopsoas)이 활성화되면서 대퇴골두를 절구 안으로 밀어넣으면서 관절을 안정화시키는 것으로부터 시작한다. 장요근은 고관절만이 아닌 척추까지 안정화시킨다(Hu et al. 2011). 후방 관절낭이 스트레치 되면서 대퇴골두가 뒤로 이동할 수 있는 공간을 마련해준다. 하지만 대다수 사람들의 후방 관절낭은 뻣뻣해서 대퇴골두의 후방 이동을 제한하는 경우가 존재한다. 후방 관절낭을 잘 이완시켜주면 대퇴골두의 스핀이 잘 일어나게 되며 이로 인해 요근(psoas)과 다열근(multifidus) 등이 안정성을 확보하는 데 도움이 된다.

이완시키고 재조정하는 운동들
Releases and reorganizing movements

와이퍼 운동: 후방 관절낭 이완 운동
Windshield Wiper Legs: release for posterior hip

움직임 전략 이 이완 운동은 고관절의 후방 관절낭을 이완시켜줘서 고관절에서 일어나는 슬라이드를 개선시켜주고 결과적으로 고관절의 가동성을 향상시켜준다. 후방 관절낭에 변화는 고관절 굴곡만이 아닌 전반적인 움직임 개선을 가능하게 한다.

움직임 묘사

- 발을 매트에 대고 양 무릎을 세운 상태로 등을 대고 눕는다.
- 후상장골극(PSIS: posterior superior iliac spine)에서 5cm 아래로 그리고 바깥쪽으로 2.5cm 정도의 위치에 두 개의 작은 공을 매트와 골반 사이에 놓는다(그림 3.11).
- 자동차의 와이퍼가 움직이듯이 세워진 무릎을 안쪽과 바깥쪽으로 천천히 움직인다.

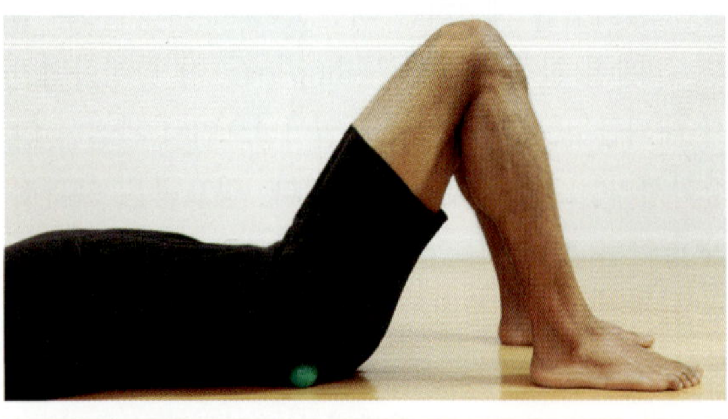

그림 3.11
미니볼을 이용한 뒤쪽 관절낭 이완

- 움직임 내내 골반은 중립 상태를 유지한다.
- 여러 번 반복한 뒤 반대쪽 고관절에도 적용한다.

활성화와 가동성을 위한 운동
Exercises for activation and mobility

네발기기 자세에서의 고관절 운동
Quadruped hip movements: pelvis on femur

움직임 전략 다양한 방향으로의 움직임을 통해 고관절의 안정성과 가동성을 개선시킬 경우, 고관절 강화 운동까지 좋게 만들 수 있다. 고관절 주변 근육을 강화하기 위해 레그 서클(leg circles)이나 옆으로 누운 자세에서 시행하는 다양한 동작들의 경우 골반은 고정되어 있는 상태에서 다리가 움직인다. 다리에서 골반 척추를 연결하는 다양한 결합조직들이 다양한 방향으로 연결되어 있기에 다리를 고정한 상태에서 골반을 움직이는 방식으로 새로운 자극을 줄 수 있다.

강사 노트

클라이언트가 골반을 가장 잘 움직이게끔 하려면 핸즈온을 어떻게 해야 할까? 주변에 연습 가능한 대상이 있다면 다른 방식의 핸즈온을 시도해 본다. 특정 핸즈온 테크닉이 누군가에게는 통하지만 다른 누군가에게는 통하지 않을 때가 있다(그림 3.12 B). 다리를 고정한 상태에서 골반만 움직이게 하면서 고정된 다리 위에서 골반이 어떻게 움직이는지 느껴본다. 반대로 골반이 고정된 상태에서 다리를 움직이게 해본다. 핸즈온이 움직임을 더 원활하게 만드는지 체크한다.

움직임 묘사

- 네발기기 자세에서 모든 움직임이 일어난다. 고관

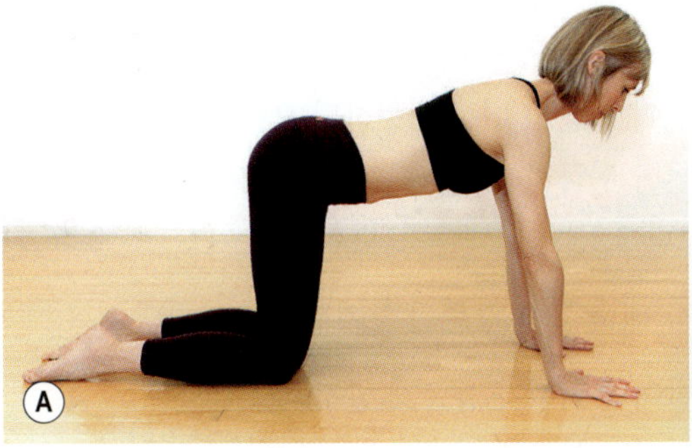

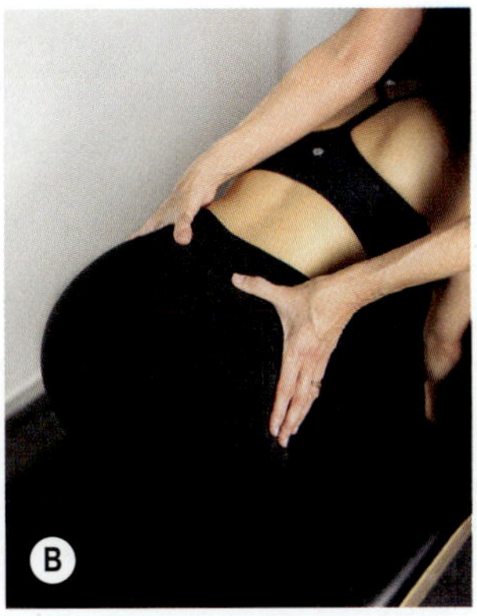

그림 3.12
A 네발기기 자세에서의 고관절 운동: 시작 자세
B 핸즈온

절 아래에 무릎이 그리고 어깨관절 밑에 손목이 위치할 수 있게 조정한다.

- 척추와 골반은 수평을 유지하되 펴져서 아래로 움푹 패이거나 굽혀져서 위로 라운드 되지 않게 한다(그림 3.12 A).

고관절 전면부 운동: Curling cat

Anterior hip joint movement sequence: Curling cat

- 대퇴골(femur)의 움직임으로 시작한다. 두 다리를 모아서 조이는 느낌을 갖되 실제로 무릎 간의 거리가 가까워지지 않게 한다.
- 꼬리뼈를 아래로 내리면서 골반이 뒤로 기울어지게 한다. 이 움직임으로 인해 척추는 둥글게 말린다(그림 3.13).
- 골반이 대퇴골두(femoral head) 위에서 어떻게 움직이는지 느껴본다.
- 두 다리를 벌려서 바깥쪽으로 벌리는 느낌을 갖되 무릎 간의 간격이 넓어지지 않게 한다.
- 좌골(ischium) 간의 거리가 벌어지게 하면서 골반은 앞으로 기울면서 척추 마디 하나하나가 머리까지 펴지면서 시작 자세로 돌아온다.

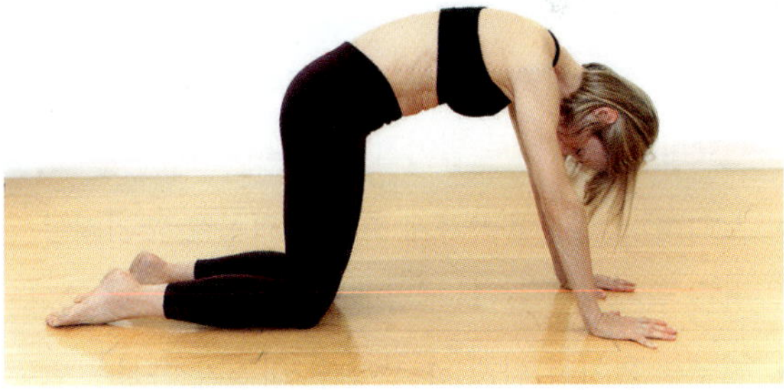

그림 3.13
고관절 전면부 운동: 척추 말기

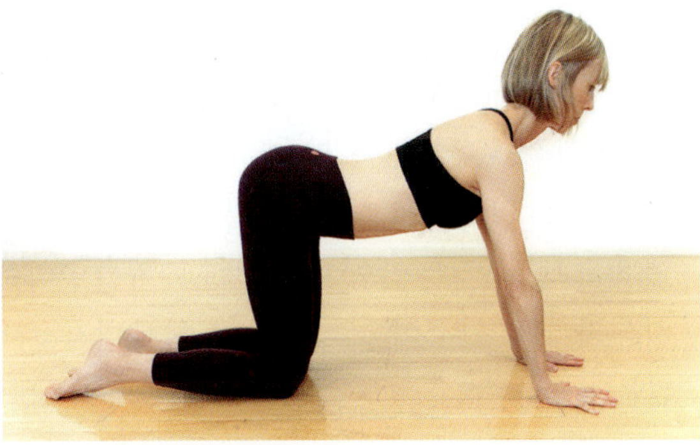

그림 3.14
고관절 후면부 운동: 척추 신전

- 호흡을 통해 운동에 효율성을 더할 수 있다. 마시면서 시작, 천천히 내쉬는 호흡에 등 전체를 라운드로 만든다. 다시 들이마시면서 시작 자세로 돌아온다.
- 움직임이 부드러워지면서 깔끔하게 나올 때까지 수차례 반복한다.

고관절 후면부 운동: Arching Cat

Posterior hip joint movement sequence: Arching Cat

- 시작 자세를 잡고 호흡을 들이마신다(그림 3.12 A).
- 내쉬는 호흡에 양 대퇴골두를 모아주면서 좌골(ischium)을 서로 벌어지게 한다.
- 꼬리뼈가 위로 올라가게 하면서 좌골도 꼬리뼈를 따라 올라가게 한다(그림 3.14).
- 척추는 활처럼 휘게 될 것이다. 척추가 곡선을 잘 만들어지는지 관찰한다.
- 골반이 바닥 쪽으로 기울어지는 것을 시각화하면서 절구(acetabulum)가 대퇴골을 앞으로 잘 덮으면서 가는지 관찰한다.
- 동작 막바지에 들이마신다.
- 들이마신 뒤 내쉬는 호흡에 대퇴골을 안으로 모으면서 시작 자세로 돌아온다.
- 꼬리뼈부터 말아 내리게 하면서 골반은 뒤로 기울게 하고 대퇴골두는 앞으로 이동하도록 큐를 준다. 시작 자세까지만 돌아오고 등을 과도하게 말지 않는다.

대각선으로의 움직임 Diagonal movement

- 시작 자세를 취한다(그림 3.12 A).
- 앉듯이 골반이 뒤로 이동하되 오른쪽 좌골이 오른발 뒤꿈치를 지나가도록 움직임을 유도한다(그림 3.15).
- 동작 내내 골반은 중립 포지션을 유지한다.
- 골반이나 척추가 둥글게 말리거나 옆으로 굽혀지지 않도록 한다.
- 다시 시작 자세로 돌아온다.

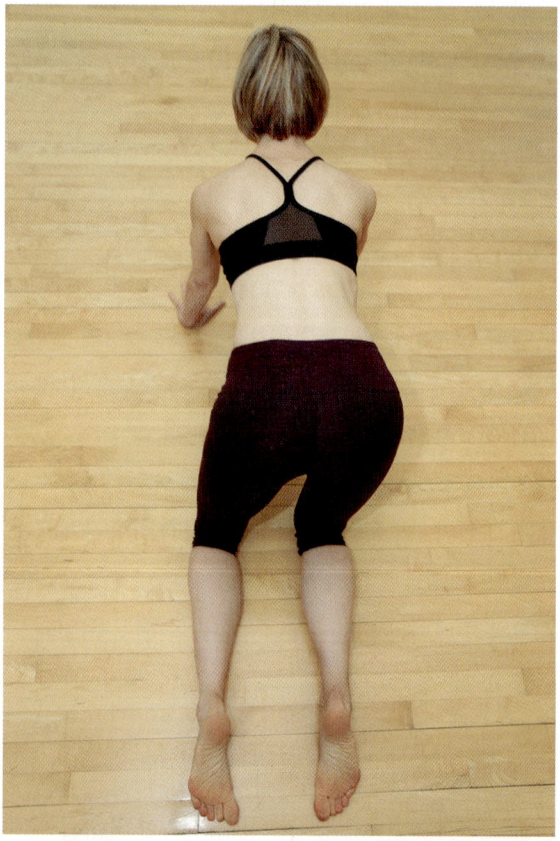

그림 3.15
고관절 사선 움직임

- 반대편으로 같은 움직임을 반복한다.
- 좌우를 교대로 반복하거나 또는, 한쪽을 여러 번 반복한 뒤 반대편을 운동시킨다.
- 한쪽이 다른 쪽에 비해 골반 중립 자세를 유지하기가 쉬울 수 있다. 어려운 쪽을 조금 더 반복해준다.
- 고관절이 조금 더 구부러진 상태에서 시작하거나 비교적 움직임이 잘 나오지 않는 각도에서 시작하는 방식으로 변화를 줄 수 있다. 치실과 비슷한 원리로 막힌 부분을 뚫고 움직임의 질을 향상시킬 수 있다.

장요근의 감각과 대퇴골두의 포지션 조절

Felt sense of the iliopsoas and femoral head positioning

Video link 3.2 Feeling the psoas

움직임 전략 대퇴골두(femoral head)가 절구 안으로 안정적으로 들어가는 느낌을 클라이언트에게 알려주는 것이 목적이다. 적절한 핸즈온을 통해 클라이언트에게 인지를 잘 시킬 경우, 혼자서 다리를 들어 올릴 때도 이와 같은 느낌을 재현할 수 있다.

움직임 묘사

- 무릎을 세운 채로 눕는다(그림 3.16 A).
- 고관절을 60° 정도 굽힌 상태에서 양 다리 사이를 넓힌다.
- 무릎관절보다 약간 위를 잡아준다.
- 대퇴골두가 잘 당겨진다고 느껴지는 포지션을 찾는다.
- 이 각도에서 부드럽게 대퇴골을 고정된 골반에서 당긴다. 고관절을 연결하는 결합조직이 팽팽해지는 것을 느낀다.
- 대퇴골이 골반에서 이탈하듯이 강하게 당기지 않는다.
- 부드럽게 당겨진다는 느낌을 유지한 채 클라이언트에게 대퇴골두가 절구 안으로 빨려 들어간다는 상상을 해보라고 한다.
- 자석이 금속을 당기듯 대퇴골이 골반을 향해 당겨지게 한다.
- 3–4번 반복한다. 최소 3번 정도 해야 감을 잡을 수 있다.

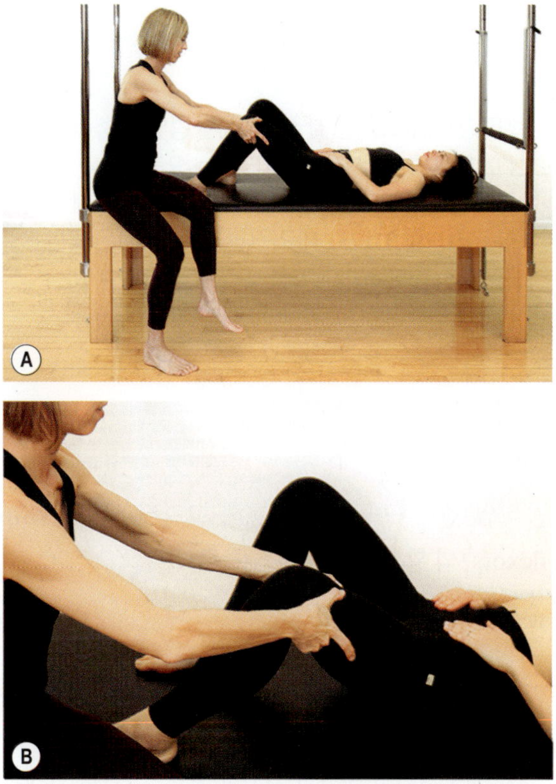

그림 3.16 A 장요근의 활성화: 시작 자세 B 부드럽게 대퇴골을 당길 때 클라이언트는 고관절을 골반 안으로 집어넣는다.

심화 과정

장요근(iliopsoas)을 잘 활성화시킬 경우, 흉추 12번(T12)에서부터 시작해서 내려오는 요근(psoas)은 골반 근처에서 장골근(iliacus)과 만나 대퇴골에 부착된다(그림 3.17). 대요근(psoas major)은 골반 근처에서 가장 크며 척추를 수직 안정시킬 수 있는 능력이 있다(McGill et al. 1988).

벽에 발대고 장요근 운동

Deep trunk and hip flexor on wall

움직임 전략 이 동작을 통해 고관절 굴곡근(hip flexors)의 활성도에 변화를 줄 수 있다.

움직임 묘사

- 한 발을 벽에 대고 눕는다. 벽에 댄 쪽 다리를 곧게 편다.
- 반대쪽 다리의 허벅지 뒤편을 잡는다. 발은 아래로 내리지 않고 편안하게 허공에 띄워 놓는다(그림 3.18 A).
- 발로 벽을 강하게 밀면서 미는 쪽 허벅지 뒤편을 바닥으로 당긴다. 이는 햄스트링(hamstring) 근육을 활성화시킨다.
- 반대쪽 다리를 잡고 있는 손 방향을 향해 누른다. 컬업 자세를 통해 머리와 윗등을 지면에서 떼어낼 때 다리는 몸통에서 밀어지는 방향으로 움직인다(그림 3.18 B).
- 이 자세를 유지한 채 횡격막(diaphragm)이 지면으로 가라 앉는다는 느낌에 집중하면서 3번 심호흡을 한다.
- 마지막 내쉬는 호흡에 머리를 바닥에 내려놓는다.
- 2–3번 반복한다.

대퇴부로 원 그리기 Thigh Circles

움직임 전략 이 간단하면서 중요한 동작은 대퇴골두(femoral head)가 고관절의 관절낭 후면부와

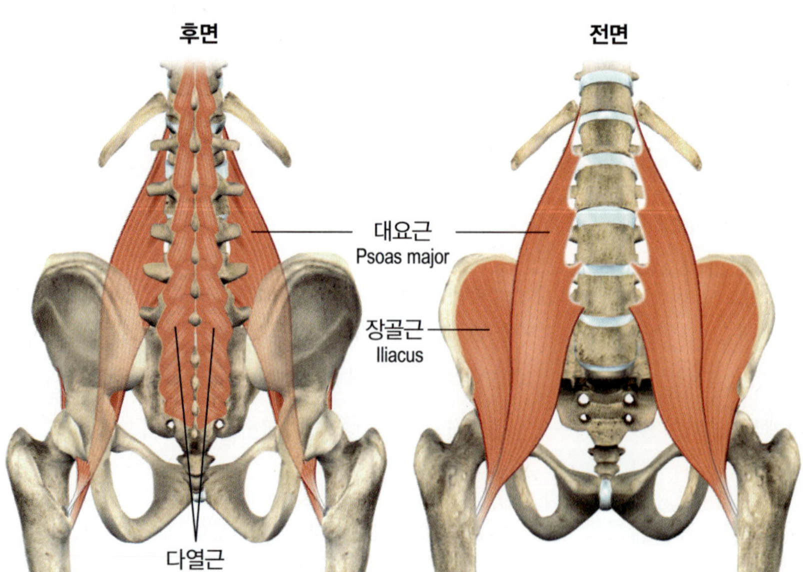

그림 3.17
대요근, 장골근, 다열근의 전후면 모습

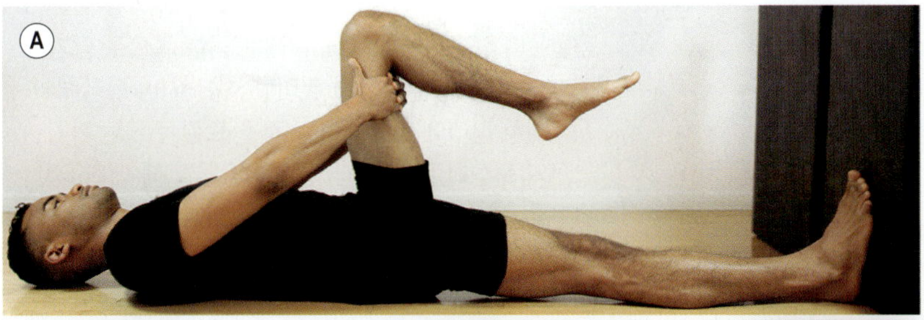

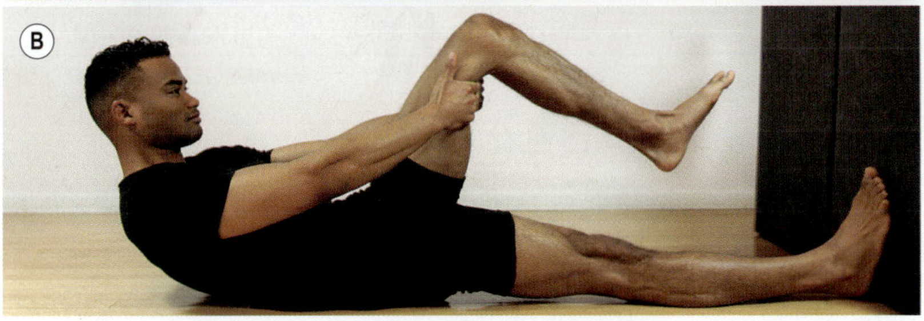

그림 3.18
A Deep trunk flexors: 시작 자세 **B** 호흡과 함께 몸통 굴곡

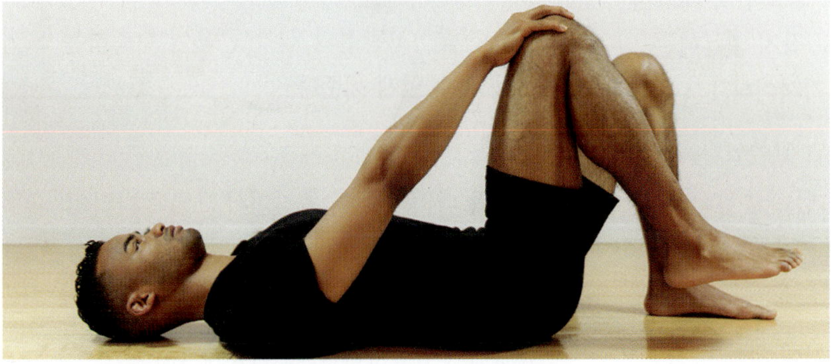

그림 3.19
대퇴부로 원 그리기

접촉하게 하면서 고관절 굴곡근(hip flexors)의 조절 능력을 만들어준다.

움직임 묘사

- 발을 바닥에 붙이고 무릎을 세운 상태로 등을 대고 눕는다.
- 골반이 매트에서 떨어지지 않게 하면서 오른쪽 무릎을 가슴 쪽으로 당긴다.
- 팔을 펴서 오른손을 무릎 위에 놓는다. 종아리와 발은 편안하게 허공에 띄워 놓는다(그림 3. 19).
- 무릎을 아래로 지긋이 눌러 대퇴골두가 절구 안으로 들어가게 한다.
- 아래로 누르는 압력을 유지한 채 절구 안으로 들어간 대퇴골이 원을 그리게 한다.
- 시계 방향과 반시계 바향으로 돌리면서 관절 중심을 느끼고 그 부근에서 돌아가도록 한다.
- 반대쪽 다리에도 시행한다.
- 다리로 원을 그릴 때 골반은 천장을 바라본 상태를 유지한다. 움직임을 만드는데 큰 힘이 들지 않기에 골반이 많이 흔들리지 않으면서 다리를 움직일 수

있을 것이다.

무릎 당기기 Knee Folds

움직임 전략 이 움직임을 통해 고관절 굴곡근(hip flexors)의 조절력을 키우고 활성화 패턴을 재교육할 수 있다.

움직임 묘사

- 무릎을 세우고 발바닥은 매트에 붙인 상태로 등을 대고 눕는다.
- 대퇴골이 절구 안으로 빨려 들어가는 느낌을 이용하여 관절낭 후면이 부드러워지게 하는 큐를 주면서 무릎을 몸통 쪽으로 당긴다.
- 무릎과 몸통 사이의 각도가 90° 정도가 될 때까지 고관절을 굽힌다(무릎을 손으로 잡지 않는다는 점만 빼고 레그 서클과 같은 포지션이다.).
- 발을 땅에 내린다. 같은 편을 3번 반복한다.
- 사타구니 부위의 근육이 활성화되는지 확인한다. 대퇴근막장근(TFL)은 과하게 활성화되지 않는다.
- 한 다리 씩 하다가 양다리를 동시에 하는 방식으로 난이도를 높인다.

체화시켜 보기!

Visual image

매트에 누워서 꼭두각시 인형을 잡아당기는 줄을 상상해보고 그 줄이 몸에 달려있다 상상해보자. 이 줄은 다리 안쪽에서 골반, 척추 나아가 횡격막(diaphragm)까지 연결되어 있다. 손으로 이 줄을 따라가본다. 꼭두각시 인형을 조종하는 사람이 이 줄을 잡아당길 경우, 이 텐션은 횡격막 근처에서부터 시작하는 요근(psoas)을 통해 골반 나아가 다리까지 전달된다. 이 텐션을 통해 다리는 몸통 쪽으로 당겨지고 발은 지면에서 들릴 것이다. 움직임이 몸통에서 시작해서 다리에서 끝난다는 것을 느낄 수 있는가? 요근의 활성화로 인해 다리를 들어 올릴 때 대퇴골이 절구로 깊게 가라앉는다는 것을 느낄 수 있는가? 움직임에 대한 시각화를 통해 이와 같은 안정화 근육이 큰 움직임에 대비할 수 있다. 이런 안정화 근육의 활성화는 모든 움직임에서 일어난다(Gibbons 2007).

요근 자가 활성화 운동

Self-activation of the psoas

Video link 3.3 Self-activation of psoas

움직임 전략 고관절의 심부 근육이 수축하는 느낌을 이해할 수 있게 해준다.

움직임 묘사

- 오른쪽 다리를 들어 올리면서 오른쪽 다리의 대퇴골두(femoral head)가 절구 안에 잘 위치하게 한다.
- 종아리와 발은 편안하게 허공에 띄운다.
- 오른손을 무릎 위에 놓는다.
- 왼손은 하복부 위에 놓는다(그림 3.20).
- 오른쪽 팔을 편 상태로 무릎을 아래로 누른다. 이를 통해 장요근(iliopsoas)과 주변 조직들의 긴장도를 높인다.
- 왼손을 통해 여러 조직들이 활성화되는 것을 느낀다.
    - ◇ 요근(psoas)은 내복사근(internal oblique)과 함께 골반을 안정화시킨다.
- 반대쪽 다리에도 시행한다.

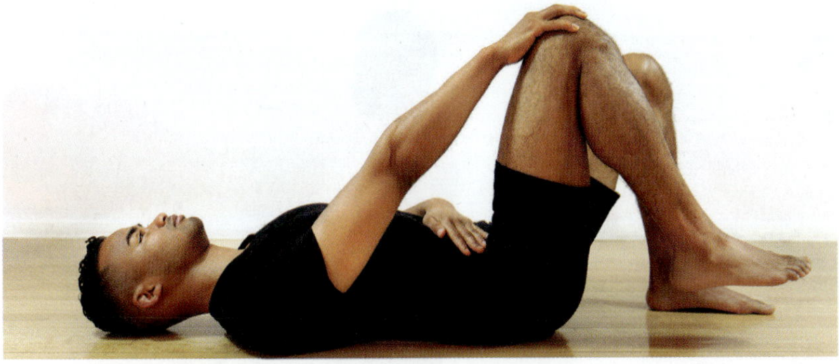

그림 3.20
대요근의 자가 활성화 티칭법

강사 노트

클라이언트가 고관절, 골반기저부(pelvic diaphragm) 및 관련 근막들을 가장 잘 느끼게 해주는 방법은 어떤 것들이 있을까? 해부학적으로 이런 근육들이 어떻게 연결되어 있는지 시각화를 시키는 것도 방법이고 심상이나 핸즈온을 통한 큐도 하나의 방법이다. 다양한 접근을 통해 어떤 것이 클라이언트에게 가장 잘 통하는지 확인한다.

고관절과 몸통 부하 운동
Loading exercises for the hip and trunk

Video link 3.4 Lean Back eccentric hip

몸통을 뒤로 기울이면서 실행하는 고관절 운동 Lean Back eccentric hip

움직임 전략 절구(acetabulum) 속에서 대퇴골두(femoral heal)가 후방으로 이동하는 움직임이 잘 일어날 경우 장요근(iliopsoas)의 신장성 수축을 통한 강화는 고관절의 굴곡(flexion), 신전(extension) 움직임을 개선시킬 수 있다. 특히 관절염이 있거나 비구순(acetabular labrum)에 문제가 있어서 고관절을 펴는 동작이 잘 안되는 클라이언트들에게 도움이 될 수 있다.

움직임 묘사

- 박스(또는 의자) 위에 앉는다.
- 허리가 꼿꼿하게 펴진 상태를 유지하면서 몸통을 앞으로 기울인다(그림 3.21 A).
- 다리와 몸통의 각도를 유지한 채 몸통을 뒤로 기울인다; 다리가 수동적으로 들린다는 느낌을 살린다.
- 몸을 다시 뒤로 기울이면서 몸통과 다리 사이의 각도가 유지될 수 있게 한쪽 다리가 몸통 쪽으로 당겨지게 한다(그림 3.21 B).
- 몸통은 뒤로 기울인 상태를 유지하면서 다리를 천천히 바닥으로 내려놓는다(그림 3.21 C).
- 발이 바닥에 닿으면 양손으로 박스(또는 의자)를 밀어서 시작 자세로 돌아온다(그림 3.21 D).
- 10–15회 반복한다.
- 이 움직임의 주된 목적은 신장성 수축(eccentric contraction) 운동이다.
- 다리를 지면에서 들어 올리거나 뒤로 기운 상태에서 시작 자세로 돌아올 때 단축성 수축(concentric contraction)이 되지 않게 한다.

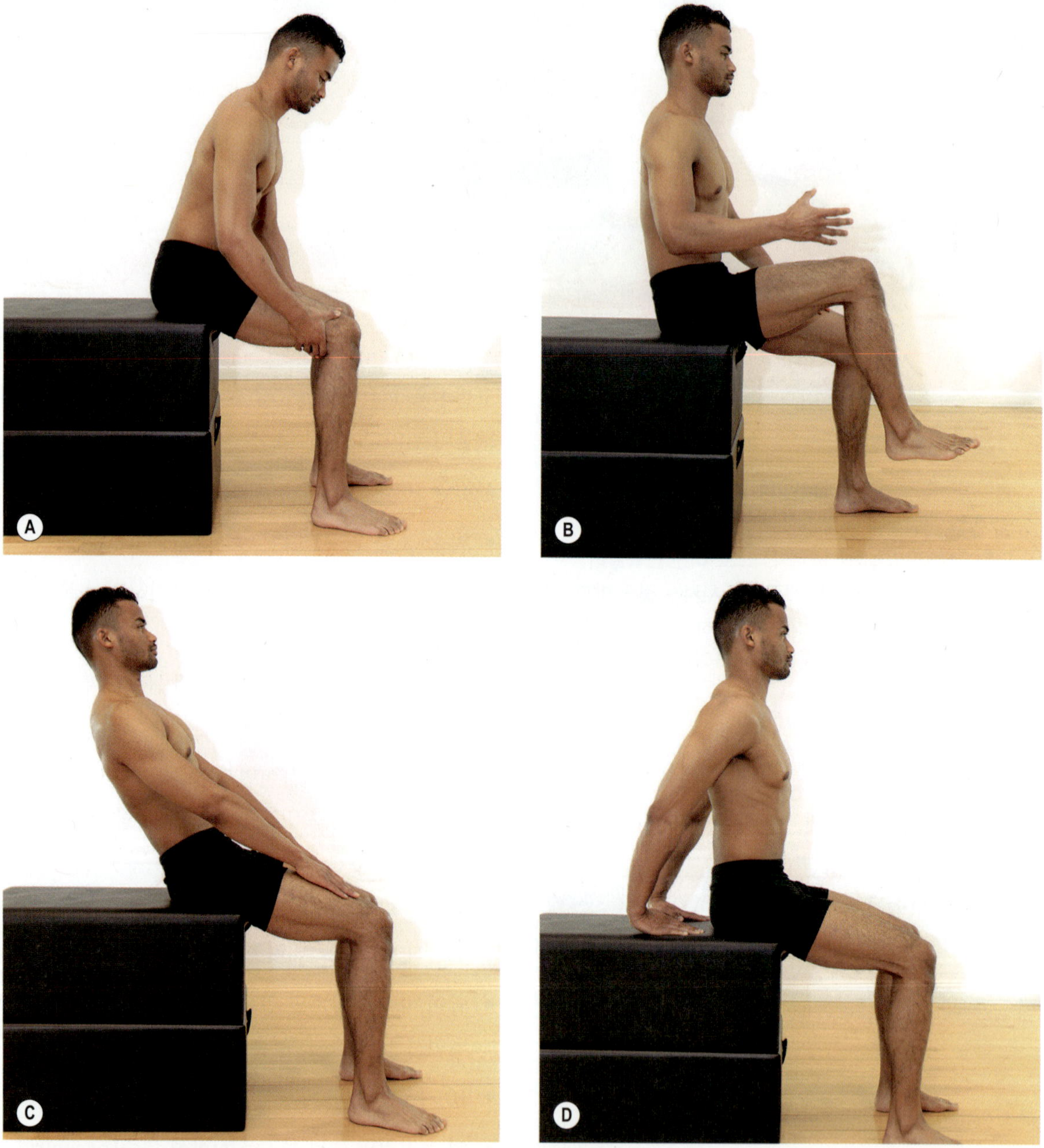

그림 3.21
A 대퇴부를 수동적으로 들어 올리기 위해 몸통을 앞으로 기울인다. **B** 다리를 아래로 내리기 위해 몸통을 뒤로 기울인다. **C** 다리가 지면에 닿을 때까지 뒤로 기울인 상태를 유지 **D** 손으로 박스를 밀어서 몸통을 곧게 세운다.

고객 케이스

몇 년간 레슨을 받았던 74세의 남성은 활동적이고 몸 상태도 좋았다. 그런데 어느 날 고관절 전면부에서 허벅지 바깥쪽으로 갑작스럽게 통증이 느껴진다면서 스튜디오로 찾아왔다. 보행을 보니 고관절의 굴곡과 신전을 피하는 움직임 패턴을 볼 수 있었고 트렌델렌버그 패턴(Trendelenburg pattern)도 살짝 보였다. 고관절 치환술(hip replacement)이 필요할 것 같다는 이야기를 했다. MRI 검사에 따르면, 비구순(acetabular labrum) 전면이 손상된 것을 제외하면 관절은 건강했다. 그래서 후방 관절낭 이완, 네발기기 자세에서의 고관절 가동 운동, 그리고 4장과 5장에 나오는 골반과 척추 운동을 시작했다. 관절 가동범위가 개선되면서 보행 패턴 재교육에 집중했다. 클라이언트의 근력 강화에 가장 도움이 되었던 운동 중 하나는 "Lean Back eccentric hip"이었다. 보행 패턴에 대한 훈련을 병행해주면서 클라이언트의 고관절은 완전히 기능을 되찾았고 통증도 사라졌다.

고관절의 내전과 외전 움직임
Medial and lateral movement of the hip

내전근(adductor) 중 특히 대내전근(adductor magnus)이 과하게 긴장할 경우, 대퇴골두(femoral head)의 내측으로 슬라이드가 제한되며 고관절 외측의 근막 시스템이 활성화된다. 내측으로의 슬라이드가 잘 일어날 경우, 고관절 외측의 근육의 긴장도도 적정 톤을 유지하게 된다. 관절의 부수적인 움직임을 회복시킨 뒤 고관절 외측을 강화가 관절 포지션의 정상화를 위한 시퀀스이다.

이완 및 재조직화를 위한 동작
Releases and re-organizing movements

대내전근 근에너지기법 및 내측으로의 슬라이드 Adductor magnus MET and medial spin with Cadillac trapeze

Video link 3.5 Adductor magnus MET and medial spin with Cadillac trapeze

움직임 전략 근에너지기법(MET)을 통해 대내전근(adductor magnus)의 긴장도를 낮추고 대퇴골두의 내측으로의 슬라이드를 개선시킨다.

움직임 묘사

이 테크닉은 필라테스 캐딜락(Pilates Cadillac)의 트래피즈(trapeze)를 활용해서, 운동시키는 다리를 지지해줌과 동시에 고관절의 움직임을 만들고 저항을 통해 강화까지 시킬 수 있다.

- 캐딜락에 트래피즈를 건다.
- 운동 시키려는 다리를 위쪽에 위치하게 해서 옆으로 눕는다.
- 아래에 위치한 팔은 길게 뻗어서 푸쉬 바(push-through bar)를 잡는다.
- 허벅지 내측을 트래피즈에 걸되 사타구니에 가까운 부위가 걸리게 한다. 무릎을 구부리고 고관절부터 무릎 발목이 일직선 상에 놓이게 한다(내회전이나 외회전이 일어나지 않게 한다)(그림 3.22).
- 클라이언트 뒤에 서서 한 손을 허벅지 앞으로 감싸면서 다리를 지지해준다.

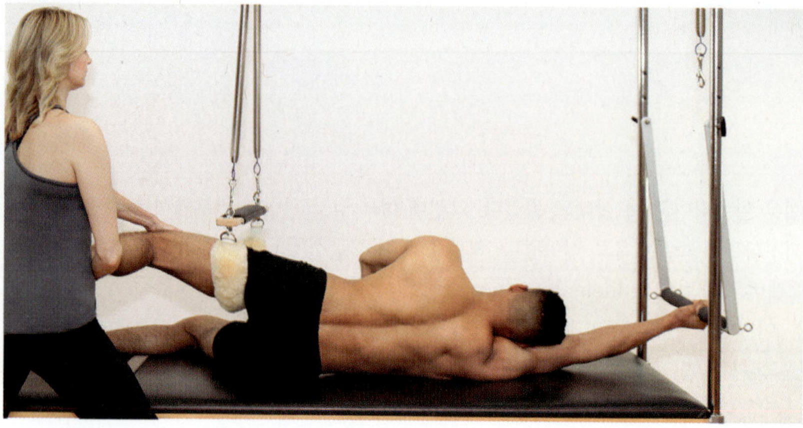

그림 3.22
캐딜락에서 대내전근에 대한 근에너지기법

- 무릎 아래를 잡아서 안정시켜준다.
- 다리의 정렬을 유지하면서 동작을 시행한다.
- 클라이언트에게 스트랩을 아래로 약간 누르라는 큐를 준다.
- 저항을 5초 정도 유지한다.
- 이완시키면서 스프링이 원 상태로 돌아가게 하면서 허벅지 내측이 길어지는 것을 느낀다.
- 대퇴골두가 절구 안으로 깊게 들어갈 수 있게 움직임을 보조해준다.
- 골반이 위아래로 움직이지 않게 한다.
- 3–5회 반복한다.

강사 노트

고관절의 수많은 조직들을 다양한 방향으로 자극시켜 본다. 다리의 전면부부터 후면부까지 가장 효과적으로 작동하는 각도를 찾아본다. 옆으로 누운 자세에서 고관절의 내측으로의 움직임이 원활한 골반 포지션을 핸즈온을 통해 찾아본다. 명심할 것은 핸즈온을 통한 움직임 활성화는 통증이 아닌 편안함을 느껴야 한다.

활성화와 가동성을 위한 운동

Exercises for activation and mobility

Leg Slide on the wall

움직임 전략 대내전근(adductor magnus)에 대한 근에너지기법 이후 고관절의 내측 슬라이드의 새로운 느낌을 알게 해준다. 고관절 외측 심부 근막 시스템을 활성화시킨다.

움직임 묘사

- 벽을 기대고 옆으로 눕는다. 운동시키려는 쪽 다리가 위로 올라오게 한다.
- 뒤통수, 흉곽, 천골(sacrum)과 양 뒤꿈치가 벽에 닿게 한다(그림 3.23 A).
- 골반의 양측이 벽과 잘 밀착하고 있는지 확인한다.
- 강사나 클라이언트가 골반의 상부를 잘 잡아서 골반이 위로 들리지 않게(NO HIP HIKING) 고정할 수 있다.
- 클라이언트에게 위에 놓인 다리가 벽을 따라 올라가게 큐를 준다(그림 3.23 B).
- 이 과정을 10–15회 반복하며 근육에서 타는 듯한 느낌이 나면 잠시 쉬었다가 다시 두 번째 세트를

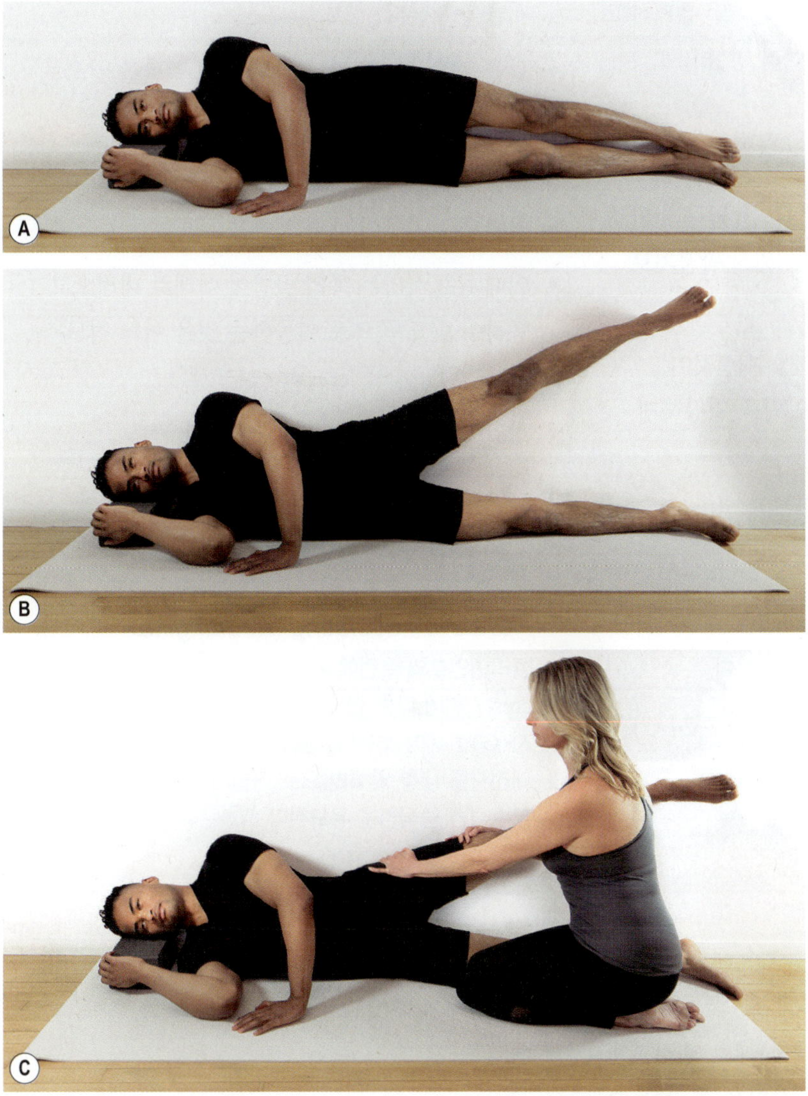

그림 3.23
A 벽에 댄 상태로 하지 슬라이드: 시작 자세 **B** 벽면을 따라 다리가 슬라이딩 **C** 핸즈온

반복한다.

심화 과정

레그 슬라이드 움직임에 대한 핸즈온

핸즈온 스킬을 통해 고관절의 가동을 잘 조절해준다. 클라이언트의 골반 정도 위치에 앉는다. 한 팔로 클라이언트의 다리 아래로 감싸고 나머지 손은 클라이언트의 대전자(GT) 위에 놓는다(그림 3.23 C). 클라이언트가 다리를 들어 올릴 때 다리를 아래로 잡아당기면서 대전자를 지면을 향해 누른다.

Side Kick

움직임 전략 클래식 필라테스 매트 동작이며 고유수용성 감각 자극을 위한 미니볼과 함께 시행할 수

있다. 미니볼을 통해 몸통이 포지션을 잘 유지하고 있는지 체크할 수 있다. 고관절에 여러 방향으로 자극을 가한다.

움직임 묘사

- 미니볼 위에 옆으로 눕는다. 미니볼은 옆구리 아래에 위치하게 하며 손을 머리 뒤로 해서 팔꿈치로 지면을 지지한다(그림 3.24 A).
- 볼을 지나치게 누르면서 편안하게 쉬는 것이 아니다. 옆구리가 볼을 누르는 압력을 일정하게 유지하려 한다.
- 위에 위치한 팔꿈치는 천장을 향하게 한다.
- 위에 위치한 다리를 골반 높이까지 든다(그림 3.24 B).
- 한쪽 다리를 드는 동작을 10번 반복한다.
- 골반 높이까지 앞 뒤로 킥을 한다(그림 3.24 C).
- 10번 반복한다.

매직 서클을 활용한 대퇴골 활주

Femoral Glide with Magic Circle

움직임 전략 고관절 외측의 근막 시스템을 활성화시켜서 고관절이 내측으로 이동하게 할 수 있다. 또한 내측으로 이동하는 쪽의 골반이 아래로 내려오게 하는 기능적 움직임 및 흉곽의 움직임을 촉진할 수 있다("Hip Sway Test" p.80를 참조).

움직임 묘사

- 벽이나 캐딜락 옆에 선다. 운동시키려는 측이 벽의 반대편에 위치하게 한다.
- 매직 서클(Magic Circle)을 벽과 골반 사이에 둔다(그림 3.25).
- 양 발에 적절한 무게가 실리도록 정렬을 잡고 매직 서클을 누른다.
- 팔을 앞으로 내밀거나 팔짱을 끼고 팔을 앞으로 든다.
- 테라밴드(Theraband)로 흉곽을 감는다.
- 골반으로 지긋이 매직 서클을 누른다.
- 이때 운동시키는 쪽의 골반이 아래로 내려오고 흉곽이 밴드 쪽으로 이동하는 것을 어느 정도 허용한다.
- 정확하게 움직이는 것이 중요하다.

심화 과정

Hands-on assisting medial glide

클라이언트의 측면에 서서 한 손은 장골능선(iliac crest) 위에 다른 한 손은 가볍게 주먹을 쥐고 대전자(GT) 위에 놓는다. 클라이언트가 서클을 누를 때 대전자를 내측 및 하방으로 가볍게 눌러서 관절의 부수적인 움직임을 유도한다.

캐딜락에서 할 수 있는 고관절과 체간 측면 협응 운동

Lateral coordination of the hip and trunk on Cadillac and trapeze

(D'Silva 2018)

움직임 전략 대퇴골이 고정된 상태에서 골반의 움직임을 통해 고관절의 근막 시스템을 활성화시킨다. 모든 방향으로 고관절의 가동성을 개선시킨다.

움직임 묘사

- 옆으로 누운 자세에서 위에 놓인 다리를 트래피즈 위에 갈고리처럼 걸친다(그림 3.26 A).
- 골반을 살짝 앞뒤로 움직여서 고관절에서의 움직임

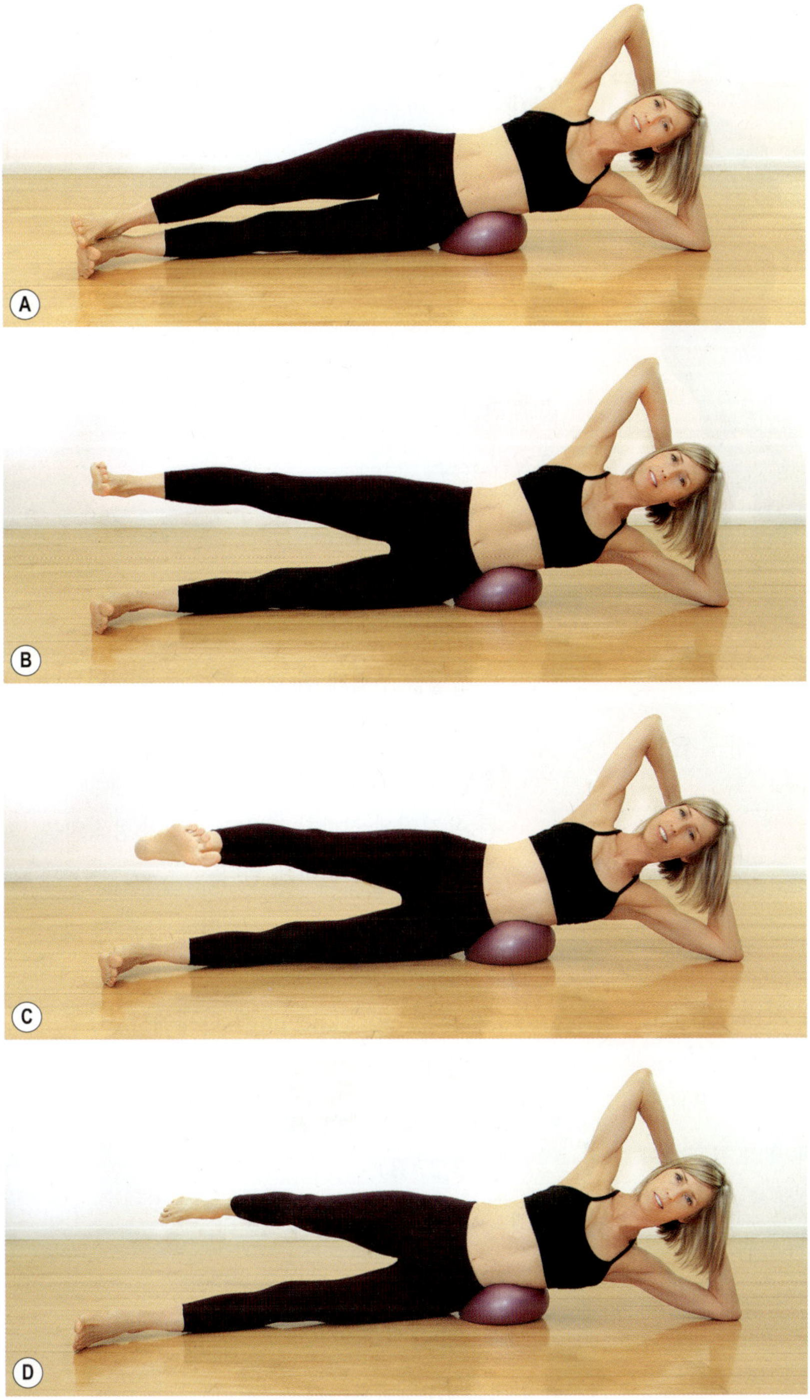

그림 3.24
A Side Kick: 시작 자세
B 고관절 외전
C & D 앞뒤로 킥

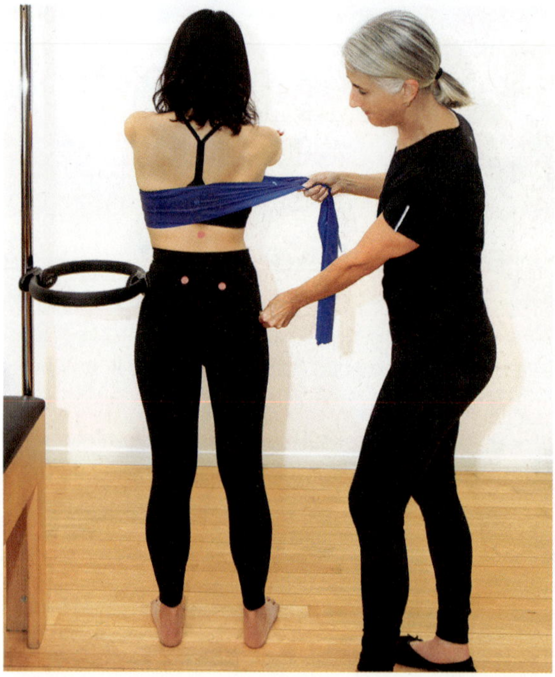

그림 3.25
매직 서클을 활용한 우측 고관절 글라이드, 요추 우측으로 활주, 흉곽 좌측으로 활주

을 만들어본다.

- 골반이 최대한 수직이 될 수 있는 자세를 찾는다.
- 골반을 들어 올려서 아래에 놓인 다리의 외전근(abductors)과 위에 위치한 다리의 내전근(adductor)을 활성화시킨다(그림 3.26 B).
- 위에 위치한 다리로 골반을 들어 올린 상태에서 아래에 놓인 다리 전체를 테이블에서 들어 올리는 방식으로 난이도를 높일 수 있다(그림 3.26 C).
- 다리는 아래로 내리되 골반은 들린 상태를 유지한다.
- 골반을 테이블 위에 내려 놓는다.
- 5–10회 반복한다.
- 골반이 위로 들린 상태에서 아래 다리를 올렸다 내렸다를 반복한다.

리포머에서의 사이드 스플릿: 대퇴골의 내외측으로의 움직임

Side Splits on Reformer: femoral medial and lateral spin

움직임 전략 고관절의 내외측의 움직임을 동시에 좋게 한다.

움직임 묘사

- 리포머(reformer)에 가벼운 스프링을 건다.
- 약한 스프링은 고관절의 내측 슬라이드와 같은 부수적 움직임이 더 잘 나오게 할 수 있다.
    - ◇ 스프링을 무겁게 걸 경우 부수적 움직임보다 큼지막한 움직임에 집중하게 된다.
    - ◇ 부수적인 움직임이 잘 나오지 않을 때 큰 움직임에 집중할 경우 부수적인 움직임을 찾을 기회를 상실하게 된다.
- 한 다리는 플랫폼(platform) 위에 다른 한 다리는 캐리지(carriage) 위에 놓는다(그림 3.27 A). 무릎을 꿇은 닐링(kneeling) 자세에서도 할 수 있다.
- 밀고 나갈 때 흉곽이 먼저 움직인다(그림 3.27 B).
- 캐리지를 플랫폼에서 밀어낸다.
- 캐리지가 천천히 돌아오게 한다.
- 발목 내측에서 골반으로 올라오는 흐름을 느낀다.
- 양쪽을 10번 반복한다.

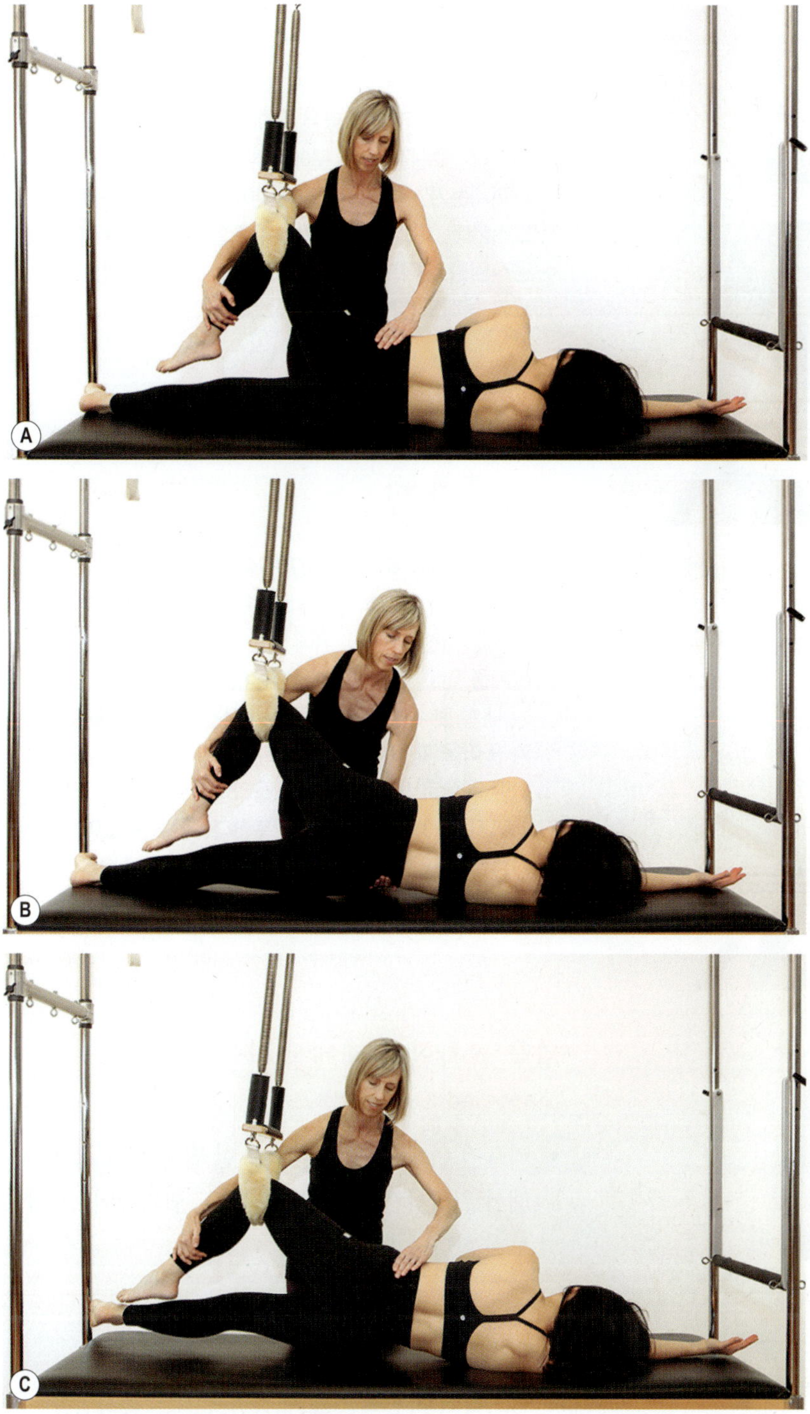

그림 3.26
A 고관절과 체간 측면 협응 운동: 시작 자세
B 골반 거상
C 추가적으로 다리를 들어 올린다.

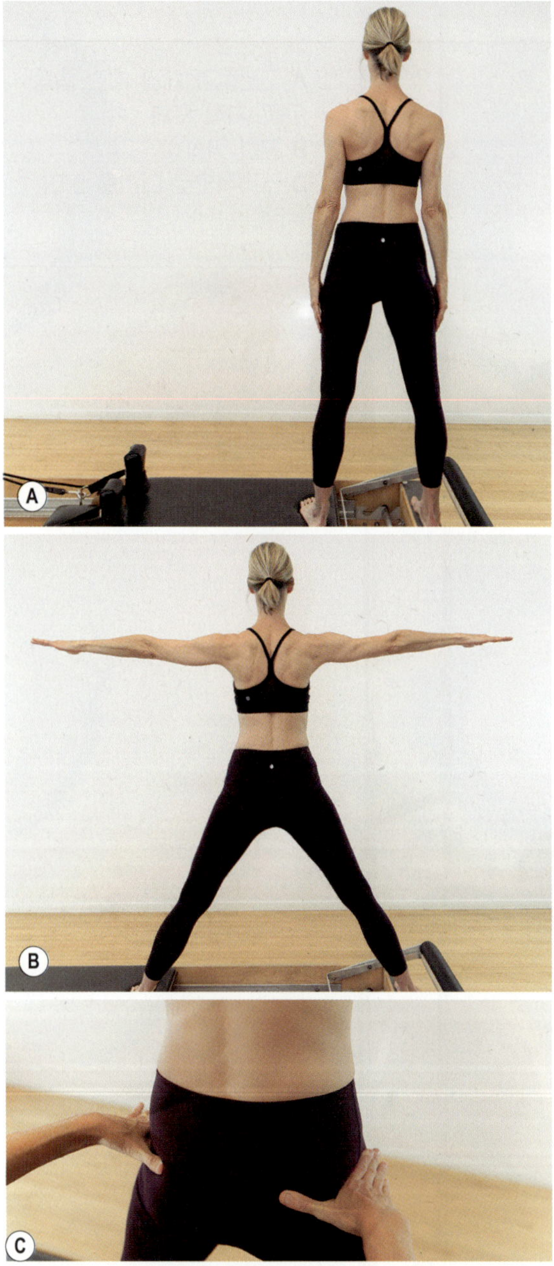

그림 3.27
A 리포머 위에서 사이드 스플리츠 동작(Side Splits) 시작 자세 **B** 캐리지를 밀면서 양팔을 벌리기 **C** 핸즈온

강사 노트

위의 운동을 무릎을 꿇은 상태 또는 누운 상태에서도 해본다. 고관절 깊은 곳에서부터 부수적인 움직임이 느껴지는가? 대퇴골두의 슬라이드를 머리 속으로 그려본다. 이와 같은 스핀을 유도할 수 있는 필라테스 움직임을 찾아보자. 같은 원리를 적용할 수 있는 요가 동작도 찾아보자.

심화 과정

Hands-on assisting medial glide

내측으로의 부수적 움직임을 좋게 하기 위해 양손의 내측을 대전자(GT) 위에 놓는다(그림 3.27 C). 캐리지를 밀고 나갈 때 그 움직임을 따라가면서 대전자가 내측 및 하방으로 이동하는 것을 느낀다. 캐리지가 돌아올 때 이와 같은 핸즈온을 하지 않는다. 어떤 식으로 움직여야 할지 클라이언트가 감을 잡을 때까지 2-3회 이 과정을 반복한다. 핸즈온 없이 가능할 수 있을 정도로 클라이언트가 감을 잡았다면 스프링 강도를 높여볼 수 있다.

발을 교차한 상태에서 사이드 스플릿

Staggered Step Slide Splits

- 리포머 위에 한 발은 앞으로 한 발은 뒤로 교차해서 위치시킨다(그림 3.28 A). 발가락이 정면을 보게 한다.
- 움직임은 발에서 시작하며 흉곽이 측면으로 이동하는 것을 느끼면서 체중을 이동시킨다.
- 발가락이 바깥쪽을 보게 하면서 같은 움직임을 해본다(그림 3.28 B).

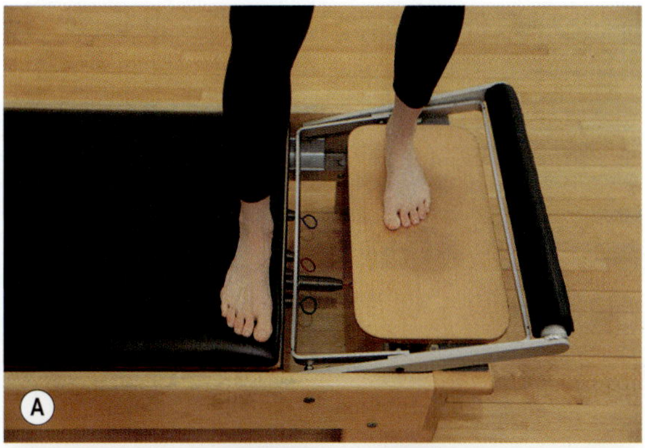

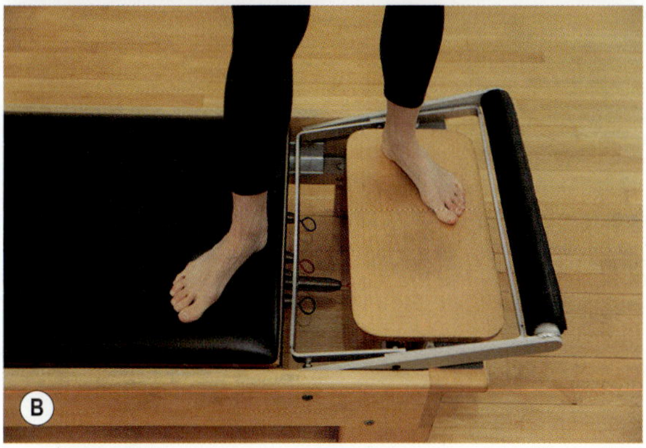

그림 3.28
A 발가락이 앞으로 보게 해서 앞뒤로 교차해서 선 자세 **B** 발가락이 바깥쪽을 보게 해서 앞뒤로 교차해서 선 자세

보행 시 고관절 신전 및 척추에서 일어나는 나선형 움직임

Hip extension and spinal spiral in gait

고관절은 지면과 접촉하면서 몸 전체를 밀고 당기는 식의 반대되는 움직임을 반복하는 관절이다. 고관절 뒤편의 근육은 보행 시 앞으로 내딛는 다리의 브레이크 역할을 하면서 동시에 지면을 밀어내면서 신체를 앞으로 밀어내는 힘을 낸다. 이렇게 복잡한 역할을 하는 관절이 고관절이고 이 관절을 다방면으로 강화시킬 경우 보행 패턴까지 개선된다. 척추는 꼬였다가 풀리면서 골반과 다리를 움직인다. 이렇게 역동적인 보행 패턴을 잘 훈련시키기 위해 골반과 척추가 고관절과 어떤 관계에 있는지 이해해야 한다.

심화 과정

고관절 후면부 근육의 약화는 전면 근육이 지나치게 긴장하고 있거나 근막 시스템의 미끄러짐(gliding) 특히 장요근(iliopsoas)과 고관절 관절낭 간의 미끄러짐이 잘 일어나지 않아서 일 수 있다(Yerys et al. 2002). 전면부에서 제한은 고관절 신전(hip extension) 동작에 지장을 주게 된다. 보행 시 전면부의 긴장과 동시에 뒷꿈치를 드는 동작이 잘 되지 않을 경우, 중추신경계에서는 고관절을 제한된 범위를 넘어선 움직임이 일어나지 않게 보호하려 한다. 게다가 발에서 나선형 움직임이 일어나지 않고 뒷꿈치를 들어 올릴 때 발목관절에서의 회외(supination)가 일어나지 않을 경우 비복근(gastrocnemius)과 가자미근(soleus) 같은 근육은 브레이크 작용을 충분히 수행하지 못하게 되어, 다음 걸음을 걸으면서 다리를 앞으로 내딛으려 할 때 무릎을 굽히는 방식으로 역할을 바꾼다.

이완과 재조직화를 위한 동작

Releases and re-organizing movements

고관절 후면부를 강화하기 전에 전면부를 잘 이완시켜야 보호기전이 사라지고 가동범위가 원활하게 나오며 그래야 후면부 근육의 동원도 용이 해진다. 고관절을 트레이닝 시킬 때 고관절만이 아닌 무릎과 발목까지 같이 봐야 한다.

무릎 대고 런지 Kneeling lunge stretch

움직임 전략 천골(sacrum)과 고관절 전면부 사이의 움직임을 원활하게 해주면서 몸통과 고관절 전면

부 근육의 신장성 운동을 시킨다.

움직임 묘사

- 한쪽 무릎을 매트에 대고 다른 쪽 다리는 발바닥이 지면에 닿게 해서 무릎을 세운다(그림 3.29 A).
- 양 엄지손가락이 천골(sacrum) 부위에 닿게 하고 검지손가락 부위는 골반 위편을 감싼다.
- 골반이 앞으로 기울 때 천골이 아래로 움직이게 한다.
- 동시에 흉곽의 갈비뼈는 위로 올라가게 한다(그림 3.29 B).

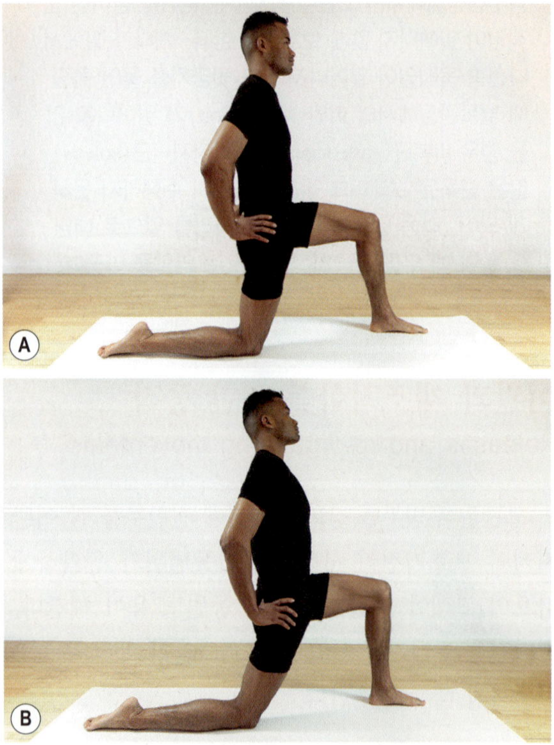

그림 3.29
A 무릎 대고 런지 시작 자세 **B** 가슴을 들어 올리면서 몸을 앞으로 이동한다.

- 골반과 척추가 앞으로 기울 때 대퇴골두가 고관절 내에서 앞으로 지나치게 이동하지 않는지 골반과 잘 맞물리면서 움직이는지 확인한다.

활성화 및 가동성을 위한 운동
Exercises for activation and mobility

리포머에서 골반을 하강시키면서 런지
Lunge with hip drop on reformer

Video link 3.6 Lunge with hip drop on Reformer

움직임 전략 리포머 숄더 레스트(shoulder rest)에 발을 대고 캐리지(carriage)를 뒤로 밀어서 고관절 후면부를 활성화시킨다. 미는 다리 쪽 골반이 아래로 내려가면서 고관절 외측의 외회전근(external rotators)이 활성화되면서 대퇴골의 전하방 슬라이드가 일어난다. 대둔근(gluteus maximus)이 고관절 심부층의 근막과 협응해서 활성화된다.

움직임 묘사

- 풋바(foot bar) 쪽을 바라보며 캐리지 위에 무릎을 올려놓는다. 발가락은 젖혀서 발뒤꿈치는 숄더 레스트에 붙이고 발 볼 쪽이 캐리지와 닿는다. 반대 발은 리포머 앞쪽 모서리 근처를 지지한다.
- 풋바는 높게 설정한 상태에서 캐리지에는 중간 강도의 스프링을 하나 건다.
- 골반이 수평을 유지하고 있는지 확인한다(소도구를 이용해 높이를 맞춰준다).
- 지지하고 있는 다리의 무릎을 구부려서 발목 관절 위에 무릎관절이 위치하도록, 경골(tibia)이 지면과 수직을 유지하게 한다.

- 캐리지 위에 위치한 무릎에 체중 75%를 싣는다.
- 캐리지를 움직일 때 다음과 같은 전략을 사용한다.
  - ◇ 숄더 레스트에 위치한 발은 강하게 뒤로 민다.
  - ◇ 지지하고 있는 다리 쪽의 골반이 앞으로 기울어서 고관절 굴곡(hip flexion)이 일어나게 한다. 다만 무릎관절은 구부러지거나 앞뒤로 이동하지 않도록 한다.
- 골반이 돌아가거나 수평이 무너지려 하는 순간 캐리지를 더 이상 움직이지 않게 한다(그림 3.30 B).
- 멈춘 상태에서 들이마신다.
- 내쉬는 호흡에 캐리지 쪽에 위치한 골반을 의도적으로 아래로 내린다. 흉곽은 움직이지 않게 골반만 멀어지게 해서 결과적으로 척추가 가쪽으로 휘게 된다(그림 3.30 C).
- 골반은 더 이상 수평을 유지하지 않게 되며 한쪽 부위에서는 골반과 흉곽이 서로 멀어지게 한다.
- 시작 자세로 돌아온다.
- 3번 반복한다.

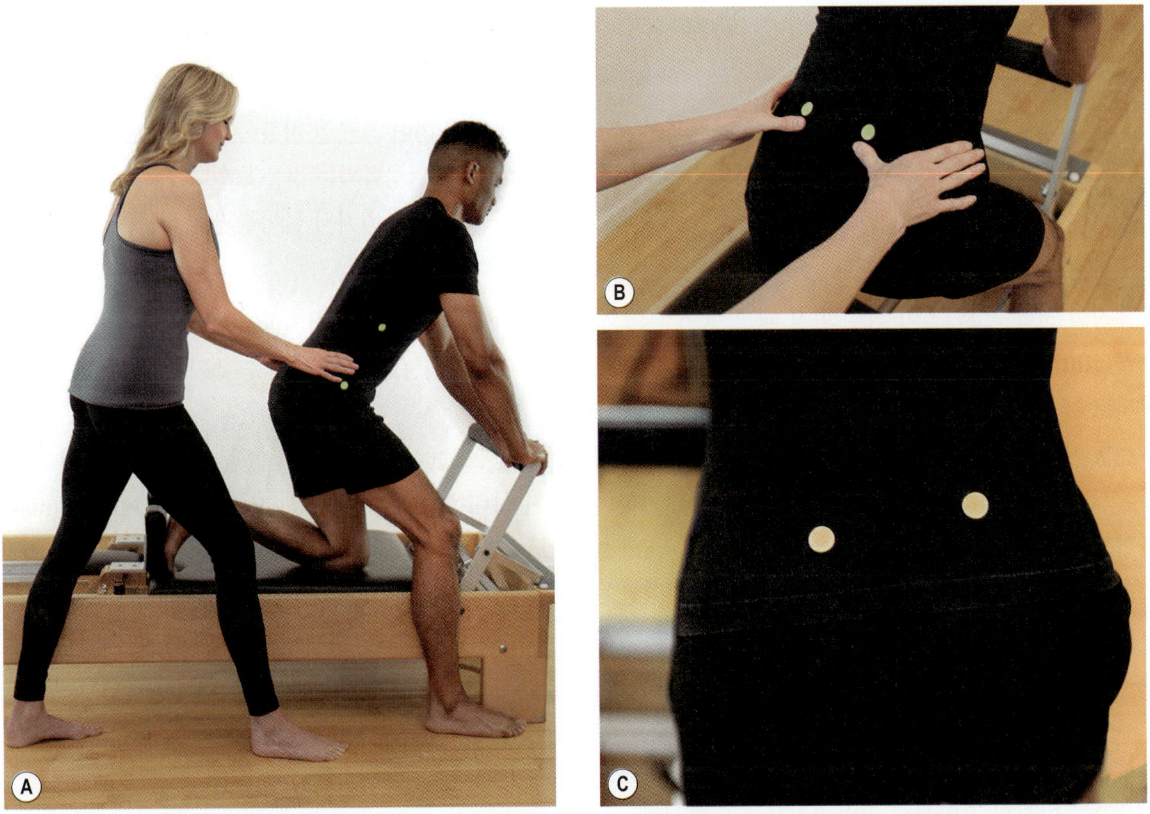

그림 3.30 **A** 리포머에서 골반을 하강시키면서 런지: 시작 자세 **B** 캐리지를 밀어낼 때 핸즈온 **C** 골반의 수평이 무너진 모습(Unleveling the pelvis)

심화 과정

골반에서 고관절까지의 움직임을 활성화하기 위해 수평을 유지하고 있는 골반에 손을 대는 방식의 핸즈온을 시도해본다(그림 3.30 B). 손을 흉곽 최하단부에 대고 이 부근의 척추를 안정시켜 흉곽의 움직임을 제한한 상태에서 아래의 요추(lumbar spine)만 움직이게 해본다. 손을 통해 클라이언트의 움직임을 느끼면서 클라이언트로 하여금 고관절 뒤편의 근육들이 활성화되는 느낌과 고관절에서 골반이 고정된 대퇴골에 비해 하방으로 이동하는 느낌을 갖을 수 있게 가이드 해본다.

엎드린 자세에서 대퇴골의 나선형 움직임

Spiral of femurs prone

Video link 3.7 Spiral of femurs prone

움직임 전략 고관절이 뒤로 펴질 때 골반 상부의 장골(ilium)은 중심선을 향해 모이면서 하부 좌골이 서로 벌어질 때 고관절에서 일어나는 내측으로의 나선형 비틀림을 느낀다. 이를 통해 천골(sacrum)의 앞끄덕임(nutation)이 일어나면서 천골이 안전하면서 기능적인 포지션에 있을 수 있게 해준다(4장에서 좀 더 자세히 다룸). 이 동작의 목적은 대퇴골두(femoral head)가 전방으로 잘 슬라이드 할 수 있게 해줘서 고관절이 제 위치에 있도록 도와주고, 고관절에서 신전(hip extension) 할 수 있는 능력을 향상시키는 데에 있다. 이는 고관절을 둘러싸고 있는 다양한 방향의 근막부터 골반기저부까지 활성화한다.

움직임 묘사

- 엎드린 상태에서 시작
- 몸통을 정렬한 상태에서 대퇴골을 내측으로 회전시켜서 발뒤꿈치가 바깥쪽을 보게 한다(그림 3.31 A).
- 대퇴골 사이에 나무 블록을 하나 놓는다.
- 바깥쪽을 바라보고 있는 뒤꿈치가 안쪽으로 모이면서 천장을 향하게 한다.
- 허벅지도 살짝 움직이면서 블록을 향해 가까워지게 된다.
- 발뒤꿈치가 내측을 향해 가까워지더라도 좌골 사이의 거리는 유지한다(그림 3.31 B).
- 발뒤꿈치 내측에서부터 정강이 내측이 연결되는 것을 느끼며 고관절 바깥쪽 외전근(hip abductors)이 활성화되는 것을 느낀다. 양 허벅지가 블록을 향해 가까워지되 블록을 일부러 쥐어 짜듯이 압박하지 않는다.
- 이때의 느낌 및 뒤꿈치에서부터 허벅지까지 활성화되는 근육의 느낌을 잘 새긴다.

주의 고관절에 관절염이 있을 경우 이 운동을 굴곡된 상태에서 하기를 권장한다. 대둔근(gluteus maximus)이 약한 상태에서 고관절을 신전시킬 경우 고관절 전방 관절낭에 큰 힘이 가해진다(Lewis and Garibay 2015). 엎드릴 경우 고관절은 신전된다. 관절염이 있는 사람에게는 박스를 대줘서 고관절을 어느 정도 굴곡 시킨 뒤 그 위에서 고관절을 신전시키는 동작이 더 권장된다.

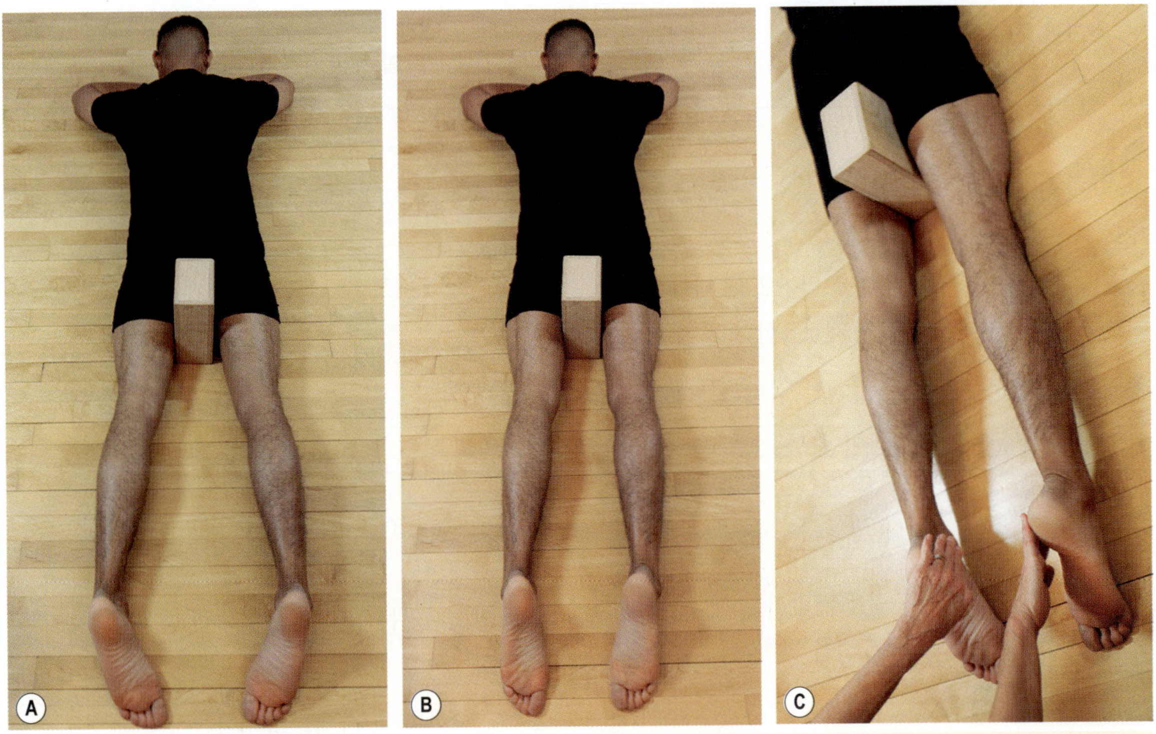

그림 3.31
A 엎드린 자세에서 대퇴골의 나선형 움직임: 시작 자세 **B** 하지가 정렬된 자세 **C** 핸즈온

강사 노트

나무 블록이 클라이언트의 인지를 향상시키는지 관찰해본다. 대퇴골이 내측으로 회전할 때 우리 몸은 이에 어떻게 적응하는가? 천골(sacrum)의 변화가 확인되는가? 내측 선을 따라 골반기저부 및 코어까지 힘이 연결되는 것을 느낄 수 있는가?

심화 과정

핸즈온

강사가 클라이언트 발에 손을 대는 핸즈온을 통해 인지를 향상시킬 수 있다(그림 3.31 C). 클라이언트의 뒤꿈치가 강사가 대고 있는 손바닥을 향해 굴러가서 뒤꿈치가 좌골과 같은 라인을 유지할 수 있게 하라는 큐를 준다. 뒤꿈치는 중심부를 향해 움직이지만 좌골은 벌어진 상태를 유지하도록 큐를 준다.

이와 같은 정렬을 유지한 상태에서 한 다리를 들거나 양 다리를 드는 방식으로 난이도를 높일 수 있다.

이 운동을 하기 전에 몸통 정렬이 무너지지 않으면서 다리가 내측으로 잘 돌아가게 하기 위해 고관절 전면부를 잘 이완시킬 필요가 있다.

Video link 3.8 Push-off hip extension

지면을 밀어내는 신전 움직임

Push-off hip extension

움직임 전략 보행에서 지면을 밀어낼 때 발에서 척추까지 연결시키는 조절을 재교육한다.

움직임 묘사

- 앞에서 한 운동처럼 클라이언트는 엎드린 상태에서 시작
- 양손을 포개서 이마를 받쳐준다.
- 왼쪽 무릎의 힘을 부드럽게 빼면서 발가락을 당겨서 발 볼(metatarsals)에 발을 받친다(그림 3.22 A).
- 발의 무게를 발 볼 전체에 잘 분산시키는 도중에 엄지발가락의 중족지절간 관절(metatarsophalangeal joint or MP joint)에 좀 더 많은 무게가 실리게 한다.
- 손가락 하나를 발뒤꿈치 중심부에 놓고 클라이언트로 하여금 손가락을 밀어내라는 큐를 준다.
- 클라이언트는 발목을 당기고 고관절을 펴서 무릎이 젖혀지게 한다.
- 다음을 관찰한다.
  - ◇ 다리에서 나선형 비틀림이 일어나는지 본다.
  - ◇ 햄스트링(hamstring) – 둔근(gluteals) – 건너편의 척추를 안정시키는 근육 – 척추를 안정시키는 양 측의 근육들이 활성화되는지를 본다.
  - ◇ 골반은 중립 자세를 유지하는지 본다.

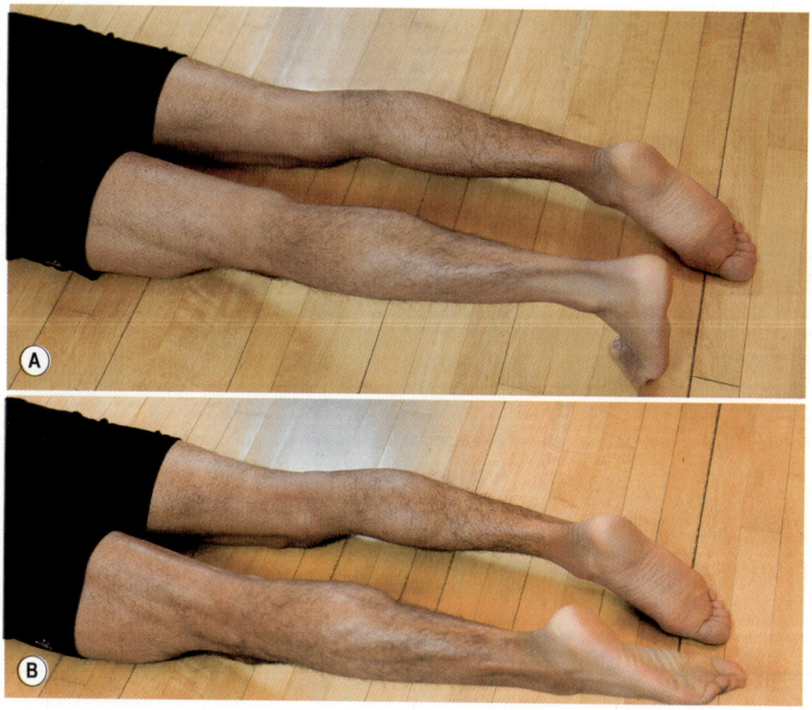

그림 3.32
A 지면을 밀어내는 신전 움직임 **B** 다리 거상

- 이 패턴에 대한 감을 잡을 때까지 5–8회 반복한다.
- 반대쪽에도 시행한다.
- 핸즈온을 하지 않은 상태에서 클라이언트 스스로 해보도록 한다.
- 이 패턴을 잘 익혔다는 생각이 들 경우 발가락을 매트에서 뗀 상태에서 이 과정을 반복하는 식으로 난이도를 높인다.
- 대퇴골은 허공에 고정한 채 발가락을 포인해서 저측굴곡(plantarflexion)이 일어나게 한다(그림 3.32 B).
- 고관절에서의 신전(hip extension)은 유지한 채 발목을 당겨서 발가락이 매트 위에 다시 오도록 한다.
- 무릎관절의 힘을 부드럽게 풀고 마무리한다.
- 10–15회 반복

고관절 후면부 부하 운동
Loading exercises for the posterior hip

박스에서 고관절 신전 운동
Hip extension prep on box

움직임 전략 고관절 뒤편을 활성화하기 위한 운동으로서 뒤에 있을 리포머 위에서 하는 닫힌 사슬 운동 전에 시도해 볼 수 있는 동작이다. 고관절 신전이 잘 되지 않고 고관절 뒤편 근육을 잘 활성화시키지 못하는 클라이언트들이 효과를 볼 수 있다.

움직임 묘사

- 리포머 박스나 테이블 가장자리에 고관절이 위치하도록 엎드린다. 무릎은 구부러진 채로 매달려 있고 발 끝은 바닥 위에 놓이게 한다(그림 3.33 A).
- 척추가 길어지게 하면서 무릎이 바닥으로 더 내려가는 것을 느낀다.
- 무릎이 아래로 내려가게 하되 골반은 틀어지지 않게 한다.
- 발을 미끄러뜨리면서 박스에서 멀어지게 하는 방식으로 무릎이 편다(그림 3.33 B).
- 다리가 완전히 펴지면 그때 다리가 내측을 본 상태를 유지하면서 허벅지를 들어 올린다(그림 3.33 C).
- 골반은 박스 위에서 틀어지지 않게 하되 천골(sacrum)은 앞끄덕임(nutation) 방향으로 움직인다.
- 다리가 어떤 경로로 움직이는지 확인한다(다리가 바깥쪽으로 벌어지는 경향을 보인다).
- 10–15회 반복
- 움직임이 일관성 있게 나오면 발목에 중량을 거는 방식으로 난이도를 높인다.

리포머 위에서 박스 대고 스완
Swan on the Reformer using the box

움직임 전략 이 운동은 적절한 정렬에 대한 감각과 고관절 근육들의 건강한 동원, 그리고 전신이 펴지는 느낌을 모두 통합한다. 다리는 리포머 프레임에 고정된 상태에서 골반이 다리 위에서 움직인다.

움직임 묘사

- 리포머 위에 박스를 길게 놓고 중간 스프링 1(1 red) 또는, 중간 스프링 1과 약한 스프링 1(1 red & 1 blue) 정도를 건다.
- 스트랩 방향을 바라보고 리포머 위에 엎드린다. 위에서 했던 동작처럼 고관절이 박스의 모서리에 위치하게 한다. 양 발의 발 볼은 리포머 프레임

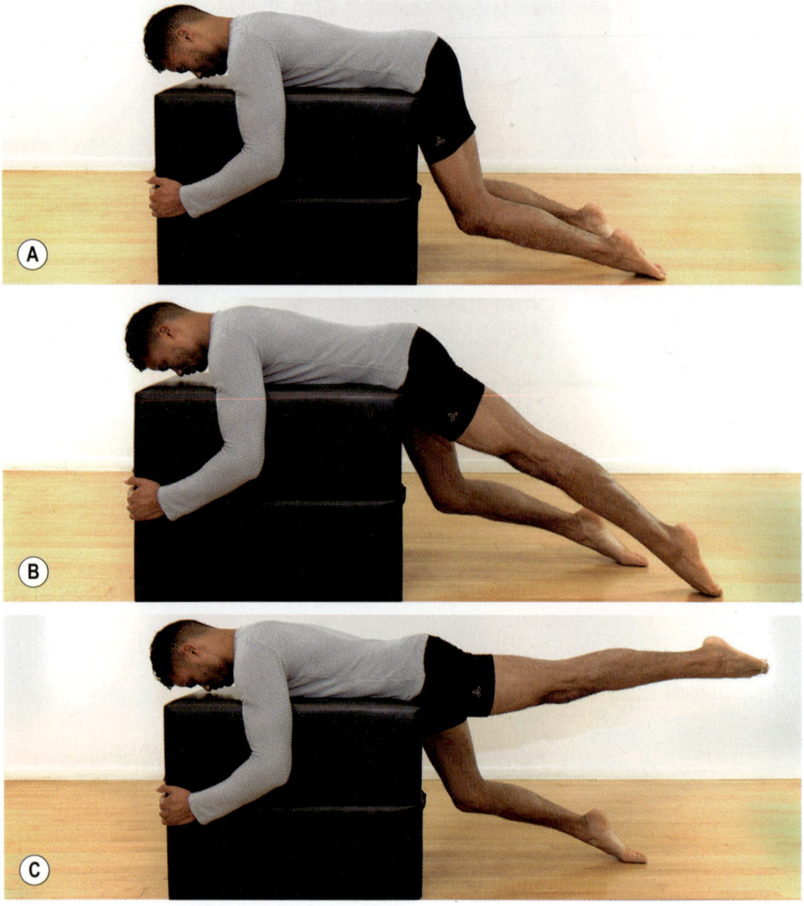

그림 3.33
A 박스에서 고관절 신전 운동: 시작 자세
B 하지 신전
C 하지 거상

안쪽과 잘 닿게 한다(그림 3.34 A).

- 캐리지를 밀기 전 척추가 길어지게 한다.
- 발목은 가능한 만큼 당기고(dorsiflexion) 무릎은 바닥을 바라보게 하면서 척추가 길게 편다. 이 상태에서 발목 뒤편 아킬레스건을 길게 만들라는 큐를 준다.
- 아킬레스건이 길어진 상태를 유지하면서 캐리지를 밀어낸다. 척추는 박스 위에서 길어진 느낌을 유지한다.
- 캐리지가 돌아올 때 고관절에서 움직임이 일어나기 전, 먼저 무릎을 부드럽게 움직이면서 바닥을 향해 내려가라는 큐를 준다.
- 하지의 3대 관절이 적절한 타이밍에 잘 움직일 때 척추를 뒤로 펴라는 큐를 준다(그림 3.34 B).
- 다리를 펴면서 캐리지를 밀고, 몸을 박스에서 들어올리며 척추를 길게 편다(그림 3.34 C).
- 몸통을 박스로 내리면서 무릎을 부드럽게 만들어서 바닥으로 향하게 한다.
- 5-10회 반복한다.

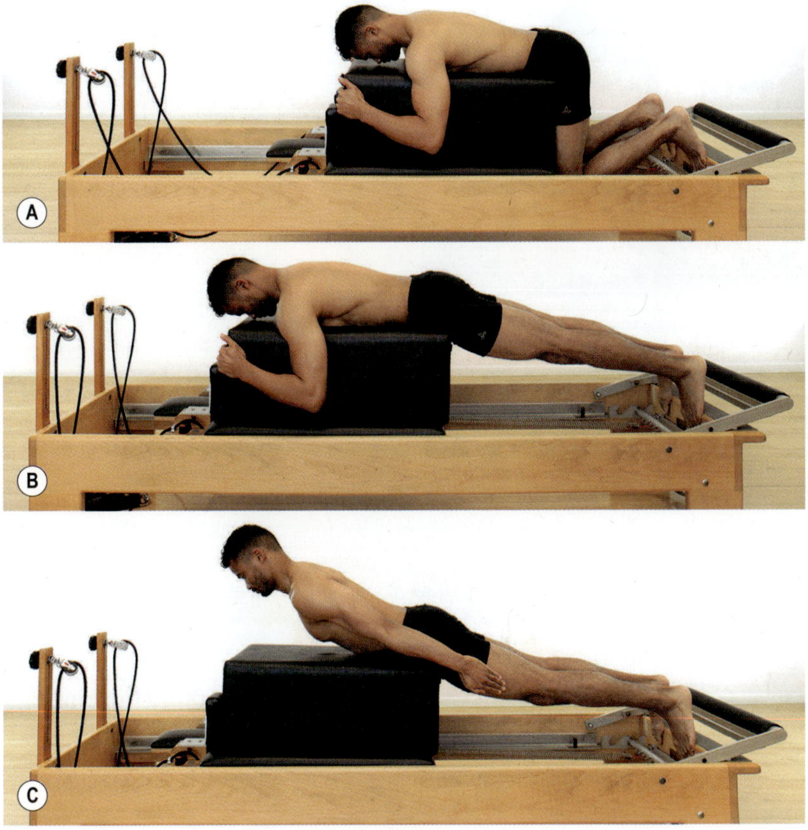

그림 3.34
A 리포머 위에서 박스 대고 스완
B 척추 신전을 추가한다.
C 몸통 거상

리포머에서 골반을 띄운 채 브리지

Hovering Bridge on Reformer

움직임 전략 골반을 캐리지에서 띄운 상태로 하는 브리지 운동으로 몸통 후면부의 근막 시스템의 근력을 기르는 운동이다. 캐리지를 조절하면서 돌려보내는 법을 익힌다.

움직임 묘사

- 리포머에 가벼운 스프링 하나를 걸고 풋워(footwork) 자세로 눕는다.
- 발뒤꿈치에서 발바닥 중앙 정도 사이, 종골(calcaneus)과 입방골(cuboid)이 만나는 정도의 위치를 찾아 바 위에 발을 올린다.
- 숄더 레스트(shoulder rest)에 어깨를 댄다.
- 골반 및 천골(sacrum)의 포지션을 유지하면서 골반을 캐리지에서 띄운다(그림 3.35 A).
- 천골은 캐리지에서 떨어지되 옷만 캐리지와 접촉할 정도로 띄운다는 느낌으로 골반을 들게 한다.
- 골반을 띄우고 있는 동안 캐리지를 밀어서 나가지 않는다.
- 골반을 띄운 상태를 유지하면서 캐리지를 밀고 나간다(그림 3.35 B). 발로 밀어서 캐리지가 움직이는 것이 아니라 고관절을 펴는 동작이 움직임을 이끌도록 한다.
- 다리를 최대한 길게 만들되 무릎이 과하게

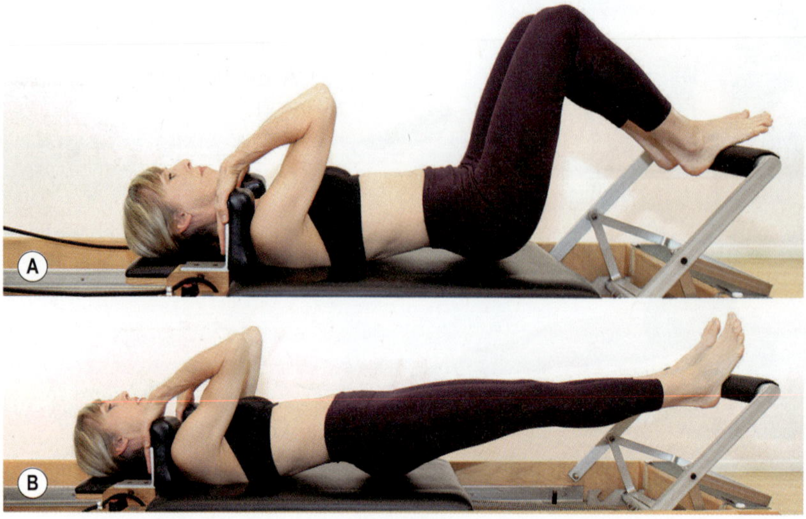

그림 3.35
A 리포머에서 골반을 띄운 채 브리지: 시작 자세
B 풋바를 밀면서 캐리지 아웃

젖혀지지 않게 한다.

- 캐리지가 돌아올 때에도 골반을 띄운 상태를 유지한다.
- 5–10회 반복

운다 체어에서 고관절 신전

Hip extension on the Wunda Chair

움직임 전략 고관절 뒤편 근육 강화

움직임 묘사

- 클라이언트를 리포머 박스 위에 눕히고 한 다리는 페달 위에 다른 한 다리는 지면 위에 놓는다.
- 스프링 강도는 강한 스프링 1과 약한 스프링 1(1 heavy & 1 light)를 걸되 골반이 틀어지지 않으면서 페달을 누를 수 있는 클라이언트 능력에 따라 강도를 조절해준다.
- 박스 위에 골반이 틀어지지 않게 하면서 페달을 아래로 내렸다가 올렸다가를 반복한다(그림 3.36 B).
- 10번 반복 후 페달을 아래로 누른 상태를 유지한다.
- 골반을 박스에서 살짝 들어 올려서 Hovering Bridge 자세를 취한다(그림 3.36 C).
- 골반을 내리면서 페달을 다시 위로 올린다.
- 골반을 올렸다 내렸다를 5번 반복한다.

요가 블록에서 고관절 및 몸통 회전

Hip and trunk rotation on yoga block

움직임 전략 고정된 대퇴골 위에서 골반이 안팎으로 돌게 만든다. 이를 통해 몸통을 나선형으로 비트는 근육들을 자극한다. 고관절에 다양한 각도로 부하를 줄 수 있다.

움직임 묘사

요가 블록 사이즈는 3인치(7.62cm) 정도 높이가 적당하다. 블록이 두꺼울수록 몸통은 많이 돌아간다. 이 운동의 목적은 흉곽 하부와 고관절에서 회전이 일어나게 하는 것이다.

- 무릎 아래에 요가 블록을 둔 상태에서 네발기기

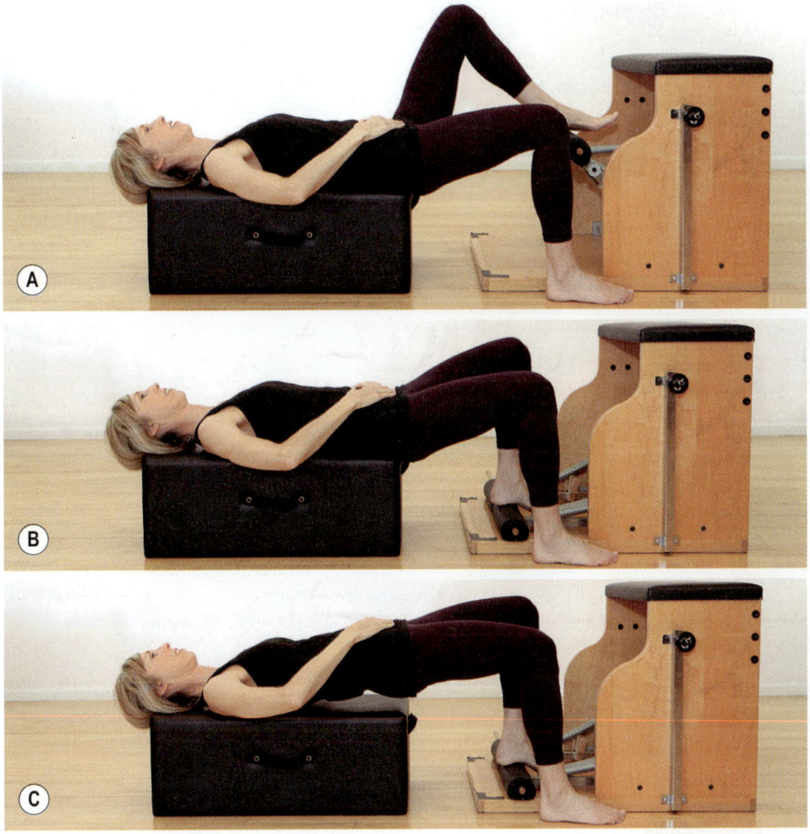

그림 3.36
A 운다 체어에서 고관절 신전: 시작 자세
B 페달을 눌러서 내린다.
C 골반을 들어 올린다.

자세를 취한다(그림 3.37 A).

- 지면 위에 있는 무릎을 들어 올리면 블록 위에 위치한 고관절에서 회전이 일어난다.
- 회전이 일어날 때 대퇴골(femur)은 수직을 유지하려 한다(그림 3.37 B).
- 블록 위에 위치한 고관절 쪽으로 몸이 기우는 경향이 있다.
- 자세가 흐트러지기 전 까지만 반복한다.

이 자세에서 흉곽의 회전을 더해줘 보행에서 일어나는 골반과 흉곽 간의 상호작용과 비슷한 느낌을 줄 수 있다.

- 왼쪽 무릎을 블록 위에 놓은 상태에서 시작한다. 골반이 왼쪽으로 회전한 상태이다(그림 3.37 C).
- 왼쪽 팔꿈치를 블록 위에 놓아 흉곽은 왼쪽을 보게 한다.
- 오른쪽 다리를 들어 올리면 골반은 우측으로 회전하게 된다.
- 골반은 우측으로 흉곽은 좌측으로 회전하면서 비틀림이 일어난다.

필라테스, 요가, 휘트니스에는 고관절에 부하를 가할 수 있는 다양한 동작들이 존재하기에 다양한 움직임들에 원리를 접목할 수 있다.

이 책의 파트 1은 하지와 고관절의 역학 및 평가,

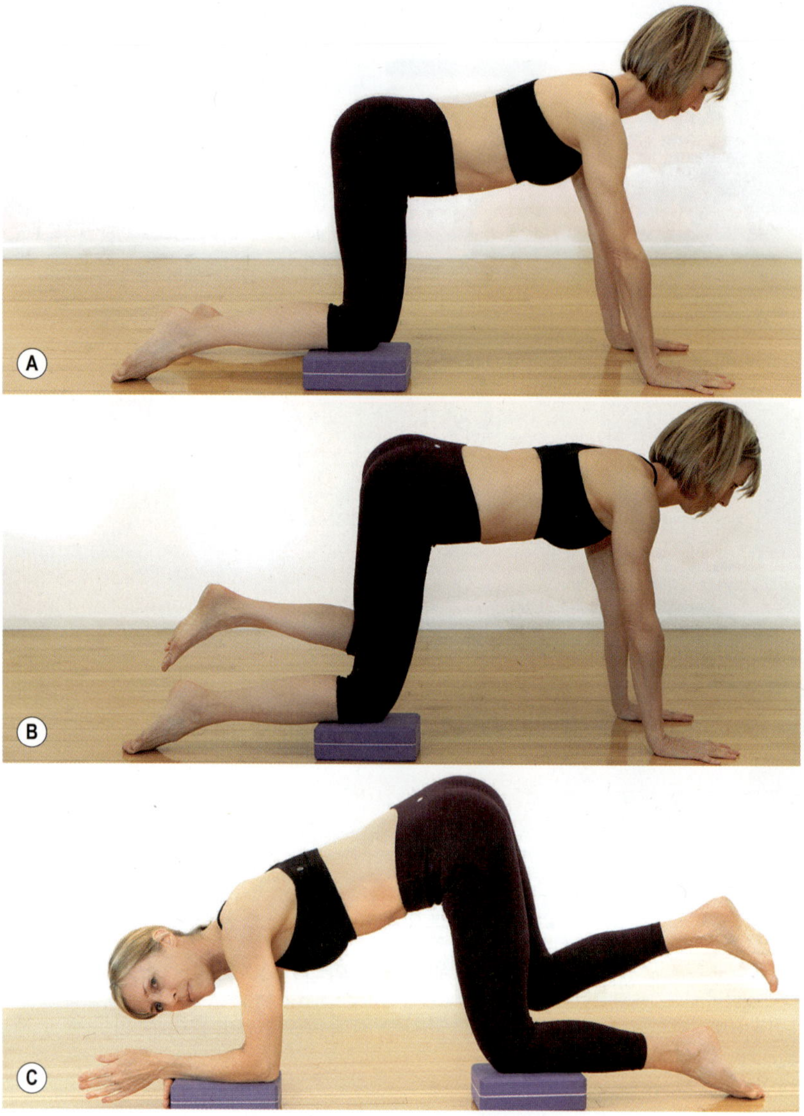

그림 3.37
A 요가 블록에서 고관절 및 몸통 회전: 시작 자세 **B** 고정된 대퇴골 위에서 골반 회전 **C** 블록 위에 무릎을 댄 상태에서 반대편으로 흉추 신전

이완 기법, 가동성을 증진시키는 운동 및 부하를 가하는 운동들을 다뤘다. 움직임은 한 분절에서만 일어나지 않기에 특정 상황에서는 나무 하나하나에 집중하다가도 특정 상황에서는 멀리 떨어져서 숲을 볼 줄 알아야 한다. 관찰 및 평가를 통해 정보를 수집한 뒤 이것을 여러 운동 동작에 접목해서 효과적인 세션을 진행한다.

파트 1 연습 세션 순서 지정

평가 단계에서 확인한 부분을 통해 세션 시퀀스를 짠다. 발, 골반 복합체와 흉곽 3가지에서 정보를 얻는다. 세션 시퀀스를 짜는 연습을 위해 다음 평가를 해보고 평가 결과를 기록한다. 클라이언트의 상태를 봤을 때 어떤 시퀀스가 가장 잘 맞는가? 직감적으로 다음 추천 동작들 사이에서 골라본다. 물론 지금까지 배웠던 챕터에서 다른 기법을 선택해서 적용할 수도 있다.

평가 Assessments

- ○ **Feet: the rear foot relative to the forefoot** (p. 26)
- ◇ 'half rubber ball' 위에 딛게 한 뒤 발뒤부(rear foot)를 관찰한다.
  - ▪ 발의 아치가 볼과 접촉한 상태에서 발뒤부를 내번 및 외번 시킬 수 있는가?
- ◇ 리포머에서 'prone heel lifts on the Reformer' 동작을 하면서 종골의 움직임을 관찰한다 (pp. 20-21).
  - ▪ 종골의 나선형 움직임이 나오는가?
- ○ **Knee: the screw home mechanism (pp. 50-51)**
- ◇ 무릎을 구부리고 펼 때 경골 조면의 움직임을 관찰한다.
  - ▪ 무릎을 펼 때 경골이 외회전 되고 무릎을 접을 때 내회전 되는가?
- ○ **Hip joint: Hip Sway Test (pp. 80-81)**
- ◇ 고관절의 글라이드 모션을 체크한다.
- ◇ 테스트 시 골반과 흉곽이 어떻게 반응하는지 본다.
  - ▪ 반대편의 무명골이 아래로 내려가면서 요추는 그 방향으로 활주한다.
  - ▪ 흉곽은 스웨이 되는 방향으로 활주한다.

다음과 같은 현상이 나타날 수 있다: 왼쪽 종골의 내번 제한 – 왼쪽 무릎의 내회전 제한 – 오른쪽으로 체중 부하 제한 – 왼쪽 고관절 내전 – 오른쪽 고관절 외측으로의 활주 – 왼쪽 골반 하강 제한 – 요추 왼쪽으로 측굴 제한 – 흉곽 왼쪽으로 활주

어떤 결과가 나왔는지 기록한다.

움직임 연습 Movement practice

- ○ **Release techniques**
- ◇ Correction for the rear foot (p. 26)
- ◇ Windshield Wiper Legs, both sides (p. 82)
- ◇ Tensor fasciae latae and iliotibial sheath on Small Barrel (p. 53)
- ○ **Activation with mobility**
- ◇ Proprio Half Balls (p. 26)
- ◇ Restoring tibial internal rotation on functional footprint (p. 54)
- ◇ Activation of the iliopsoas, both sides (pp. 85-88)
- ◇ Leg slide up the wall, both sides (p. 92)
- ◇ Prone hip extension on box, both sides (p. 105)
- ○ **Loading both sides**
- ◇ Soleus on Wunda Chair (p. 30)
- ◇ Strengthen the change of tibial internal rotation (p. 59)
- ◇ Standing Splits on Reformer (p. 96)
- ◇ Swan on Reformer (p. 105)
- ◇ Hip extension on the Wunda Chair (p. 108)

재평가 Reassess

어떤 결과가 나왔는지 기록한다.

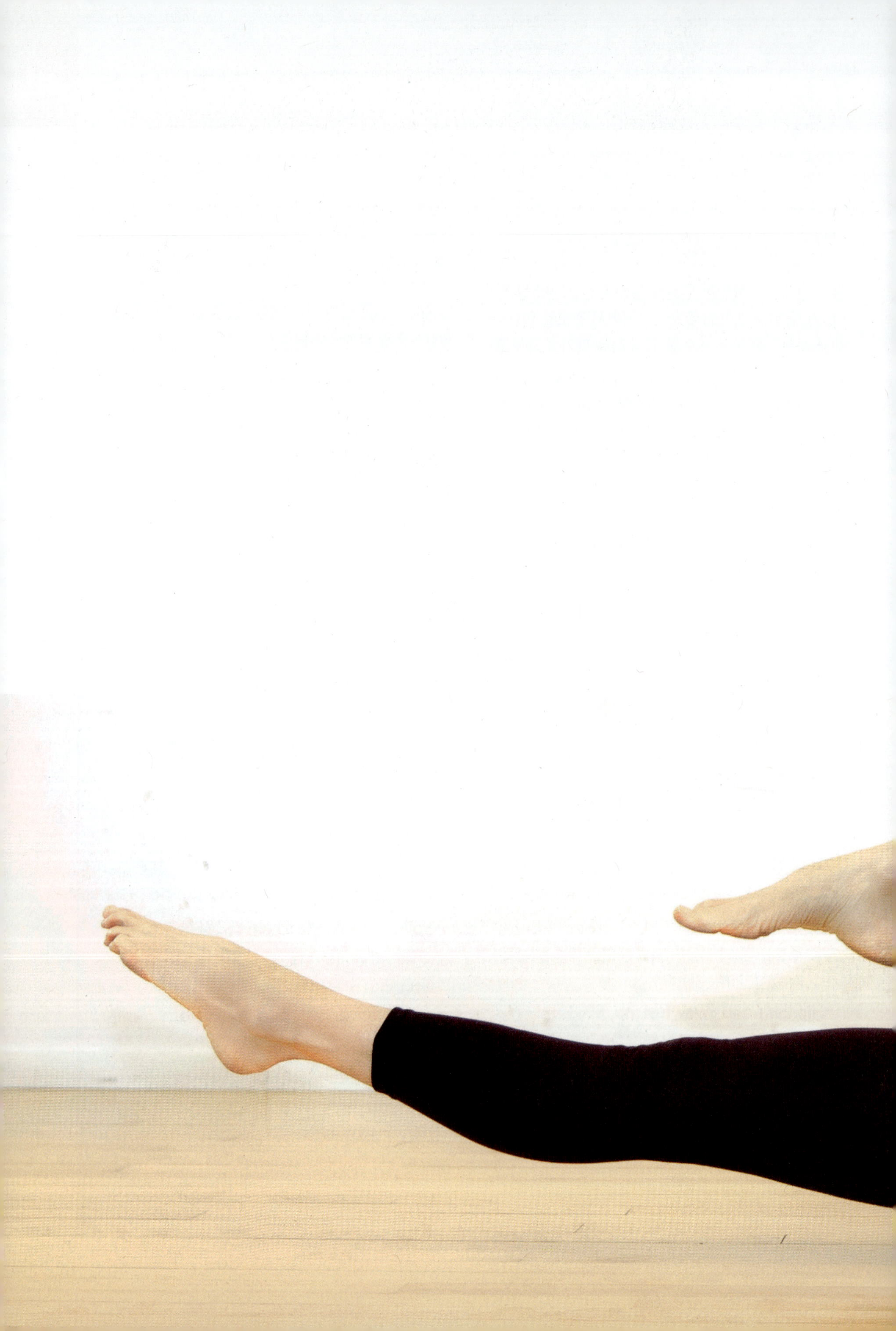

Part 2

중심부

Central region

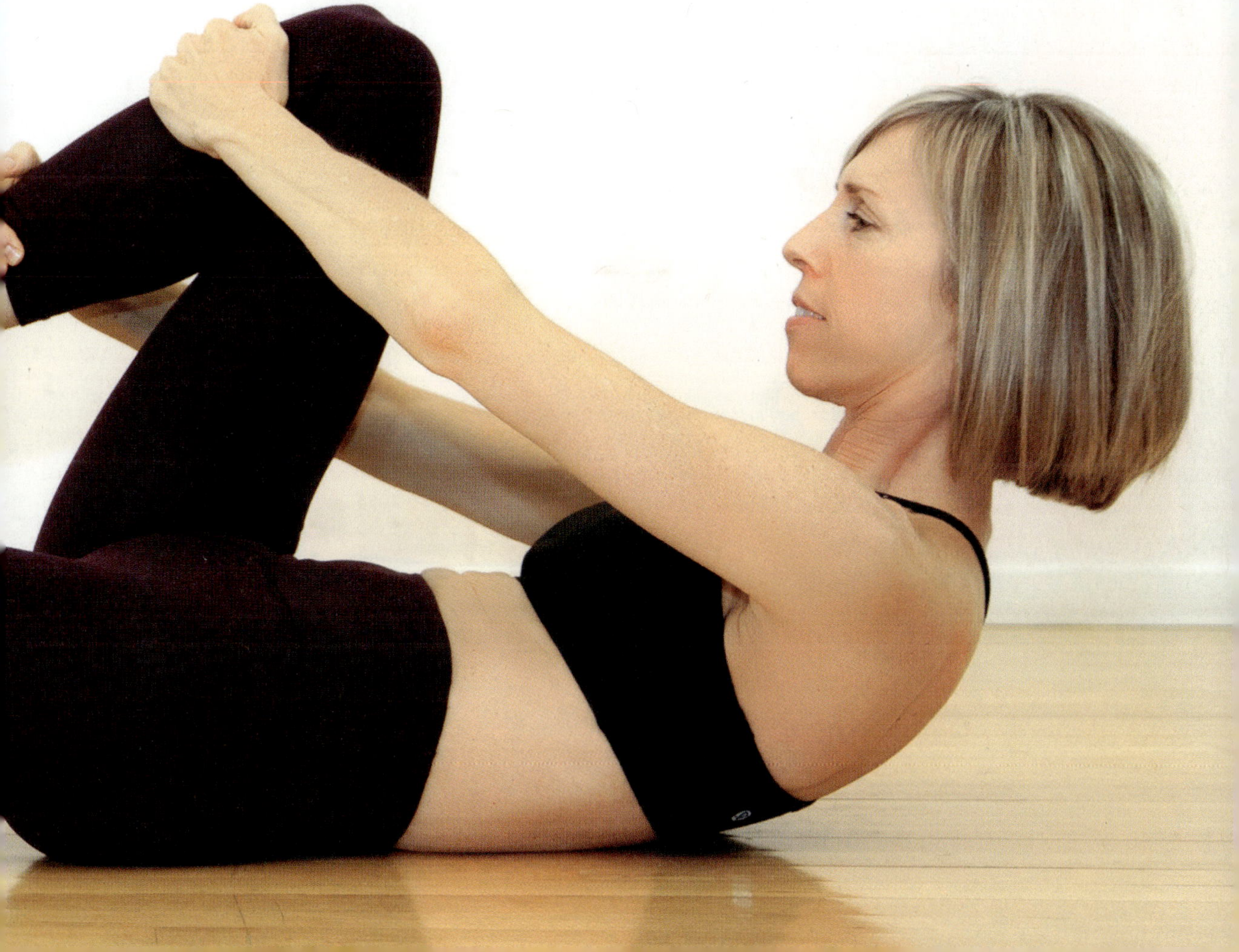

움직임 안에서 골반과 척추 4
Pelvis and spine in motion

굳이 잘해야 할 필요도 없다. 보행을 하기 위해 힘겨운 투쟁을 할 필요가 없다. 오직 몸이 사랑하는 것을 하게 하면 된다.

***Mary Oliver**, Dream Work*

깊이 있는 자각: 중심축에서의 흐름
Contemplative awareness: flow with midline

수피 무용수가 춤추면서 빙글빙글 도는 모습을 상상해본다. 일어나서 몸을 돌려본다. 계속 돌게 되면 어떤 느낌이 드는가? 이와 같은 회전은 우리 몸의 중심 축에서 일어난다. 움직임은 육체적인 면 만이 아닌 정신과 영혼이 모두 연관되어 있다. 우리 몸의 중심 축은 숫자 8의 모양처럼 다방향으로 움직이며 이 패턴은 자연에서도 찾아볼 수 있다. 위로 아래로 바깥쪽 안쪽으로 다양하게 움직이며 이 모든 중심이 척추이다. 척추가 움직이면서 에너지의 흐름을 척추를 통하며 이 힘은 위 아래로 흐른다. 발 아래로 지면을 느끼고 머리 위로 떠있는 별들을 느끼면서 이와 같이 중심을 따라 이동하는 에너지의 흐름은 척추를 넘어서 우주로 확장된다. 이와 같은 흐름을 느끼면서 움직임 속에서 이완되는 몸과 기쁨을 경험하게 된다.

인체 움직임 속의 골반 Pelvis in motion

골반의 움직임은 8자 형태의 움직임 패턴을 따른다. 척추가 뱀처럼 옆으로 휘어지는 움직임과 회전이 골반의 움직임을 주도한다. 3장에서 언급한 고관절의 스핀(hip joint spin) 덕분에 골반이 8자 형태로 더 자유롭게 움직일 수 있다. 골반이 유연하게 움직일 수 있는 것은 이처럼 척추와 고관절의 조합에 의해 가능하다. 보행 시 흉곽과 대퇴골(femur)의 움직임은 골반을 중심으로 일어난다(그림 4.2).

조셉 필라테스의 시스템 속에서 파워하우스(powerhouse)는 골반 부근을 말한다. 이 부위는 고관절에서부터 골반, 척추로 연결되는 코어(MFC: myofascial core)를 포함하며 골반 부위에 국한되지 않고 갈비뼈에서 견갑대까지 포함한다(그림 4.1). 고관절과 골반에서 움직임이 일어날 때 호흡은 이와 같은 코어의 활성화를 촉진한다. 필라테스 시스템 속에서 골반은 고정된 구조물이 아닌 굴곡(flexion), 신전(extension), 측굴(lateral flexion), 회전(rotation) 속에서 역동적으로 움직인다.

골반 The pelvis

장골(ilium), 치골(pubis), 좌골(ischium)이 결

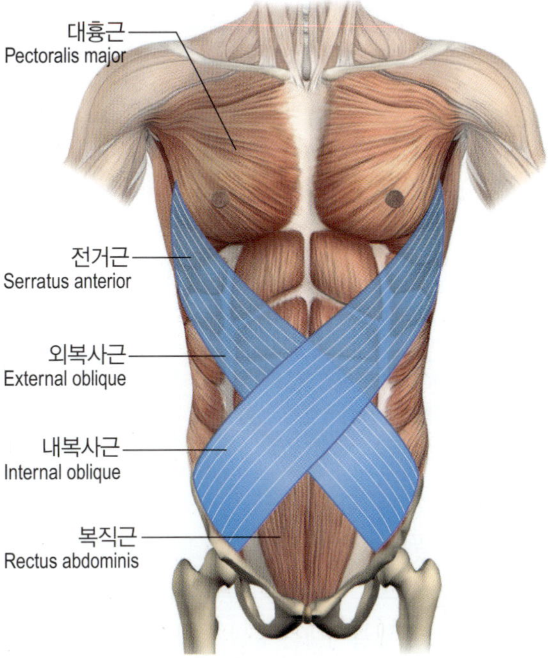

그림 4.1
코어 근육의 모습: 견갑대에서 몸통으로의 연결

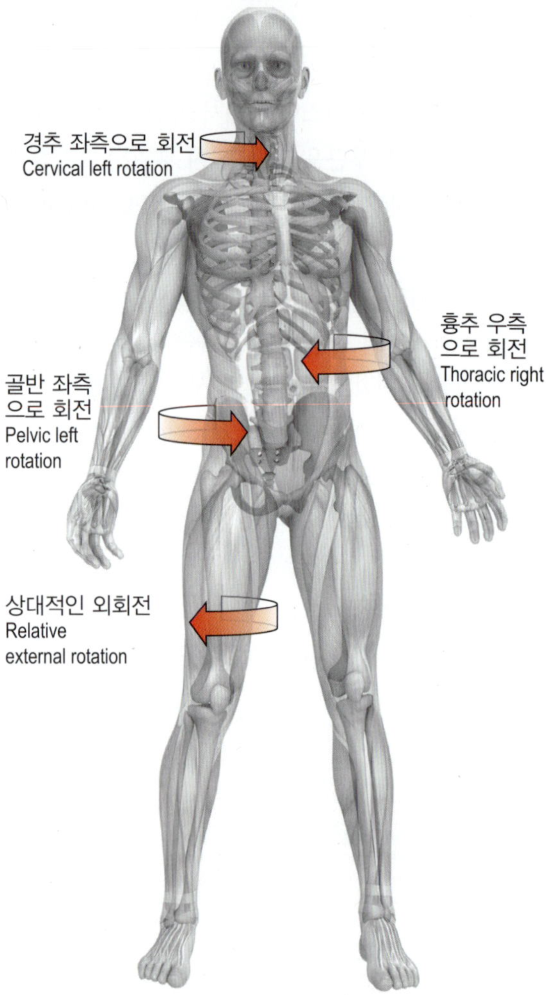

그림 4.2
골반이 회전할 때 고관절과 척추는 반대 방향으로 회전된다.

합하여 *무명골*(*innominate* bone)을 이루며 이 무명골은 좌우에 쌍으로 존재하며 천골(sacrum)은 이 두 무명골이 만들어내는 양날개 사이에 위치한다.

골반과 관련된 관절은 고관절, 치골결합(pubic symphysis), 천장관절(SIJ: sacroiliac joint), 천미관절(sacrococcygeal joint 엉치꼬리관절), 다섯 번째 요추와 천골 사이 관절(L5–S1)이 있다. 골반의 움직임은 이 모든 관절과 영향을 주고받는다(그림 4.3).

강사 노트

라틴어에서 파생된 뼈의 이름은 익숙한 도구나 특정 모양을 보고 이름이 붙여졌다. 예를 들어, 견갑골(scapula)은 라틴어로 삽이라는 뜻이다. 재미 삼아 뼈를 관찰하면서 이 뼈들이 어떤 물체와 닮았는지 추측해본다. 무명골(innominate bone)은 이 뼈를 닮은 물체를 찾기 힘들다는 의미가 담겨 있다 (역자 주: innominate bone의 구용어는 '무명골'로 이름이 존재하지 않는다는 의미를 담고 있고 신용어에서 '볼기뼈'라는 이름으로 불리면서 라틴어 어원과는 다른 의미를 갖게 되었다.)

랜드마크

- 장골 능선(iliac crest)
- 전상장골극(ASIS: anterior superior iliac spine)
- 치골지(pubic rami)
- 후상장골극(PSIS: posterior superior iliac spine)
- 대전자(greater trochanter)

골반 중립-척추 중립
Neutral pelvis – neutral zone

골반 중립(neutral pelvis)과 척추 중립(neutral spine)은 여러 트레이닝 시스템에서 가장 자주 사용되는 용어이다. 이 용어의 의도는 척추 및 골반의 안정을 만들어낼 수 있는 최적의 포지션이라는 의미를

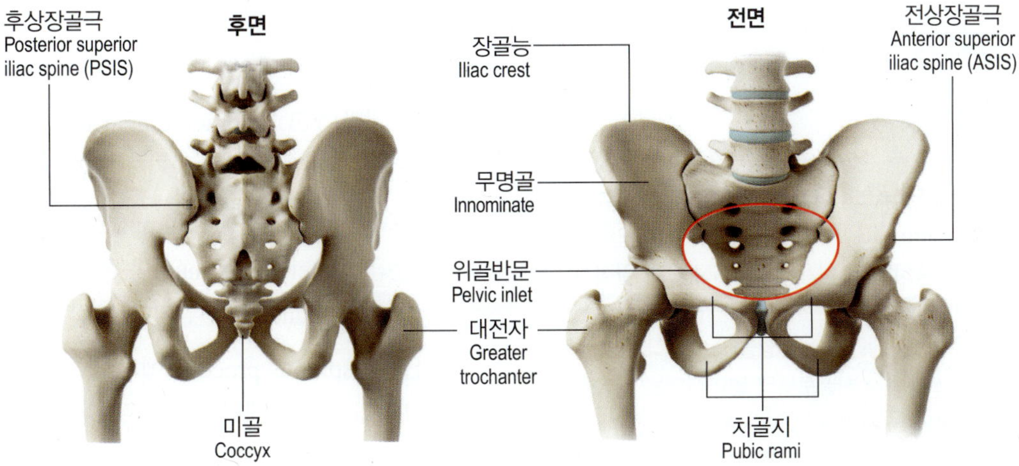

그림 4.3
골반 거들의 요추 골반 고관절 복합체의 주요 랜드마크와 위골반문(pelvic inlet)

담고 있다. 중립은 무엇이고 왜 필요하며 다양한 체형마다 골반 중립은 어떤 형태를 취하고 있을까? 골반 중립은 근육의 힘을 최소화한 상태에서 수동적인 조직들의 안정성 만으로 자세를 유지할 수 있는 골반의 위치를 의미한다. 구조적인 모양부터 크기, 척추의 만곡, 고관절의 깊이 등은 다 다르므로 사람마다 제각기 다른 골반 중립 포지션을 가지고 있고 이를 찾아내야 한다.

고관절에서 척추로 연결되는 복합체의 중립 자세는 척추를 안정시키면서 다양한 방향으로 움직일 수 있게 해주고 큰 힘을 낼 수 있게 해준다. 뼈와 인대와 같은 수동적 시스템이 힘을 만들어내는 근막 시스템과 조절하는 중추 신경계가 협응하면서 역동적인 안정성을 만들어낸다(Lee 2011; La Scala et al. 2019). 천장관절(SIJ)에서의 미세한 움직임부터 척추와 골반 사이의 움직임, 고관절에서의 움직임 등이 모두 골반 안정화에 관여한다. 불균형과 평상 시 움직임 습관이 이와 같은 중립 자세를 취하지 못하게 만들고 로컬 코어 근육의 안정화 기전이 최적의 역할을 하지 못하게 방해할 수 있다(La Scala et al. 2019).

코어를 통한 연결 Trunk core connections

코어 안정성의 정의는 끊임없이 바뀌고 있다. 코어라 하면 몸의 중심부의 골반, 몸통과 견갑대 주변부를 의미한다. 이 부위는 다양한 근막 시스템으로 연결되어 있으면서 움직임, 자세 조절부터 장기 보호, 정적이면서 동적인 여러 과업을 수행할 수 있게 해주고 팔다리 사이에 힘을 전달하는 다양한 역할을 한다. 코어(MFC)는 어떤 과업을 하는가 맥락에 따라 끊임없이 다르게 작동한다(McGill et al. 2003). 개개인마다 다양한 동원 패턴을 가지고 있다. 고관절에서 몸통까지 모든 부위가 최적의 힘을 내면서 잘 움직일 수 있는지 그리고 클라이언트 움직임과 목적에 맞게 그 힘을 조절할 수 있는지 파악하는 것이 중요하다. 관찰하고 평가하고 움직임을 잘 할 수 있게 해주는 것이 움직임 전문가로서 가야할 길이다.

체화시켜 보기!

중립 자세 찾기

편안하게 앉은 뒤 손가락이 중심부를 향하게 손을 골반 측면에 댄다(그림 4.4). 체중이 양 좌골결절(ischial tuberosities)에 잘 분산되었는지 확인한다. 전상장골극(ASIS)이 치골(pubic bone)과 일직선상에 위치할 때까지 골반을 앞으로 기울여본다. 눈을 감고 꼬리뼈(coccys)의 움직임을 느껴본다. 골반은 고정한 채 꼬리뼈가 치골로부터 멀어진다는 심상을 통해 꼬리뼈를 움직여본다. 이런 시도를 했을 때 아랫배에 손을 대고 있는 손가락에서는 어떤 느낌이 나는가? 매트에 누워서도 해보고 서서도 해본다.

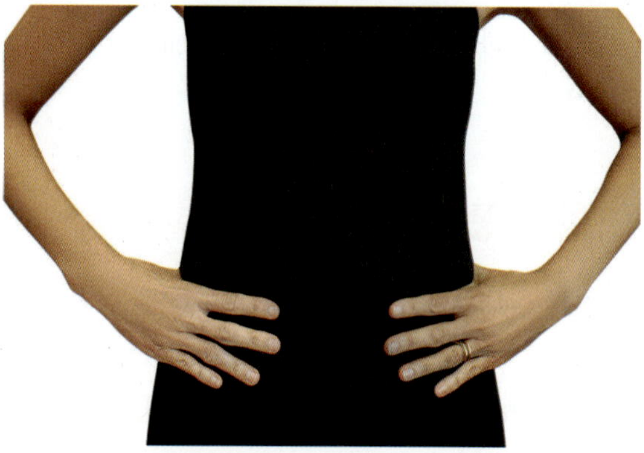

그림 4.4
골반 중립

척추-골반-고관절 복합체의 근막
Neuromyofascia of lumbopelvic-hip complex

척추-골반-고관절 복합체는 외부의 힘(기울어진 지면)과 내부의 힘(근육 수축) 모두로부터 영향을 받는다. 천골(sacrum)로부터 연결되는 근막 시스템의 장력이 천장관절과 척추를 지지해준다(van Wingerden et al. 2004).

◆ **후면부**

- 흉요건막(TFL: thoracolumbar fascia)은 하지에서 골반 척추를 거쳐 상지까지 힘을 전달한다.
- 흉요건막은 광배근(latissimus dorsi)에서 대둔근(gluteus maximus)을 통해 장경인대(iliotibial band)로 연결된다(그림 3.7).
- 극돌기(spinous process)에서 내복사근(internal oblique)과 연결되는 가쪽솔기(lateral raphe)까지 이어지면서 척추기립근(erector spinae)을 감싸는 흉요건막은 흉요건막 중간 층에서 복횡근(transversus abdominis)과 연결된다(그림 4.5)(Schuenke et al. 2012).
- 천골 부근에서 척추기립근 층을 걷어내면 다열근(multifidus)이 나오며 이 근육을 감싸는 막이 흉요건막의 심부층을 구성하며 이를 통해 척추의 안정성을 증가시킨다(그림 4.6).
- 아래로 가쪽솔기(lateral raphe)는 천결절인대(sacrotuberous ligament)와 대퇴이두근(biceps femoris)으로 연결된다(그림 3.7)(Vleeming 2012).
- 고관절의 움직임은 흉요건막에 텐션을 가하거나 느슨한 상태가 되지 않게 팽팽하게 해주며 골반의 과도한 움직임을 방지하기도 한다.

◆ **전면부**

- 코어(MFC)
  - 복횡근(TrA: transversus abdominis)은 서혜인대(inguinal ligament), 장골능(iliac crest) 내측에서 흉요건막, 및 갈비뼈 하부 및 복직근(rectus abdominis)을 감싸면서 횡격막(diaphragm)과 합쳐지는 근막까지 연결된다

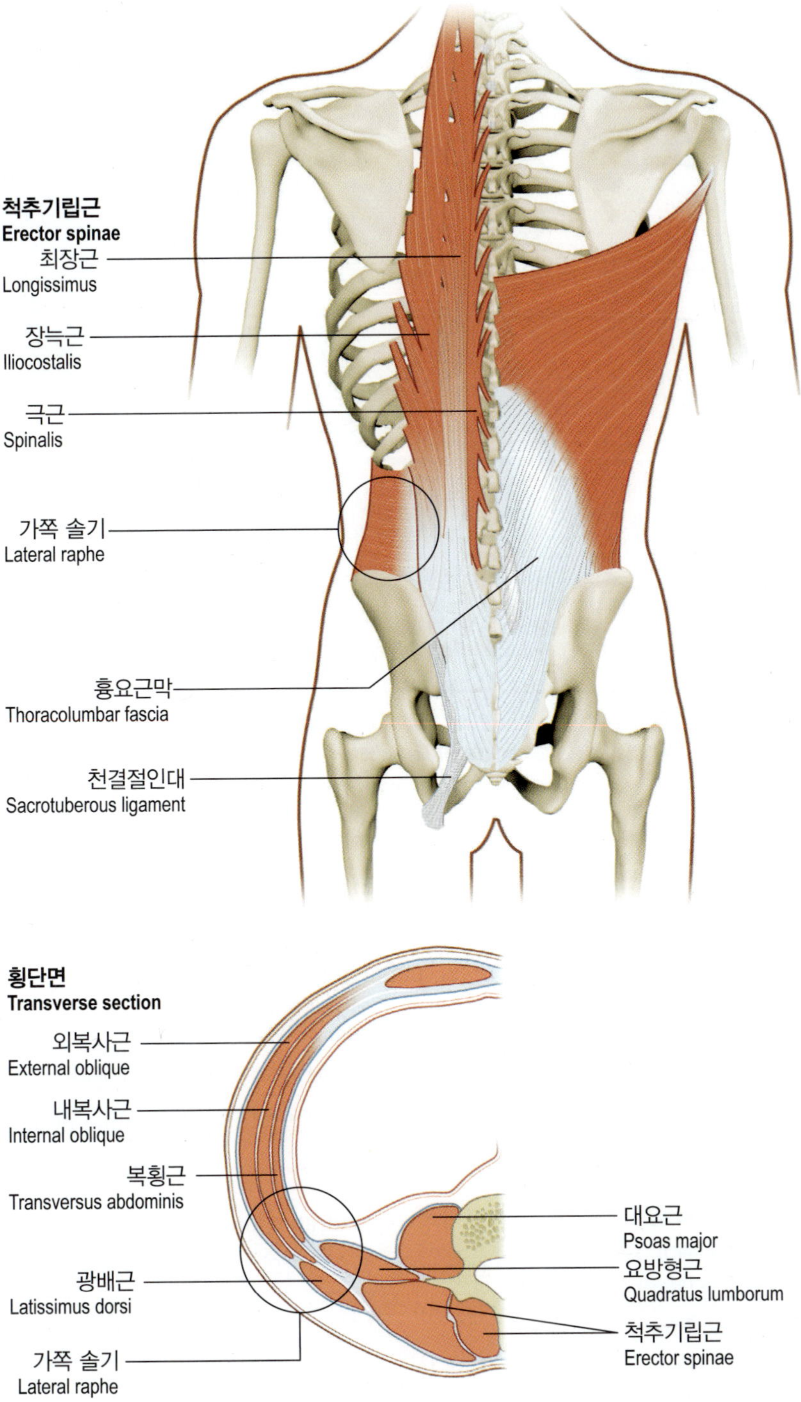

그림 4.5
내복사근과 복횡근을 연결하는 가쪽 솔기(lateral raphe)

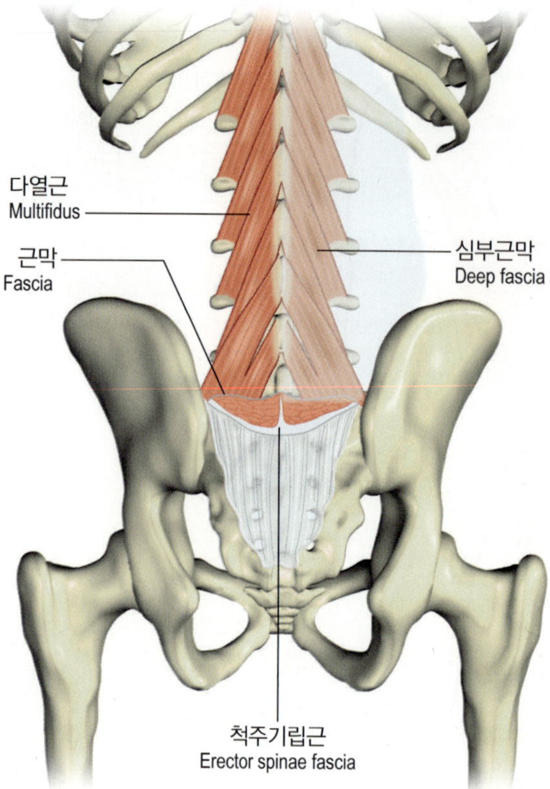

그림 4.6
천골 레벨에서 흉요근막의 깊은 층: 다열근을 감싸는 근막과 척주기립근의 근막

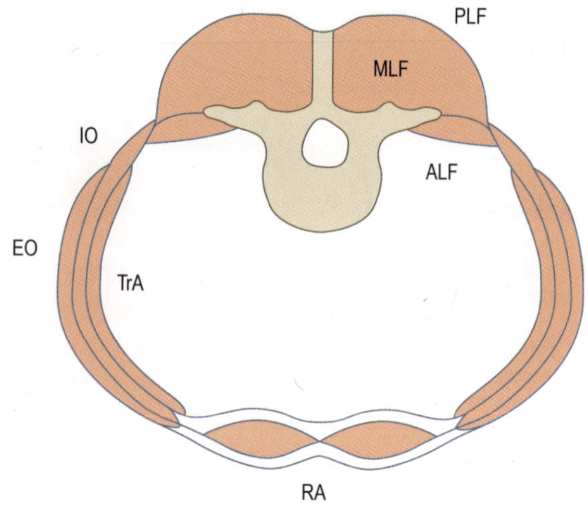

그림 4.7
코어: 중심부를 둘러싸고 있는 코어 근육의 횡단면
PLF, posterior lumbar fascia 흉요근막 표층; IO, internal oblique 내복사근; ALF, anterior lumbar fascia 흉요근막 심층; MLF, middle lumbar fascia 흉요근막 중층; RA, rectus abdominis 복직근; EO, internal oblique 내복사근; TrA, transversus abdominis 복횡근

심화 과정

"포스(force) 벡터(vector)"는 트레이닝이나 바디워크 분야에서 자주 사용되는 용어이다. 포스는 생체역학의 기본 구성요소이다. 힘은 질량에 가속도를 곱한 값이며 힘의 방향이 존재하는 벡터의 양적 단위이기에 벡터에서는 힘이 적용되는 특정 방향이 존재한다. 이 벡터는 필라테스 기구나 중량이나 손으로 가하는 저항이냐에 할 것 없이 특정 포스를 특정 방향으로 가하게 된다. 벡터가 만들어내는 에너지는 특정 조직 저항을 거슬러서 우리 몸을 움직인다.

(FAN et al. 2018). 하부 섬유는 서혜인대와 치골(pubic bone)과 연결된다(그림 4.7).

- 복횡근(TrA), 내복사근(IO), 외복사근(EO)은 횡으로 연결된 근막을 통해 건너편 내전근(adductors)으로 연결된다(Vleeming et al. 1995)(그림 4.8).
- 요방형근(quadratus lumborum), 요근(psoas major)은 흉요건막의 앞쪽 층과 합쳐진다(Breul 2012).
- 내복사근의 근막은 복횡근과 함께 치골근선(pectineal line)으로 부착되면서 근막을 통해 하지로 연결된다(Jiang and Koay 2020;

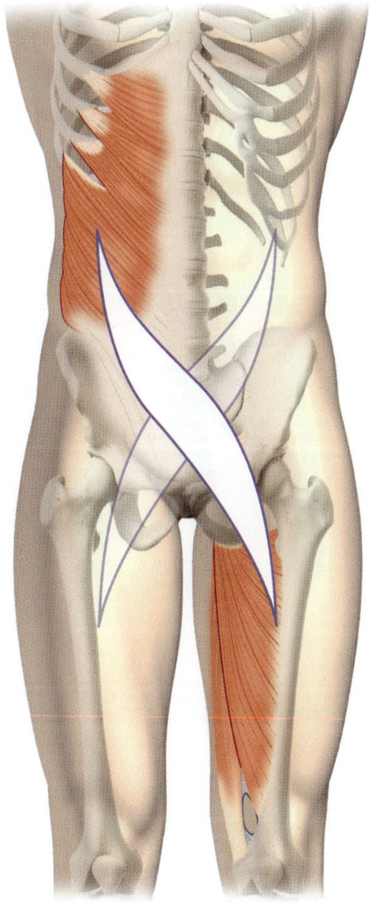

그림 4.8
내전근을 통해 하지로 연결되는 코어

Stecco 2015).

- 천골의 전면부와 골반의 내부의 근막은 이상근(piriformis)과 미골근(coccygeus)으로 이어진다(그림 3.5).
- 이상근을 통해 천골의 전면은 하지와 연결된다.

공간 속에서 뼈의 정렬
Body orientation in space

서 있을 때 또는 누워 있을 때처럼 자세를 어떻게 취하느냐에 따라 척추-골반-고관절 복합체의 포지션은 달라진다. 척추-골반-고관절 복합체의 정렬은 골반과 대퇴골두(femoral head)에서의 포지션 그리고 척추의 전만 만곡 정도에 따라 상태를 달리한다. 무릎을 세운 상태로 누울 경우 중력에 의해 뒤끄덕임(counternutation) 하려는 천골(sacrum)로 인해 골반은 중립을 유지할 수 없다. 다리를 곧게 편 상태로 누울 경우 고관절 전면부의 굴곡근(hip flexor)들이 골반을 앞으로 잡아당기게 된다. 다리를 접었을 때 또는 반대로 다리를 폈을 때 골반이 앞뒤로 기우는 정도는 앞뒤 근막들의 상태에 따라 달라진다.

특정 정렬 상태를 선호하는 현상
Preferences in orientation

모든 클라이언트의 골반은 각자가 선호하는 정렬 및 움직임을 가지고 있고 각자 환경에 맞게 적응하는 능력을 가지고 있다. 예를 들어, 골반이 오른쪽으로 돌아가 있는 상태를 선호하는 사람의 골반을 왼쪽으로 돌리려면 더 많은 힘이 든다. 이런 경우 오른쪽이 선호하는 방향이고 왼쪽이 선호하지 않는 방향이다. 인체는 머리에서부터 흉곽, 척추, 고관절에서 발까지 연결되는 넓은 영역을 통해 회전이 일어나기에 골반이 돌아갈 경우 골반 만이 아닌 전신 시스템에 영향을 준다. 보행을 보면 어느 방향으로의 회전을 더 선호하는지 알 수 있다.

보행에서의 나선형 비틀림 Gait spiral

나선형 비틀림은 신체 중심축을 가로지르면서 일어나는 3차원적인 회전이다. 보행 시 척추와 골반을 관찰하면 이를 알 수 있다. 척추에서의 비틀림을 통해 골반과 흉곽은 서로 반대 방향으로 회전된다. 잘 움직이기 위해 이와 같이 잘 협응하면서 반대로 움직이는 패턴이 필수적이다.

강사 노트

일어나서 몇 걸음 걸어본다. 팔의 움직임을 크게 해본다. 척추에서는 어떤 느낌이 나는가? 척추를 통해 나선형으로 비틀리는 움직임을 감지할 수 있는가? 척추의 어디 즈음에서 이 비틀림이 일어나는가? 인체의 구조를 봤을 때 L4/L5-S1, T12-L1, T1/T2-C7, O/A, C1-C2 부근에서 이와 같은 움직임이 일어난다. 사람들의 보행을 관찰하면서 어디에서 비틀림이 일어나는지 찾아본다.

보행 시 Taking a step

고관절에서 움직임이 일어나면서 걸음을 딛을 때 척추에서는 반대로 틀어지는 움직임을 관찰해본다(그림 4.9).

보행 시 다음과 같은 특징을 관찰할 수 있다.

- 골반이 돌아가는 방향의 반대 방향으로 흉곽이 돌아간다. 다리가 앞으로 나갈 때 팔은 뒤로 나가는 식으로 팔다리 역시 서로 반대 방향으로 움직인다.
- 왼 다리에서 오른 다리로 체중을 실을 때 왼 팔은 앞으로 나아가고, 골반은 왼쪽으로 회전하고 흉곽은 오른쪽으로 회전한다.

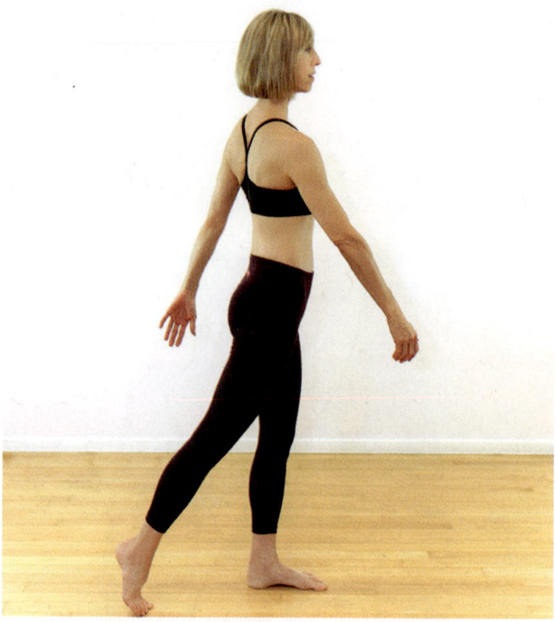

그림 4.9
보행 시 일어나는 나선형 움직임의 흐름

- 그 뒤 왼쪽 발이 앞으로 나아갈 때 오른팔은 앞으로 나아가고 골반은 오른쪽으로 회전하면서 흉곽은 왼쪽으로 회전한다.
- 몸통이 돌아갈 때 좌측과 우측으로 균등하게 돌아가는지 보폭 및 팔을 휘두르는 정도는 좌우가 차이가 나는지 확인한다. 대부분이 한 쪽 방향으로 더 잘 움직이는 경향을 보인다.
- 몸통이 돌아갈 때 머리와 시선은 정면을 응시한다.

심화 과정

보행 시 일어나는 복잡한 과정을 다음과 같이 요약했다(그림 4.10):

- 발가락으로 지면을 밀 때 고관절 신전근(hip extensors)의 활성화

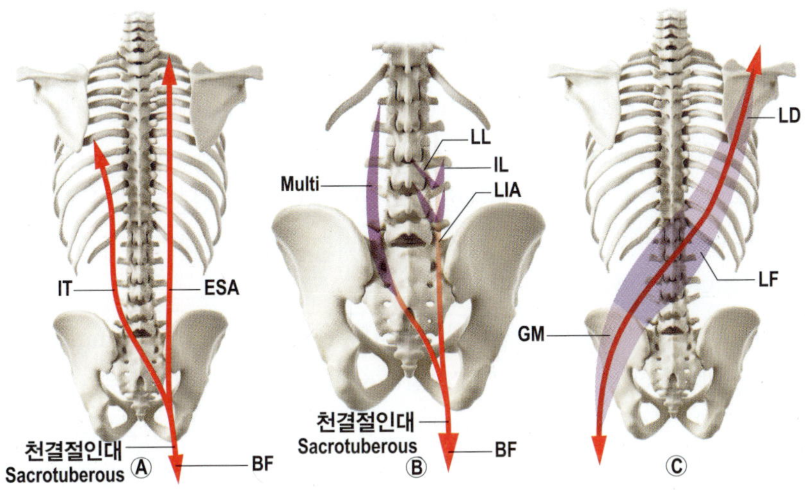

그림 4.10
A&B 몸통으로 연결되는 대퇴이두근 **C** 흉요근막을 통해 광배근과 연결되는 대둔근
Key: IT, iliocostalis thoracis 흉장늑근; ESA, erector spinae aponeurosis 척추기립근 건막; LL, longissimus longis 최장근; IL, iliocostalis lumborum 요장늑근; LIA, lumbar intermuscular aponeurosis 요추부 근막; BF, biceps femoris 대퇴이두근; GM, gluteus maximus 대둔근; LD, latissimus dorsi 광배근; LF, lumbodorsal fascia 요배근막

- 천결절인대(sacrotuberous ligament)를 통해 위로 연결되는 대퇴이두근(biceps femoris)의 힘은 척추를 통해 흉곽으로 전달
- 이 힘은 척추기립근(erector spinae)을 통해 직접적으로 전달되며 흉요건막(thoracolumbar fascia)과 연결되는 다열근(multifidus)을 통해 간접적으로 전달
- 대둔근(gluteus maximus)과 광배근(latissimus dorsi)은 흉요건막을 통해 연결

고관절 신전근의 활성화는 몸통을 들어 올리면서 젖혀지며 이와 같은 움직임이 요근(psoas)과 몸통의 심부 근막을 팽팽하게 하여 추가적인 탄성 에너지를 제공한다. 이 탄성 에너지는 다음 스텝으로 나아갈 수 있는 원동력이 된다. 고관절에서 신전 동작이 잘 나오지 않고 흉곽이 잘 돌아가지 않을 경우, 골반의 회전과 척추에서 반대 방향으로의 회전이 제한될 수 있다.

인체가 움직일 때 천골의 움직임
Sacrum in motion

골반의 움직임은 몇 가지 방법을 통해 기술이 가능한데 뼈의 모양, 습관, 신경계의 상태, 부상 등과 같은 여러 변수들이 존재하기에 복잡해진다. 구조에 대한 이해를 통해 어떻게 움직이는지를 이해한다면 보상이 어떻게 나타나는지도 알 수 있고 이를 통해 다양한 교정 전략을 시도할 수 있다.

천골의 움직임은 골반 안에서 시작해서 골반 안에서 끝난다(그림 4.3). 골반이 8자를 그리면서 크게 움직일 때 천장관절(SIJ)에서도 미세한 움직임이 일어난다. 정골의사인 Fred I Mitchell Jr는 "천골의 움직임은 척추의 움직임에 따라 나타나는 중력, 관성, 탄성력에 의해 결과적으로 일어난다."고 주장했다(Mitchell 2001). Mitchell은 근육의 작용만으로는 천골의 움직임을 단독으로 만들어낼 수가 없다는 점을 강조했다. 5번 요추(L5)가 어떤 위치에서 천골을 누르는지 다리와 몸통을 연결하는 수많은 조직들이 어떤 방향으로 당기는지 등이 천골의 움직임에 영향을 끼친다.

골반에 가해지는 부하가 어떻게 전달되는지에 따라 이에 따른 결합조직들의 반응도 달라진다. 뼈와 뼈가 관절에서 잘 맞물릴 경우, 부하는 잘 전달되고 힘이 한 곳에 집중되지 않고 잘 분산되면서 특정 조직에 과한 부하가 걸리지 않는다. 예를 들어, 한다리 서기를 할 때 가장 효율적으로 부하를 전달하는 방식은 무명골(innominate)이 천골(sacrum)에 비해 상대적으로 뒤로 가는 포지션이다(Hungerford et al. 2004). 한다리 서기를 할 경우 골반에 한 쪽에 더 많은 부하가 실리게 된다. 쭈그려 있는 스쿼트 자세에서 한다리에 더 많은 체중을 실으면서 일어날 때 무게가 더 많이 실린 측의 골반에서 천골의 뒤끄덕임(counter-nutation)이 일어난다면, 우리 몸은 이런 불균형에 보상을 하려 할 것이고 이는 천장관절(SIJ: sacroiliac joint) 무리가 가는 결과를 초래할 수 있다.

강사 노트

골반 내의 어떤 구조물이 상체와 하체를 연결하는 핵심 구조물인가? 골반을 앞뒤로 흔들면서 골반 내의 내장기와 체액이 어떻게 움직이고 흐르는지 상상해 본다. 골반과 내장기의 기능이 구조와 어떤 관계에 있는지 알아본다.

천장관절과 뼈의 움직임

Sacroiliac joint and bone movement

천장관절(SIJ: sacroiliac joint)은 골반 내부의 관절이며 골반 외부 구조와 연결되는 고관절이나 척추 관절과 같이 큰 움직임이 일어나지 않는다. 천장관절에서 일어나는 미세한 움직임은 척추-골반-고관절 복합체 사이의 움직임과 내·외부적으로 작용하는 힘에 대한 반응이다.

천장관절은 부메랑 형태를 띠고 있으며 천골 바깥쪽에서 무명골(innominate)과 만나는 핵심을 형성한다. 이 장소에서 무명골에 비해 천골의 상대적이면서 미세한 움직임이 일어난다. 천골은 위아래로의 수직 움직임과 앞뒤로의 수평 움직임이 동시에 나타난다.

천장관절에서의 움직임은 "앞끄덕임(nutation)"과 "뒤끄덕임(counternutation)" 용어로 표현한다(Lee 2011). 앞끄덕임이 일어날 때 천골은 후하방으로 이동한다. 천골의 상부는 전방으로 이동하면서 무명골 사이로 들어가면서 뼈끼리 조이는 형상이 된다. 꼬리뼈(coccyx)와 치골(pubic bone) 사이의 거리는 벌어지게 되고 좌골결절(ischical tuberosity) 사이의 간격이 벌어지면서 전면부는 조여진다. 앞끄덕임을 통해 천장관절은 더 안정적이게 된다. 골반 중립 자세에서 천골의 앞끄덕임은 관절이 맞물리면서 더 적은 힘으로 자세를 유지할 수 있는 포지션이기에 천장관절의 컨디션을 위해 이상적인 자세이다(Lee 2011). 이 포지션에서 근막 시스템이 제 역할을 해줄 경우 척추-골반-고관절 복합체를 통해 몸통 전체가 안정적이 된다.

심화 과정

*'Nutation'*은 끄덕거린다(to nod)는 의미이다.

체화시켜 보기!

편안하게 앉아서 마음의 눈으로 천골이 사람의 얼굴이라 상상해본다. 손을 귀에 댄 상태에서 팔꿈치끼리 모이게 한다. 팔꿈치가 치골(pubic bone)이고 턱은

꼬리뼈이다. 머리의 꼭대기가 5번 요추(L5)와 만나는 천골 상부이다. 머리를 아래로 끄덕일 때 턱(꼬리뼈)은 팔꿈치(치골)로부터 멀어지고 천골 상부는 앞으로 이동한다. 꼬리뼈가 뒤로 이동할 때 좌골결절(ischial tuberosities)은 서로 멀어지고 무명골(innominate) 상부는 중앙으로 기울어지면서 모이게 된다. 이처럼 머리의 움직임을 통해 천골의 움직임을 이해할 수 있다(그림 4.11).

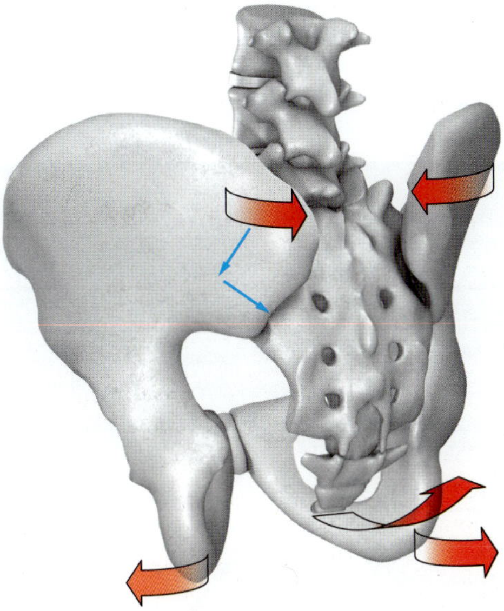

그림 4.11
천골의 앞끄덕임

뒤끄덕임(counternutation)의 경우 천골 상부는 뒤로 이동하면서 무명골(innominate) 상부끼리 멀어진다. 꼬리뼈는 치골을 향해 움직이고 좌골 결절끼리 가까워지면서 골반 기저부는 좁아진다(그림 4.12). 천골의 이런 포지션은 큰 힘을 전달할 때 부상에 취약할 수 있다.

일어서거나 앉거나 할 때 무명골에 비해 천골이 살짝 앞끄덕임이 일어난 상태가 더 효율적이고 건강한 포지션이다. 척추와 고관절에서 움직임이 일어날 때 천골에서 앞끄덕임 포지션을 유지하는 것이 이상적이다. 천장관절의 불안정은 관절의 인대에 과한 스트레스를 준다. 앞끄덕임 포지션에서 천결절인대(sacrotuberous ligaement), 천극인대(sacrospinous ligament), 골간인대(interosseous ligament) 등이 더 팽팽해지면서 천골과 무명골을 서로 끌어당기는 식으로 추가적인 안정성을 제공한다. 천결절인대는 대둔근(gluteus maximus), 대퇴이두근의 긴머리(long head of the biceps femoris) 및 골반 기저부를 구성하는 장골미골근(iliococcygeus 엉덩꼬리근) 등과 광범위하게 연결된다. 고관절 후면부 근육, 골반 기저부와 척추기립근(erector spinae)의 활성화를 통해 천장관절은 더 안정적이게 된다. 반면 뒤끄덕임에서는 이 모든 인대들이 느슨해지고 긴등인대

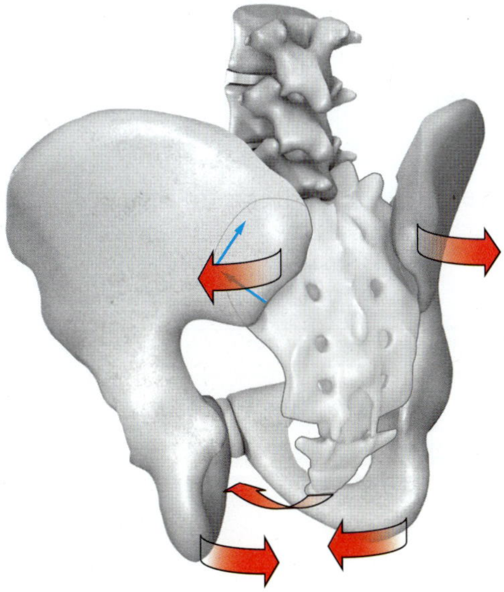

그림 4.12
천골의 뒤끄덕임

(long dorsal ligament)가 팽팽해진다(Vleeming and Schuenke 2019). 그 결과 고관절과 골반 후면부, 골반기저부를 구성하는 근막 시스템이 지지해주기 힘든 환경이 조성된다. 천골의 포지션은 고관절에서부터 척추까지 연결되는 코어의 활성화를 위해 매우 중요하다.

강사 노트

골반을 앞뒤로 흔들흔들 기울일 때 척추와 고관절의 긴장도가 어떻게 영향을 받는가?

파트너를 앉힌 뒤 파트너 골반 상부에 손을 대고 후상장골극(PSIS: posterior superior iliac spine)이 촉진될 때까지 장골 능선(iliac crest)을 따라 내려온다. 양손을 후상장골극 하부 모서리에 댄다(그림 4.13). 엄지가 평행한지 확인한 뒤 클라이언트에게 골반을 뒤로 기울여보고(그림 4.14) 앞으로 기울여보라(그림 4.15)는 큐를 준다. 손은 후상장골극을 따라간다. 어떤 리듬으로 움직임이 일어나는가? 한쪽 움직임이 다른 쪽에 비해 더 잘 일어나지는 않는가?

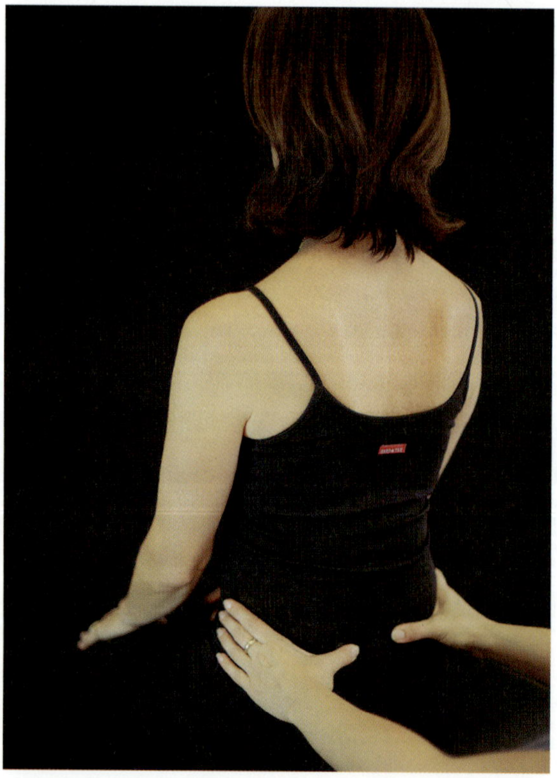

그림 4.13
앉은 상태에서 골반 앞뒤로 기울이기 동작 시 핸즈온

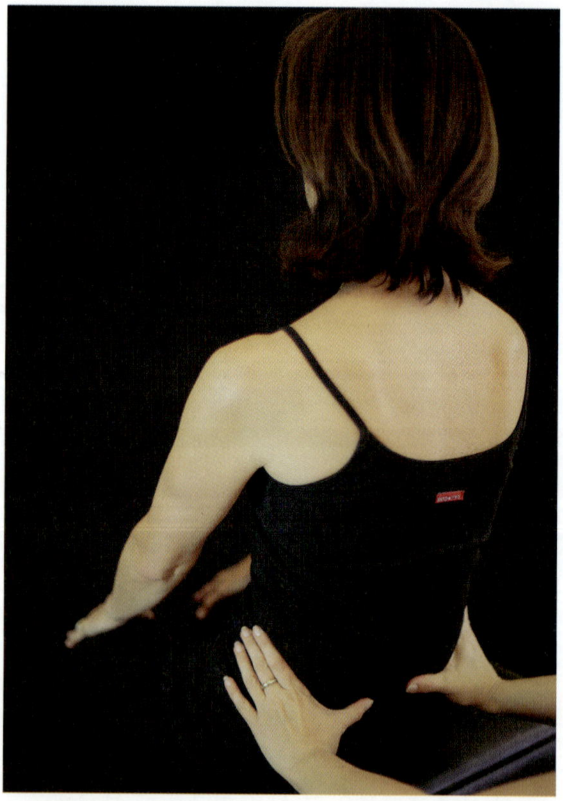

그림 4.14
앉은 상태에서 골반 앞뒤로 기울이기: 굴곡

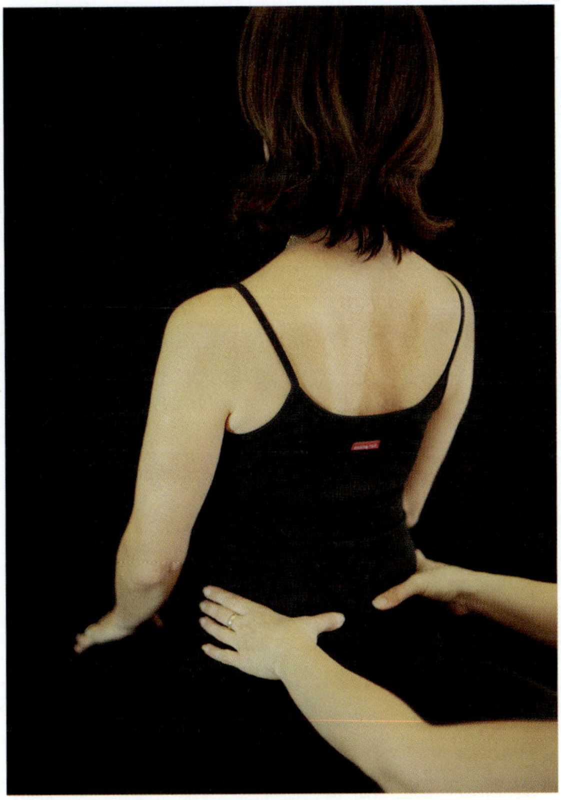

그림 4.15
앉은 상태에서 골반 앞뒤로 기울이기: 신전

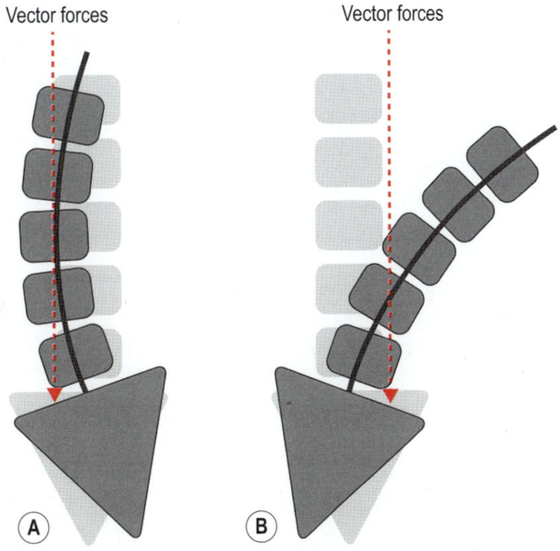

그림 4.16
요추와 천골의 균형 잡힌 측굴: 균형이 무너진 측굴

측굴과 회전

Side bending and twists

측굴(side bending)과 회전(rotation)이 동시에 일어나는 커플모션은 척추와 천장관절에서 모두 찾아볼 수 있다. 측굴이 일어날 경우 척추와 갈비뼈는 외측으로 이동하게 되면서 만곡이 일어나게 된다. 하중을 적절하게 분배할 경우 척추와 흉곽의 하중은 천골 위로 전달된다. 측굴과 회전은 천골과 척추에서 정반대로 일어난다(그림 4.16).

회전 시 무명골(innominate)과 천골의 한 쪽은 앞으로 이동하고 반대쪽은 뒤로 이동한다. 천골은 한 쪽은 앞끄덕임이 다른 한 쪽은 뒤끄덕임이 일어난다. 천골 위의 척추는 이와 반대로 움직인다. 많은 사람들의 움직임을 보면 골반은 비틀린 상태로 움직임이 제한되어 있고 이러한 제한은 골반 만이 아닌 척추, 고관절 등의 복합체를 어디에서든 일어날 수 있다. 허리가 한 쪽으로 비틀어지는 움직임은 한 쪽이 다른 쪽보다 쉽게 일어난다.

체화시켜 보기!

골반과 천장관절은 어떻게 움직이는가? 같이 움직이는가 각자 따로 움직이는가? 골반을 회전시키면서 이를 느껴본다. 바닥에 발을 대고 의자 가장자리에 편하게 앉아서 양손을 골반 측면부 위에 얹어본다. 엄지손가락은 천장관절 근처에 놓고 손가락은 앞쪽을 바라보게 한다(그림 4.17 A). 오른쪽에 앉은 친구를 바라보듯이 몸을 오른쪽으로 돌린다(그림 4.17

B). 오른쪽 무명골과 천골이 오른쪽으로 돌면서 뒤로 튀어나오고 반대로 왼쪽은 앞으로 이동하는 것이 느껴지는가? 반대쪽으로 돌려본다. 어느 쪽으로의 회전이 더 쉽게 나오는가?

골반의 균형 맞추기
Balancing the pelvis

골반의 대칭은 이상적일 뿐 현실은 그렇지 않다. 우리 삶의 여러 요소가 골반의 움직임에 영향을 끼친다. 많은 클라이언트들이 변화가 일어나는데 얼마나 많은 시간이 걸리는지 물어본다. 매일 몸은 반응하고 환경에 적응한다. 몸은 항상 균형을 잡으면서 적절한 자세를 취하려고 하고 가장 안전한 자세를 찾으려 한다. 몸이 어떻게 움직이고 반응하는지를 이해하고 이에 맞는 교정 운동을 처방한다면 매일 우리 몸은 변화하게 된다.

펠빅 밸런스(pelvic balance) 운동은 3장의 고관절 운동과 척추의 측굴과 회전 움직임을 결합해서 진행할 수 있다. 펠빅 밸런스 운동은 천장관절을 이완시키면서 미세한 움직임을 용이하게 만들어서 골반의 기능을 개선시킬 수 있다. 천골은 무명골 사이에 위치하며 골반과 함께 움직인다. 천장관절은 골반 깊숙이 위치하며 이 관절을 운동시키는 첫걸음이 바로 펠빅 밸런스 운동이다.

평가

평가와 관찰을 통해 위에서 언급한 골반과 척추 움직임에 집중할 수 있고 이를 운동에 적용할 수 있다.

***한걸음 딛기** Taking one step*

Video link 4.1 Assessment: taking one step

보행 시 골반은 회전하면서 8자 모양으로 움직인다. 강사로서 보행 평가를 통해 아래의 움직임 패턴을 파악하고 어떤 방향으로의 움직임이 잘 나오고 잘 나오지 않는지를 확인한다.

- 골반이 한 쪽 방향으로 회전할 때 흉곽이 반대 방향으로 회전하는지(그림 4.2와 그림 4.9)
- 앞으로 내딛는 발의 굴곡(flexion)과 반대편에서 지면을 미는 발의 신전(extension)

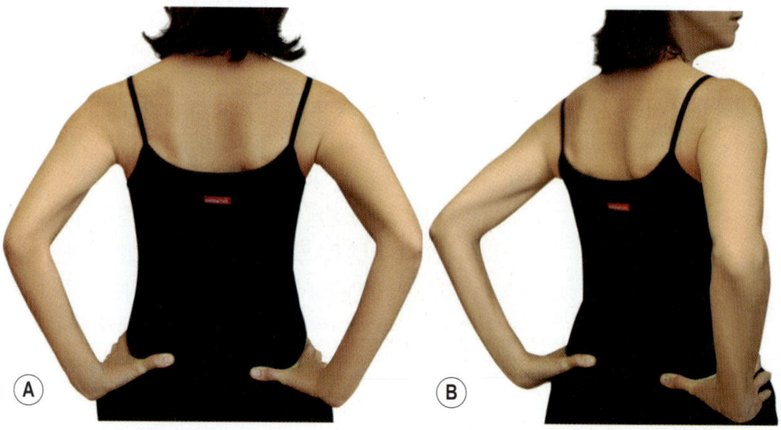

그림 4.17
A 골반의 움직임 느껴보기
B 골반 회전

- 한다리에 체중이 실릴 때 체중을 지지하는 쪽 골반이 아래로 내려가는가(그림 3.1)
  - 오른쪽 골반이 내려갈 때 요추(lumbar spine)는 오른쪽으로 이동하는가
  - 흉곽은 왼쪽으로 이동하는가
  - 오른쪽 골반이 하강하면서 왼쪽 고관절에서 내전(adduction)이 일어나는가
- 발목에서의 배측굴곡(dorsiflexion)과 저측굴곡(plantarflexion)
  - 발이 지면 위에서 잘 구르는가(그림 1.10).

다음 평가 스킬을 통해 보행 시 나타날 수 있는 패턴을 파악할 수 있다.

골반 하강 테스트 Hip Drop test

Video link 4.2 Hip Drop test

움직임 전략 척추에서 고관절로 이어지는 복합체가 숫자 8을 그리면서 잘 움직일 수 있는 능력을 갖추고 있는지 이 평가를 통해 확인한다. 한 쪽 골반이 5° 정도 내려가면서 척추는 내려간 쪽 골반으로 이동하고 반대 쪽 고관절에서는 내전(adduction)이 일어나는지 확인한다. 흉곽은 반대편으로 이동하는지 확인한다.

움직임 묘사

- 클라이언트에게 중립 자세를 잡고 서있게 한다. 강사는 눈이 골반 높이 정도에 올 수 있게 무릎을 지면에 댄 자세로 클라이언트 뒤에 위치한다. 엄지 손가락이 후상장골극(PSIS)에 위치하도록 양손을 클라이언트 골반 위에 댄다. 클라이언트에게 발이 지면에서 떨어지지 않게 한 쪽 무릎을 천천히 구부리라고 한다(그림 4.18 A와 그림 4.18 B).
- 오른쪽 무명골이 내려가면 요추(lumbar spine)는 오른쪽으로 이동하고 흉곽은 반대로 왼쪽으로 이동하며 왼쪽 고관절에서는 내전(adduction)이 일어난다.
- 이와 같은 움직임이 잘 일어나는지 확인한다.
- *다음과 같은 현상이 나타날 수 있다.*
  - 왼쪽 무릎을 구부릴 때 무명골이 아래로 내려가지 않을 수 있다. 왼쪽 무명골이 앞으로 돌면서 골반이 오른쪽으로 회전할 수 있으며 회전은 흉곽 하부 정도에서 일어난다.
  - 클라이언트가 아예 회전을 시키면서 이 움직임을 시도할 수 있다. 이런 시도가 나타나는지 확인한다.

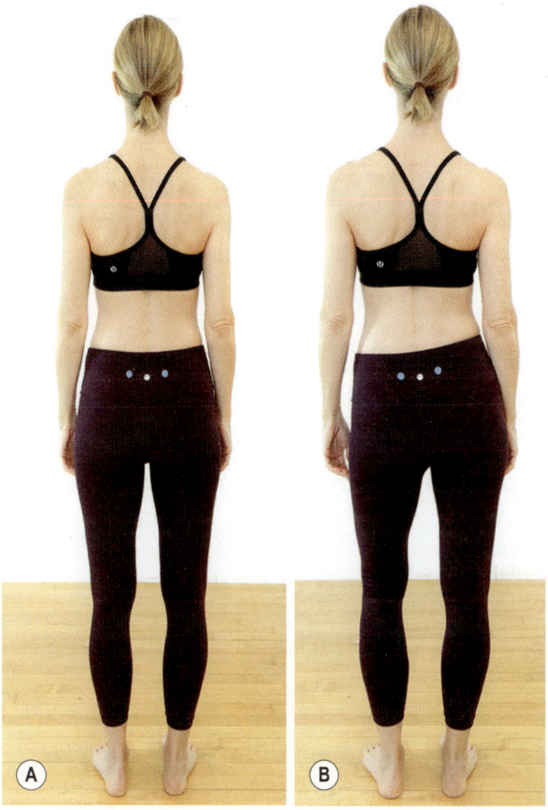

그림 4.18
골반 하강 테스트 **A** 시작 자세
B 골반의 하강

심화 과정

누군가의 자세를 표현할 때 동적으로 표현할 수도 있고 정적으로 표현할 수도 있다. 정적으로 움직임을 표현할 경우 클라이언트는 다른 느낌을 가질 수 있고 다르게 받아들일 수 있다. 측굴(lateral flexion)을 예를 들어, "오른쪽으로 튀어나왔다(convexity right)"는 식의 정적인 상태를 표현할 때의 느낌과 "척추의 특정 부위가 오른쪽으로 이동한다(the spine is migrating to the right)"는 식으로 역동적인 움직임을 표현할 때 어떻게 다르게 해석되는지 느껴본다.

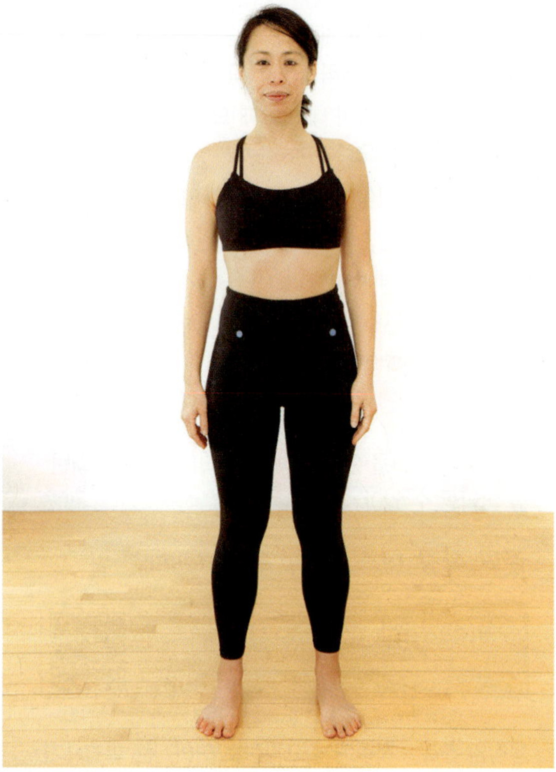

그림 4.19
골반의 회전

골반의 회전 Pelvic rotation

스탠딩 클라이언트에게 손을 골반 앞 전상장골극(ASIS) 높이에 위치하게 한다. 어느 쪽이 더 앞으로 나와 있는지 확인하고 어느 방향으로 골반이 돌아가 있는지 확인한다(그림 4.19).

누운 자세 다리를 곧게 펴고 누운 뒤 무명골(innominate)의 전상장골극을 체크한다(그림 4.20 A). 한 쪽 무명골이 다른 무명골에 비해 더 앞으로 나와 있지 않은지 확인한다(그림 4.20 B).

활성화와 가동성을 위한 운동 Exercises for activation and mobility

"허리는 연부조직을 통해 힘을 전달하는 매개체로 우리가 움직이면서 여러 과업을 수행할 때 그때 그때 상황에 맞는 탄력과 안정적인 강직도를 동시에 가져야 한다."

(Feldenkrais 1944)

골반 시계 Pelvic Clocks

Video link 4.3 Pelvic Clocks

움직임과 관련된 여러 시스템에서 척추-골반-고관절 복합체 및 골반 기저부의 활성화를 위해 사용하는 동작이다. 펠빅 클락(pelvic clocks)은 척추에서 고관절까지 무의식적으로 과하게 긴장시키는 패턴을 바꿔준다. 이 동작을 해준 뒤에 골반의 회전 패턴이 어떻게 바뀌는지 체크해본다.

움직임 전략 척추-골반-고관절 복합체를 다양한

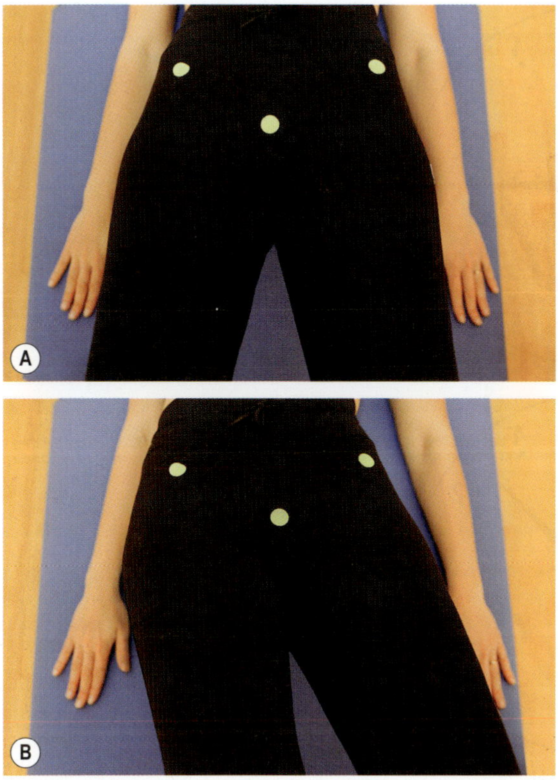

그림 4.20
A 전상장골극(ASIS) 높이가 일치 **B** 오른쪽 전상장골극이 더 전방에 위치

방향으로 움직여서 가동성을 향상시키고 골반의 포지션을 개선시킨다. 사선 방향으로의 움직임은 골반 내부의 미세한 움직임을 건드린다. 펠빅 클락은 척추–골반–고관절 복합체를 평가하기에 좋은 도구이다.

움직임 묘사

- 시계를 입고 있다라고 상상해본다.
  - ◇ 12시는 뒤끄덕임(counternutation), 척추의 굴곡(lumbar flexion)과 고관절의 신전(hip extension)이 일어난다.

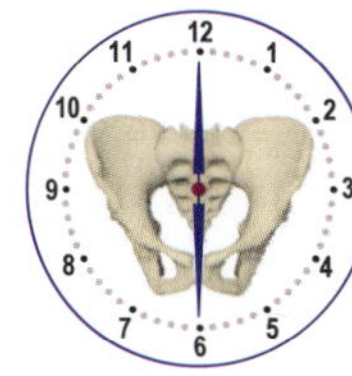

- ◦ 3시는 골반이 왼쪽으로 돌면서 척추는 반대 방향인 오른쪽으로 측굴(lateral flexion)과 함께 회전한다.

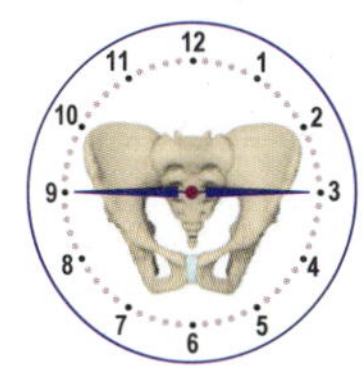

- ◇ 6시는 앞끄덕임(nutation), 척추의 신전(lumbar extension)과 고관절의 굴곡(hip flexion)이 일어난다(그림 4.21 A).
- ◇ 9시는 골반이 오른쪽으로 돌면서 척추는 반대 방향인 왼쪽으로 측굴(lateral flexion)과 함께 회전한다(그림 4.21 B).
- ◇ 10시 30분에서는 골반이 오른쪽으로 돌면서 척추는 굴곡, 좌측으로의 회전 및 측굴이 커플모션으로 나타난다; 4시 30분에서는 골반이 왼쪽으로 돌면서 척추는 신전, 우측으로의 회전 및 측굴이 커플모션으로 나타난다(그림 4.21 C).
- ◇ 1시 30분은 골반이 왼쪽으로 돌면서 척추는 굴곡, 우측으로의 회전 및 측굴이 커플모션으로 나타난다; 7시 30분에서는 골반이 오른쪽으로 돌면서 척추는 신전, 좌측으로의 회전 및 측굴이 커플모션으로 나타난다(그림 4.21 D).

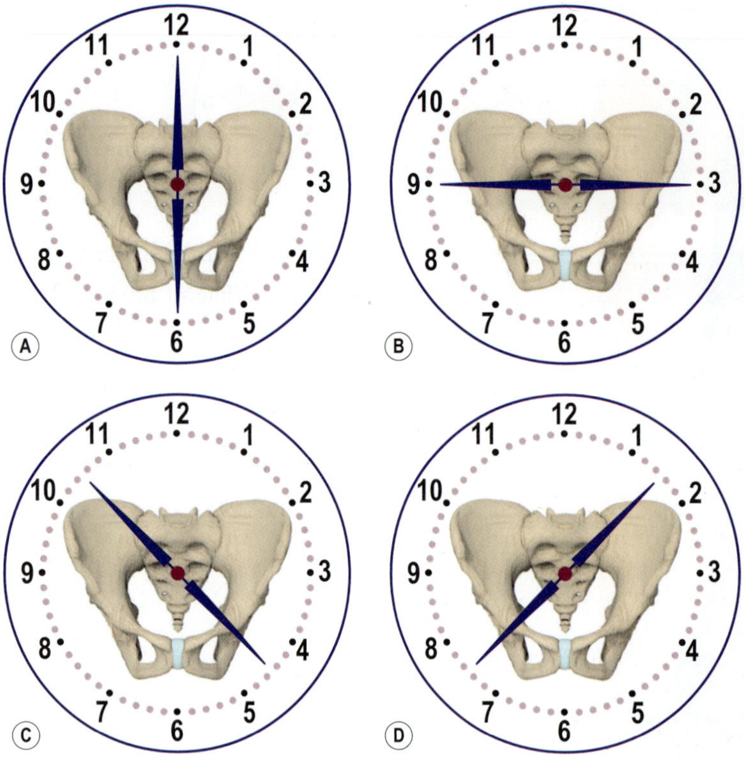

그림 4.21
A 12-6시 방향으로 움직임
B 3-9시 방향으로 움직임
C 10시 30분-4시 30분 방향으로 움직임
D 1시 30분-7시 30분 방향으로 움직임

체화시켜 보기!

핸즈온을 통해 골반에 손을 대고 해본다. 시계(골반)의 크기는 어느 정도 되는가? 배꼽 아래에 위치한 시계의 크기를 축소시킬 수 있는가? 손으로 가이드하면서 천골의 작은 움직임을 만들어본다. 골반과 고관절에서는 어떤 움직임이 일어나는가?

다리 길게 뻗기 Leg Reaches

Video link 4.4 Leg reaches and rotating hips

움직임 전략 레그 리치(Leg reach)는 무명골을 아래로 내리면서 같은 편의 요추(lumbar)가 이동하면서 반대 편의 고관절에서는 내전(adduction)이 일어나게 하는 동작이다. 누워서 하는 힙드랍(hip drop) 운동이라 할 수 있다.

움직임 묘사

어느 쪽의 움직임이 원활하게 이뤄지지 않는가:

- 다리를 곧게 편 뒤 눕게 한다.
- 아래서 누군가 다리를 당긴다는 느낌으로 오른 다리를 최대한 길게 아래로 뻗는다; 흉곽이 지면과 붙은 상태를 유지한 채로 길게 뻗는다(허리의 전만 커브가 나오지 않게 한다)(그림 4.22 A).
- 왼쪽과 오른쪽을 비교한다(그림 4.22 B).
- 어느 쪽 다리를 더 길게 뻗기 힘든가

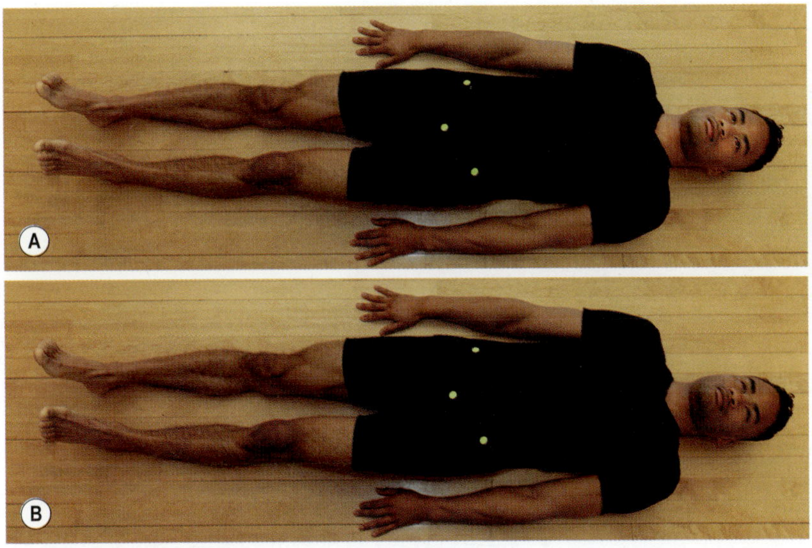

그림 4.22
A 오른 다리를 아래로 길게 뻗기 B 왼다리를 아래로 길게 뻗기

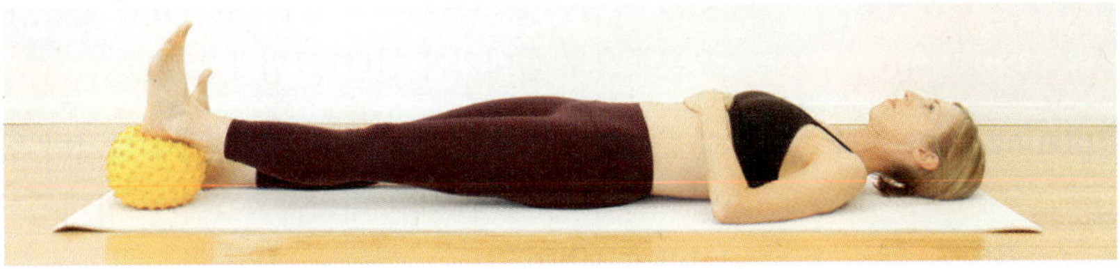

그림 4.23
볼을 활용해 다리 길게 뻗기 자세

(왼쪽? 오른쪽?)

볼을 활용해 다리 길게 뻗기
Leg Reaches with a ball

Video link 4.4 Leg reaches and rotating hips

움직임 전략 더 잘 움직이지 않는 쪽으로 척추를 움직여본다. 척추의 측굴(lateral flexion)의 가동성을 개선시킨다. 왼쪽 다리를 아래로 길게 뻗기 힘들다면 흉곽을 왼쪽으로 측굴 시켜서 왼쪽 다리가 움직일 때 요추(lumbar spine)의 움직임을 증폭시킨다. 아래의 예는 왼쪽 다리가 잘 움직이지 않을 때의 예시이다.

움직임 묘사

- 다리를 뻗고 누운 상태에서 왼쪽 발의 뒤꿈치 아래에 볼을 둔다(그림 4.23).
- 편한 범위 내에서 왼쪽 다리를 아래로 뻗는다는 느낌으로 흉곽을 왼쪽으로 구부린다. 너무 많이 구부려서 흉곽 하부가 바깥쪽으로 빠져버리거나 또는 지면을 누른다는 느낌을 갖지 않게 한다(그림 4.24).
- 뒤꿈치로 볼을 눌러 고관절 뒤편의 근육을 활성화한다.
- 흉곽의 측굴 자세를 유지한 상태에서 발 밑의 볼을 아래로 굴린다.

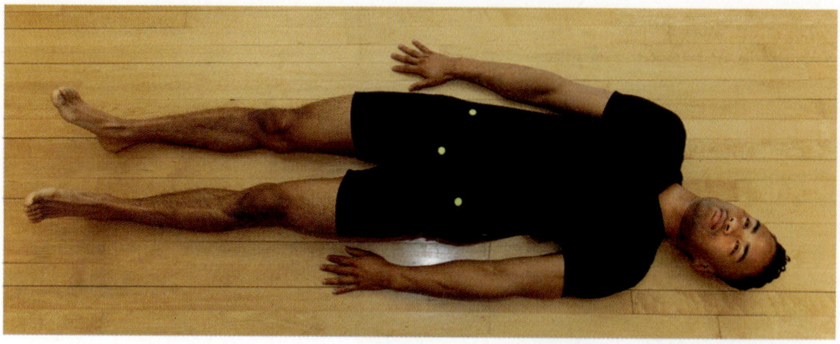

그림 4.24
왼쪽 다리를 아래로 길게 뻗으면서 흉곽의 측굴

- 볼을 계속 누르면서 아래로 굴린다.
- 볼을 위로 굴릴 때, 대퇴골(femur)이 절구 안으로 깊게 들어오게 심상을 통해 장요근(iliopsoas)을 활성화시킨다(그림 3.16 참조).
- 흉곽과 무명골(innominate) 사이에서의 움직임이 느껴질 때까지 반복한다.
- 왼쪽 무릎을 구부려서 아래의 Rotating Hips 운동으로 연결한다.
- 왼쪽으로 이동한 흉곽을 원래의 중립 상태로 돌려보낸 뒤 레그 리치를 다시 해본다; 오른쪽의 움직임이 잘 나오지 않는다면 이 절차를 그대로 오른쪽에 적용한다; 양쪽이 잘 나온다면 여기서 마무리한다.

Video link 4.4 Leg reaches and rotating hips

골반 회전 Rotating Hips

움직임 전략 대퇴골(femur)을 고정한 상태에서 골반을 돌려서 척추의 회전 움직임을 유도한다.

움직임 묘사

- 발바닥을 지면에 대고 왼쪽 무릎을 세운다(여기서도 왼쪽이 잘 움직이지 않는다고 가정한 상태이다; 오른쪽이 잘 움직이지 않았다면 오른쪽에 적용한다) (그림 4.25 A).
- 오른쪽 다리는 길게 뻗고 양팔은 골반 옆에 둔다.
- 왼쪽 다리의 발바닥으로 지면을 눌러 골반이 오른쪽으로 돌아가게 한다(그림 4.25 B).
- 무릎은 안팎으로 돌아가지 않고 세 번째 발가락과 일직선 상에 있게 한다. 대퇴골을 고정한 상태에서 골반이 움직인다.
- 몸통에서 일어나는 회전 움직임은 뒤에서부터 앞으로 나선형으로 연결된 라인을 따라 일어난다. 전거근(serratus anterior)에서 외복사근(external oblique), 내복사근(internal oblique)으로 이어지는 라인을 따라 움직임이 일어나야 한다.
- 다음 순서로 관절 움직임이 일어나야 한다.
  - ◇ 발목에서의 배측굴곡(dorsiflexion)
  - ◇ 고관절의 맞닿은 골반과 대퇴골이 서로 벌어지면서 무릎이 위로 올라가고 골반이 반대 방향으로 회전된다.
  - ◇ 골반의 회전
  - ◇ 척추
- 다시 시작 자세로 돌아오면서 흉곽, 골반, 고관절

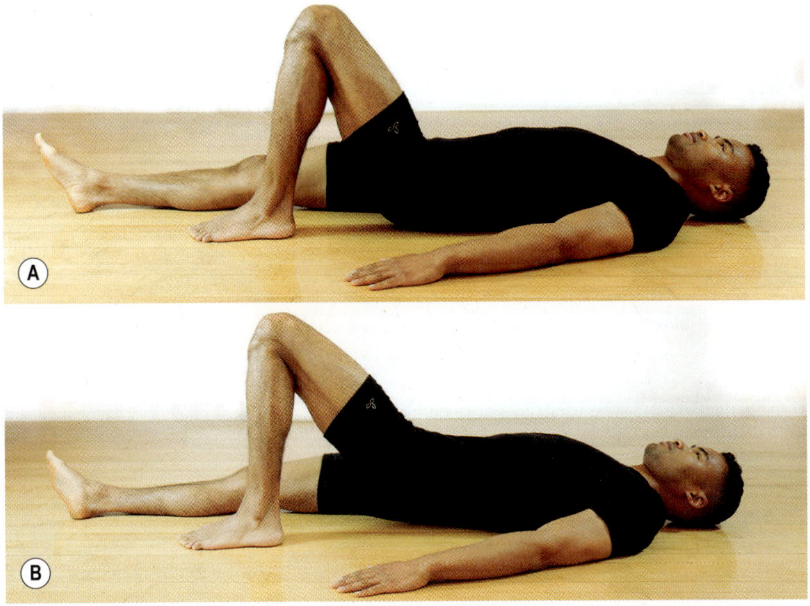

그림 4.25
A 골반 회전: 시작 자세
B 회전

에서의 움직임이 차례차례 일어나게 해야 한다.

- 척추가 편안해지는 느낌이 올 때까지 움직임을 반복한다.
- 레그 리치 동작에서 변화가 있는지 재평가한다.

고객 케이스

10년 넘게 레슨을 받고 있는 클라이언트 한 분의 몸통이 한 쪽으로 돌아가 있었고 우리는 이 부분이 문제가 되지 않게 최대한 노력했다. 이 여자 분은 60세가 넘으셨지만 활동적인 삶을 살고 있다. 틀어진 몸통을 위한 매트 운동(클래식 필라테스 매트 운동은 아니었다)과 필라테스 기구 운동을 조합해 주 2회씩 운동 프로그램을 돌렸다. 클라이언트 분께서 유럽을 여행하는 도중 택시 안에 들어가면서 허리가 삐끗하는 느낌이 들었다고 했다. 그 분은 나에게 바로 연락할까 하다가 연락하기 전 스스로 이 상황을 좋게 할 만한 운동을 먼저 해보기로 결정했다. 바닥에 누워서 Madeline(저자)이라면 나에게 어떤 운동을 시켰을까 고민하다가 Leg Reaches, Rotating Hips, Tom Swan, Pelvic tilt 운동 등을 생각해냈다. 삐끗했던 허리가 점차 괜찮아진다고 느껴질 즈음 네발기기 자세와 브리지 운동을 추가했다. 이후 불편함 없이 걸을 수 있었고 너무 오래 앉아 있으면 뻣뻣해지긴 해도 앉아 있을 수 있게 되었고 베개를 받쳐주면 수면에도 문제가 없었다. 이처럼 뭘 해야할지 아는 클라이언트들은 스스로의 몸을 케어할 수 있다. Leg Reaches와 Rotating Hips의 조합을 통해 틀어진 척추를 조절하고 천장관절(SIJ: sacroiliac joint)의 통증, 천골에 가해지는 텐션, 요추(lumbar spine)에 가해지는 불편감과 뻣뻣함으로 나타날 수 있는 여러 증상을 좋게 한다. 이 두 운동은 전신에 영향을 끼치기에 흉곽, 어깨, 목의 긴장까지 해소시킬 수 있다.

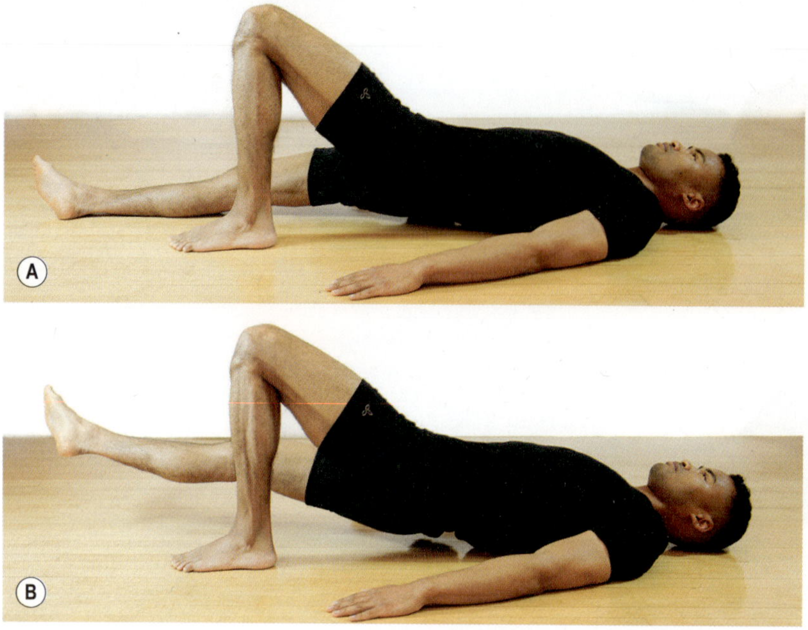

그림 4.26
A 골반 회전
B 하지 내전

- 골반을 들어 올리거나 다리를 모은 상태에서 들어 올리는 식으로 난이도를 높인다.
    - 골반을 돌린다.
    - 돌린 상태에서 골반을 지면에서 떨어뜨린다 (그림 4.26 A).
    - 곧게 펴고 있는 다리를 10–20회 정도 든다 (그림 4.26 B).

톰 스완 Tom Swan

Tom Swan은 척추 신경 전문의(DC)인 Tom Hendrickson과 소매틱스로 유명한 Thomas Hanna의 이름을 따서 만들어졌다. 필라테스에서 스완(Swan) 운동은 허리를 뒤로 젖히는 운동이다. Tom Swan에서는 소매틱스의 개념을 필라테스의 스완과 결합해 척추를 젖히는 동작과 회전, 고관절에서의 신전(hip extension)이 모두 일어난다.

움직임 전략 허리를 젖힌 상태에서 팔다리를 교차해서 보행시 일어나는 회전 움직임을 만든다. 들어 올리는 다리의 반대편으로 흉곽은 돌아간다.

움직임 묘사

- 엎드린 상태에서 고개를 오른쪽으로 돌린다 (그림 4.27 A).
- 오른 손바닥을 매트 위에 대고 왼쪽 볼을 손등 위에 댄다.
- 오른쪽 팔꿈치를 본다; 몸통이 움직이더라도 손등은 볼과의 접촉을 유지한다.
- 마시는 호흡에 흉곽과 팔을 들어 올리면서 오른쪽 어깨를 넘어 왼쪽 다리를 바라본다는 느낌으로 흉곽을 오른쪽으로 회전시킨다(그림 4.27 B).
- 왼쪽 다리를 들어 올린다.
- 내렸다 올렸다를 5번 반복한다.
- 반대편에도 시행한다.

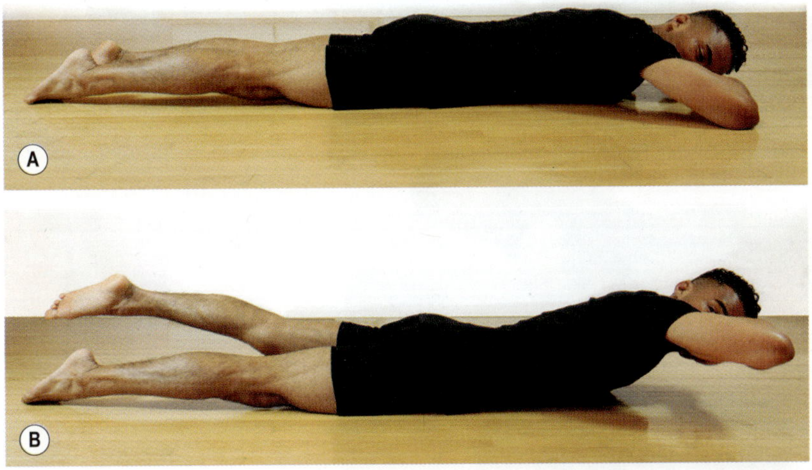

그림 4.27
A Tom Swan 시작 자세
B 몸통과 하지를 들어 올리는 움직임

동작과 함께 해볼 수 있는 플로우

Movement flow with Tom Swan

- Tom Swan 동작을 한다.
- 바닥을 바라보면서 오른쪽 팔을 머리 위로 든다(필라테스 스위밍 느낌으로)(그림 4.28 A).
- 양다리를 들어 올리면서 양팔을 T 포지션으로 가져간다(흉곽까지 들어 올렸기에 복부만이 매트와 접촉한다)(그림 4.28 B).
- 왼팔을 머리 위로 들고 오른팔은 몸통 옆으로 가져온다.
- 왼다리를 매트 위로 내린다(한 팔만 필라테스 스위밍 하듯이 머리 위로 올린다)(그림 4.28 C).
- 고개를 왼쪽으로 돌리면서 왼손 손등을 오른쪽 볼로 가져온다(그림 4. 28 D).
- 흉곽과 다리를 내리면 반대편의 시작 자세가 되며 반대편 운동을 이 자세에서 시작한다.

리포머 위에서 할 수 있는 척추-골반-고관절 복합체 운동

Lumbopelvic-hip on the Reformer

이 시리즈는 척추-골반-고관절 복합체를 특정 방향으로 움직여서 밸런스를 잡는 목적이다.

앉은 상태에서 골반 앞뒤로 기울이기

움직임 전략 척추, 골반, 고관절에서 일어나는 움직임의 리듬을 체크하고 교정하는 목적이다. 고관절에서 골반, 횡격막 복합체까지 이어지는 근막 시스템을 활성화하며 천골의 이상적인 중립 포지션을 익히게 해준다.

Video link 4.5 Seated Sacral Rocks

움직임 묘사

- 풋바를 바라본 상태로 리포머 캐리지 가장자리에 앉게 하며 발은 바닥에 내려놓는다(그림 4.29 A).

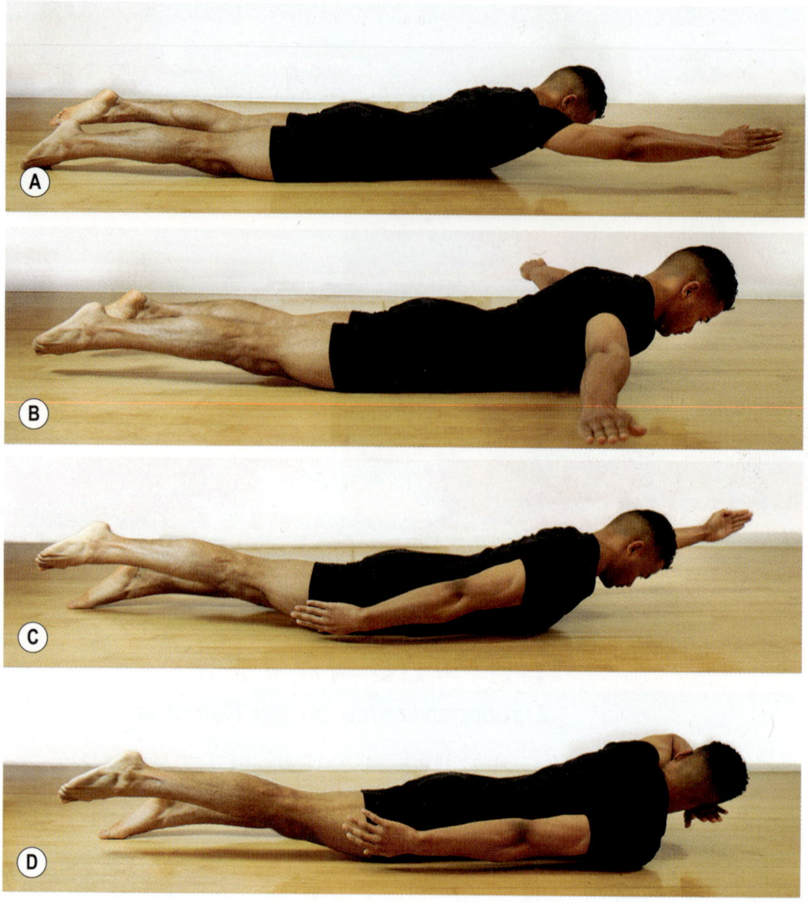

그림 4.28
A Tom Swan 동작 시퀀스: 팔을 앞으로 뻗는다.
B 다리를 들어 올리면서 팔을 양 옆으로 뻗는다.
C 수영하듯이 왼다리를 앞으로 뻗고 오른 다리를 들어 올린다.
D 왼쪽으로 회전

- 풋바에는 스프링을 걸지 않는다.
- 강사는 골반과 척추의 움직임을 보면서 즉각적인 핸즈온을 할 수 있게 클라이언트 옆에 선다.
- 들이마시면서 준비.
- 골반을 뒤로 굴리면서 시작(그림 4.29 B).
- 천천히 내쉬면서 캐리지와 접촉하는 좌골로 캐리지를 풋바 방향으로 당긴다.
- 정확하게 골반과 척추 하부에서만 움직임이 일어나게 한다.
- 마시는 호흡에 반대 방향으로의 움직임이 일어난다; 무명골(innominate)의 상부가 앞으로 가는 움직임이 일어나면서 좌골은 앞으로 구른다(그림 4.29 C).
- 편안한 골반 중립 자세로 돌아간다.
- 골반을 앞뒤로 굴리는 동작을 반복하면서 움직임이 부드럽게 나오게 한다.
- 이 움직임에 대한 느낌을 잡았다면 발 밑에 폼롤러를 둔 상태에서 동작을 시행한다; 골반을 앞뒤로 굴리기가 힘들어질 뿐 아니라 하퇴와 다리의 안정성을 잡기도 어려워진다.
- 리포머 위에서 하기 힘들다면, 짐볼과 같은 다른 도구들을 활용해본다.

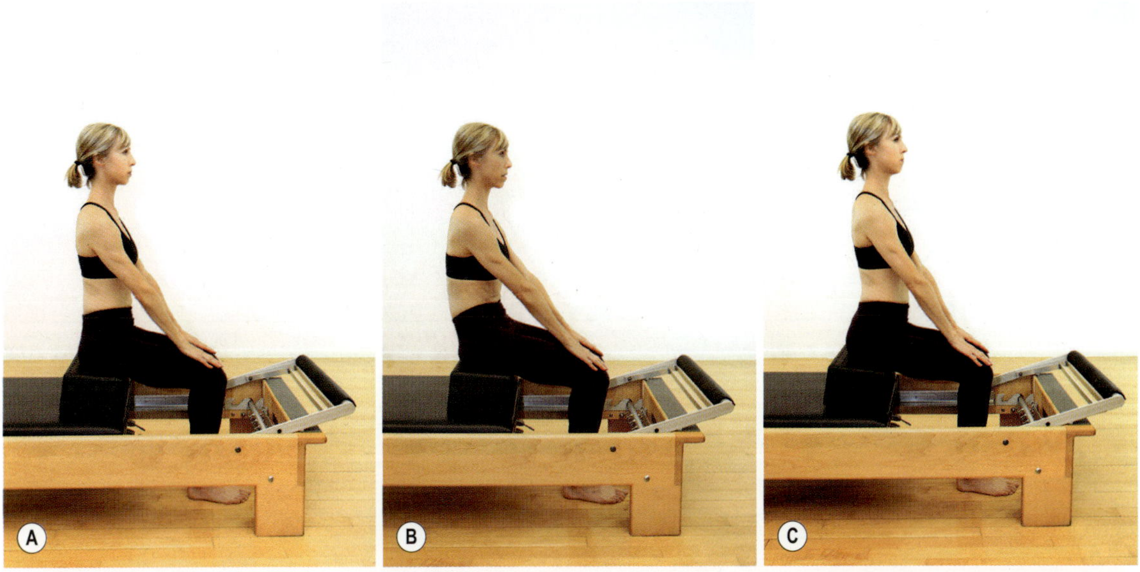

그림 4.29
A 앉은 상태에서 골반 앞뒤로 기울이기: 시작 자세 **B** 골반을 만다. **C** 허리 뒤편에 아치를 만든다.

도움말

움직임이 정확하게 일어나고 있는지 체크하는 힌트; 흉곽 하부가 특정 방향으로 움직이고 있는지 체크한다. 천골의 앞끄덕임과 뒤끄덕임의 움직임을 관찰하면서 가장 편안한 중립 자세를 찾은 뒤 클라이언트한테 그 느낌을 잡을 수 있게 해준다.

강사 노트

흉곽 하부의 흉추와 요추가 만나는 지점(T/L junction)에서의 움직임을 체크한다. 척추가 구부러지고 젖혀질 때 갈비뼈는 어떤 반응이 있는가? 척추, 골반, 고관절 복합체에서의 움직임과 갈비뼈의 움직임을 어떻게 분리하는가? 천골의 움직임은 어떤가? 양쪽이 대칭으로 움직이는가? 흉곽 하부를 지긋이 고정하는 것이 움직임을 좋게 만드는지 오히려 방해하는지 확인한다.

앉은 상태에서 골반 앞뒤로 기울이기: 측굴과 회전에 활용

Seated Sacral Rocks: side and rotation

Video link 4.5 Seated Sacral Rocks

움직임 전략 척추의 측굴(lateral flexion)과 고관절의 안팎으로의 움직임을 개선시킨다. 한쪽 옆구리는 늘리고 반대쪽 옆구리는 단축시킨다.

움직임 묘사

- 리포머 캐리지에 클라이언트를 옆으로 앉힌다. 스프링은 걸지 않는다(그림 4.30 A).
- 들이마시면서 준비
- 천천히 내쉬는 호흡에 오른쪽 좌골이 아래로 가라

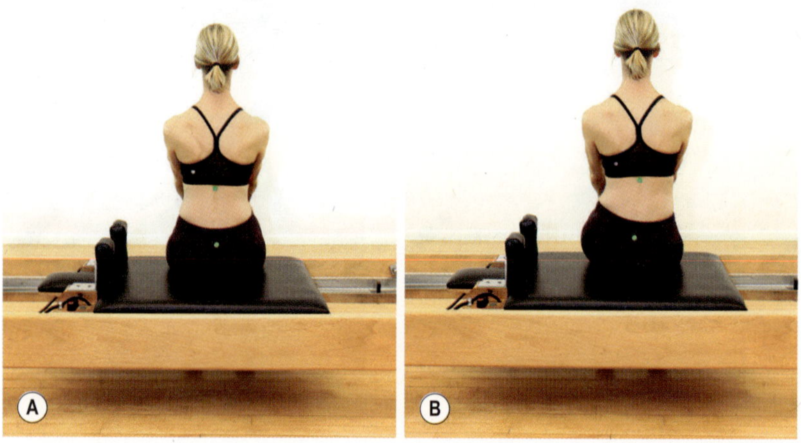

그림 4.30
A Seated Hip Hike on Reformer: 시작 자세
B 골반 한 쪽을 들어 올린다.

앉으면서 캐리지를 풋바에서 멀어지게 한다. 왼쪽 골반은 위로 올라가면서 왼쪽 좌골이 캐리지에서 떨어지게 한다(그림 4.30 B).

- 흉곽이 살짝 오른쪽으로 치우치게 될 것이다.
- 마시는 호흡에 캐리지를 풋바 방향으로 돌려보내면서 양 좌골에 같은 무게가 실린다.
- 내쉬는 호흡에 반대쪽 골반을 위로 들어 올리고 캐리지는 풋바 쪽으로 이동한다.

도움말

스프링을 걸지 않아서 저항이 없기에 반대편 운동을 위해 뒤로 돌 필요가 없다. 저항을 건 상태에서 반대편 운동을 시킬 경우 반대편에 앉아서 동작을 시행한다.

강사 노트

움직임을 입체적으로 보는 시도를 해본다. 측굴은 좌우로 일어나는 움직임이다. 이와 같은 움직임은 척추 어느 분절에서 일어나는가? 왼쪽으로 움직일 때 오른쪽으로 움직일 때 차이를 보이는가? 골반이 틀어지지는 않는가?

Video link 4.5 Seated Sacral Rocks

골반 회전 운동 Oppositional ilium

필요한 장비 12인치(30.5cm)의 BAC disc 그리고 두 개의 나무 막대기가 필요하다. 발은 바닥이나 박스 위에 놓는다.

심화 과정

BAC(Biomechanical Asymmetry Corrector 생체 역학적 비대칭 교정기)는 Jean Claude West와 Katy Keller와 함께 만든 시스템이다. 디스크를 통해 후관절(facet joint)에서 측굴과 다양한 활주를 만들어 내면서 심층부의 근육들을 활성화시킬 수 있다.

움직임 전략 골반의 회전과 흉곽 하부에서 아래 척추 전체로 이어지는 부위의 움직임을 관찰한다. 사선으로 이어지는 코어의 연결 라인의 밸런스를 교정한다. 골반과 고관절에서의 움직임을 통해 한쪽 관절에서는 관절이 더 맞닿고 반대쪽에서는 관절 면끼리 벌어지는 작용을 만든다.

움직임 묘사

- 스프링을 건 리포머 캐리지 위 또는 캐딜락과 같이 안정된 테이블 위에 디스크를 놓는다.
- 두 개의 나무 막대기를 팔꿈치로 걸어서 하나는 등 뒤에 다른 하나는 몸통 앞으로 위치시킨다(두 개의 막대기는 평행을 유지)(그림 4.31 A).
- 골반과 몸통이 회전되더라도 막대기는 움직이지 않아야 한다.
- 오른쪽 무릎은 앞으로 반대쪽 무릎은 뒤로 움직인다.
- 이로 인해 골반이 왼쪽으로 돌아간다.
- 무릎이 안쪽으로 모이거나 바깥쪽으로 벌어지지 않는다.
- 막대기를 움직이지 않으면서 이와 같은 움직임을 반복한다.
- 움직임은 고관절(hip joint), 천장관절(SIJ)과 하부 척추에서 일어난다.

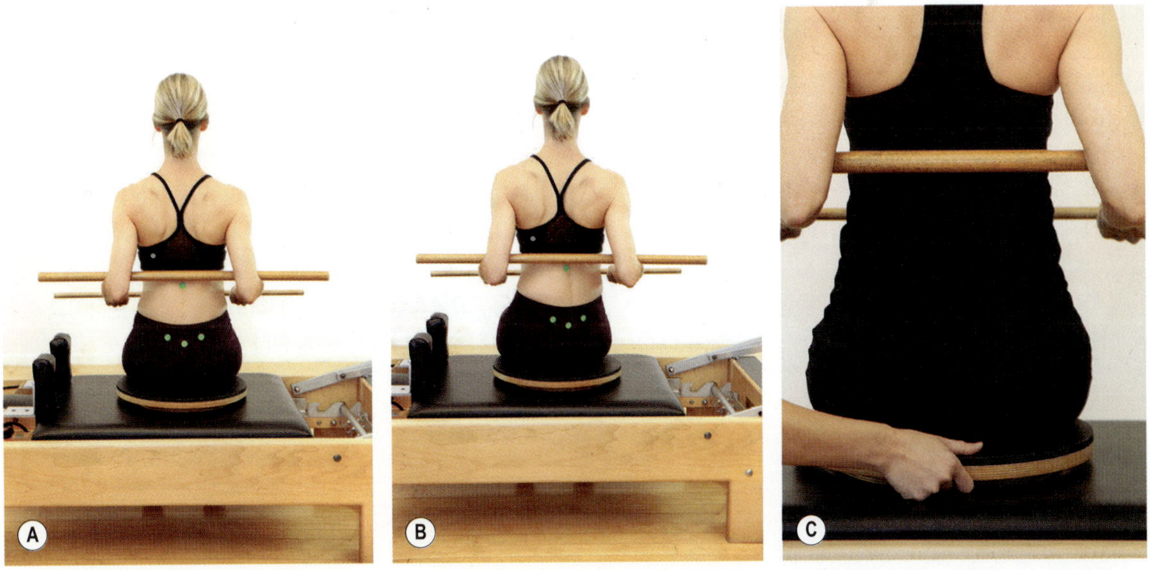

그림 4.31
A 디스크와 폴을 활용한 골반 회전 운동 **B** 회전 시 모습 **C** 골반 쪽 디스크에서의 핸즈온 스킬

- 흉곽의 하부는 움직이지 않고 제 위치에 고정된다(그림 4.31 B).

강사 노트

골반 내부의 무명골(innominate)과 천골(sacrum)에 집중해본다. 오른쪽과 왼쪽의 차이가 있는가? 천골의 움직임을 관찰한다. 오른쪽으로 골반이 돌아갈 때 왼쪽 천골이 앞끄덕임(nutation) 하고 오른쪽이 뒤끄덕임(counternutation) 하는가? 왼쪽으로 돌아갈 때는 어떻게 되는가? 양쪽이 대칭으로 움직이는가 다르게 움직이는가?

Video link 4.5 Seated Sacral Rocks

디스크를 활용한 골반 회전 근에너지 기법

Oppositional ilium MET on disc

이완시키면서 재조정하는 움직임

움직임 전략 집중을 통해 무의식적으로 한 쪽으로 돌아가게 만드는 근막 시스템의 긴장을 교정한다.

움직임 묘사

- 디스크 위에 앉게 한다.
- 제한된 방향으로 움직이게 한다.
- 제한이 느껴지기 직전에 멈춘다.
- 앞쪽으로 나아가는 골반 쪽 디스크에 손을 대고, 이 디스크를 뒤로 밀어낼 테니 밀리지 말고 버티라는 큐를 준다(그림 4.31 C).
- 강사는 디스크를 뒤로 당기고 클라이언트는 이 힘에 대항해서 골반이 돌아가지 않게 한다.
- 5초 정도 유지
- 저항을 멈춘 뒤 제한된 방향으로 좀 더 움직이게 한다.
- 새로운 지점을 찾아서 같은 절차를 3–4번 반복한다.
- 이 과정을 반복한다.

강사 노트

흉곽으로 시선을 넓혀본다. 골반이 오른쪽으로 돌아갈 때 흉곽은 어떤 반응을 보이는가? 흉곽과 골반이 서로 반대 방향으로 움직이는 것을 확인한다. 골반이 왼쪽으로 돌 때 흉곽은 오른쪽으로 돈다. 흉곽이 회전하면서 측면으로 활주하는 것을 확인한다. 흉곽의 활주를 보조해주고 어깨에서의 움직임을 통해 갈비뼈를 열어주면서 척추의 움직임을 만들어본다(그림 4.32). 흉곽이 한 쪽으로 치우치지 않고 중심부에 있는지 동작 내내 확인한다. 핸즈온 스킬을 이용할 경우, 고통스럽지 않고 시원하고 편안하게 움직이고 있는지 잘 모니터링 해야 한다.

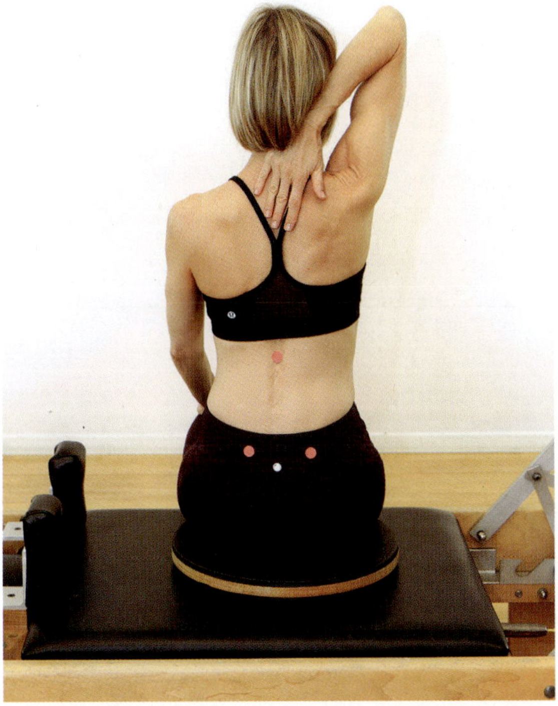

그림 4.32
우측으로 흉추 활주

5장으로 연결

몸의 움직임을 이해하고 분석하면 어떤 조직에 문제가 있고 어떤 움직임이 나오지 않는지 클라이언트는 어떻게 보상하면서 움직이는지에 대한 단서를 얻을 수 있다. 큰 움직임(micromovement)과 작은 움직임(micromovement)의 조합을 통해 힘이 몸 전체로 분산될 수 있다는 것을 기억해라. 나선형 회전 움직임을 잘 만들어주면 스트레스가 한 곳으로 쏠리지 않고 전신으로 분산되게 할 수 있다. 이 부분을 5챕터에서 더 깊이 다룰 것이다.

5 몸통에서의 연결 Trunk continuum

우리 몸의 중심부는 속의 내장기부터 해서 여러 층으로 둘러 싸여 있기에 다른 구조물과 구별되며 나선형으로 둘러싸면서 지나가는 다양한 조직들의 중심축으로서 역할을 한다.

Gil Hedley, *personal communication*

깊이 있는 자각: 연결
Contemplative awareness: continuum

해부하지 않고 인체 내부를 상상으로 들여다보자: 바깥을 둘러싸고 있는 막의 내측부가 속에 있는 막과 연결되며 이 경계는 뚜렷하지 않다. Jean-Claude Guimberteau의 근막 연구를 보면, 전신을 근막 섬유가 연결하고 있다. 거미줄처럼 연결된 네트워크는 피부층에서부터 내장기와 뼈를 모두 연결한다. 인체의 조직은 상황에 따라 유연하게 적응한다. 움직임과 어떤 움직임을 하느냐에 따라 이 근막 네트워크를 벌어지게 하고 늘어나게 하는 등, 다양한 방향으로 힘이 가해진다. 어떻게 움직이느냐, 이 시스템에 얼마만큼의 부하를 가하느냐, 어느 부위가 접촉하느냐 등의 요소들에 따라 다른 자극을 가할 수 있으며 강사가 클라이언트에게 해줄 수 있는 영역이 바로 이런 요소들이다(Guimberteau and Armstrong 2015).

체간의 구조와 기능
Trunk structure and function

인체의 3차원적이면서 역동적인 움직임은 근막 시스템을 통해 일어나며 이런 근막 시스템은 이때 가해지는 부하와 피부에 닿는 압력에 적응한다. 회전, 굴곡/신전, 측굴과 같이 여러 면에서 일어나는 움직임이 조합되어 전신의 움직임으로 나타난다. 보행이 바로 이와 같은 척추의 움직임이 극대화된 형태의 활동이라 할 수 있다. 보행 분석을 통해 척추의 움직임을 분석하고 교정 전략을 고안할 수 있다.

매일 매순간 척추는 다양한 방향으로 움직인다. 척추는 모두 모양이 다르며 이 차이가 척추 움직임에 영향을 준다(그림 5.1). 경추(cervical spine)와 요추(lumbar spine)는 앞쪽으로 볼록하면서 뒤쪽으로 오목하다. 이 두 영역에서는 척추가 잘 젖혀진다. 물론 잘 구부러지기도 하지만, 젖혀지는 만큼 구부러지지는 않는다. 흉곽에서의 커브는 목과 허리의 반대로 앞쪽에서는 오목하고 뒤쪽에서는 볼록하다. 게다가 흉곽에는 갈비뼈라는 존재 때문에 척추를 구부리고 펼 때 영향을 준다. 모양은 뒤로 볼록하고 앞으로 오목한 천골은 22-25세 정도에 하나의 뼈로 결합되어서 천장관절(SIJ: sacroiliac joint)에서 하나의 뼈로 움직인다.

척추에서는 커플 모션이 일어나며 척추의 골역학(osteokinematics)과 관절역학(arthrokinematics)은 다양하면서 복잡한 형태로 일어난다. 이런 커플 모션은 척추가 심하게 틀어져 있지 않은 이상 굽히고 펼 때는 일어나지 않는다. 반면 측굴(lateral flexion)과 회전(rotation)이 일어날 경우, 이런 커플 모션이 일어나며 척추체(vertebral body)와 돌기관절(facet joint)의 형태가 커플 모션이 일어나는 양상을 다르게 한다(그림 5.1).

경추의 척추체는 작고 돌기관절이 마주하는 면은 C2 이하로 내려갈수록 납작하면서 정면을 바라본다. 그래서 경추의 하부로 갈수록 머리의 좌우 움직임이 더 커질 수 있다(Kapandji 2019).

흉추(thoracic vertebra)의 돌기관절면(articular facet orientation)에서는 활주를 통해 굴곡, 신전, 측굴, 회전 등의 움직임을 이끌어낸다. 회전이 일어날 경우, 측굴이 커플 모션으로 함께 일어나면서 건너편으로의 활주가 동반된다. 흉추에서 회전이 일어날 때 같은 분절에 부착되어 있는 갈비뼈가 함께 움직이며 흉추 한 분절의 움직임은 전체 척추의 움직임에 영향을 끼친다. 흉곽의 움직임이 잘 일어나지 않을 때 허리나 목에서 과도한 움직임이 일어난다(Lee 2018).

흉곽의 흉추와는 달리 요추(lumbar spine)의 모양은 위에서 아래로 내려갈수록 형태가 달라진다. 아

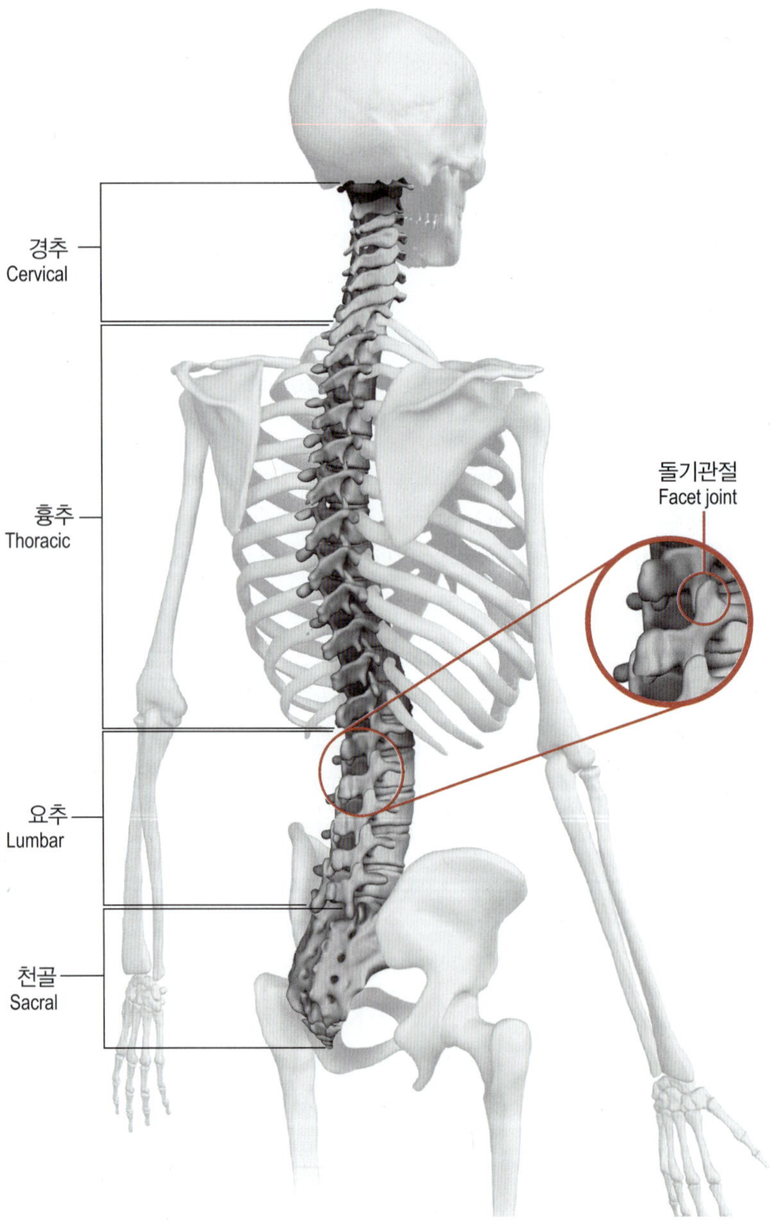

그림 5.1
척추와 돌기 관절을 구성하는 뼈

래 분절로 갈수록 크기가 점점 커지고 요추에서의 회전 움직임은 분절 간의 활주에 의해 일어난다. 요추에서는 흉추와는 반대로 좌우로 회전보다 측굴이 더 많이 일어난다(Kapandji 2019).

심화 과정

관절역학(arthrokinematics)은 관절에서 일어나는 움직임을 연구하는 학문이고, 골역학(osteokinematics)은 뼈가 어느 축에서 어떤 방향으로 움직이는지 연구하는 학문이다. 척추에서 분절 간의 활주는 회전이 일어나면서 척추가 구르는 방향의 반대편 측방향으로 일어나는 움직임이며 측굴이 일어날 때 동반되는 움직임이다.

굴곡과 신전

Forward bending and backward bending

정상적이면서 보상 작용이 없이 스탠딩 자세에서 척추를 앞으로 구부리면, 위에서부터 아래로 모든 분절이 하나씩 차례대로 구부러지면서 허리까지 구부러지게 된다. 이후 고관절(hip joint)에서 고정되 있는 대퇴골(femur) 위에서 골반이 앞으로 기울면서 지면에 손이 닿을 수 있다(그림 5.2 A와 B). 천골의 앞끄덕임(sacral nutation)은 골반 내부의 안정성을 증가시킨다. 골반의 움직임을 유심히 관찰하거나 후상장골극(PSIS: posterior superior iliac spine)을 촉진해보면(그림 4.10), 앞으로 숙일 때 골반 양쪽이 대칭으로 기울어진다(Lee 2018). 척추 움직임이 정상적이라면 허리는 부드러운 후만 곡선을 그린다. 측굴이나 회전은 일어나지 않는다. 다시 스탠딩 자세로 돌아가면 골반은 뒤로 기울면서 천골의 뒤끄덕임이 살짝 일어나서 중립 자세를 잡는다.

이런 정상적인 움직임을 제한하는 요소들이 존재한다. 대퇴이두근(biceps femoris), 천결절인대(sacrotuberous ligament), 흉요건막(thoracodorsal fascia)이 팽팽해질수록 천골의 상대적인 움직임은 감소한다(그림 5.3). 골반은 계속 앞으로 기울어지려 하지만, 천골은 상대적으로 그 반대 방향으로 기울어지려 한다.

움직임을 가르치는 강사로서 허리가 완전히 다 구부러지기 전에 무게 중심이 뒤로 이동한다면 이미 허리, 골반, 다리 후면부의 조직들은 한계까지 팽팽해진 것으로 볼 수 있다. 천골이 뒤끄덕임 되면서 반대로 움직일 경우, 천장관절의 관절면끼리 잘 맞물리지 않게 되면서 골반을 안정시키는 여러 인대들에 스트레스를 가할 수 있다. 하지만 이 상태에서 천골의 앞끄덕임을 잘 유지할 수 있다면, 천장관절은 안정적으로 스트레스에 대응하면서 부하를 위 아래로 전달할 수 있다. 대퇴이두근과 천결절인대의 신장력이 바닥을 짚는 동작의 핵심이 된다. 천골을 잡아놓는 텐션을 잘 이완하고 제대로 된 움직임을 만드는 방법 중 하나가 앞으로 숙일 때 무릎을 구부리는 방법이다.

허리를 뒤로 젖힐 때 골반 및 무게중심은 앞으로 이동한다. 척추가 하나씩 하나씩 뒤로 젖혀지면서 척추는 고관절의 신전(hip extension)과 함께 돌기관절(facet joints)에서 전하방으로 이동한다(그림 5.4). 골반이 뒤로 기울 때 후상장골극은 같은 거리만큼 이동하며 천골은 앞끄덕임 포지션을 유지한다. 끝 범위에서 5번 요추(L5)가 뒤로 이동할 때 천골 상부는 아래로 활주한다. 젖힌 상태나 전만 커브에서 천골은 가장 낮게 위치한 분절이 된다(Mitchell et al. 2001). 필라테스의 스완과 같이 뒤로 젖히는 운동을 할 때 고관절을 젖히는 근육들의 힘이 척추를 움직이는지 천골이 아래로 이동하면서 앞끄덕임 포지션을 유지하는지 확인하는 것이 중요하다. “Hip

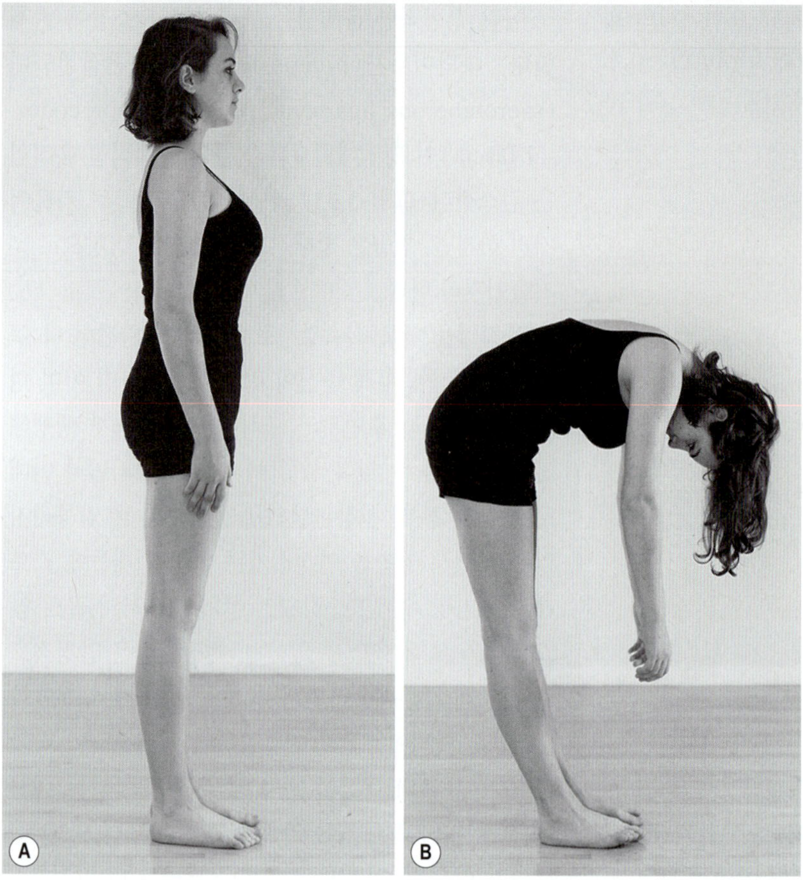

그림 5.2
A 스탠딩 롤다운
B 앞으로 굴곡

extension and spinal spiral in gait"와 같은 운동을 할 때 천골의 앞끄덕임에 집중해야 한다.

몸통의 굴곡과 신전 근육의 연결 라인

Flexion and extension continuum of the trunk

몸통을 구부리고 젖히는 동작은 앞뒤로 일어난다. 우리 몸통의 전면과 후면은 딱 잘라서 나누어지지 않고 하나의 라인으로 연결돼서 움직임에 관여한다. 하지만 코나 치골(pubic bone)과 같이 굴곡(flexion)과 신전(extension)을 어느 정도 나눠주는 핵심이 존재한다(Beach 2010).

근막의 연결 라인은 다음과 같다.

신전 연결 라인 (그림 5.5)

- 코에서 정수리 위로 올라가 뒤통수로 연결되는 후두전두근(occipitofrontalis) (Beach 2010)은
- 머리 뒤쪽의 후두하근(suboccipital muscles)을 통해 목의 뒤쪽 심부 근육으로 연결된다.
- 이 연결 라인은 척추기립근(erector spinae)으로 이어진다(Stecco 2014) ; 이 근육은 승모근(trapezius)의 심부로 지나가면서 골반 방향으로 내려가다가 T6–T8 레벨에서 더 겉으로 나오면서 흉요건막(TLF)의 심부로 들어가 허리를 가로지르는

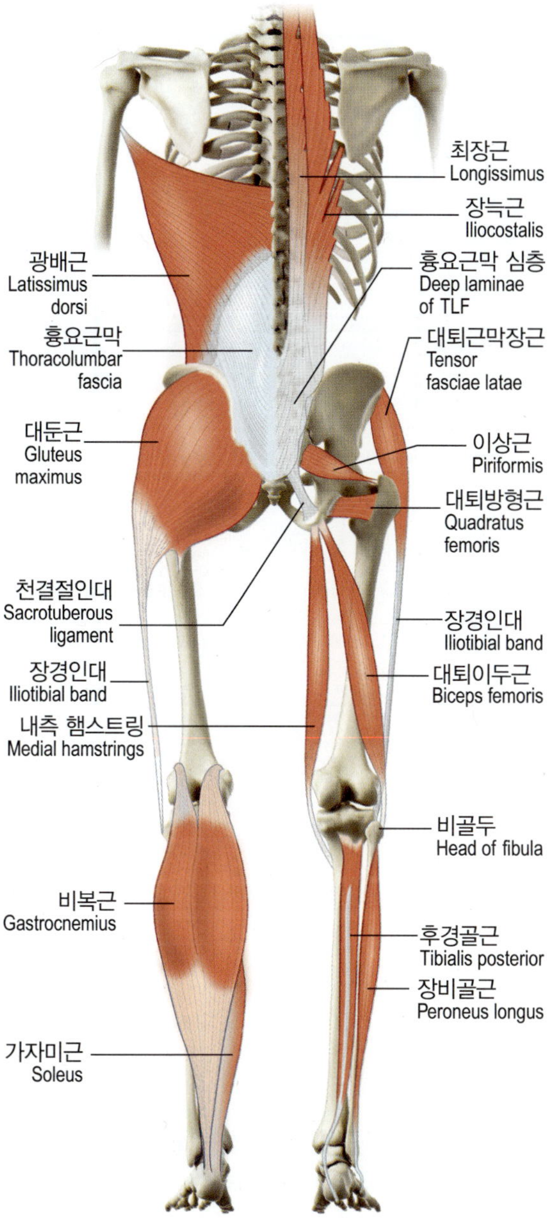

그림 5.3
대퇴이두근, 천결절인대와 흉요근막의 심층

근막(transverse fascia)을 교차해서 지나간다.

- 흉요건막의 천부 층은 가쪽솔기(lateral raphe)

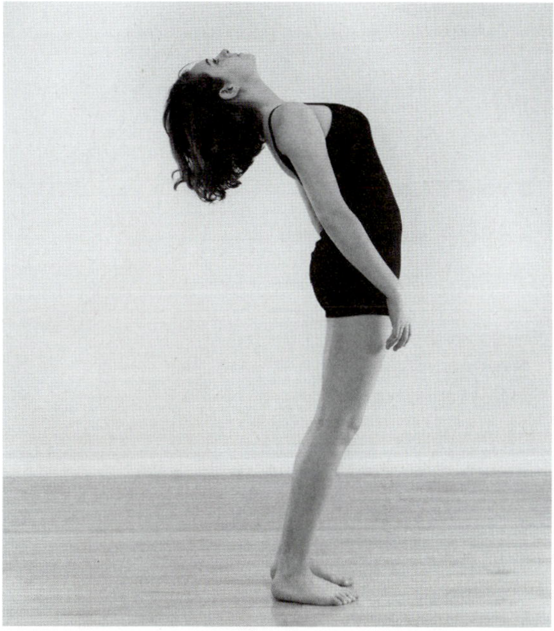

그림 5.4
뒤로 젖히기

에서 복부 근막과 연결된다. 내복사근(internal oblique)의 근막이 척추기립근의 근막과 결합되는 부위이다.

- 흉요건막은 천골을 덮고 지나가면서 꼬리뼈 끝까지 이어지면서 골반 기저부를 형성한다(그림 5.3)(Stecco 2015).
- 골반 기저부 근육 중 치골미골근(pubococcygeus)은 치골에서 복직근(rectus abdominis)과 연결된다.
- 복횡근과 같은 라인 상에 있는 근막이 복직근을 덮는다.
- 복직근은 내측에서 백선(linea alba)으로 연결되어 모든 복부 근육과 연결된다(그림 4.4).
- 추체근(pyramidalis)은 복직근 보다 겉에서 백선

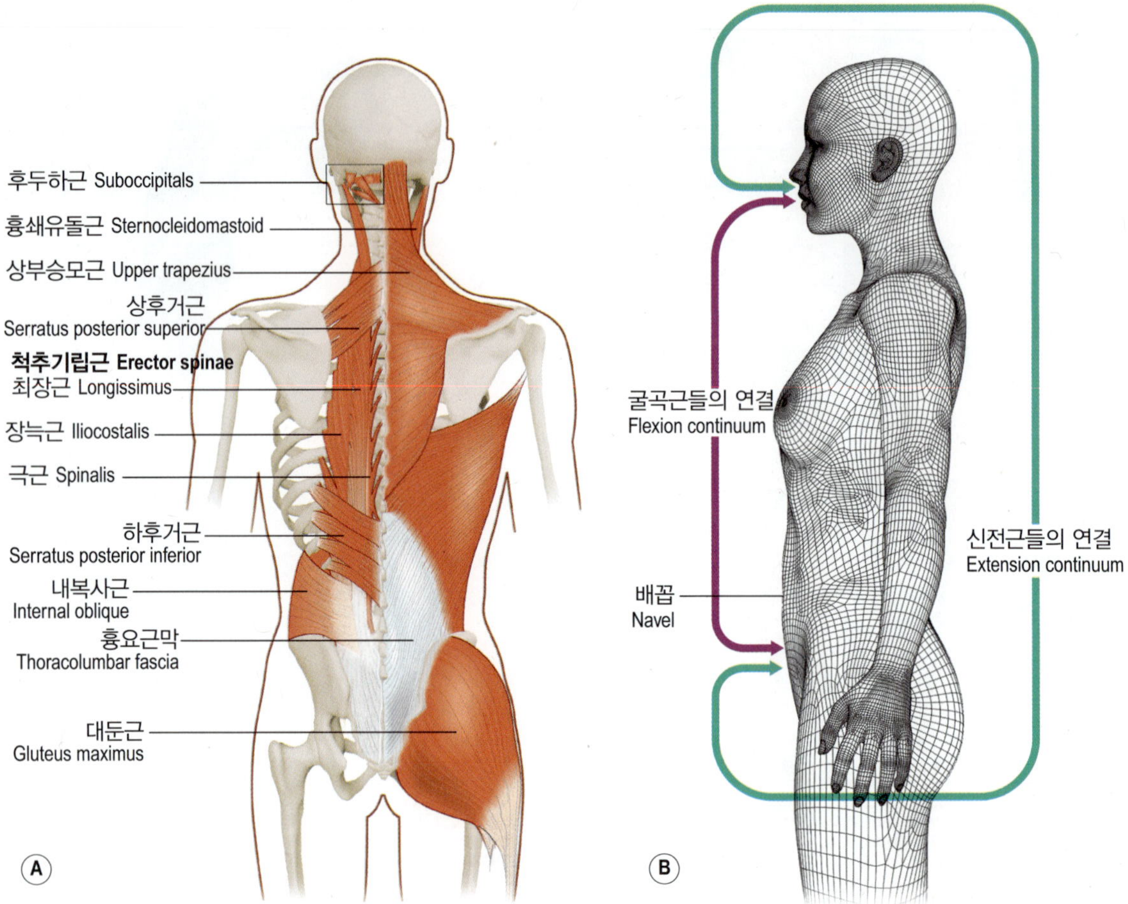

그림 5.5
체간을 신전시키는 근육 군들의 연결

에 부착된다.

- 복직근의 하부는 배꼽 근처에서 복횡근보다 심부로 들어간다(Beach 2010).

굴곡 연결 라인 (그림 5.6)

- 배근육의 경로를 따라 흉곽으로 올라간다.
- 복직근은 흉곽의 검상돌기(xiphoid process)와 만나 갈비뼈 5-7으로 연결된다.
- 복직근은 바깥쪽에서 반달선(linea semilunaris)으로 연결되는 결합조직 안에 고정된다.
- 복직근은 외늑간근(external intercostals)과 합쳐져 심부 가슴 근막(deep pectoralis fascia)의 하부로 연결된다. 이 심부 가슴 근막은 흉골과 갈비연골을 덮는 근막을 통해 위로 올라간다(Stecco 2015).
- 이렇게 연결되는 라인은 흉쇄유돌근(SCM:

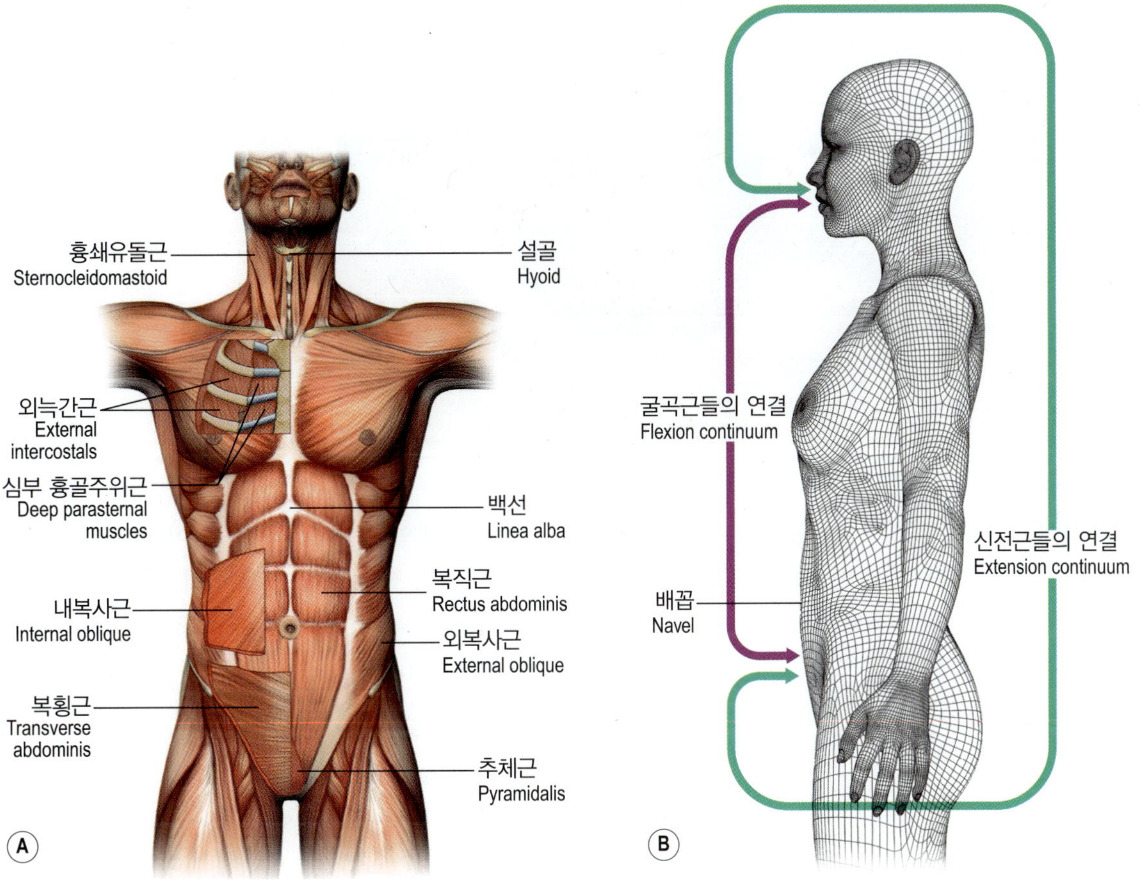

그림 5.6
체간을 굴곡시키는 근육 군들의 연결

sternocleidomastoid)과 설골근(hyoid muscle), 심부 목근육을 통해 혀 부위로 연결돼서 교근(masseter), 측두근(temporalis)까지 이어진다(Beach 2010).

체화시켜 보기!

다리를 편 상태로 눕는다. 코 아래 부위에 한 손을 대고 나머지 손은 치골 위에 둔다. 치골 위에 위치한 손의 느낌을 주시한다. 코를 아래로 내려서 머리가 바닥에서 떨어지게 한다(그림 5.7). 골반 위에 놓인 손을 통해 그 부위 조직의 변화를 감지했는가? 머리를 살짝 앞으로 움직이는 것만으로도 몸통을 굴곡시키는 복합체가 전체적으로 작용한다.

C1에서의 움직임을 만들어내기 위해 관자놀이는 아래로 내려가면서 뒤통수는 위로 올라가면서 뒤로 이동하는 이미지를 그려본다. 이를 통해 머리가 지면

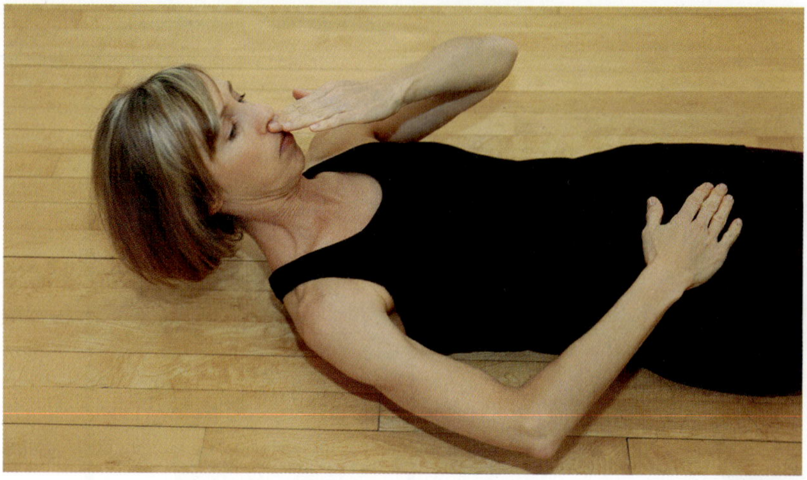

그림 5.7
체간을 굴곡시키는 근육이 움직임 초기에 동원되는 것을 느껴본다.

에서 떨어지거나 목이 뒤로 확 젖혀지는 것을 방지할 수 있다. 머리를 지면에서 띄우면 후두골(occiput)이 1번 경추(C1) 위에서 앞으로 구르면서 C1은 뒤로 이동하면서 목의 전면부 심부 근육부터 몸통을 구부리는 근육이 수축한다. 목의 움직임은 굴곡을 만드는 복합 시스템을 자극한다. 골반에서의 움직임인 펠빅 클락(pelvic clock)에서 12시로의 움직임은 치골 근처 굴곡근(flexor)을 활성화시킨다.

몸통의 측굴

Lateral bending of the trunk

몸통의 측굴은 머리부터 꼬리뼈 나아가 다리까지 3차원적인 움직임이 일어난다. 정의를 명확하게 하기 위해 다리에서의 움직임은 생략하고 척추의 움직임만을 표현할 것이다. 3장에 나오는 Balancing the hip joint(p.79)는 몸통이 옆으로 구부러질 때 고관절에서 일어나는 스핀 움직임이 나오는 동작이기에 몸통과 관련된 운동 시 추가해 볼 수 있는 동작이다.

머리에서 시작해서(그림 5.8)에서 아래로 내려간다.

- 한쪽 눈, 코, 턱이 한 쪽 측면으로 이동하면서 머리와 목의 측면으로의 움직임이 시작된다. 천장에서 오는 소리를 들으라는 식의 큐(listen to the ceiling)가 머리의 측굴 움직임을 유도할 수 있다(Beach 2010).
- 흉쇄유돌근(SCM), 승모근(trapezius), 후두하근(suboccipitalis), 외측두직근(rectus capitis lateralis), 두판상근(splenius capitis)이 모두 머리를 측면으로 기울게 하며 이미 머리가 기울어 버리면 인체는 중심을 맞추기 위해 반대편의 근육을 활성화한다.
- 외복사근(external oblique)과 내복사근(internal oblique) 동시에 수축할 경우 순수한 측굴이 일어난다.
- 측굴이 일어나면 오목한 쪽의 갈비뼈와 골반이 가까워지고 반대 편에서는 서로 멀어진다(Lee 2018).
- 굴곡과 신전을 만드는 근육들이 측굴에도 관여한다.
- 측굴의 라인은 골반의 미골근(coccygeus), 장골미골근(iliococcygeus)과 회음부로 이어진다.

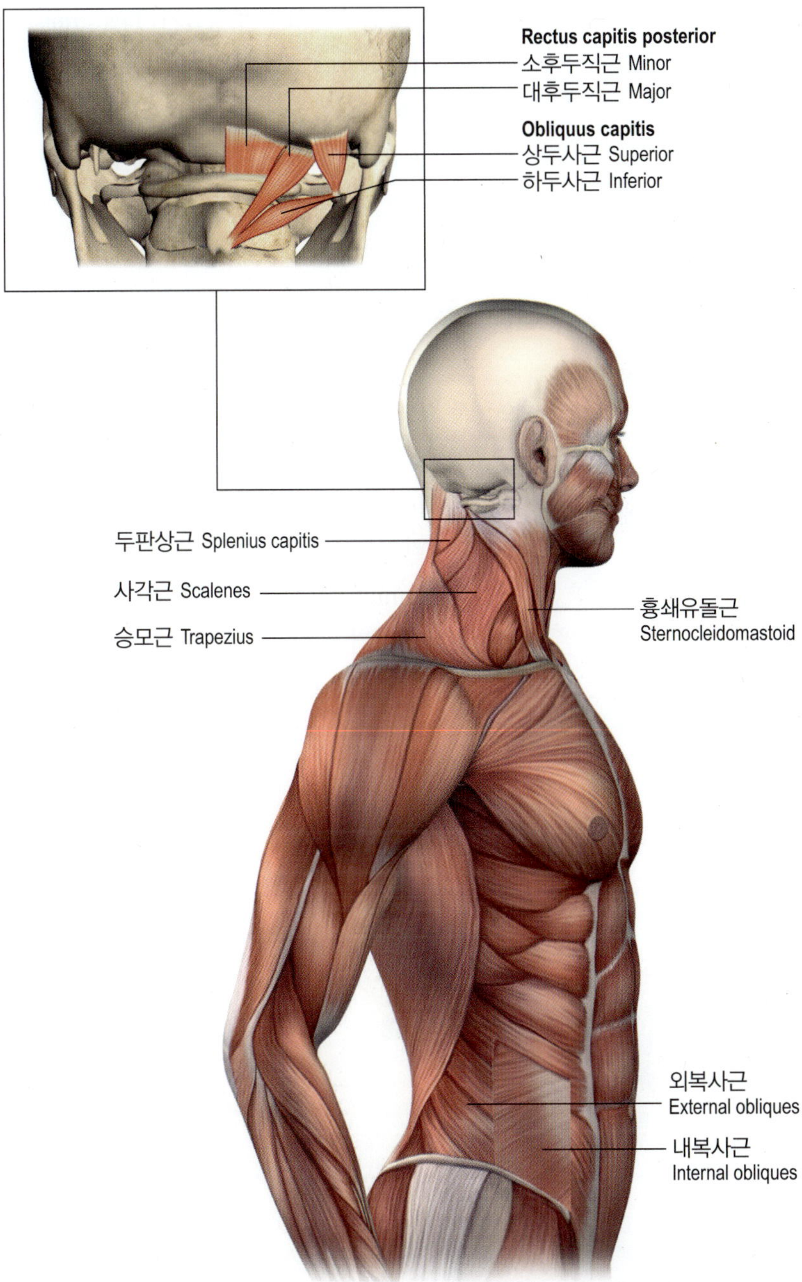

그림 5.8
체간의 측면 근육들

- 회음부에서 한 쪽의 측굴 라인이 반대쪽과 만나 라인이 건너편으로 넘어간다(Beach 2010) (그림 3.5).

측굴이 일어나면서 몸의 무게중심이 중심부에서 벗어나면 반대편에서 측굴을 만드는 근육들이 활성화되면서 이 움직임을 조절한다(이런 조절이 없을 경우 옆으로 쓰러질 것이다). 반대편의 근육들이 중력에 대항해서 움직임과 속도 가동범위 등을 조절한다(Bogduk 2005).

몸통 회전 *Trunk rotation*

회전은 3차원의 공간 속에서 일어나는 나선형 비틀림이다. 골반에서 시작해서 몸통을 둘러싸고 있는 근막 시스템이 후면에서 측면의 대각선으로 이어지면서 몸통의 앞을 감싼 뒤 목과 머리의 뒤편으로 연결된다(그림 5.9).

몸통의 회전 움직임은 다음과 같이 요방형근(quadratus lumborum)에서 시작해 머리 뒤편에서 끝난다.

- 요방형근(QL)은 몸통 뒤편의 깊은 층에 존재하며 복사근(oblique)의 근막 층과 같은 라인에 있다.
  - ◇ 가쪽 섬유는 5번 요추의 횡돌기(TPs: transverse processes)와 장요인대(iliolumbar ligament), 장골능선(iliac crest)에서 시작해서 1-4번 요추의 횡돌기에 부착한다.
  - ◇ 중간 섬유는 장골능선 뒤편에서 시작해서 12번 갈비뼈에 부착한다.
  - ◇ 횡돌기에서 12번 갈비뼈로 주행하는 근섬유도 존재한다(Bogduk 2005).
- 오른쪽 요방형근에서 시작하는 회전 움직임은 골반 내측의 흉요건막(TLF: thoracolumbar fascia)의 깊은 층에서 시작해서 횡돌기로 부착된다. 이 라인은 횡돌기간근(intertransversarii)과 다열근(multifidus)을 통해 척추 중심부에서 건너편의 하후거근(serratus posterior inferior)으로 이어진다(Vleeming 2012).

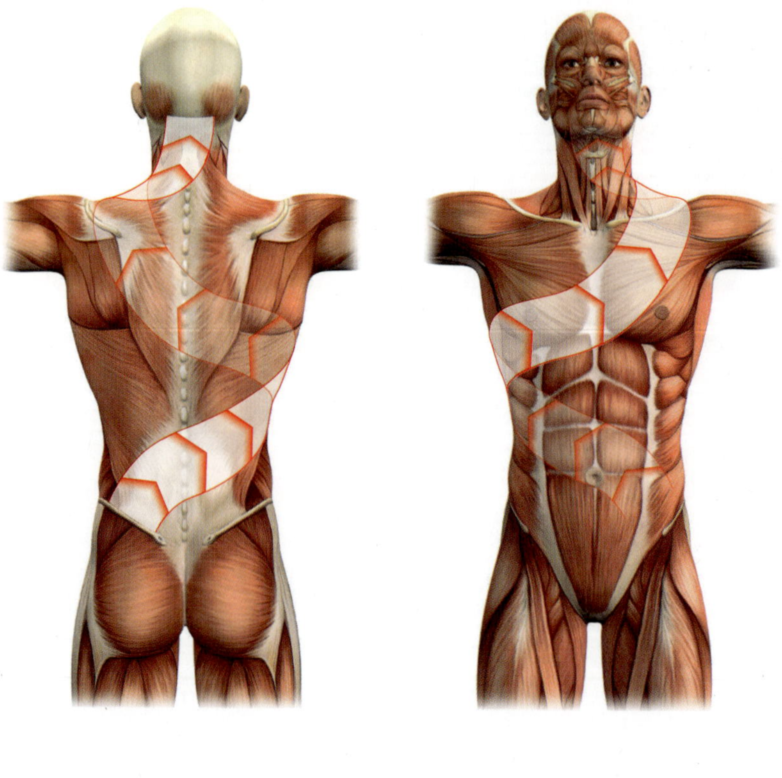

그림 5.9
몸통을 회전시키는 근육들의 연결

- 하후거근 골반에서 위로 올라오는 요방형근은 복횡근 근막의 중간층과 서로 얽히면서 연결된다 (Breul 2012).
- 복횡근의 중간층은 내복사근(internal oblique)과 내늑간근(internal intercostals)과 이어져서 몸통 앞쪽으로 라인이 연결된다. 이 라인은 건너편은 외복사근(external oblique), 복횡근의 근막과 연결된다(Breul 2012).
- 외복사근은 외늑간근(external intercostals)과 연결되 후사각근(posterior scalenes)을 통해 뒤통수로 이어진다(Beach 2010).

커플 모션: 측굴과 회전

Coupled and combined movements: rotation and side bending

움직임은 항상 3차원의 공간 속에서 일어난다. 생활 속에서 회전은 필수적으로 일어날 수밖에 없다. 뿐만 아니라 측굴이 일어날 때 T3-10 레벨에서 동반해서 같은 방향으로의 회전이 일어난다(Mitchell et al. 2004)(그림 5.10). 흉곽의 커플 모션 역학과 관련된 데이터는 충분하지 않고 개인마다 다른 커플 모션이 일어난다. 나이, 구조, 움직임 패턴 등이 차이를 만들어서 연구를 쉽지 않게 만든다. 하지만 전반적으로 회전을 하면 회전하는 측의 척추가 오목해진다 (Lee 2018). 보행 패턴에서 흉추(thoracic spine)와 요추(lumbar spine)는 반대 방향으로 돌아간다. 그래서 커플 모션은 반대로 일어난다. 골반이 올라가면서 요추가 측굴 될 때 골반은 8자 모양의 패턴으로 움직이며(그림 3.1) 흉곽의 반대로 움직인다.

전면 방향으로 쏘우 Forward Saw

쏘우(그림 5.11)는 필라테스 매트 동작이며 회전, 굴곡, 측굴이 동시에 일어나는 완벽한 예시이다. 몸통은 왼쪽으로 돌면서 숙여졌다가 다시 오른쪽을 돌아오면서 척추를 세운다. 흉추에서 갈비뼈로 연결되는 링 전체가 왼쪽으로 돌아간다. 왼쪽 갈비뼈는 뒤로 이동하고 오른쪽 갈비뼈는 앞으로 이동한다. 양쪽의 갈비뼈가 반대편으로 활주한다(Lee 2018). 흉곽이 뻣뻣할 때, 요추(lumbar spine)에서 이를 보상하기 위한 회전이 일어나고 골반이 돌아가면서 한 쪽 다리가 더 앞으로 나가면서 길어진 것처럼 보일 것이다.

후면 방향으로 쏘우 Backward Saw

Backward Saw(그림 5.12)는 쏘우의 변형 동작으로 척추는 젖혀지면서 돌아간다. 흉곽이 오른쪽으로 돌아갈 때 오른쪽 갈비뼈가 뒤로 이동하고 왼쪽 갈비뼈가 앞으로 이동한다. 뒤로 기대면서 척추의 신전(extension)이 일어나면서 흉추는 그 방향을 따라서 활주가 일어난다. 척추와 골반이 뒤로 젖혀지면서 오른팔이 아래로 내려가면서 척추와 골반이 뒤로 젖혀질 때 왼쪽 갈비뼈에서 오른쪽 골반으로 연결되는 나선 라인이 활성화되고 왼쪽 골반에서 오른쪽 갈비뼈로 연결되는 라인이 신장되면서 활성화된다.

흉곽 *Thorax regions*

흉곽을 구성하는 흉추는 형태가 다양하고 갈비뼈가 부착되기에 복잡한 성격을 띄고 있다. 흉곽은 네 개의 영역으로 구성된다(그림 5.13):

- 1영역: 척추에서 갈비뼈를 통해 흉골병(manubrium)으로 연결되는 1-2번 흉추, 1-2번 갈비뼈, 흉골병
- 2영역: 척추에서 흉골(sternum)로 연결되는 3-7번 흉추와 3-7번 갈비뼈
- 3영역: 척추에서 흉골로 연결되는 8-10번 흉추와

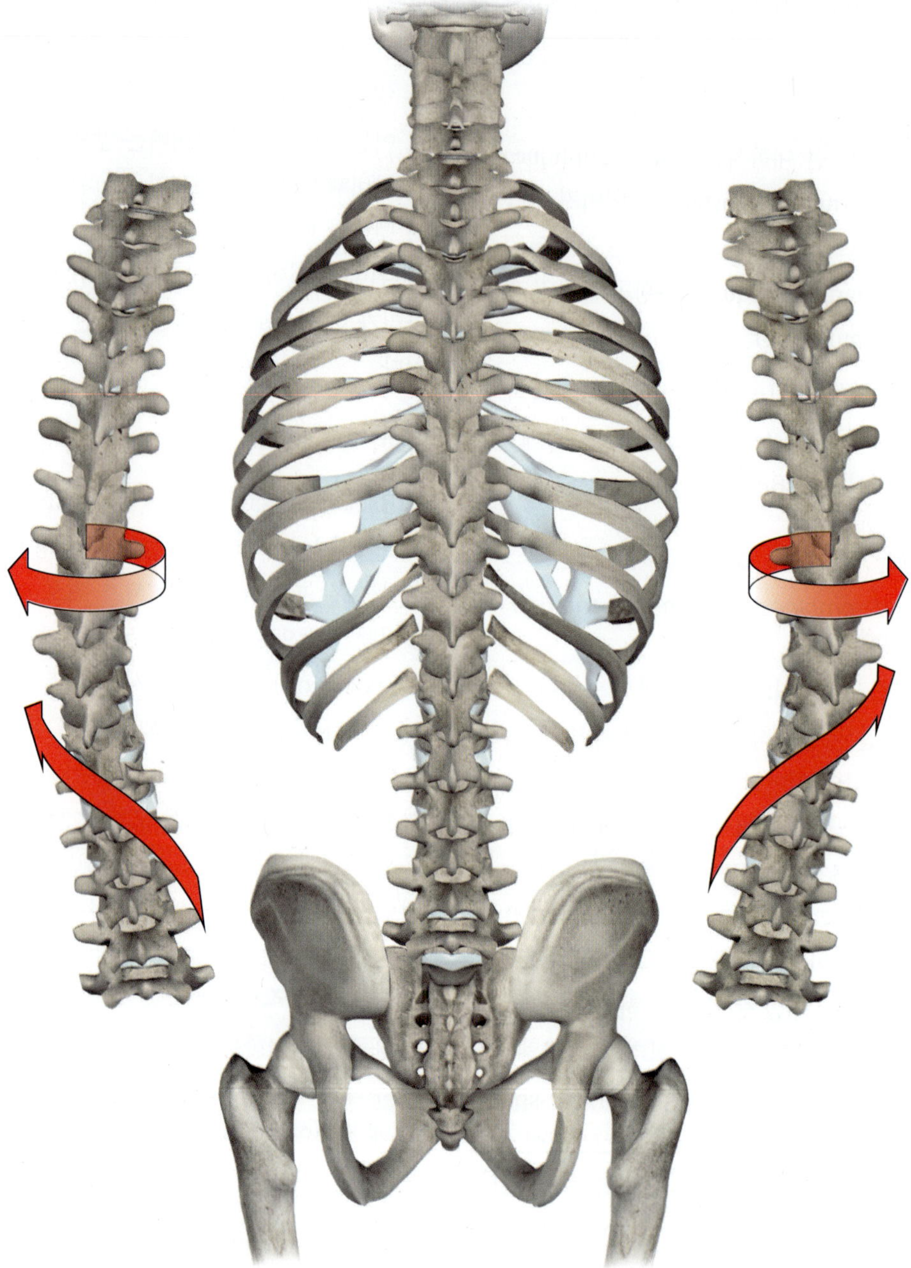

그림 5.10
회전과 측굴이 동시에 일어나는 커플 모션

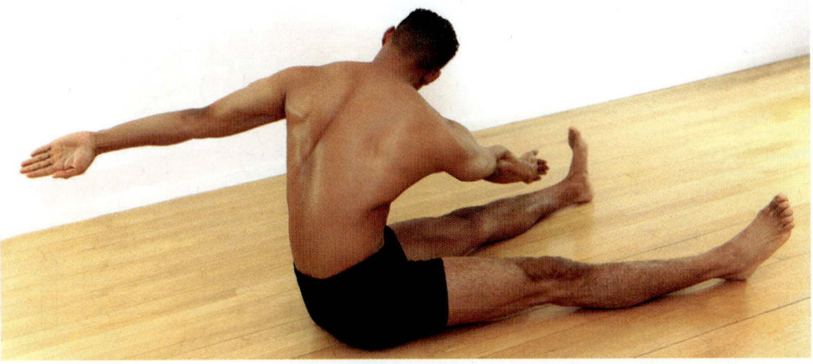

그림 5.11
전면 방향으로 쏘우

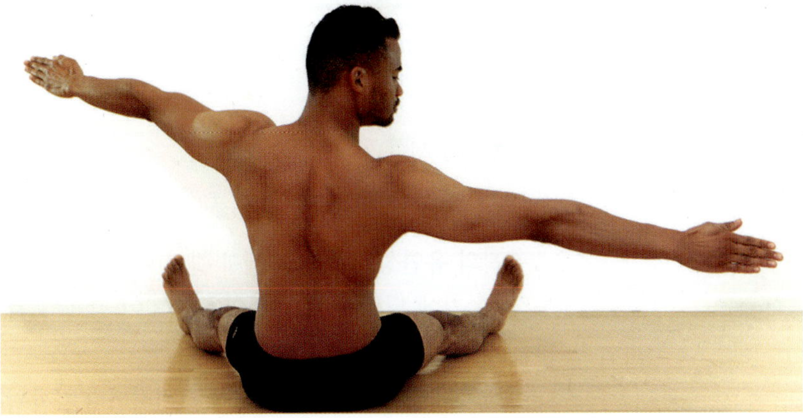

그림 5.12
후면 방향으로 쏘우

8-10번 갈비뼈

- 4영역: 요추와 연결되는 11-12번 흉추와 11-12번 갈비뼈

1영역은 팔, 머리, 목의 움직임과 연관된다. 이 영역은 호흡과도 밀접한 관계를 갖는다. 1번 갈비뼈는 매우 단단하게 연결된 갈비뼈이다. 이 영역의 갈비뼈는 다른 영역에 비해 가동성이 떨어진다. 반면 4영역의 갈비뼈는 앞쪽으로 연결되지 않기에 척추의 움직임을 많이 제한하지 않기에 움직임이 원활하게 일어난다(Lee 2018). 2영역에서 커플모션과 함께 굴곡과 같은 다양한 움직임이 가능해지며 호흡은 이런 움직임을 더 촉진한다. 흉골은 호흡과 함께 미세하게 움직일 뿐만 아니라 흉골만 따로 독립적인 움직임이 가능하다(Lee 2018). 3영역에서 갈비뼈가 척추에 부착된 구조로 인해 갈비뼈가 앞뒤로 돌아갈 수 있게 해준다. 이로 인해 측굴과 회전이 더 자유롭게 일어난다.

몸통의 움직임은 흉곽과 척추의 유연성, 나이 등에 따라 개인마다 다양한 양상으로 일어난다. 연령대가 낮을수록 갈비뼈 상부의 골화(ossification)가 아직 일어나지 않았기에 더 많은 움직임이 가능하다. 반대로 성인의 경우 갈비뼈 상부의 골화가 일어나면서 움직임이 제한된다.

척추의 굴곡은 갈비뼈의 움직임에 영향을 받는다. 굴곡과 신전에서는 세 가지 패턴이 있다(Lee

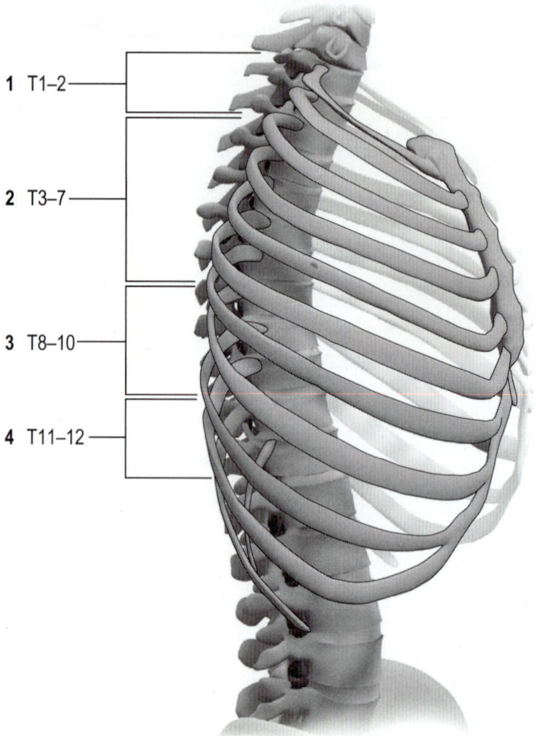

그림 5.13
흉곽의 영역

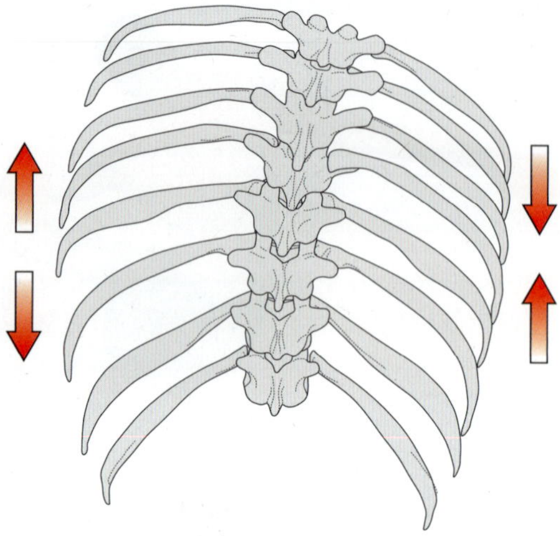

그림 5.14
늑골끼리 서로 가까워지는 현상

2001):

흉곽이 유연할 경우:

- 굽힐 때 척추는 끝까지 구부러지더라도 갈비뼈는 거기서 더 앞으로 이동할 수 있다.
- 젖힐 때 척추가 맞닿으면서 더 이상 펴지지 않더라도 갈비뼈는 거기서 더 뒤로 이동할 수 있다.

흉곽이 뻣뻣할 경우:

- 굽힐 때 척추가 아닌 갈비뼈가 움직임을 제한하게 되고 제한된 갈비뼈 안에서 척추가 움직인다.
- 젖힐 때 갈비뼈가 움직임을 제한하며 척추는 거기서 추가적으로 더 뒤로 젖혀질 수 있다.

흉곽의 유연성은 흉곽 내에서 갈비뼈가 얼마나 잘 움직이는가에 달렸다. 갈비뼈의 움직임이 잘 나오지 않을 경우 흉곽의 움직임은 제한된다.

흉곽의 측굴이 일어날 때 한 쪽 갈비뼈끼리 가까워지고 반대쪽 갈비뼈끼리 멀어지면서 열린다. 척추는 구부러지는 방향의 반대편으로 활주한다. 흉곽이 유연하든 뻣뻣하든 측굴을 제한하는 요소는 척추가 아닌 갈비뼈이다(그림 5.14).

흉곽이 유연한지 뻣뻣한지 평가할 수 있다면 움직임을 가르치는 강사에게 큰 이점이 된다. 어떤 사람은 몸통을 잘 비틀고 측굴을 잘한다. 가동범위 이상으로 움직일 때 다음과 같은 현상이 발생한다: 특정 영역의 결합조직이 과하게 스트레스 받게 되고 갈비뼈는 제자리에서 벗어나게 되며 클라이언트는 뭔가 부적절하게 움직인다는 느낌을 받는다. 그래서 클라이언트에게 가능한 범위 내에서 움직이도록 지도한다.

갈비뼈의 움직임을 시각화해서 표현할 수 있는 좋

은 큐는 콘센트릭 링(concentric ring)이다. 척추가 굽혀질 때 갈비뼈로 이어지는 링의 전면부가 앞으로 기울면서 아래로 내려가면 링의 후면부는 위로 올라간다. 회전 시 링의 오른쪽이 뒤로 이동하면 왼쪽이 앞으로 이동한다. 척추가 아닌 링이 움직일 수 있는 범위 내에서 척추가 움직일 수밖에 없다. 어떤 부분이 움직임을 제한하는지 알 수 있으면, 과한 움직임 없이 탄력 있게 움직일 수 있게 될 것이다.

강사 노트

편안한 가동범위 이상으로 움직일 때 어떤 느낌이 드는가? 어떤 저항이 움직임을 막고 있으며 어떤 저항을 뚫고 나아가야 하는가? 두려움과 같은 심리적인 문제인가 결합조직의 뻣뻣함, 호흡과 같은 몸 상태의 문제인가? 어떤 요소가 움직임을 제한하는지 찾아본다. 스스로 배리어를 향해 움직여본 뒤 그 방향으로 더 움직일 마음의 준비가 되었는지 파악한다. 클라이언트의 배리어를 잘 찾기 위해서는 본인의 배리어를 잘 느낄 수 있어야 한다.

이완과 재조직화를 위한 동작

Releases and reorganizing movements

막과 막 사이의 결합조직 밀도가 높아지면 막 사이에서 일어나는 활주를 제한한다(Stecco 2014). 근막의 활주가 일어나지 않을 경우 움직임에도 영향을 끼친다. 흉요건막(TLF: thoracolumbar fascia)과 같은 조직의 유착과 결합조직 과밀도에 의해 움직임이 제한될 경우 흉요건막과 연결되는 가슴과 복부 쪽 근막의 기능도 제한된다. 근에너지기법(MET)을 필라테스 기구에서의 움직임과 결합해서 이와 같은 악영향을 줄일 수 있다. 이런 운동들을 가동성 운동이나 부하를 가하는 운동 전에 해주면 효과적이다.

대흉근과 복근을 위한 근에너지 기법

MET for latissimus-pectorals and abdominals

Video link 5.1 MET for Latissimus dorsi and abdominals

움직임 전략 상지와 몸통 근막의 활주를 좋게 만들고 근막 시스템의 긴장도 및 체간의 움직임과 자세 패턴을 정상화시킨다.

움직임 묘사

- 필라테스 스파인 코렉터(spine corrector: 원서에서는 Pilates East Coast Barrel이라 적혀 있지만 좀 더 대중적으로 알려진 스파인 코렉터로 번역했다)를 캐딜락 테이블 위에 놓는다. 스파인 코렉터의 아크 부위가 푸쉬 바(push-through bar) 밑에 위치하게 한다.
- 푸쉬 바를 캐딜락 바깥쪽으로 위치시켜서 파란색 스프링을 하나 건다(위험하기에 클라이언트가 바를 놓칠 수 있는 상황에 대비해서 최소 한 쪽 손은 푸쉬 바를 잡고 있는다).
- 머리가 푸쉬 바 쪽을 향하도록 해서 스파인 코렉터의 아크 위에 등을 대고 눕는다.
- 흉골이 아크의 튀어나온 부위에 위치하게 한다.
- 머리는 살짝 뒤로 젖힌다; 클라이언트 상태에 따라 적당한 소도구를 대준다.
- 무릎은 살짝 구부린 상태로 발을 테이블 위에 놓는다.
- 상지가 푸쉬 바를 잡은 뒤 클라이언트는 골반을 들어 올려 흉요건막(TLF)이 느슨해지지 않게 한다.
- 다리를 펴고 발은 캐딜락 스트랩 안에 고정한다

(그림 5.15).

- 양손으로 푸쉬 바를 잡게 한다.
- 클라이언트의 손 간격은 어깨 넓이보다 살짝 넓게 한다.
- 팔을 편 상태에서 바를 머리 방향으로 당기라는 큐를 준다. 강사는 바를 잡고 바가 당기되 클라이언트에게 바가 머리에서 멀어지지 말라는 큐를 준다.
- 흉근(pectorals)과 광배근(latissimus dorsi)이 잘 수축하는지 확인한다.
- 클라이언트가 수축은 강사의 저항과 일치해야 한다.
- 5초간 유지한다.
- 호흡을 유지하게 한다.
- 저항을 멈춘다.
- 강사는 뒤로 기대면서 근막의 활주를 만든다; 바를 당기지 않고 살짝 기대는 정도로도 활주를 만들어 낼 수 있다. 근막을 물리적으로 늘리는 게 아닌 신경계의 과한 반응을 조절하는 것이다.
- 3회 반복한다.
- 반대로 클라이언트가 푸쉬 바를 밀게 하고 강사는 푸쉬 바가 밀리지 않게 고정한다.

도움말

팔을 머리 위로 드는 동작이 잘 나오지 않을 경우 푸쉬 바를 조정할 수 있다. 클라이언트의 어깨에 문제가 있을 경우 머리 위로 드는 동작은 추천하지 않는다. 핸즈온 스킬을 통해 움직임을 좋게 하면서도 클라이언트에게 시키는 동작이 통증이나 불편감을 만들어내면 안된다.

복근

- 같은 자세에서 팔을 펴게 한다.
- 클라이언트에게 흉골을 치골 방향으로 당기게 한다(그림 5.16 A).
- 5초간 유지

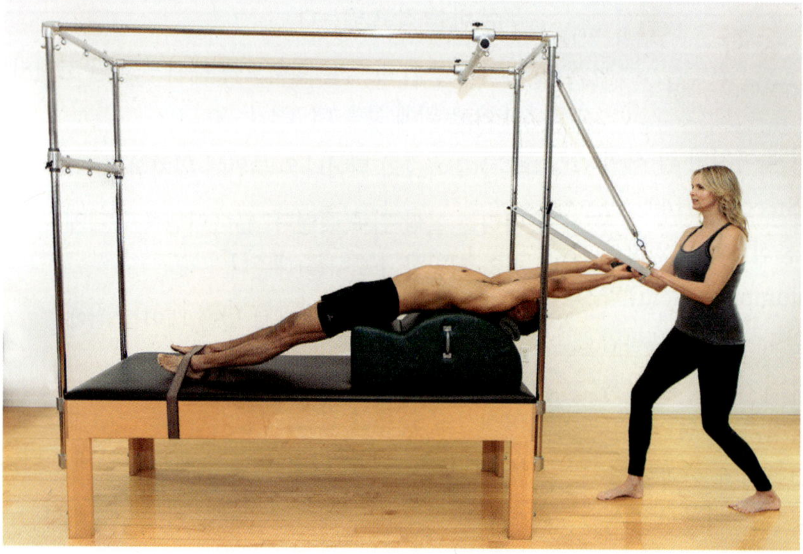

그림 5.15
체간을 이완시키는 기법: 광배근-대흉근-복근에 대한 근에너지기법을 위한 셋업

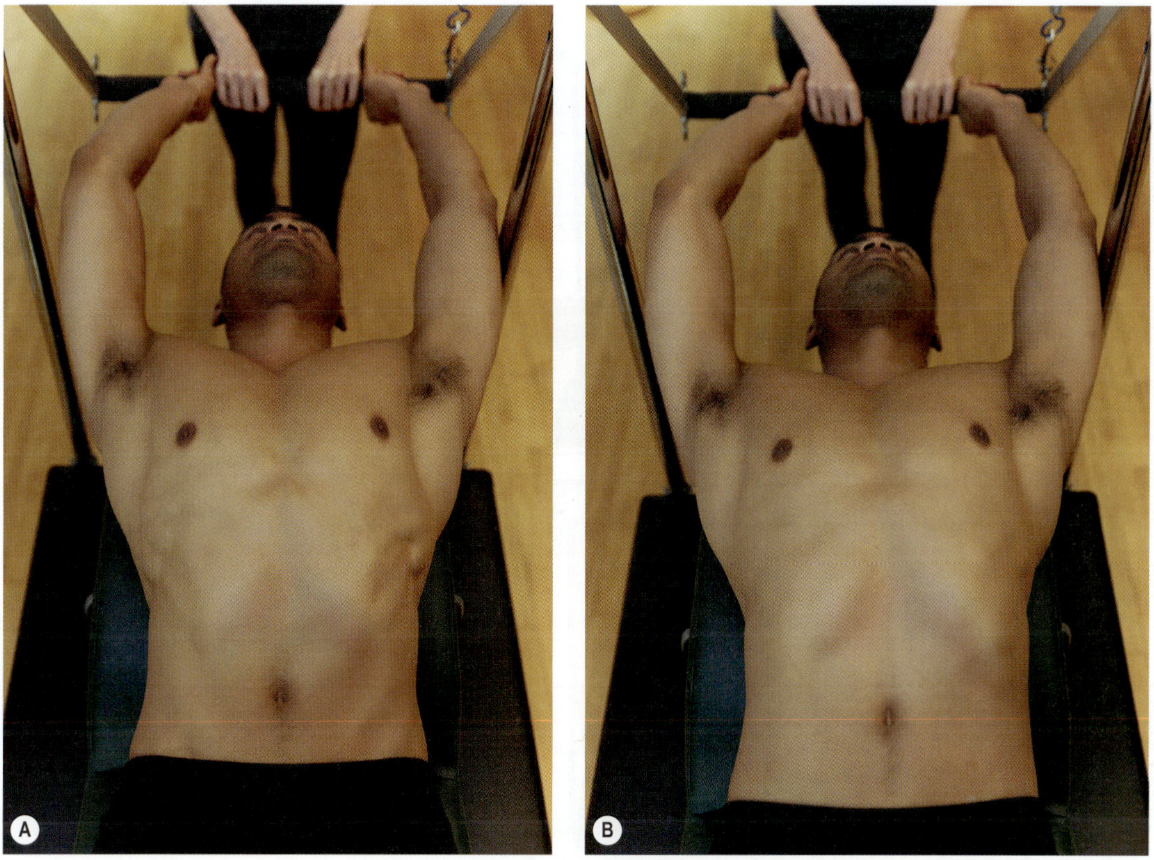

그림 5.16
A 복근 수축 **B** 복근 이완

- 저항을 빼서 복근의 긴장을 푼다(그림 5.16 B).
- 강사는 뒤로 기대면서 근막이 팽팽해지게 만든다.
- 3–4회 반복한다.

클라이언트 일으켜 세우기

- 무릎을 구부려서 테이블 위에 발을 댄다.
- 푸쉬 바를 놓게 하고 클라이언트에게 양팔을 교차해서 가슴에 대라고 한다.
- 한 손은 클라이언트의 뒤통수에 대고 나머지 한 손은 흉곽 뒷부분에 댄다(그림 5.17 A).
- 클라이언트에게 뒤통수를 대고 있는 손을 밀라는 큐를 주면서 저항을 준다.
- 클라인트가 뒤로 미는 저항을 줄 경우 몸통을 젖히는 신전근(extensors)들의 활성화로 인해 몸통이 안정되면서 위로 들리게 된다(그림 5.17 B).

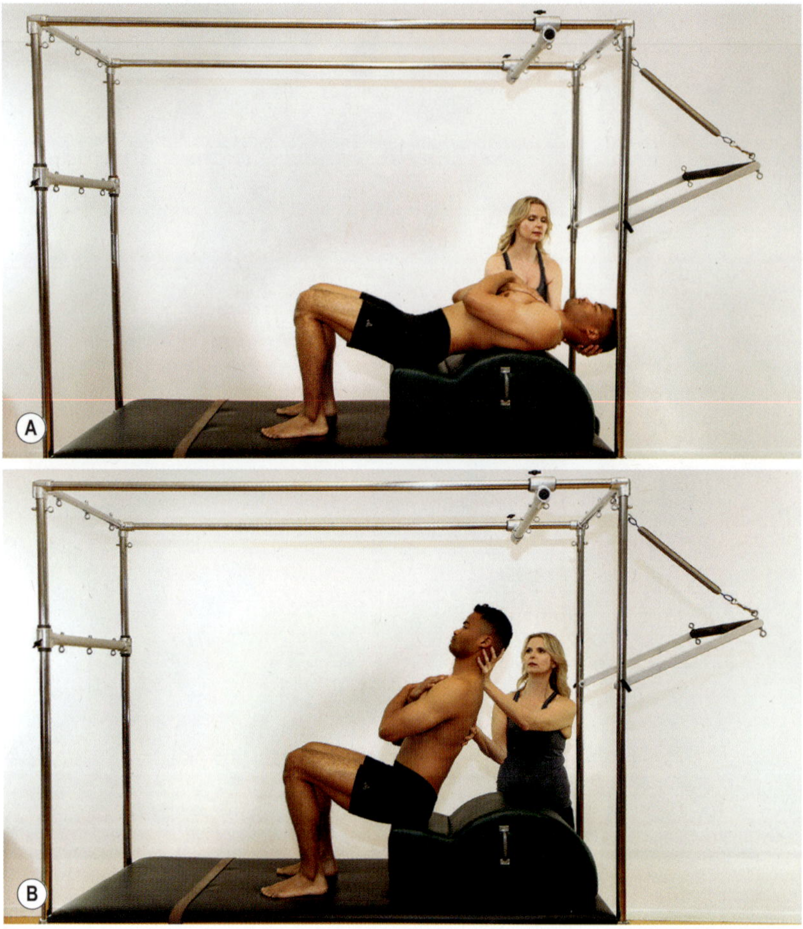

그림 5.17
A 클라이언트를 일으키기 위한 셋업 B 클라이언트를 들어서 일으켜 세운다.

몸통 측면을 위한 근에너지 기법

MET for lateral trunk

Video link 5.2 MET for lateral trunk

움직임 전략 장골능선(iliac crest)에서 갈비뼈 뒤편으로 연결되는 부위를 수축해서 이 부위 흉요건막(TLF)의 활주를 유도한다. 한쪽 골반을 들어 올리거나 내릴 때 제한이 있을 경우 요추(lumbar spine)의 측굴이 제한된 것이다. 이 기법을 통해 골반, 척추, 고관절의 움직임을 개선시킨다.

움직임 묘사

- 운동 시키려는 부위가 위로 올라가게 해서 옆으로 눕는다(그림 5.18 A).
- 머리는 푸쉬 바를 향하게 한다.
- 푸쉬 바는 앞에서 시행한 운동들과 마찬가지로 스프링을 건다.
- 클라이언트 옆구리와 테이블 사이에 소도구를 사용하여 흉곽이 옆으로 휘어지게 한다.
- 아래에 위치한 다리는 안정성을 위해 구부리고 위에 위치한 다리는 편다.

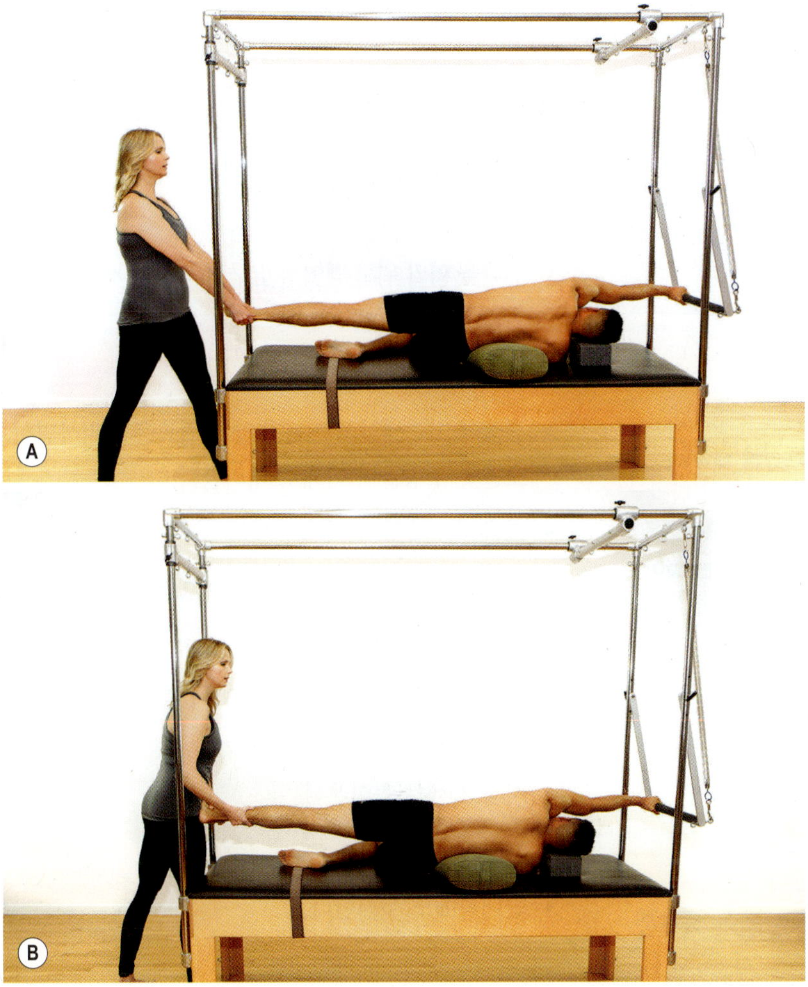

그림 5.18
A 몸통의 측면부를 위한 근에너지기법 B 상하지의 동시다발적인 움직임

- 골반을 잘 정렬해서 앞이나 뒤로 기울어지지 않게 한다.
- 팔을 머리 위로 뻗어서 푸쉬 바를 잡는다.
- 강사는 클라이언트의 발목 위를 잡는다.
- 발과 고관절이 같은 선상에 있게 하여 신전(extension)이나 굴곡(flexion)이 가급적 일어나지 않게 한다.
- 다리를 아래로 당기려 하는데 다리가 당겨지지 않게 저항하라는 큐를 준다. 클라이언트가 어떻게 움직이는지 확인한다. 근육들이 수축하는가? 내복사근(internal oblique)의 전면부? 후면부? 요방형근(QL), 척추기립근(erector spinae) 어떤 근육이 활성화되는가?
- 뒤편의 근육들을 자극하려 한다면 다리를 뒤로 젖힌다.
- 이 각도에서 위의 과정을 반복한다.
- 5초간 유지한다.
- 저항을 멈추고 뒤로 기대는 식으로 관절 사이 공간

이 벌어지게 한다.

- 3–4회 반복한다.
- 길항근을 수축시키면서 마무리한다.
- 반대로 클라이언트의 발을 강사의 골반 부위에 놓고 골반을 밀어내게 한다. 이를 통해 근육은 길어지게 되고 반대편 근육이 수축하면서 움직임 제한이 줄게 된다(그림 5.18 B).

강사 노트

클라이언트가 저항할 때 조직들의 텐션을 관찰한다. 어떤 라인이 골반을 어떤 방향으로 당기는가? 다리의 각도를 변화시키면서 가장 효과가 잘 나오는 지점을 찾아 동작을 시행한다. 다리를 약간 젖히는 것이 더 낫다고 느낄 수 있다.

활성화를 통한 가동성 향상

Activation with mobility

옆으로 누운 자세에서 흉추 회전

Side-lying thoracic rotation

움직임 전략 중력을 통해 흉곽의 활주와 회전을 만든다.

움직임 묘사

- 왼쪽 옆구리를 바닥에 대고 누운 뒤 오른손으로 장골능선(iliac crest)을 아래로 누른다(그림 5.19 A).
- 왼팔을 머리 위로 뻗어서 옆구리 측면이 팽팽해지게 한다.
- 머리는 팔 위에 올려놓는다.
- 흉곽이 지면에서 떨어지지 않게 접촉을 유지하면서 오른쪽 무명골이 아래로 내려간다.
- 오른손을 흉골 위에 놓는다.
- 흉곽을 오른쪽으로 돌려서 바닥으로 내려가게 한다(그림 5.19 B).
- 12번 갈비뼈부터 위로 하나씩 하나씩 왼쪽으로 돌아가게 한다.
- 시작 자세로 돌아온다.
- 3–4회 반복한다.
- 반대쪽에도 실시한다.

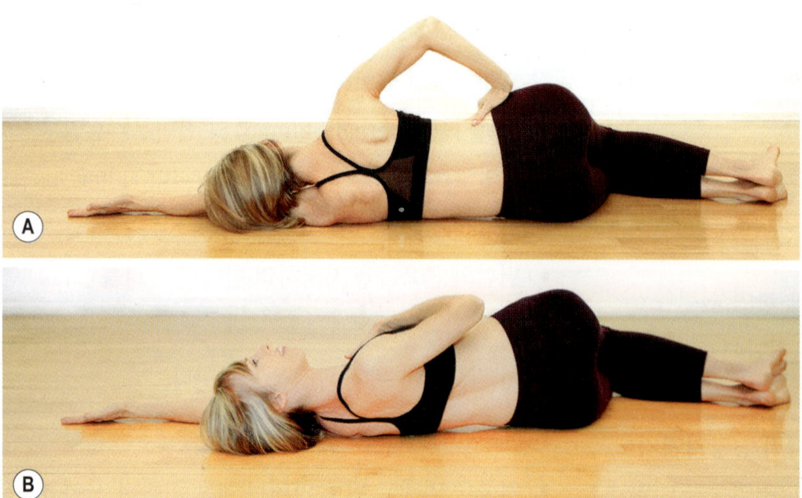

그림 5.19
A 옆으로 누운 자세에서 흉추 회전 시작 자세
B 회전

배럴에서 호스백 변형 Large Barrel: variant of J.H. Pilates exercise Horseback

Video link 5.3 Large Barrel Horseback variation for thorax

움직임 전략 배럴의 커브를 이용해 골반과 흉곽의 반대로 활주되게 한다; 고관절의 내전(adduction)을 통해 골반이 배럴에서 떨어지게 해서 코어를 자극한다.

움직임 묘사

- 배럴 아크를 다리 사이에 두고 해서 앉는다.
- 다리를 곧게 편다.
- 왼쪽 다리가 지면을 향하게 길게 뻗어서 왼쪽 골반이 아래로 5° 정도 내려오게 한다(그림 5.20).
- 오른쪽 갈비뼈로 호흡하면서 갈비뼈가 오른쪽으로 활주되게 한다.

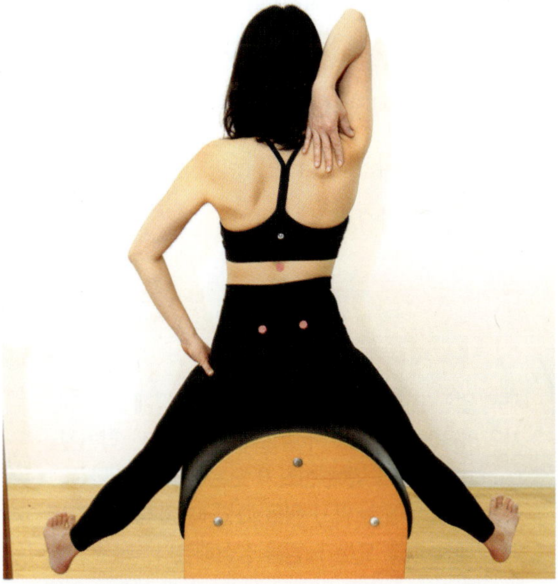

그림 5.20
호스백(Horseback) 변형 동작

- 들이마시면서 이 자세를 유지한다.
- 내쉬는 호흡에 골반이 평행을 유지하는 시작 자세로 돌아온다.
- 3번 반복한다.
- 골반을 평행하게 한다.
- 양쪽 고관절에 같은 동작을 적용한다.
- 뱉는 호흡에 골반을 배럴에서 띄운다.
- 3번 반복한다.

콕스크류 Corkscrew

"Corkscrew"는 클래식 필라테스 매트 동작 중 하나이다. 가동범위가 제각각인 많은 변형 동작이 존재한다. 지금 하려는 버전은 작은 가동범위만 움직여서 큰 비틀림을 만드는 방식이다. 미니볼이나 매직 서클(Magic Circle)을 통해 난이도를 높일 수 있다.

심화 과정

이 동작에서 골반, 흉곽 하부, 견갑골과 뒤통수 부위가 지면과 닿는다.

움직임 전략 고관절 움직임을 통해 몸통 움직임을 만든다. 골반을 돌려서 코어 근육을 활성하고 척추 분절을 만든다.

움직임 묘사

- 고관절을 접어 발이 천장을 향하게 눕는다.
  다리 사이에는 미니볼이나 매직 서클을 놓는다(그림 5.21 A).
- 볼을 더 아래에 위치시킬수록 척추를 매트에 안정시키기가 힘들어진다.

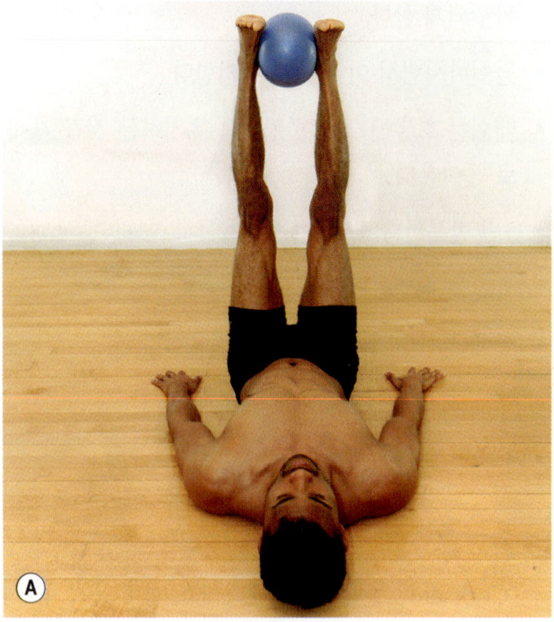

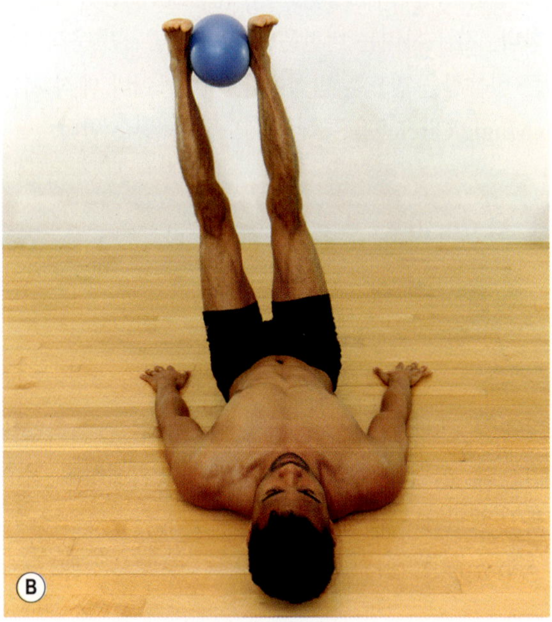

그림 5.21
A 미니볼을 이용한 콕스크류(corkscrew) 시작 자세 **B** 고관절의 외전/내전

- 매트와 닿는 부위가 떨어지지 않게 하면서 다리를 천장으로 뻗는다.
- 초반부에는 고관절에서만 움직임이 일어난다.
- 양다리와 볼(또는 서클)이 잘 연결되게 한다.
- 다리를 왼쪽으로 보냈다가 시작 자세로 돌아오고 다시 오른쪽으로 보냈다가 시작 자세로 돌아온다. 이때 고관절에서 내전(adduction)과 외전(abduction)이 일어난다(그림 5.21 B).
- 다리가 움직이는 방향으로 골반이 틀어지지 않는다.
- 움직임을 확실하게 익힐 때까지 반복해서 연습한다.
- 각각의 방향으로 5회씩 반복한다.
- 발 끝으로 원을 그리는 동작을 소도구 없이 시행한다(그림 5.22 A).
- 오른쪽으로 원을 그리면서 내려갔다가 다리를 센터로 보낸다(다리의 각도는 90°보다 내려간 45°에서 70° 사이에 위치한다)(그림 5.22 C).
- 원을 계속 그리면서 다리를 왼쪽으로 보낸 뒤(그림 5.22 D) 시작 자세로 돌아온다(그림 5.22 E).
- 골반이 다리와 함께 구른다.
- 3–5회 양방향으로 실시한다.

강사 노트

사지 말단부로 원을 그리면 느낌이 어떻게 달라지는가? 허공에 조각하듯이 발로 원을 그린다. 각인된(imprinting) 느낌에 변화가 오는 것을 느낀다; 젖은 모래 위에 누워서 원을 그릴 때 움직이는 골반이 모래로 파고 드는 느낌을 상상해본다. 원을 그릴 때 골반부는 지면과 어떻게 접촉하면서 체중은 어떻게 분산되는가? 사지 말단부와 골반은 어떻게 느낌이 다른가?

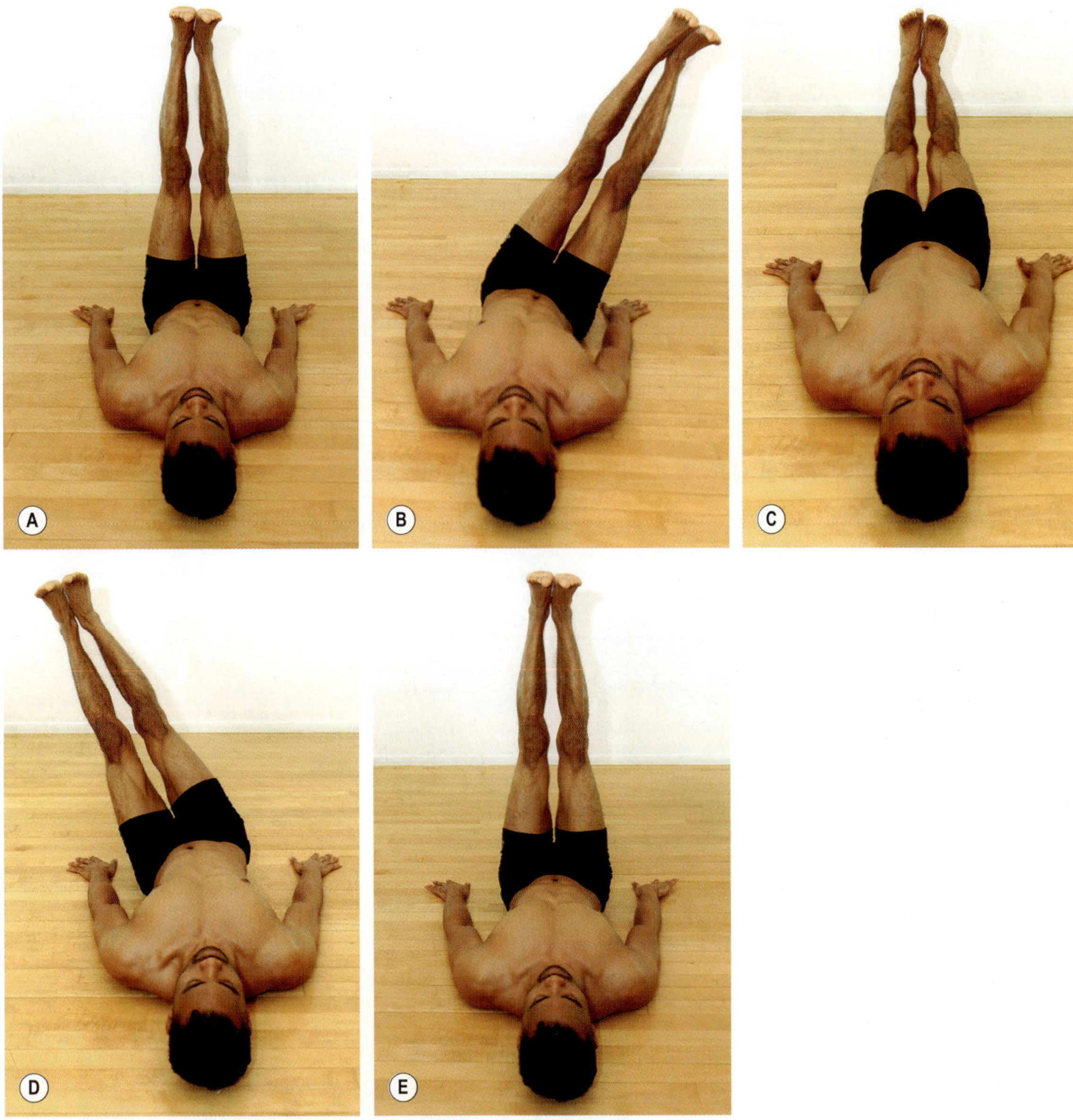

그림 5.22
A 콕스크류(corkscrew) 시작 자세
B 오른쪽으로 서클
C 아래로 서클
D 왼쪽으로 서클 **E** 다시 시작 자세로 돌아오면서 마무리

몸통 부위에 부하를 가해보는 연습
Exercises: trunk challenges(loading)

Video link 5.4 Lean Back series

몸통을 기울이는 동작들 *Lean Back series*

이 동작은 앉은 자세에서 연습할 수 있다. 여러 변형동작이 존재하는데 모두 척추를 바로 세우고 좌골이 의자 앞 모서리 근처에 위치한 상태에서 시작한다. 발은 지면이나 박스 위에 놓는다. 팔은 허벅지 위에 놓거나 교차해서 가슴 위에 둘 수도 있고 머리 위로 들어서 난이도를 높일 수 있다.

1. 앞뒤로 몸통 기울이기

움직임 전략 몸통의 각도를 변화시켜서 체간을 구부리고 펴는 근막 라인에 부하를 준다. 척추는 신전된 상태를 유지하고 천골은 앞끄덕임(nutation)된 상태를 움직임 내내 유지한다. 앞뒤로 몸통이 기우는 움직임은 고관절에서 일어난다.

움직임 묘수

- 마시는 호흡에 준비(그림 5.23 A).
- 내쉬는 호흡에 척추 만곡을 변화시키지 않고 고관절에서의 움직임 만으로 앞으로 기울어진다(그림 5.23 B).
- 들이 마신 뒤 내쉬는 호흡에 다시 시작 자세로 돌아온다.
- 10번 반복한다.
- 기울이는 방향을 반대로 해서 내쉬는 호흡에 몸통을 앞으로 기울인다(그림 5.23 C).
- 10회 반복한다.

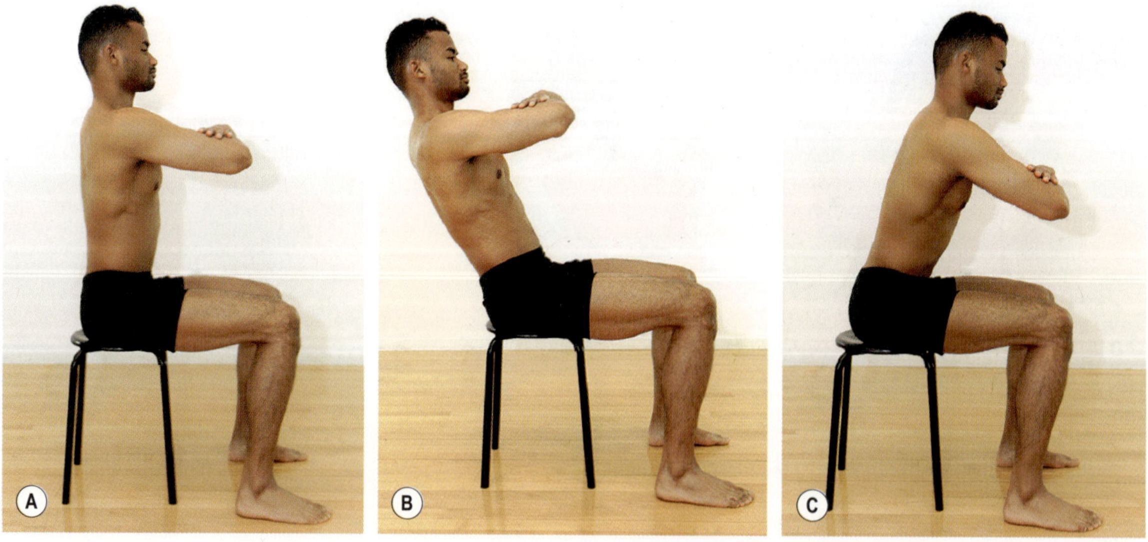

그림 5.23
A 몸통을 기울이는 동작들: 시작 자세 B 몸통 뒤로 기울이기 C 몸통 앞으로 기울이기

2. 한 다리를 든 상태에서 뒤로 기울이기

움직임 전략 위의 운동과 같은 방식으로 하되 한 다리를 지면에서 올리는 동작과 함께 운동을 진행한다. 양 좌골에는 같은 무게가 실려야 한다.

움직임 묘수

- 척추 정렬을 잡으면서 들이마신다.
- 내쉬는 호흡에 몸통을 뒤로 기울인다.
- 잠시 멈추고 작게 코로 들이마신다.
- 내쉬는 호흡에 무릎을 구부리면서 한 다리를 든다 (그림 5.24 A).
- 마시는 호흡에 다리를 내린다.
- 시작 자세로 돌아온 뒤 다시 위의 과정을 반복한다.
- 양다리를 번갈아가면서 5-8회 정도 들었다 내렸다를 반복한다.
- 양다리를 한꺼번에 들어 올리는 식으로 난이도를 높인다(그림 5.24 B).

심화 과정

Lean Back with single leg lift 운동은 3장에 나오는 운동인 Lean Back eccentric hip과는 다르다. 기운 상태를 유지하면서 고관절의 굴곡(flexion)과 신전(extension)을 조절함으로써 몸통과 고관절의 근육들을 자극하는 것이 목적이다.

3. 몸통을 비틀면서 뒤로 기울이기

움직임 전략 몸통에서 사선으로 연결되는 라인을 강화하는 것으로 양다리를 붙이고 할 수도 있고 한다리 또는 양다리를 모두 들고 진행할 수 있다.

움직임 묘수

- 마시면서 준비

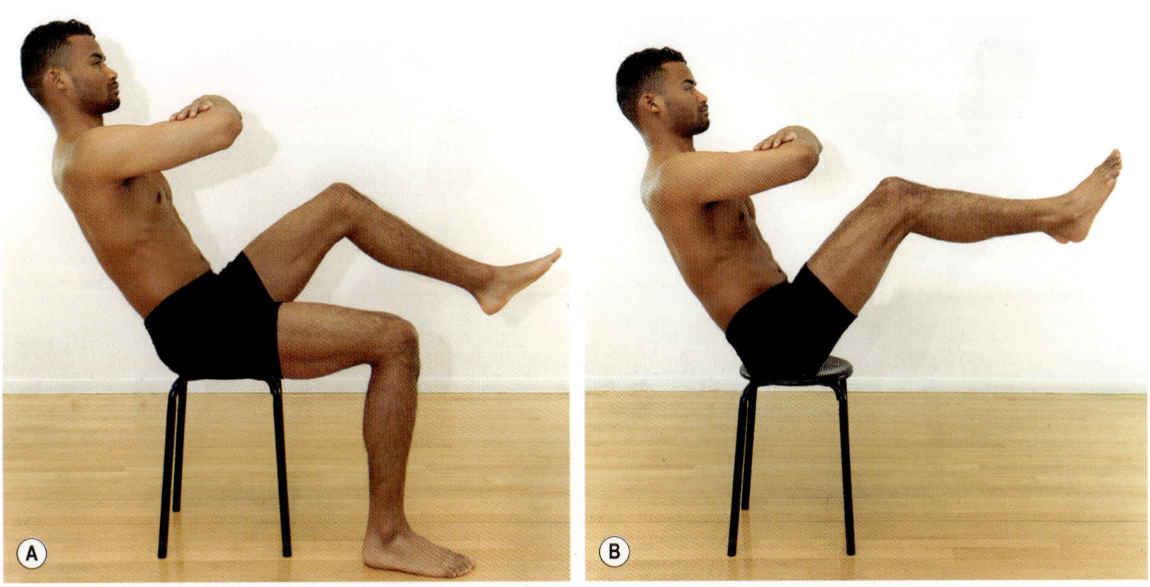

그림 5.24
A 한 다리를 든 상태에서 뒤로 기울이기 **B** 양다리를 들면서 뒤로 기울이기

- 내쉬는 호흡에 뒤로 몸통을 기울인다.
- 마시는 호흡에 몸통을 오른쪽으로 비튼다.
- 내쉬는 호흡에 다시 정면 바라본다.
- 다시는 호흡에 몸통을 왼쪽으로 비튼다.
- 내쉬는 호흡에 다시 정면을 바라본다.
- 좌우 각각 3–5회 반복한다(그림 5.25 A and B).

강사 노트

흉곽을 비트는 움직임을 보면서 사람들이 어떤 방식으로 움직이는지 확인해본다. 왼쪽과 오른쪽이 다른 방식으로 움직이는가? 어느 부위가 회전되면서 움직이는가? 조절을 할 수 있을 때까지 가동범위를 잘 조절해준다. 클라이언트와 공을 던지고 받는 방식으로 재미를 줄 수 있고 불안정한 짐볼 위에 앉아서 하는 방식으로 난이도를 높일 수 있다.

Video link 5.5 Lateral lifts on the Small Barrel

Lateral lifts on the Small Barrel

움직임 전략 다리를 스트랩에 고정한 상태로 몸통을 들어 올려서 측면의 몸통과 고관절을 지나는 코어를 자극한다.

움직임 묘수

- 필라테스 캐딜락이나 매트 위에 스파인 코렉터(spine corrector)를 놓는다.
- 왼쪽 고관절이 평평한 부분에 오게 옆으로 앉는다. 왼무릎을 접고 바깥쪽으로 돌린다.
- 오른 다리는 펴서 발부터 고관절까지 일직선상에 오게 한다. 발은 캐딜락 스트랩 안으로 넣는다.
- 매트에서 할 경우 오른 다리를 고정한다.

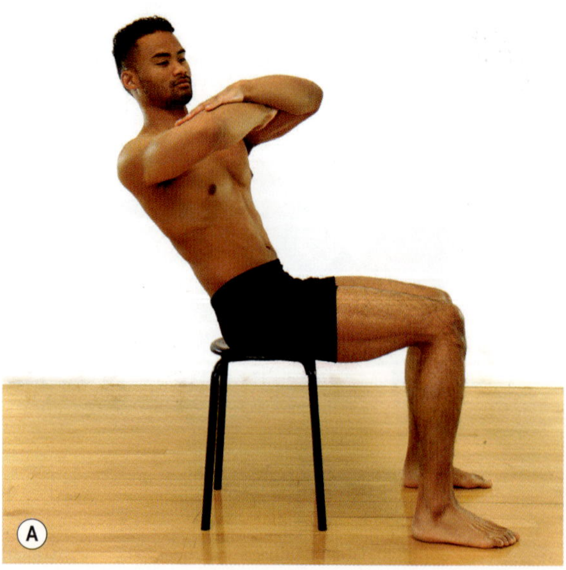
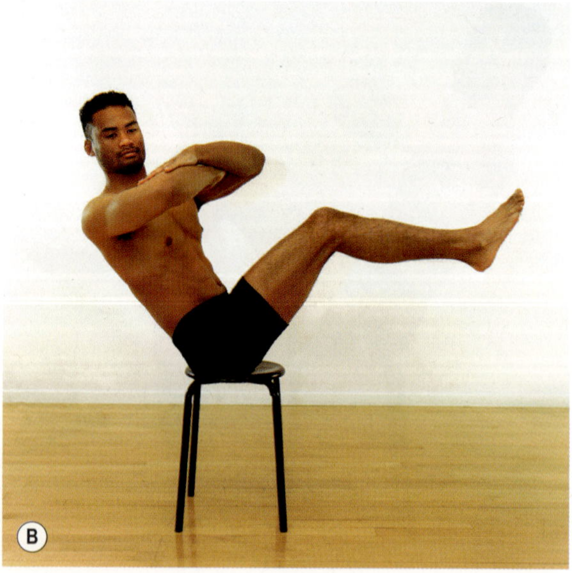

그림 5.25
A 몸통을 비틀면서 뒤로 기울이기 **B** 몸통을 비틀면서 뒤로 기울이기: 양다리를 든 상태에서

- 왼쪽 옆구리가 길어지는 느낌으로 스파인 코렉터 아크 위에 눕는다.
- 양손은 모아서 머리 뒤로 보내서 손바닥이 뒤통수와 닿게 한다.
- 팔꿈치부터 겨드랑이를 거쳐 몸통까지 길어지게 한다.
- 손으로 뒤통수를 부드럽게 길어지는 핸즈온을 주어서 척추 전체가 길어지는 느낌을 갖게 한다.
- 팔에서 몸통에서 사선으로 뻗는 라인이 연결되게 한다.
- 동작을 시행할 때 양 옆구리가 같은 길이를 유지할 수 있게 한다.
- 들이마신 뒤 아크 부위에서 몸통을 들어 올린다.
- 5–8회 반복(그림 5.26 A와 B).
- 반대쪽에도 반복한다.

강사 노트

몸통을 어떻게 들어 올리는지 주목한다. 척추가 측면으로 휘어지는가? 흉곽의 상부와 하부가 서로 가까워지면서 오목해지는가? One Lung Breathing 운동을 해본다. 몸통을 들어 올릴 때 흉곽 하부로 호흡해본다. 양 옆구리가 같은 길이를 유지하는지 살핀다.

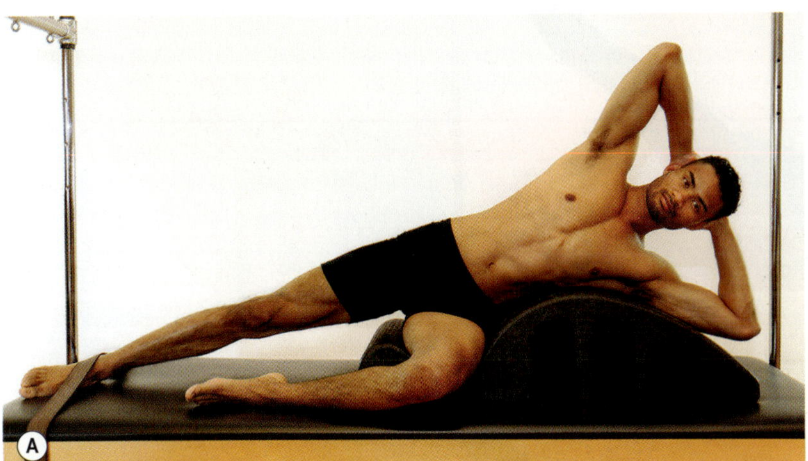

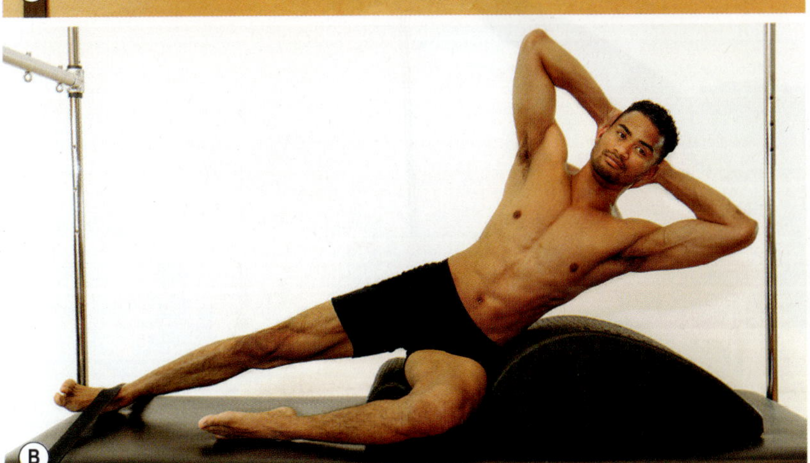

그림 5.26
A Lateral lifts on Small Barrel: 시작 자세 **B** 몸통을 들어 올린 자세

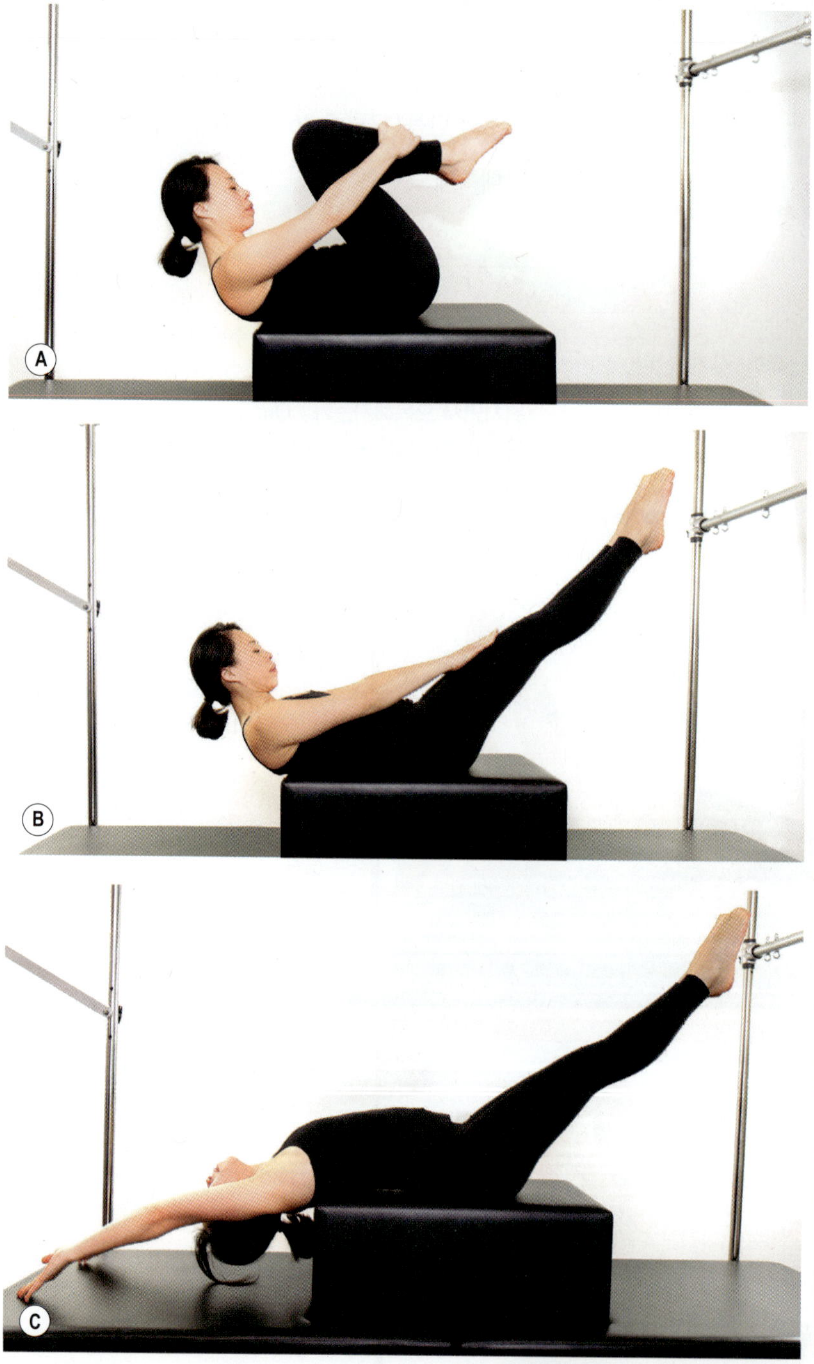

그림 5.27
A 박스 위에서 더블 레그 스트레치: 시작 자세 **B** 다리 길게 뻗기 **C** 박스 위로 체간을 신전 시키면서 아치 만들기

박스 위에서 더블 레그 스트레치
Double Leg Stretch on box

움직임 전략 척추의 굴곡(flexion)과 신전(extension) 모두를 자극한다. 코어를 자극한다. 하지와 상지가 체간의 코어를 통해 연결된다.

움직임 묘사

- T5–6 정도가 리포머 박스 가장자리에 오게 해 눕는다.
- 고관절을 최대한 굽히고 45° 바깥쪽으로 돌리면서 무릎을 접는다.
- 머리부터 시작해서 차례차례 척추를 구부린다.
- 정강이를 양손으로 잡는다(그림 5.27 A).
- 들이마시면서 준비.
- 내쉬는 호흡에 정강이를 잡고 있는 손이 무릎에 닿을 정도가 될 때까지 다리를 뻗는다(그림 5.27 B).
- 마시는 호흡에 손을 머리 위로 뻗는다.
- 내쉬는 호흡에 척추를 박스 위로 젖힌다 (그림 5.27 C).
- 측면으로 원을 그리면서 몸통을 구부린다.
- 손을 뻗어서 다리에 댄다.
- 무릎을 접어서 시작 자세로 돌아온다.
- 5회 반복한다.

캐딜락 위에서 롤업 Long Sit-up on Cadillac

움직임 전략 체간 근육을 활성화하고 척추 분절을 만든다. 팔과 몸통을 연결한다.

움직임 묘수

- 푸쉬 바 아래로 빨간색이나 파란색 스프링을 하나 건다.
- 신체 사이즈나 운동 수행능력에 맞게 스프링을 고른다.
- 머리가 캐딜락 테이블 가장자리보다 바깥쪽으로 나오게 눕는다(그림 5.28 A).
- 양손으로 푸쉬 바를 잡는다.
- 다리는 모아서 아래로 길게 뻗는다.
- 마시는 호흡에 준비.
- 내쉬는 호흡에 턱을 목을 향해 굴린다. 팔꿈치를 편 상태로 푸쉬 바를 민다(그림 5.28 B).
- 척추 마디 하나하나를 굴려서 척추가 펴진 상태로 앉는다. 팔은 머리 위로 뻗는다(그림 5.28 C).
- 그 자세에서 들이마신다.
- 내쉬는 호흡에 팔꿈치 구부려 푸쉬 바를 아래로 당겨 머리 뒤로 오게 한다(그림 5.28 D).
- 마시는 호흡에 팔꿈치를 펴 바를 머리 위로 민다 (그림 5.28 C).
- 내쉬는 호흡에 몸 전체가 V 형태가 되게 양다리를 들었다가 내려놓는다(그림 5.28 E).
- 마시는 호흡에 바를 밀어 올리면서 꼬리뼈를 만다.
- 내쉬는 호흡에 꼬리뼈부터 하나씩 분절해서 내려온다(그림 5.28 B).
- 마시는 호흡에 고개를 젖혀 머리를 테이블 위에 놓는다(그림 5.28 A).
- 5번 반복한다.

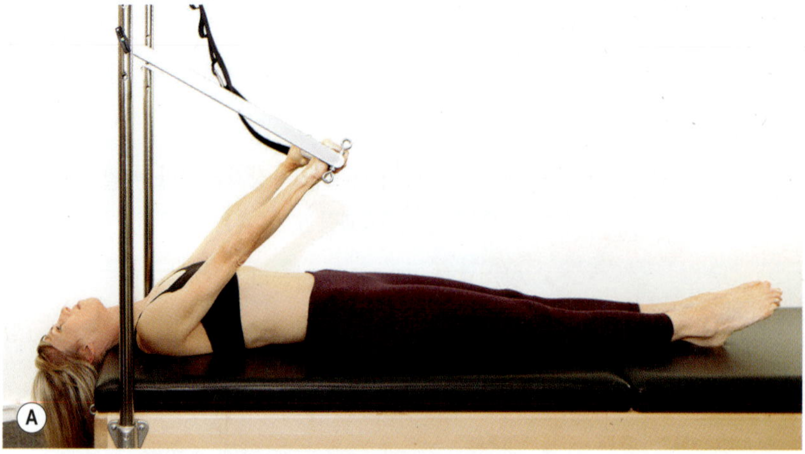

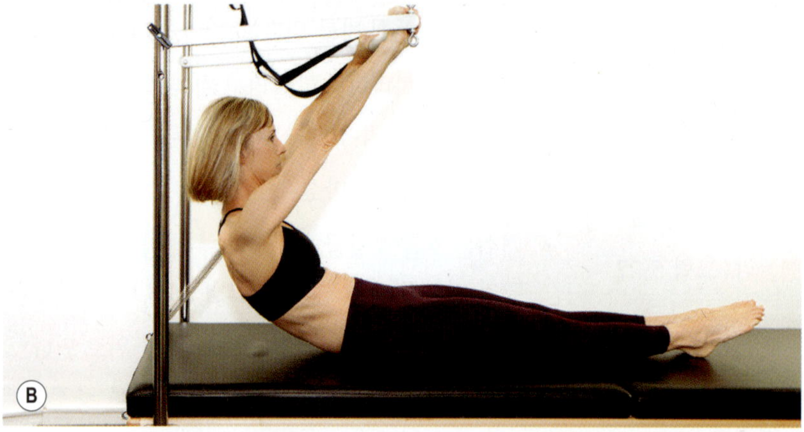

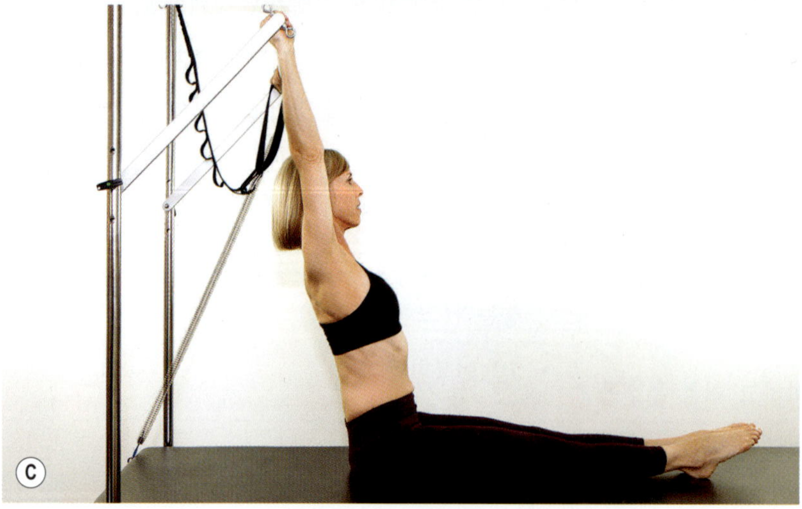

그림 5.28
A 캐딜락 위에서 롤업:
시작 자세
B 롤업으로 올라오기
C 팔을 머리 위로 뻗으면서
몸통 곧게 세우기

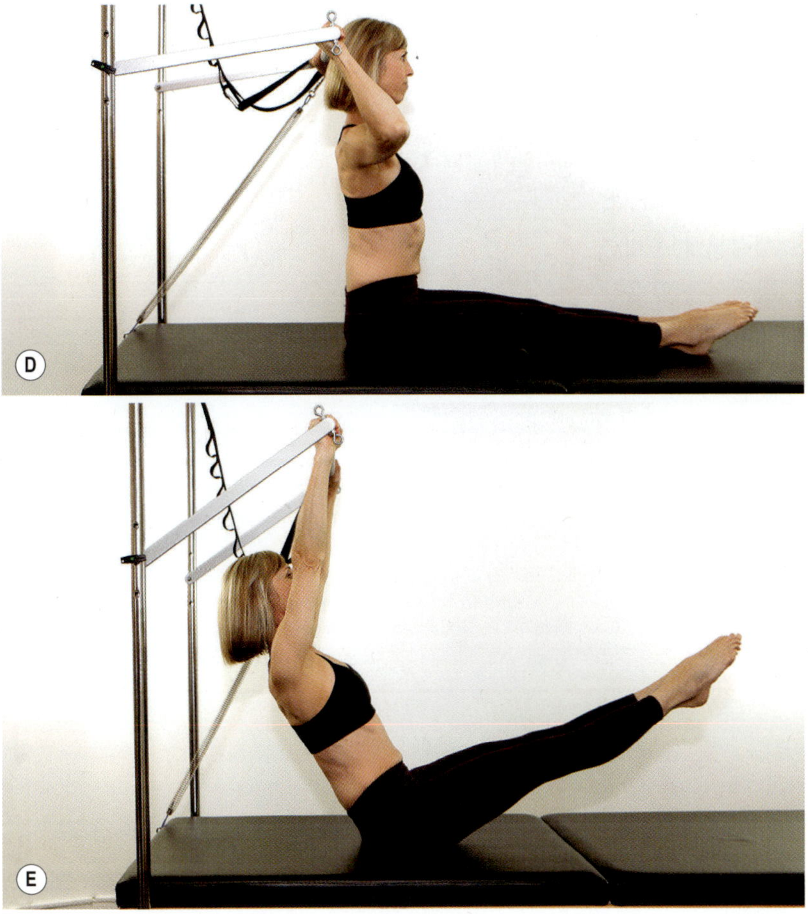

그림 5.28(계속)
D 팔꿈치 접어 손 머리 뒤로 보내기 **E** 티저

> **도움말**
>
> 다리를 들 때 골반이 말리는지 확인한다. 꼬리뼈부터 롤다운 하면서 내려올 때 푸쉬 바를 오히려 밀어올리도록 가이드 해본다. 이를 통해 척추가 길어지면서 근막의 활주를 만들어낼 수 있다.

신체 부위가 적절한 힘으로 적절히 움직이는지 관찰해야 하며 이와 같은 운동 부하가 클라이언트의 목표 달성을 위해 필요한 것인지 고민해야 한다. 클라이언트는 운동선수일 수도 있고 요통으로 인해 누리지 못하는 가벼운 일상생활을 하고 싶은 일반인일 수도 있다. 다양한 자세에서 운동을 시킴으로써 다양한 운동 패턴을 교육시킬 수 있고 몸통 근육이 다양한 움직임을 경험할 수 있다. 일상생활에서 수행해야 하는 과업은 다양하고 역동적이기에 신경계가 이런 다양성에 잘 적응할 수 있게 척추가 중심을 잘 잡아야 한다. 다양한 방향의 움직임을 통해 신경계를 자극하고 적응할 수 있게 해준다면 인체는 이에 탄력 있게 적응하게 될 것이다.

6장으로의 연결

움직임을 지도할 때 부상을 예방하면서 움직임을 좋게 만들어야 한다. 나이가 들면서 근력과 균형 능력은 점점 중요해지듯이 호흡 또한 매우 중요해진다. 우리는 호흡을 너무 당연시하지만 생각보다 우리는 호흡을 잘하고 있지 못하다. 다음 장에서는 호흡을 좋게 할 수 있는 움직임 그리고 우리 몸의 구조, 기능, 정신과 연결된 호흡의 여러 측면을 다룰 것이다.

생명체의 호흡: 횡격막 6
Breath of life: the diaphragms

인간이 아무리 움직이지 않으려 해도 호흡, 심장 박동 및 순환은 항시 일어나고 있다. 따라서 유기체에게 있어 움직이지 않는다는 개념은 존재할 수 없다.

Ida Rolf (1989)

깊이 있는 자각: 주기
Contemplative awareness: cycles

우리는 태어나면서 첫 호흡을 하고 죽는 마지막 순간에 마지막 호흡을 한다. 처음 일어나는 호흡은 몸 속 깊이 들어가 저장될 것이고, 마지막 호흡으로 모든 것들이 빠져나올 것이다. 이처럼 호흡은 삶의 시작부터 끝까지 이어진다. 호흡은 인간의 생명을 유지시켜주는 경이로운 움직임이다. 첫 호흡을 하고 나면 인간에게는 새로운 형태의 삶이 시작된다. 호흡은 우리의 내부와 외부를 연결하는 다리이다. 호흡은 인체의 모든 세포 하나하나까지 전달되면서 세상과 끊임없이 연결한다.

호흡은 자율적이고 주기적으로 일어나면서 움직임의 리듬을 자극한다. 호흡의 리듬은 인체가 처한 상황에 따라 달라진다. 호흡은 신체, 정신, 움직임과 뗄 수 없는 관계이다. 호흡의 깊이, 템포, 호흡을 하는 자세 등 호흡의 방식을 바꿔 변화하는 환경에 적응한다. 호흡은 균형을 찾을 수 있게 해주는 힌트를 준다. 우리 몸은 항상성을 유지하기 위해 보호 기전을 갖는다. 하지만 보호기전이 부적절하게 작동해서 움직임의 습관이나 호흡 패턴에 영향을 미친다면 이는 오히려 건강을 해칠 수 있다. 그래서 움직임만이 아닌 호흡 패턴에도 주의를 기울여야 한다.

필라테스의 창시자인 조셉 필라테스는 호흡의 중요성을 강조했고 움직임을 통해 그리고 몸과 마음의 연결을 통해 건강을 개선시켜야 주장한 사람 중 한 명이다. 조셉의 철학인 몸과 마음의 연결 그리고 호흡은 오늘 날에도 강조된다. 조셉은 신경의 긴장이나 피로로부터 자유로운 몸은 현대 사회를 살아가면서 놓이게 되는 복잡한 문제들을 능히 해결해낼 수 있는 균형 잡힌 마음을 길러내주는 휴식처와 같다는 이야기를 했다(Pilates andMiller 1945). 호흡은 정신과 육체를 균형 있게 해주는 힘이다.

이번 장에서는 호흡의 움직임, 호흡이 구조, 기능, 자세에 끼치는 영향, 호흡 훈련 및 재교육, 심상, 기능을 살리기 위한 소도구 사용법에 초점을 맞출 것이다. 이번 장의 내용은 필라테스만이 아닌 다른 여러 움직임 시스템에 적용할 수 있다.

구조와 기능 Structure and function

호흡은 우리의 육체를 외부 세계와 연결해준다. Christopher Gilber는 횡격막(diaphragm)은 우리를 환경과 연결해주는 탯줄이라는 비유를 했다(Chaitow et al. 2014). 호흡을 통해 공기 중의 산소가 몸속으로 들어와 가스 교환을 하고 이산화 탄소를 대기 중으로 내쉰다. 하지만 횡격막의 역할은 단순 호흡만이 아닌 전신의 기능과 연관되어 있다. 횡격막은 움직임, 자세, 근막을 통한 힘의 전달 등에 중요한 역할을 한다(Paoletti 2012).

횡격막은 흉곽 하부에 위치한다. 가장자리는 하부 갈비뼈의 내측 라인을 따라 부착된다. 전면부에서 횡격막 섬유는 갈비뼈의 연골 및 하부 갈비뼈에 부착되면서 복횡근(transversus abdominis)과 근막으로 연결된다. 중심부는 섬유층으로 되어 있고 중심널힘줄(central tendon)이라 불리우며 이 부근으로 하대정맥(inferior vena cava)이 지나간다. 중심널힘줄은 여러 층으로 다양한 방향으로 연결돼 복부 쪽에서 올라오는 여러 혈관들에 의해 생성되는 텐션을 줄여 준다. 횡격막의 후면부는 다리(crura), 활모양 인대 (arcuate ligaments) 등을 포함하며 흉요건막 (thoracolumbar fascia)과 연결된다(그림 6.1).

흉곽과 복부에 존재하는 조직들은 횡격막을 통해

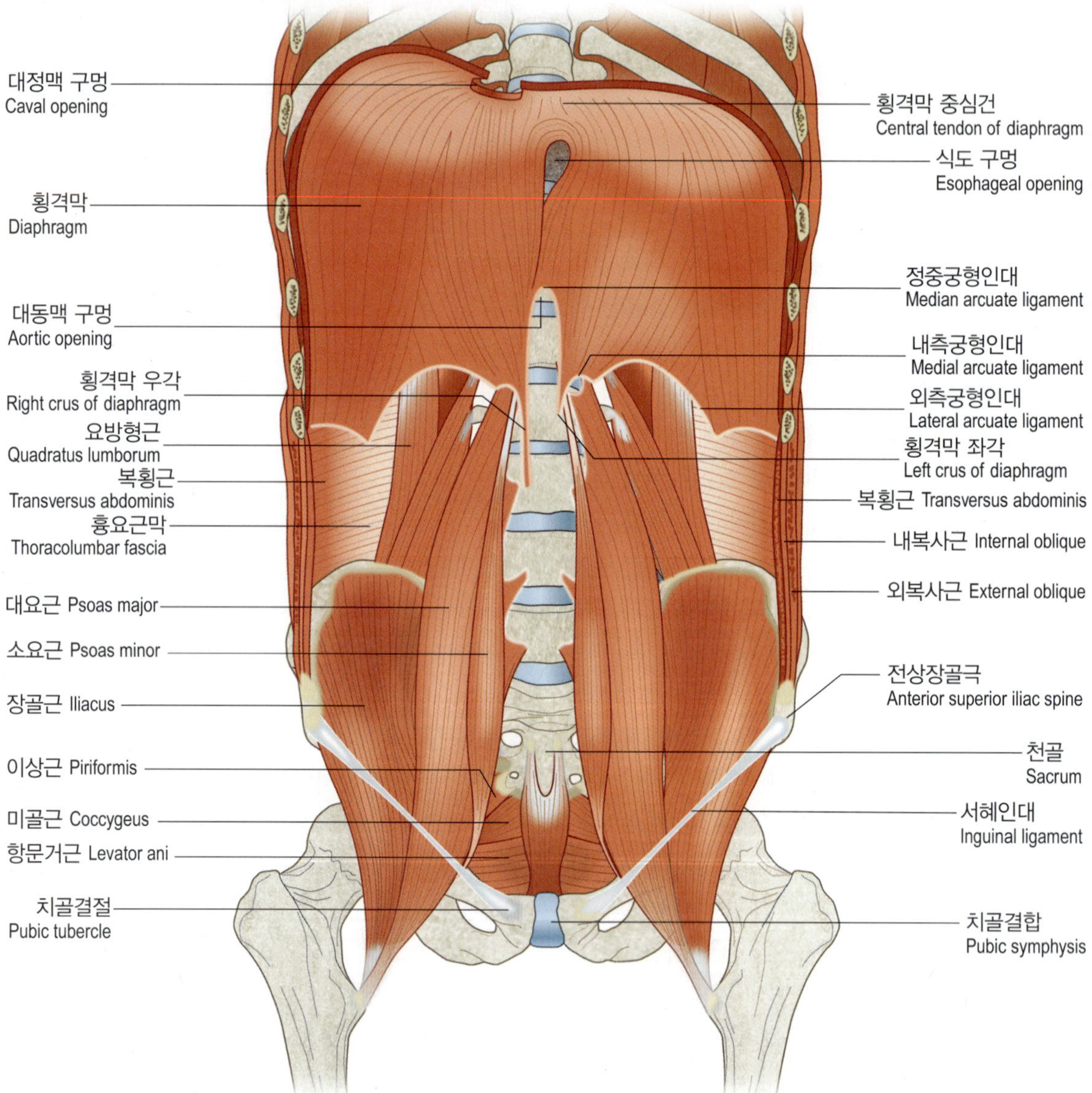

그림 6.1
횡격막의 후면부

만난다. 횡격막은 흉강의 바닥을 복강의 천장을 형성한다. 이 두 개의 빈 공간은 근막으로 연결된다. 머리, 목, 흉강 내부의 근막은 횡격막에 의해 복강과 분리된다. 분리는 되더라도 흉강의 막은 벽측근막(parietal fascia)과 복횡근막(transversalis fascia)을 통해 골반기저부와 연결된다(그림 6.2).

흉곽은 심장과 폐를 감싼다. 흉곽 출구(thoracic outlet)는 목의 측면에서 어깨로 연결되는 근막이다. 견갑대와 목 아래로 가슴속근막(endothoracic fascia)이 위치한다. 가슴속근막은 목의 근막과 연결된다(Paoletti 2012). 폐의 흉막(pleura)은 지지인대(suspensory ligament)를 통해 목과 흉곽의 근막으로 연결된다. 가슴속근막, 벽측근막, 지지인대는 폐를 위로 잡아당겨 매달아 놓아 흉강의 위아래 직경을 늘려줘 폐의 용적을 채울 수 있게 해준다(그림 6.3).

체화시켜 보기!

편안하게 앉아서 손을 목에 가까운 어깨 위에 올린다. 천천히 그리고 자연스럽게 호흡해본다. 손을 대고 있는 부위가 팽창하는 것이 느껴지는가? 호흡의 어떤 타이밍에 팽창이 일어나는가? 양쪽이 대칭으로 팽창하는가? 가슴속근막이 팽창했다가 줄어드는 것을 느낄 수 있는가?

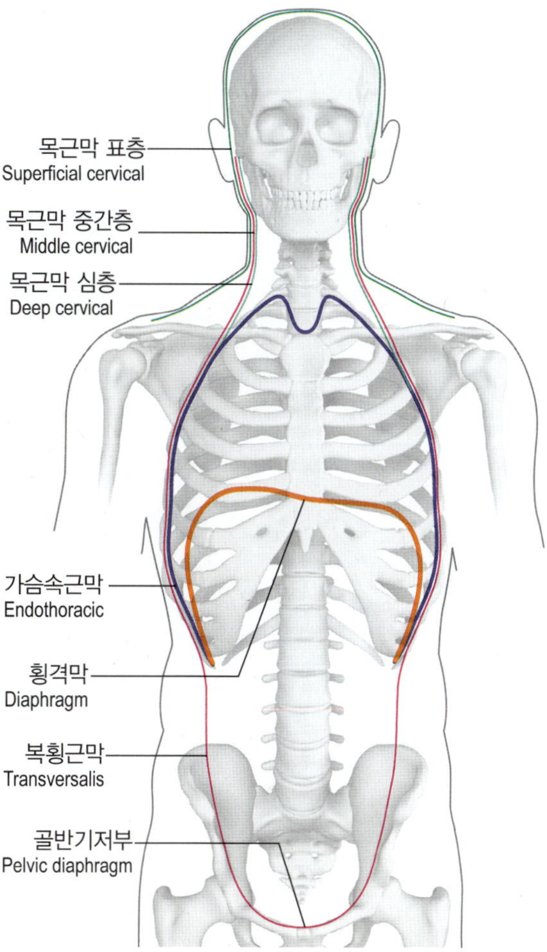

그림 6.2
목, 흉곽, 허리 부위의 비어 있는 공간은 근막을 통해 연결된다.

복강 내부에는 위, 비장, 신장, 간, 췌장, 소장, 대장 및 생식기관 등이 존재한다. 복강의 주된 기능은 대사와 배설이다. 복강의 횡근근막(transversalis fascia)은 배횡격막과 골반기저부를 연결한다.

횡격막 *Transverse diaphragms*

정골의학이나 두개천골요법에서 횡격막은 빈공간을 위아래로 나누면서 주변 근육, 근막, 신경, 혈관, 뼈를 기능적으로 연결하는 막성 결합조직이다. 우리 몸에는 머리, 목, 흉곽출구, 횡격막, 골반까지 다섯 개의 횡격막이 존재한다(그림 6.4). 도수치료로 이런 횡격막에 대한 치료를 통해 공기, 체액, 노폐물의 흐름을 정상화시킨다. 5개의 횡격막은 호흡을 조절하면서 호흡에 반응하면서 움직임과 기능에 영향을 끼친다. 움직임을 지도하는 강사로서 횡격막의 구조와 기능을 이해한다면 움직임과 관련된(특히 호흡과 관련된) 평가, 자세, 동원 패턴 등을 더 명확히 이해할 수 있게 된다.

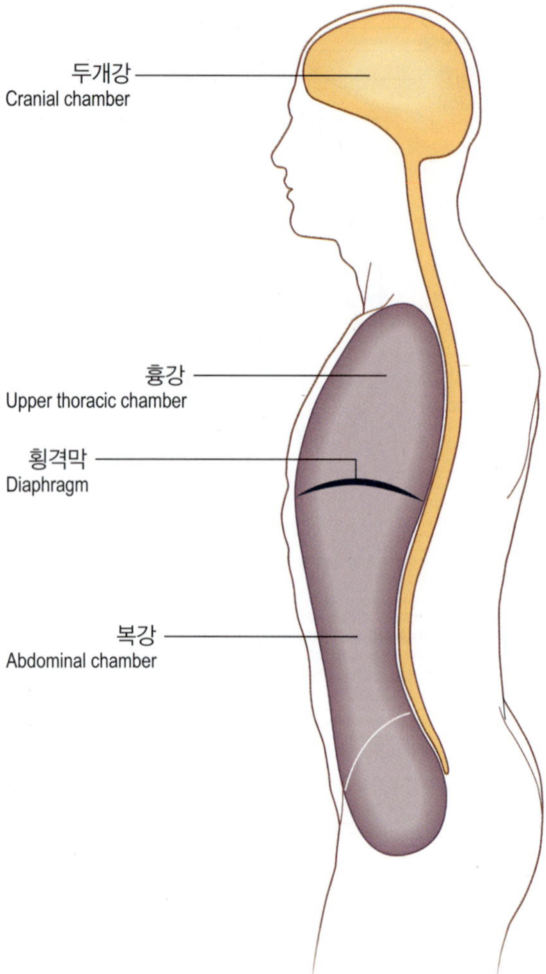

그림 6.3
체간의 빈 공간

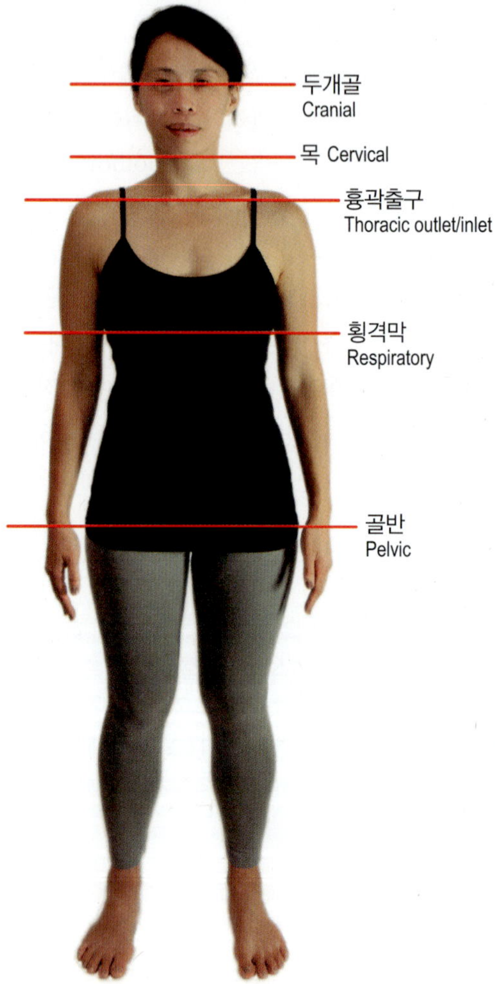

그림 6.4
두개골, 목, 흉곽출구, 횡격막, 골반 등에 존재하는 횡격막들의 모습

횡격막의 근막 연결

Fascial continuums of the diaphragms

- 이와 같은 연결은 기능적이며 내외부와 상호 작용한다.
- 뒤부분은 흉요건막(TLF: thoracolumbar fascia)과 연결된다.
- 머리/목
  - 흉요건막은 목 뒤편의 후두하근(suboccipitalis)을 통해 경막(dura mater)과 연결된다(Zumpano et al. 2006).
  - 목에서 상부 승모근(upper trapezius) 및 목 앞쪽의 근막과 연결된다(Stecco 2015).
- 흉곽출구
  - 목의 근막과 가슴속근막이 갈비뼈 내부와 횡격막을 덮는다.
- 횡격막
- 복횡근막은 전면과 후면 그리고 외측에서 횡격막(diaphragm)과 연결된다.
  - 요추(lumbar spine)의 전외측 면, 요근(psoas)을 둘러싸는 안쪽 활모양인대(medial arcuate ligament)등과 합쳐져 아래로 내려와서 장골근(iliacus)을 통해 골반내 근막과 연결된다.
  - 요방형근(quadratus lumborum)을 감싸는 가쪽 활모양인대(lateral arcuate ligament)가 복횡근막과 합쳐지며 가쪽솔기(lateral raphe)가 이를 보강해준다(Stecco 2015).
  - 전내측 다리(anteromedial crura)가 내측에서 전종인대(anterior longitudinal ligament)와 합쳐진다.
- 골반
  - 골반내근(endopelvic fascia)막은 골반기저부, 항문거근(levator ani), 미골근(ischiococcygeus), 내폐쇄근(obturator internus), 이상근(piriformis)이 위치한 골반 내측을 덮는다(Siccardi and Valle 2020).
  - 횡격막과 정반대로 돔(dome)을 형성한다(Paoletti 2012).

심화 과정

골반내근막은 골반 벽의 바로 내측을 감싸는 벽측근막(parietal fascia)과 그 안의 내장기를 고정해 제 위치에 있게 하는 내장근막(visceral fascia) 두 개의 층으로 구성된다. 벽측근막은 척추의 전종인대와 이어지며 앞 쪽의 복직근(rectus abdominis)과도 연결되며 위로 횡격막(respiratory diaphragm)까지 연결된다.

호흡 시 일어나는 움직임 *Breath movement*

횡격막이 아래로 내려가면 공기가 코로 흡입되어 폐로 들어가기 전 따뜻하게 데워지고 이물질이 걸러진다. 횡격막은 수축하면서 돔이 아래로 내려가면서 납작해진다. 오른쪽은 간이 위치해 횡격막의 하강이 제한된다. 중심널힘줄(central tendon)의 텐션에 의해서도 움직임이 제한된다. 호흡을 내뱉을 때 횡격막은 올라가면서 돔이 다시 형성된다(Chaitow et al. 2014). 폐와 폐를 감싸는 막의 탄성과 코어 근육의 수축이 공기를 밖으로 내보낸다(그림 6.5).

◆ 들이마시는 호흡

- 흉곽 출구 부위의 근막이 올라가면서 위로 팽창한다.
- 횡격막은 아래로 내려간다.
- 흉곽의 후면부와 복부가 전우좌우로 팽창한다.
- 압력으로 인해 골반기저부는 아래로 내려간다(Paoletti 2012).
- 골반기저부는 방광을 비롯한 내장기를 안정시킨다.

◆ 편하게 내쉬는 호흡

- 호흡과 관련된 근막이 원래 상태로 돌아간다.
- 횡격막은 다시 원상태로 올라간다.

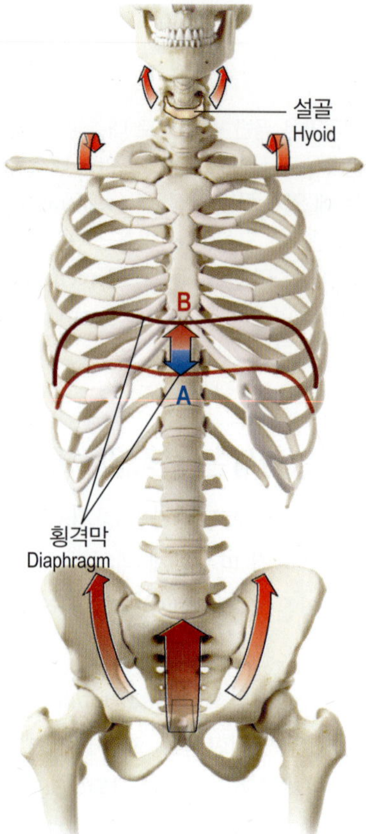

화살표는 복압의 증가를 의미한다.

그림 6.5
호흡이 일어날 때 인체 내 5개 가로막의 움직임.
A 들이쉬기(화살표 방향처럼 아래로 내려가기)
B 내쉬기(화살표 방향처럼 위로 올라가기)

- 팽창한 흉곽 후면부와 코어는 원래 크기로 압축된다.
- 골반기저부는 다시 원래의 편안한 상태로 돌아간다.

호흡 시 골격 구조에서 일어나는 움직임

Bone movements during breathing

흉곽의 골격 구조는 어떻게 움직일까? 갈비뼈의 움직임이 제한되면 흉곽의 움직임도 제한된다. 갈비뼈는 파도타기 하듯이 갈비뼈 하나의 움직임이 그 다음 갈비뼈의 움직임을 이끌어 전체 흉곽의 모양이 바뀌게 된다(Chaitow et al. 2014). 흉곽의 가동성은 이와 같은 척추와 갈비뼈의 움직임을 만들어 내기 위한 매우 중요한 요소이다. 정골의학과 두개천골요법에서는 호흡이 일어날 때 두개골과 골반의 미세한 움직임이 일어난다고 이야기한다.

쇄골 Clavicles

- 들이마시는 호흡에 뒤로 구른다.
- 내쉬는 호흡에 원 상태로 돌아온다.

갈비뼈 Ribcage

◆ **들이마시는 호흡에**

- 갈비뼈는 뒤로 회전한다.
- 갈비뼈는 위로 들리는 흉골(sternum)의 움직임을 따라간다.
- 호흡의 깊이에 따라 움직이는 갈비뼈 수가 달라진다.
- 2영역의 갈비뼈는 뒤로 회전한다.
- 3영역의 갈비뼈는 옆으로 벌어지면서 흉곽의 수평 직경을 증가시킨다.
- 4영역의 흉곽 하부에서는 바깥쪽으로 팽창한다.
  ◇ 흉요건막(TLF)과 요방형근(quadratus lumborum)이 하부 갈비뼈를 고정한다.

◆ **내쉬는 호흡에**

- 갈비뼈는 앞으로 회전한다.
- 흉골은 뒤로 이동한다.
- 갈비뼈는 하나씩 하나씩 원래 위치로 돌아간다.

주요 흡기근

Inhalation primary muscles

들이 마실 때 갈비뼈가 위로 들리면서 횡격막은 내려가 흉곽 내부가 위아래 좌우로 팽창해야 효율적인 호흡이 일어난다(Chaitow et al. 2014).

- 주요 흡기근
  - 횡격막
  - 내늑간근
  - 외늑간근
  - 늑골거근
  - 사각근
- 보조 흡기근(그림 6.7)
  - 흉쇄유돌근
  - 상부승모근
  - 대흉근, 소흉근
  - 전거근
  - 광배근
  - 상후거근
  - 흉장늑근
  - 쇄골하근
  - 견갑설골근
- 주요 호기근(그림 6.6)
  - 골반 기저부
  - 흉막
  - 늑연골
- 보조 호기근
  - 내늑간근
  - 복근
  - 흉횡근
  - 늑골하근
  - 요장늑근
  - 요방형근
  - 하후거근
  - 광배근
- 주목

왕성한 활동 시 주요 호흡근 만으로 숨이 차거나 기능적이지 못한 호흡 패턴으로 호흡할 경우 보조 호흡근이 작용한다(Chaitow et al. 2014).

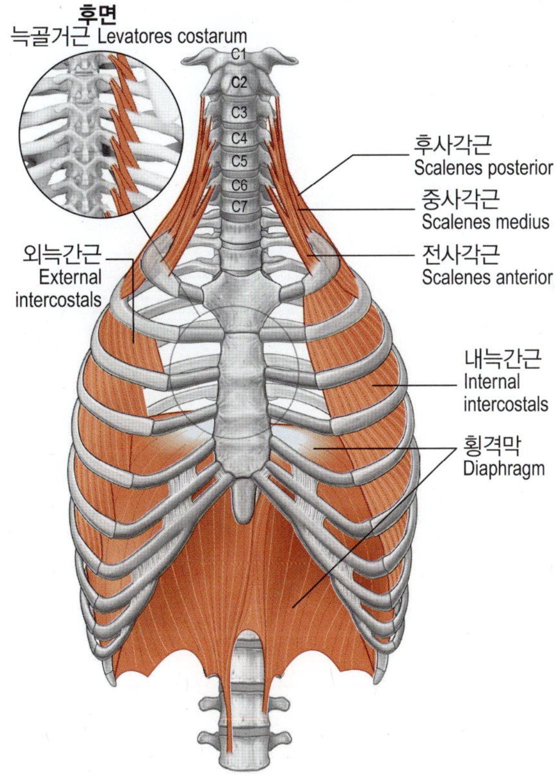

그림 6.6
주요 호흡근

횡격막의 정렬

Transverse diaphragms alignment

인체의 자세와 움직임은 횡격막의 움직임과 정렬 상태를 반영하고 있다. 거북목 자세를 예를 들어, 두개골 내부의 횡격막(cranial diaphragm)이 흉곽출구(thoracic outlet/inlet)보다 앞에 위치하게 되며 이런 서로의 관계가 기능에 영향을 준다. 횡격막끼리 수직으로 정렬이 될 경우 호흡은 더 용이해진다. 이런 위치적인 관계는 특히 호흡에 직접적인 영향을 주는 횡격막(respiratory diaphragm)에 있어서 중요해진다. 횡격막은 중심부의 중심널힘줄(central ten-

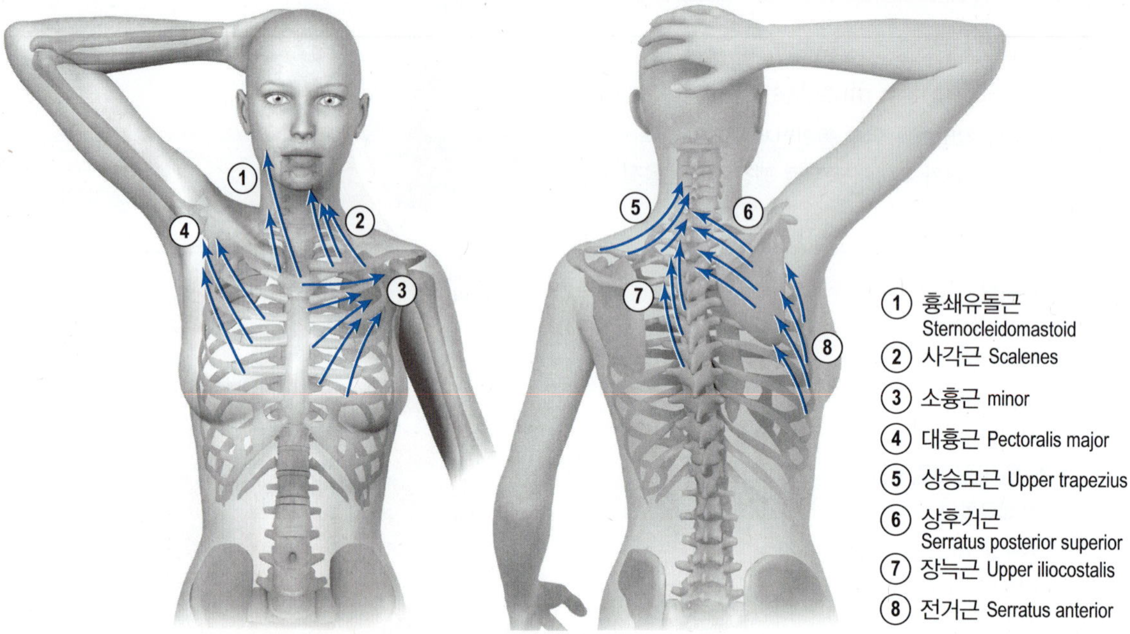

그림 6.7
보조 호흡근

don)을 향해 당겨지면서 아래로 내려온다. 이런 횡격막의 포지션이 중심부에서 벗어날 경우 횡격막이 수축하고 당기는 방향이 달라진다(Kolár et al. 2014).

체화시켜 보기!

눈을 감고 바닥에 발을 대고 편히 앉는다. 5개의 횡격막 구조가 수직 선상에 있다는 것을 느껴본다. 맨 위의 횡격막은 눈 뒤에 그 아래 횡격막은 목젖 뒤에 그 아래 횡격막은 어깨 선상에 나머지 횡격막은 흉곽 하부와 골반에 있다. 호흡하면서 흐름을 느껴본다. 일어나서 골프 스윙을 하는 자세를 취해본다(그림 6.8). 5개의 횡격막이 어떻게 위치하고 있는지 느껴본다. 골프 스윙을 하듯이 몸통을 회전시키면서 횡격막들을 느껴본다.

흉곽과 늑골 움직임을 위한 호흡 활용

Using the breath for thorax and rib motions

Video link 6.1 Using the breath for thorax and rib motions

호흡과 함께 일어나는 흉추 굴곡

Thoracic flexion with the breath(그림 6.9)

- 갈비뼈는 전방으로 돌아가면서 앞쪽의 갈비뼈 사이는 가까워지고 뒤쪽의 갈비뼈 사이는 벌어진다.
  - ◇ 앉아서 들이마신다.
  - ◇ 내쉬는 호흡에 머리부터 아래로 숙인다.
  - ◇ 상부 갈비뼈부터 하부까지 차례대로 앞으로

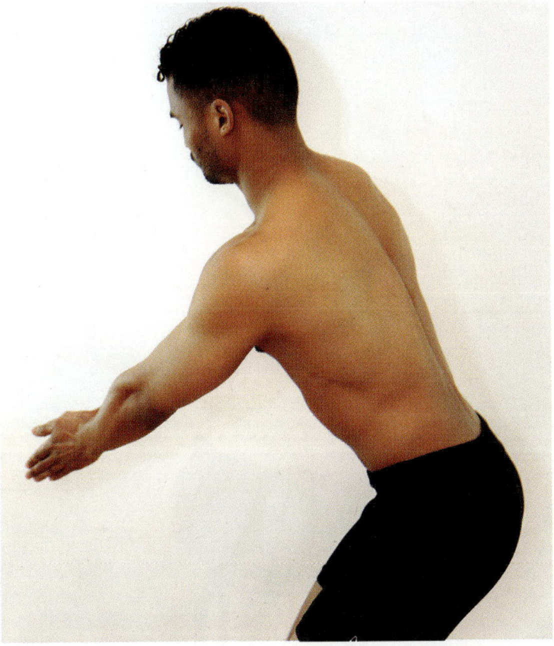

그림 6.8
회전 시 모든 가로막이 정렬되어 있는 모습

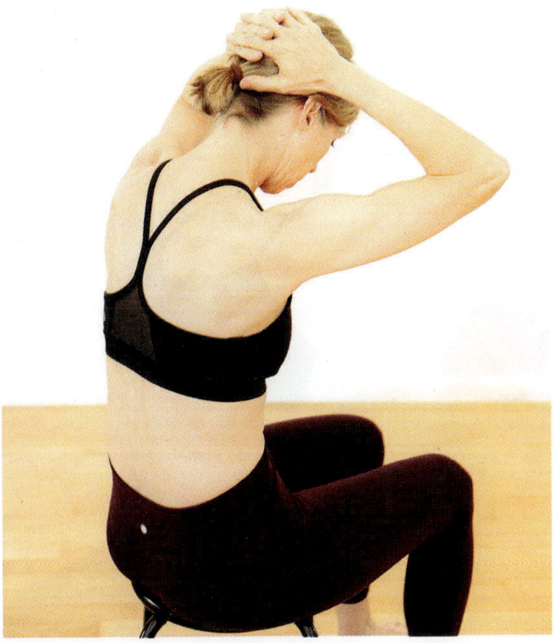

그림 6.9
호흡과 함께 일어나는 흉추 굴곡

내려간다.
앞쪽 갈비뼈는 아래로 내려가면서 간격이 가까워진다.
뒤쪽 갈비뼈는 위로 올라가면서 간격이 벌어진다.

◇ 흉추의 굴곡을 유지한다.

◇ 들이쉬면서 뒤쪽 갈비뼈 간의 간격이 최대한 벌어지게 한다.

◇ 내쉬는 호흡에 하부 갈비뼈부터 하나씩 하나씩 뒤로 회전시킨다.
앞쪽 갈비뼈는 벌어지면서 위로 올라간다.
뒤쪽 갈비뼈는 아래로 내려가면서 서로 가까워진다.

◇ 상부 갈비뼈로 마신다.
쇄골(clavicle)은 뒤로 회전한다.
흉골은 앞쪽으로 이동하면서 상부 갈비뼈의 전면이 열린다.

◇ 흉곽과 머리를 다시 수직 위치로 가져오면서 내쉰다.

호흡과 함께 일어나는 흉추 신전

Thoracic extension with the breath(그림 6.10)

- 갈비뼈는 뒤로 회전한다. 뒤쪽 갈비뼈는 서로 가까워지고 앞쪽 갈비뼈끼리는 서로 벌어진다.
  - ◇ 앞쪽 갈비뼈로 들이마시면서 쇄골(clavicle)은 뒤로 돌아가고, 흉골은 앞으로 이동하면서 흉곽이 뒤로 젖혀진다.

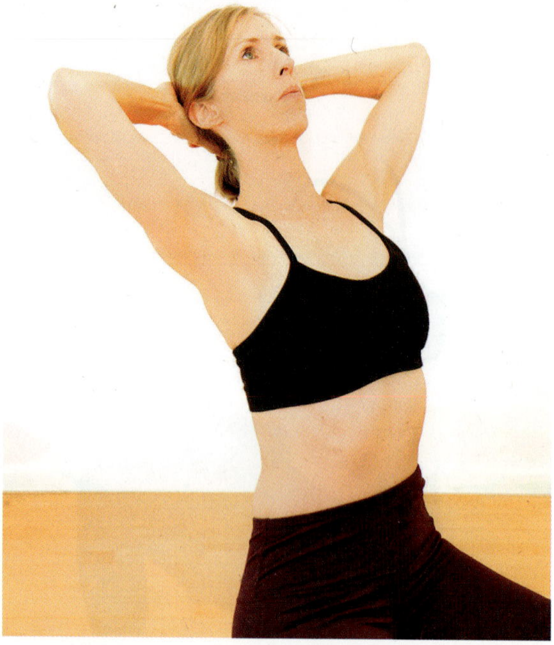

그림 6.10
호흡과 함께 일어나는 흉추 신전

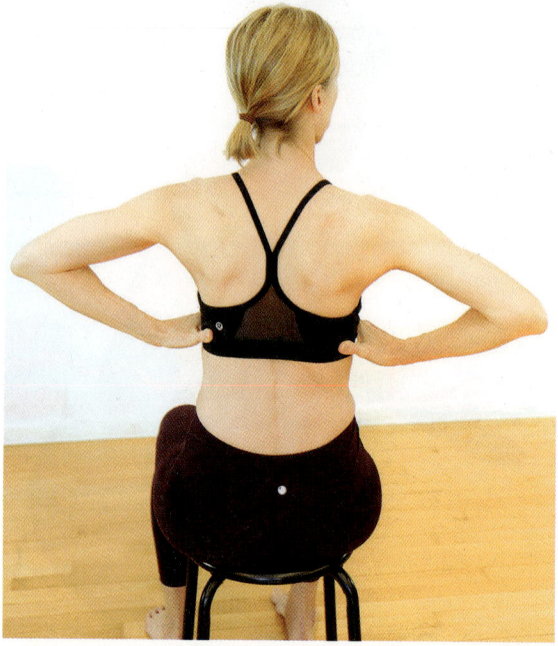

그림 6.11
흉추 회전

◇ 뒤로 젖힌 상태로 유지한다.

◇ 내쉬는 호흡에 하부 갈비뼈를 앞으로 회전시킨다.
앞쪽 갈비뼈는 아래로 내려가면서 서로 가까워진다.
뒤쪽 갈비뼈는 위로 올라가면서 서로 멀어진다.

◇ 쇄골이 뒤로 돌아간 상태에서 들이마신다.

◇ 흉곽과 머리를 다시 수직 자세로 가져오면서 시작 자세로 돌아온다.

흉추 회전 Thoracic rotation (그림 6.11)

- 우측으로 회전
  - ◇ 오른쪽 갈비뼈는 뒤로 돈다.
  - ◇ 왼쪽 갈비뼈는 앞으로 돈다.
  - ◇ 왼쪽으로 활주한다.
  - ◇ 들이마시는 호흡에 왼쪽 흉곽을 팽창시켜 해당 갈비뼈로 호흡하는 방식으로 활주를 촉진한다.
  - ◇ 오른쪽으로 회전시킨다.
  - ◇ 내쉬는 호흡에 정면을 바라본다.
    오른쪽 갈비뼈는 앞으로 돈다.
    왼쪽 갈비뼈는 뒤로 돈다.
- 좌측으로 회전
  - ◇ 반대 순서로 진행한다.

흉추 측굴 Thoracic lateral flexion(그림 6.12)

- 우측으로 측굴
  - ◇ 오른쪽 갈비뼈끼리 가까워진다.

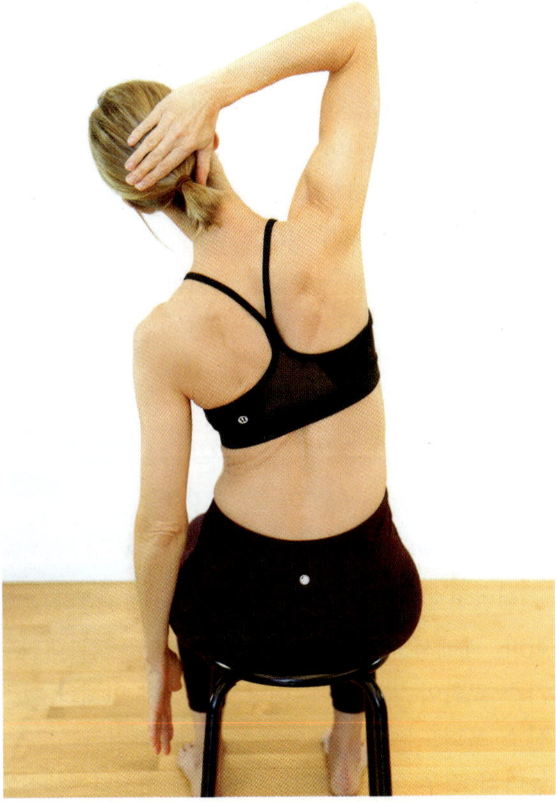

그림 6.12
흉추 측굴

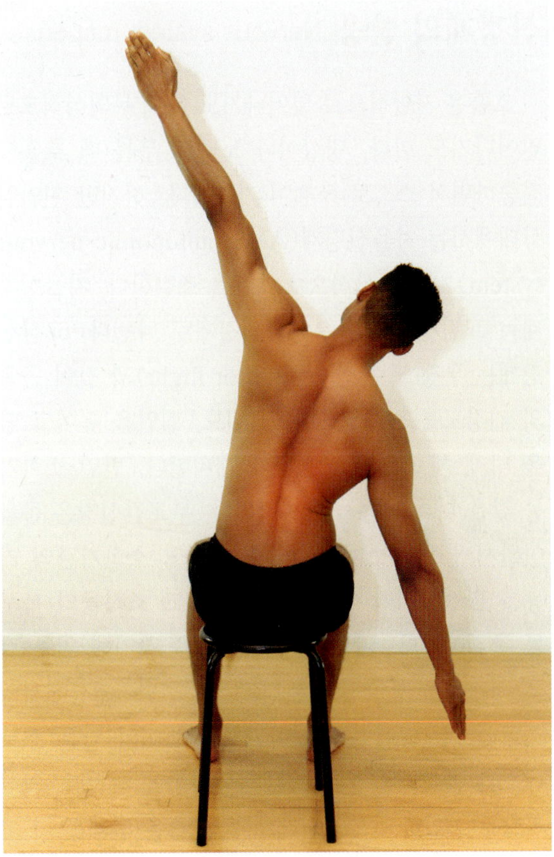

그림 6.13
체화시켜 보기! 흉추 측굴

- ◇ 왼쪽 갈비뼈끼리 멀어진다.
- ◇ 왼쪽 갈비뼈 간격을 벌리면서 왼쪽 흉곽으로 호흡한다.
- ◇ 척추를 가쪽으로 굽힌다.
- ◇ 내쉬는 호흡에 왼쪽 갈비뼈 사이의 간격이 가까워지고, 오른쪽 갈비뼈 사이의 간격이 벌어진다.
- ◇ 머리와 흉곽은 원래 수직 위치로 되돌린다.
- 좌측으로 측굴
  - ◇ 반대 순서로 진행한다.

체화시켜 보기!

척추를 곧게 해서 의자 위에 앉는다. 횡격막들끼리 수직 정렬을 잘 상태에서 물 위에 떠서 흘러간다 상상해본다. 오른쪽 귀에 의식을 집중해 귀 안에 있는 모래를 바닥에 쏟아낸다 상상해본다. 머리를 옆으로 천천히 기울이면서 모래가 바닥에 쏟아지게 한다. 흉곽 왼쪽으로 호흡하면서 왼쪽 팔을 천장을 향해 띄운다. 내쉬는 호흡에 원 위치로 돌아온다(그림 6.13). 반대쪽에도 시행한다.

신경계의 반응 Nervous system responses

호흡은 자발적으로 일어나기도 하고 무의식적으로 일어나기도 한다. 명상이나 노래를 부를 때 호흡에 집중하면서 스스로 조절이 가능하다. 하지만 편안한 상태에서는 자율신경계(ANS: autonomic nervous system)가 무의식적으로 호흡을 조절한다. 자율신경계는 교감신경계와 부교감신경계로 나뉜다. 교감신경계는 투쟁 도주 반응(fight or flight)과 같이 근육의 긴장도를 높이고 호흡의 빈도, 혈압을 높이고 땀을 나게 해 스트레스 상황에 대비한다. 반면 소화기능 같은 다른 기능들은 저하된다. 부교감신경은 몸을 이완시키고 심박수와 혈압을 낮추고 소화기관의 기능을 활성화시켜 에너지를 저장하고 조직들의 복구를 촉진시킨다. 외부 상황의 위협을 감지해 위와 같은 시스템을 통합하여 환경에 적응한다. 일상에서의 스트레스는 교감신경을 항진시키고 이와 같은 스트레스가 만성화될 경우 건강에 악영향을 끼친다. 의식적으로 편안하고 고요하게 하는 호흡은 인체를 더 이완된 상태로 전환시킨다(Naik et al. 2018). 미주 신경(vagus nerve)은 부교감 신경을 조절한다. 호흡 훈련은 미주 신경을 자극하며 천천히 하는 내쉬는 호흡으로 미주 신경의 조절이 가능하다(Gerritsen et al. 2018). 천천히 길게 하는 호흡 연습은 스트레스를 줄이고 우리 몸의 항상성을 복구시켜 줄 것이다.

호흡과 여러 움직임 기법
Breathing and movement methods

필라테스, 요가, 자이로토닉, 명상과 같은 시스템에서는 코나 입으로 호흡하거나 복부에 펌핑을 가한다거나 소리를 내는 식으로 의식적인 특정 호흡 패턴을 취한다. 다양한 호흡법의 목적은 이에 특화된 효과를 유도하면서 몸과 마음의 연결고리 강화를 서서히 만들어내는 것이다. 호흡을 의식적으로 인지하면서 현재에 집중할 수 있게 해주며 육체적인 호흡 트레이닝도 가능해지며 호흡의 리듬을 주시하면서 얼마나 편하게 호흡하는지 바라볼 수 있게 해준다. 체간 움직임에 제한이 있을 경우 이를 개선하기 위해 호흡을 활용할 수 있다. 호흡이 좋아지면 우리 몸의 대사 및 생화학 작용, 산소와 이산화탄소의 조화 및 산소를 조직에 공급하는 능력이 모두 개선될 수 있다.

산소에 대한 근거 없는 믿음: 빨리 호흡한다 vs 천천히 호흡한다
The oxygen myth: fast versus slow

일반적으로 평상시에 인간은 분당 10-14회 호흡한다. 폐에서 산소는 흡입하고 이산화탄소를 내쉬는 가스 교환이 일어난다. 해면 고도에서 인체의 혈중 산소 포화도는 97-98%에 달한다. 하지만 고도가 높아질 경우 이 포화도는 80%로 떨어진다. 산소를 내장, 뇌, 근육들에 잘 전달할 수 있는 산소와 이산화탄소의 적정 비율이 존재한다.

인체의 산소 소비는 신체 활동, 대사, 심박수 등에 따라 달라진다. 활동량이 증가하면 이산화탄소 레벨이 높아지면서 호흡이 가빠진다. 잘 훈련된 운동선수들은 이산화탄소 레벨이 높아지더라도 잘 참을 수 있고 격한 신체 활동 속에서도 더 낮은 심박수를 유지할 수 있다. 산소를 조직에 공급하는 능력이 운동선수의 높은 운동 수행능력을 가능하게 해준다. 호흡을 조절하는 요소는 혈중 산소 레벨이 아닌 혈중 이산화탄소 레벨이다. 뇌와 심장에 산소 공급을 더 잘하게 하기 위해 산소를 더 많이 빨아들이고 이산화탄소를 더 많이 배출하여 뇌와 심장에 산소 공급을 더 잘할 수 있다는 이야기는 그럴 듯하지만 잘못된 이야기이다.

몇몇 필라테스 강사들은 필라테스 헌드레드(Hundred) 동작과 같은 빠른 리듬의 호흡은 혈중 산소 레벨을 높인다고 이야기한다. 하지만 실상은 그렇지 않다. 빠른 리듬의 호흡은 폐 안의 이산화탄소 레벨을 낮추고 이로 인해 인체는 몸 안의 이산화탄소를 폐로 내보낸다. 이산화탄소 레벨이 낮아지면 알칼리화가 되면서 조직에 산소 공급이 되지 않는 위험한 상황을 초래할 수 있다. 세포는 산소를 내뿜지 않는다. 보호기전이 발동하면서 뇌로 산소를 공급할 수 있는 혈관이 수축하게 된다. 이로 인해 머리가 띵한 증상이 나타나고 손발이 저리거나 심한 경우 의식을 잃을 수도 있다. 빠른 호흡은 실제로 뇌로 가는 산소량을 낮춘다. 또한 신경을 흥분시켜 들이마시기보다 내쉬는 행위에 더 집중하게 된다. 빠른 호흡으로 인해 나타나는 다양한 현상은 산소량이 증가했기 때문이 아닌 이산화탄소량의 감소 및 그로 인한 신경 자극의 결과로 나타난다.

천천히 하는 호흡은 이와 반대의 효과를 가져오며 정신 건강에도 좋다라고 밝혀졌다. 요가의 우짜이 호흡은 1:2의 비율로 천천히 들이마시고 내쉰다. 혈중 이산화탄소 양의 증가는 혈관 확장을 통해 뇌에 혈류 공급을 더 원활하게 한다. 이로 인해 더 평안해지면서 의식이 깨어 있게 될 뿐만 아니라 전반적인 웰빙의 느낌이 개선된다. 노래를 부르거나 구호를 외치거나 특정 소리를 통해 호흡의 리듬을 천천히 조절하고 연습할 수 있다. 천천히 하는 호흡은 신경계를 쉬게 해주고 산소 공급을 원활하게 해준다(Bernardi et al. 2001).

기억해야 할 것은 빠른 호흡은 뇌로 가는 혈류량을 감소시키고 천천히 하는 호흡은 반대로 증가시킨다는 점이다. 조셉의 "*Return to Life through Contrology*(1945)"에서 헌드레드(Hundred) 운동을 묘사한 것을 보면, 호흡을 천천히 하라고 이야기하고 있다. 오늘날 빠르게 진행하는 헌드레드의 양상과는 사뭇 다르다. 조셉은 또한 폐 안의 모든 공기를 쥐어짜듯이 내뱉고 진공청소기처럼 빨아들여야 한다고 강조했고 과도한 산소 흡입은 뇌로 혈액을 공급하는 혈관을 수축시켜 어지러운 느낌을 갖게 될 수 있다고 경고했다(실제로는 과도한 산소 흡입이 아닌 과도한 이산화탄소 배출이 그런 현상을 만든다). 과도하게 호흡하지 않고 천천히 하는 호흡, 폐를 완전히 비우고 채우는 연습을 통해 뇌로 혈액 공급이 잘되어 머리가 맑아지면서 개운하다는 느낌을 갖게 해줄 것이다.

코로 호흡? 입으로 호흡?

많은 움직임 시스템은 각자만의 호흡법을 가지고 있다. 필라테스에서는 코로 들이마시고 입으로 내뱉으라 이야기한다. 요가는 특이한 프라나야마(pranayama) 기법을 제외하고는 코로 마실 것을 권장한다. 연구에 따르면, 코로 하는 호흡 시 부비동(sinus)에서 산화질소(NO: nitric oxide)를 만들어 방출하며 이 산화질소는 폐의 하부 영역까지 전달된다(Lundberg and Weitzberg 1999). 산화질소의 증가는 혈관의 조절, 항상성, 면역계의 반응, 뇌의 기능까지 건강 측면에서 많은 이점이 있다는 것이 증명되었다. 코로 호흡할 경우 공기의 흐름에 저항이 생기게 되는데(Bartley 2014) 이러한 저항이 산소를 전신으로 공급하기 용이하게 해주고 폐의 탄성을 증가시키는 것으로 생각된다.

입으로 하는 호흡은 더 쉽게 호흡할 수 있기에 호흡이 가쁜 상황에서 많이 일어난다. 더 적은 노력으로도 폐에 공기가 더 빨리 차게 되지만 폐의 구석구석 깊은 곳까지 공기가 도달하기 힘들어진다. 입을 통해 공기를 배출할 경우 산화질소의 이점을 살리지 못한다. 입으로 호흡할 경우 코어의 기능이 비효율적이 된다. 입김을 불듯이 목구멍을 좁혀 저항을 높이면서 공기를 배출할 경우 코어를 활성화시키게 된다. 혀와 목의 횡격막 일부, 입천장이 공기가 지나갈 수 있는 통로를 만들어주며 설골(hyoid)이 들리면서 공기가 원활하게 이동할 수 있다.

호흡 연습 Breathing practices

허밍 Humming

내쉬는 호흡을 길게 가져가면서 산화질소의 양을 늘릴 수 있는 간단한 방법 중 하나가 바로 허밍(humming)이다(Weitzberg and Lundberg 2002). 하루에 5분 정도 허밍을 할 것을 권장한다. 프라나야마 호흡에서는 브라마리 프라나야마(Bhramari pranayama)라는 호흡법이 존재하며 이 호흡에서는 외부에서 오는 자극을 차단한 채 천천히 코로 들이마시고 내뱉을 때 벌이 윙윙거리는 소리를 내듯이 허밍을 한다.

J.H. Pilates Breathing Wheel (Pinwheel Breathing)

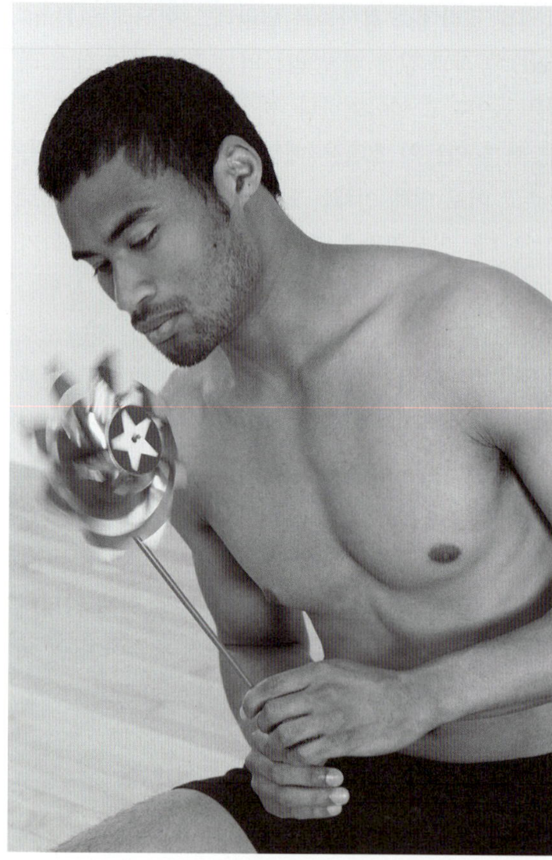

그림 6.14
바람개비 불기(Pinwheel Breathing)

- 횡격막들을 잘 정렬한 상태로 앉거나 선다.
- 5카운트 세면서 코로 천천히 들이마신다.
- 입술을 오므리면서 바람개비를 불어서 돌아가게 한다. 내쉬는 호흡을 10카운트 동안 유지한다(그림 6.14).
- 들이마시거나 내뱉을 때 몸의 정렬이 깨지지 않게 한다.
- 5-10회 연습한다.
- 바람개비를 불면서 여러 움직임을 조합해서 호흡과 움직임이 협응해야 하는 상황을 만들어 난이도를 높인다.
- 5/10 카운트 비율이 너무 난이도가 높다면 3/6 카운트로 낮춘다.
- 입술을 오므릴 경우, 내뱉을 때 공기가 나갈 수 있는 통로를 확보해준다.

거울에 입김 불어넣기 Fogging the Mirror

- 앉아서 할 수도 있고 움직이면서도 할 수 있다.
- 5카운트 세면서 들이마신다. 과하게 들이마시지는 않는다.

- 턱을 이완하면서 천천히 10카운트를 세면서 내쉰다.
- 거울을 뿌옇게 만들듯이 소리를 낸다.
- 입을 다물고 다시 들이마신다.
- 5-10회 반복한다.
- 이 호흡 패턴을 움직임과 조합한다.

Fogging the Mirror의 주안점은 내쉬는 호흡에 있다. 내쉬는 호흡은 보조 호흡근의 텐션을 줄여준다. 턱을 이완시키면 보조 호흡근의 긴장도를 떨어뜨리고 코어의 활성화를 자극한다.

걸으면서 하는 호흡 연습 Walking Breathing

- 바른 자세로 서있는 상태에서 횡격막들의 정렬을 느낀다.
- 일정한 리듬으로 걷는다.
- 팔을 편하게 자유롭게 앞뒤로 흔든다.
- 코로만 호흡한다.
- 두 걸음 걸으면서 들이마신다.
- 네 걸음 걸으면서 내쉰다.
- 이 방식으로 5-10분 정도 걷는다. 실행자의 능력에 따라 더 길게 할 수도 있다.
- 호흡을 참거나 한 호흡 당 딛는 걸음 수를 늘린다.
    - ◇ 네 걸음 걸으면서 들이마신다.
    - ◇ 12 걸음 동안 호흡을 참는다.
    - ◇ 완전히 회복되서 호흡이 잘 나올 때까지 천천히 내쉰다.
    - ◇ 반복한다.
    - ◇ 수행능력이 개선됨에 따라 호흡을 참는 걸음 수를 늘린다.

쉿 소리를 내면서 하는 호흡 연습 Hissing Breath

- 손바닥이 바깥쪽을 향하게 팔을 아래로 늘어뜨린 자세로 의자 가장자리에 앉는다.
- 발은 무릎 아래 정렬하고 다리를 살짝 벌려서 무릎이 바깥쪽을 보게 한다.
- 횡격막들끼리 잘 정렬시킨다.
- 5카운트에 코로 천천히 들이마신다.
- 쉿 소리를 내면서 미소와 함께 내쉰다.
    - ◇ 입술을 살짝 연다.
    - ◇ 혀 끝이 윗니의 뒤편에 닿게 하면서 혀로 입천장을 누른다.
    - ◇ 10카운트 센다.

호흡 연습을 위한 시각화
Imagery for breathing practice

호흡하면서 시각화해보는 연습은 호흡에 대한 집중력 조절을 통해 호흡 패턴의 효율성을 좋게 해준다.

중심축 찾기 Finding the central axis

횡격막의 움직임을 효율적으로 만들고 호흡근들의 협응력 개선을 위해 몸통을 잘 정렬한다. 골반을 앞으로 기울이면 다리(crura)가 중심널힘줄(central tendon)의 하강을 보조해주지 못하는 위치에 있게 되며 이로 인해 횡격막의 전면부가 후면부보다 더 많은 일을 하게 된다(Sweigard 1974).

- 손바닥이 바깥쪽을 향하게 팔을 아래로 늘어뜨린 자세로 의자 가장자리에 앉는다.

- 발은 무릎 아래 정렬하고 다리를 살짝 벌려서 무릎이 바깥쪽을 보게 한다.
- 횡격막끼리 잘 정렬시킨다.
- 내쉬는 호흡에 몸통의 안쪽 면이 중심부를 향해 수렴한다는 상상을 한다.
- 수렴하는 중심 축이 척추 앞에 큰 기둥을 형성한다.
- 천천히 들이마시면서 다시 몸통을 팽창시켜 원래 상태로 돌아간다.

물잔 Glass of water

몸통 전체가 물잔이라 생각해본다. 물잔을 비우고 복근을 이완한 상태에서 시작한다. 코로 천천히 들이마시면서 물잔의 아래부터 차곡차곡 물잔을 채운다. 천천히 내뱉으면서 물잔을 비운다. 이와 같은 심상은 복근을 이완시켜 횡격막의 움직임 및 골반기저부의 초반 활성화를 개선시키는 데에 초점을 둔다. 횡격막이 하강하면서 몸통 내부의 압력이 높아질 때 골반기저부가 그 압력을 아래에서 지탱해준다. 이와 같은 심상을 통해 흉곽 호흡이 과하게 일어나는 사람들의 주의를 목이나 어깨에서 복강 쪽으로 돌리는 데에 도움을 준다.

해파리의 움직임 상상하기 Sensing jellyfish

호흡의 움직임은 구체(spherical)의 형태로 끊임없이 일어난다. 해파리가 물결 모양을 만들기도 하고 확장되었다가 쪼그라들었다가 하면서 바다에서 움직이는 모습을 상상해본다. 정상적이면서 잔잔한 사람의 경우 다섯 개의 횡격막이 리듬을 가지고 움직이며 이때의 자연스러운 움직임과 리듬은 몸상태를 반영한다. 의식적인 호흡은 신경계 재설정을 통해 몸을 조화로운 상태에 이르게 한다. 호흡을 어떻게 하는가에 따라 몸 상태도 바뀐다.

호흡 연습을 위한 자세
Positions to practice breathing

몸의 긴장을 최소화한 자세
Constructive rest position

Constructive rest position(CRP)은 근육이 최소한의 힘으로 지탱할 수 있는 포지션이다. Dr. Lulu E. Sweigard가 *Human Movement Potential* (1974)라는 책에서 이 포지션을 언급했다. CRP의 목적은 몸의 긴장을 내보내는 것이다. Dr. Sweigard는 깨어 있는 상태에서 몸의 긴장을 내보낼 수 있는 능력은 좋은 신체 역학(body mechanics) 만큼이나 중요하다고 이야기했다(Sweigard 1974). CRP를 유지할 수 있도록 연습하면 호흡을 제한하는 필요 이상의 긴장을 이완시켜준다.

> **심화 과정**
>
> Dr. Sweigard는 훗날 이디오키네시스(Ideokinesis)라고 불리우는 시스템에 대한 연구를 Columbia University의 Teachers College에서 시작했고, 나중에 New York University에서 이 연구에 대한 박사학위를 받았다.

- 무릎을 세우고 발과 고관절이 일직선 상에 있게 하면서 단단한 바닥 위에 눕는다.
- 허벅지 중간 정도에 벨트를 둘러서 다리가 벌어지지 않으면서도 힘을 뺄 수 있게 해준다.
- 팔을 천장을 향해 뻗은 뒤 서로 교차해서 가슴 위에 올려놓는다(그림 6.15).

손이 가슴에서 벗어날 수도 있고 어깨에서 뻣뻣함이나 불편감을 느낄 수도 있다. 이 포지션을 더 편안하게 해줄 방법이 없는지 확인한다. 머리의 포지션

때문에 목이나 어깨가 긴장할 수 있다. 목이나 어깨가 긴장한다면 수건을 말아서 머리 뒤에 놔준다.

팔을 교차한 자세에서 다음과 같이 진행한다.

- 어깨의 긴장을 풀고 팔꿈치를 쫙 펴지 않은 편안한 상태로 팔을 머리 위로 보낸다(그림 6.16).
- 이 포지션이 불편하다면 팔 아래를 소도구를 받쳐줘서 더 편안하게 해준다(그림 6.17).
- 3차례 쉿 소리를 내는 호흡을 한다.
- 호흡을 하면서 긴장이 녹아 가라앉는다는 상상을 한다.
- 팔을 다시 교차한 포지션으로 가져온다.
- 아직 몸이 긴장했다고 느껴진다면 팔을 교차한 포지션에서 다시 한번 호흡을 한다.
- 아직도 긴장했다고 느껴진다면 팔을 머리 위로 다시 보내면서 쉿 소리를 내는 호흡을 한다.

대부분 근육이 수축하지 않음에도 불구하고 다리가 바깥쪽으로 멀어지려고 할 것이다. 허벅지 중간을 벨트로 두른 뒤 종아리를 의자 위에 올려줄 경우 이와 같은 상황을 줄일 수 있다.

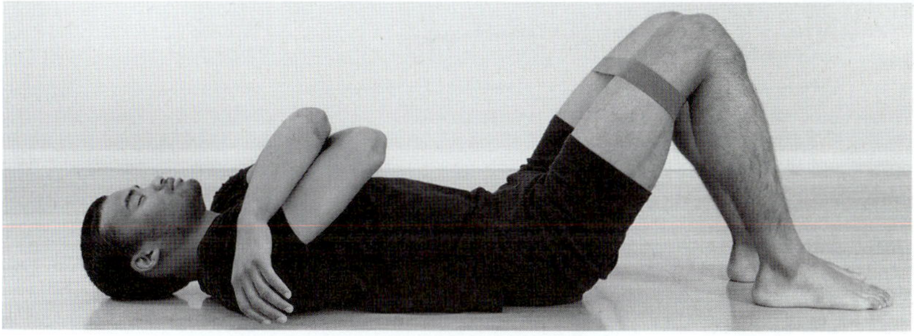

그림 6.15
몸의 긴장을 최소화한 자세: 근육의 힘을 뺀 상태로 유지할 수 있는 자세

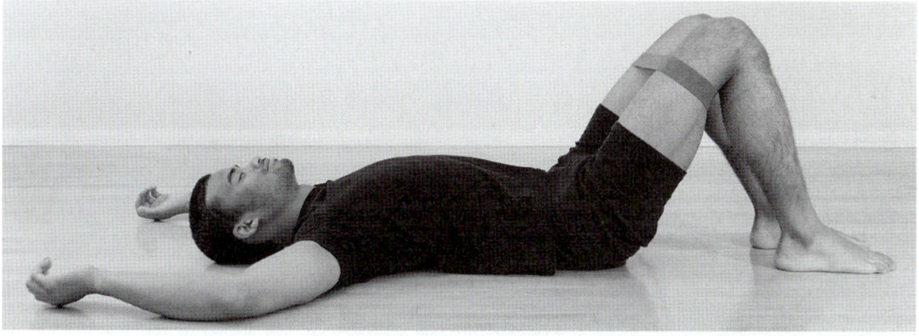

그림 6.16
몸의 긴장을 최소화한 자세: 팔을 머리 위로 올린 자세

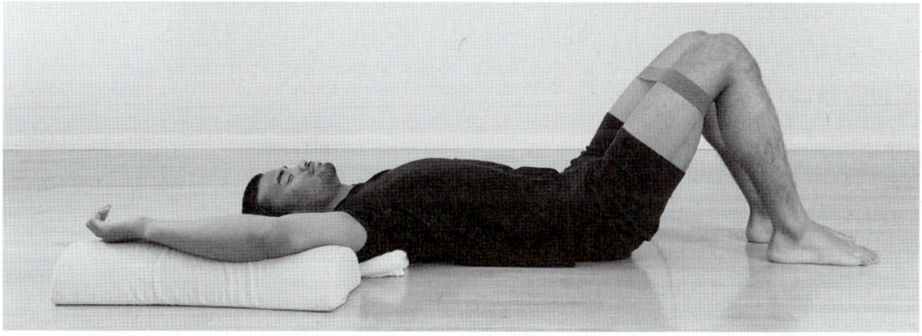

그림 6.17
몸의 긴장을 최소화한 자세: 어깨가 뻣뻣할 경우

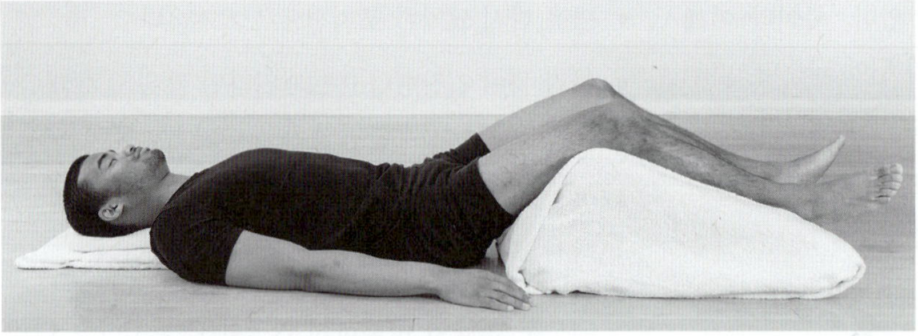

그림 6.18
소도구를 활용한다.

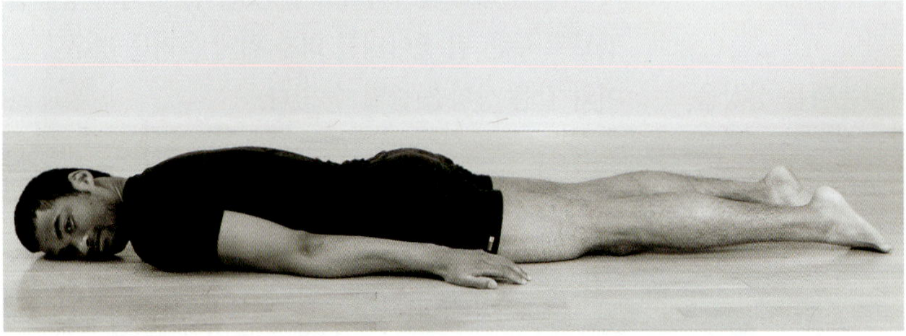

그림 6.19
엎드린 자세

소도구를 활용한다. Lying supine with props

CRP가 지나치게 불편하다면 소도구를 다리 아래에 두고 눕는다(그림 6.18). 이 상태에서 호흡을 한다.

엎드린 자세 Lying prone

흉곽 호흡이 지나치거나 호흡이 얕은 사람들의 경우 엎드린 상태로 진행할 수 있다. 흉곽 호흡 시 흉곽의 전면 이동을 바닥이 막는다. 흉곽 호흡을 방지하고 등 후면부로 호흡을 할 수 있게 해준다(그림 6.19).

- 하부 갈비뼈와 척추 하부가 벌어지도록 들이마신다.
- 내쉬는 호흡에 견갑골은 뒤 그리고 아래로 녹아내린다.
- 편안함을 유지할 수 있는 만큼만 연습하다가 익숙해지면서 점점 시간을 늘린다.

네발기기 자세에서 호흡 Quadruped breathing

네발기기 자세는 복식 호흡을 연습하기에 좋은 자세이다. 하부 갈비뼈와 등으로 공기가 들어왔다가 내쉬는 호흡은 중력에 의해 복부가 다시 바닥으로 내려가는 이미지를 그린다. 이와 같은 호흡법을 통해 복횡근(TrA)의 느낌을 갖게 해줄 수 있다.

- 네발기기 자세를 취한다. 손목은 어깨 아래에 무릎은 고관절 아래에 위치하게 한다.

> **평가**
>
> 호흡 시 몸통의 어느 부위가 움직이는지 관찰해서 그 사람의 패턴을 분석할 수 있다. 앉게 하고 평상시처럼 호흡하게 한다. 들이마실 때 어느 부위가 팽창하는지 보고 어디서 움직임을 제한하고 있는지를 확인한다. 앞뒤 좌우 다양한 각도에서 본다.

- 중심 축을 찾고 횡격막들을 잘 배치한다.
- 하부 갈비뼈가 벌어지면서 팽창하는 느낌을 받으면서 들이마신다; 척추나 골반을 움직이지 않으면

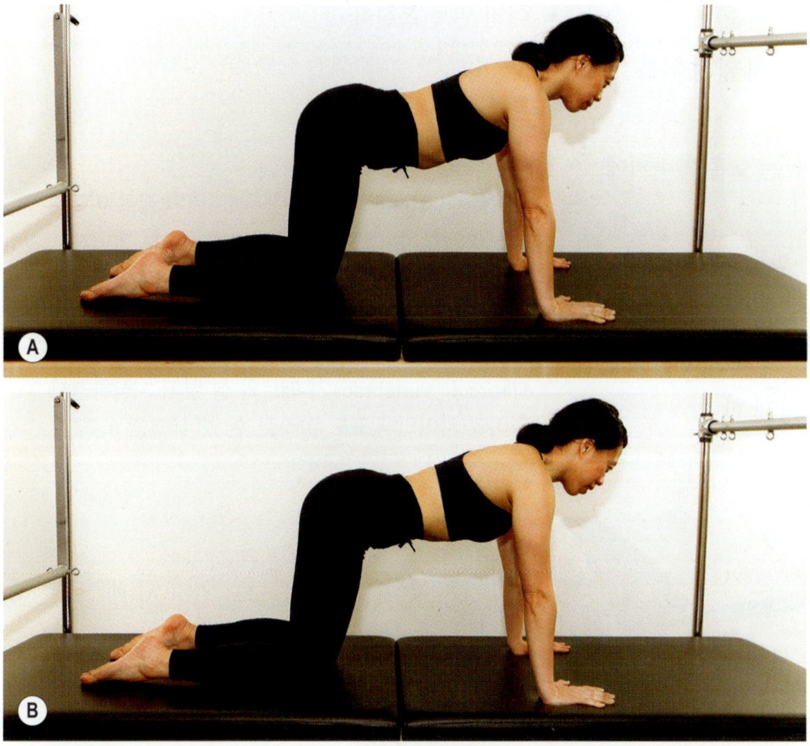

그림 6.20
A 네발기기 자세에서 호흡: 복근 이완 **B** 복횡근 수축

서 복부가 이완되도록 한다(그림 6.20 A).

- 내쉬면서 복부를 등쪽으로 당긴다; 과도하게 내쉴 필요는 없다; 척추와 골반은 움직이지 않는다(그림 6.20 B).

이완과 재조직화를 위한 동작
Release and reorganizing movements

늑간근에 대한 근에너지기법
Intercostal/rib resistance release

Video link 6.2 Intercostal rib MET

움직임 전략 저항을 이겨내면서 호흡을 한 뒤 이완하는 방식으로 흉곽의 3영역과 4영역의 움직임을 재조직한다.

움직임 묘사

갈비뼈를 아코디언이라 생각해본다. 평상시에 아코디언이 접혀져 있으면서 긴장되어 있는 상태가 아니다. 양손으로 아코디언의 양 끝을 눌러서 접는다고 생각해본다; 공기가 들어가서 아코디언이 펴지려 할 때 저항을 줘서 펴지지 않게 한다.

- 발을 매트에 대고 무릎을 세운 상태로 눕는다. 양팔은 몸통 옆에 둔다.
- 강사는 손바닥을 클라이언트의 8–10번 갈비뼈 위치에 둔다. 손가락이 바닥 쪽을 바라보게 한다(그림 6.21).
- 손가락을 갈비뼈와 평행하게 둔다.
- 내쉬는 호흡을 통해 갈비뼈가 최대한 모이게 한다.

내쉬는 호흡 막바지에 갈비뼈를 모아준다.

- 들이마실 때 흉곽을 눌러서 팽창되지 않게 하는 방식으로 부드러운 저항을 준다.
- 내쉬는 호흡에 저항을 푼다. 내쉬는 호흡 막바지에 갈비뼈를 다시 한번 모아준다.
- 등을 이완해서 테이블이나 매트 위로 녹아내리도록 한다.
- 클라이언트에게 들이마시면서 흉곽 뒷면을 팽창하게 한다. 이때 복부는 부풀지 않게 한다.
- 목과 어깨가 긴장하지 않게 한다.
- 여러 번 반복한다.

강사 노트

검상돌기(xiphoid process)에서 하부늑골로 이어지는 V각을 주목한다. 흉곽이 바깥쪽으로 벌어져 있는가? 뒤집어진 V자 모양을 한 이 각이 좁아져 있는가 아니면 벌어져 있는가? 호흡 기법을 적용해 보고 달라졌는지 확인한다. T10-12번 흉추(thoracic vertebrae)가 매트와 잘 닿기 시작하면서 갈비뼈 사이의 각도도 달라질 수 있다(그림 6.22).

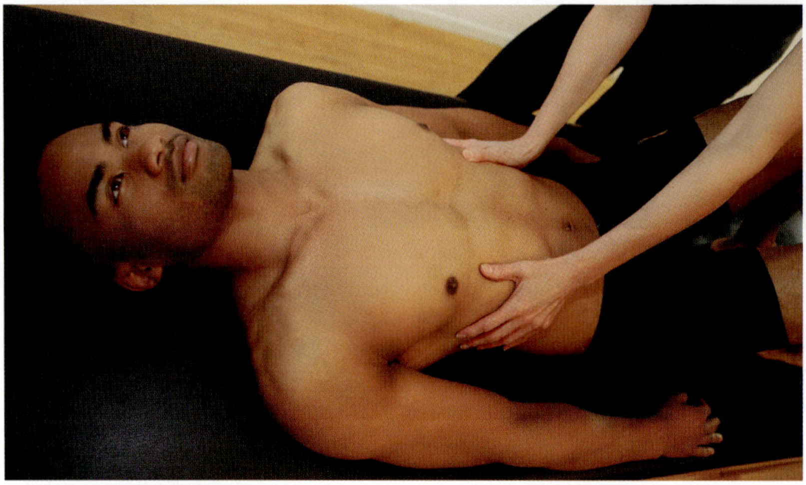

그림 6.21
근에너지 기법 시 핸즈온

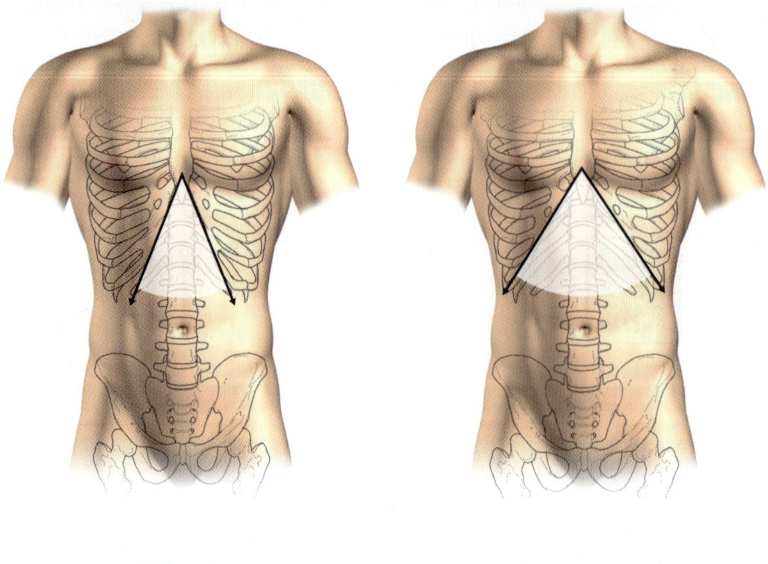

그림 6.22
늑골 하부 각도

옆으로 누운 자세에서 자세 이완
Side lying positional releases

움직임 전략 자세 이완(positional release)법은 횡격막과 골반기저부의 긴장을 줄이는 간접 기법(indirect approach)이다. 가장 편한 포지션을 찾아 이 포지션을 유지하는 방식으로 신경계의 무의식적으로 지속되는 긴장을 줄인다. 편한 포지션에서는 부교감신경이 활성화되고 스트레스 신호가 오지 않으면서 긴장도가 떨어지게 된다. 긴장이 풀리면서 호흡과 움직임은 편해진다.

움직임 묘사

이 기법을 좌우에 모두 사용할 수 있고 측굴이 더 되어서 척추 커브가 오목하거나 제한이 심한 쪽에 더 사용할 수도 있다.

횡격막

- 흉곽의 오목한 부위가 아래로 오게 해서 눕는다.
- 고관절을 70° 정도 무릎은 완전히 구부린다.
- 머리와 흉곽을 받쳐줘서 흉추(thoracic spine)가 과한 압박을 받지 않으면서 옆으로 구부러진 상태가 되도록 한다.
- 강사는 클라이언트 뒤에 서서 한 손을 횡격막 근처 갈비뼈 외측에 놓는다.
- 다른 손은 척추 하부에 댄다(그림 6.23).
- 5그램 정도의 약한 힘으로 매트를 향해 누른다.
- 이완이 느껴질 때까지 이 자세를 1분 또는 그 이상 유지한다.

골반 기저부

- 척추 만곡이 오목한 부위를 아래로 오게 해서 옆으로 눕는다.
- 고관절을 50° 무릎은 70° 구부린다.
- 클라이언트의 양발을 15cm 정도 되는 작은 박스 위에 놓는다.
- 한 손을 L2 레벨 정도(2번 요추)에 놓는다.
- 다른 한 손은 장골능선(iliac crest)의 5cm 정도 아래에 두고 대략 3파운드 정도의 힘으로 누른다

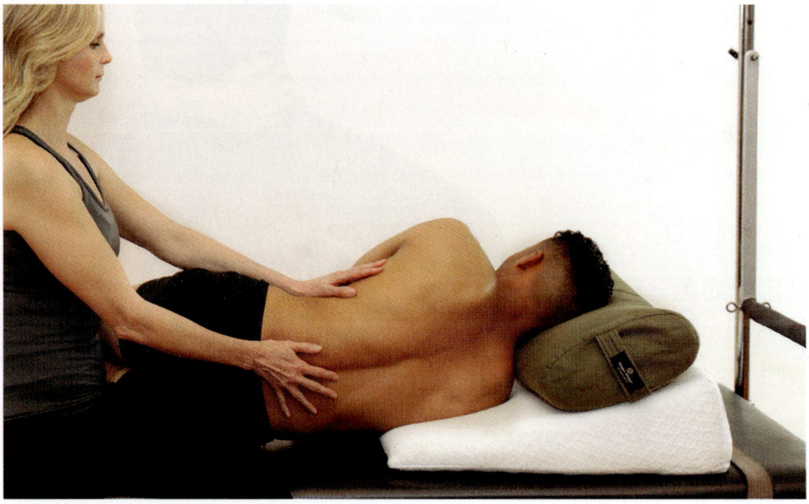

그림 6.23
횡격막 자세 이완 기법

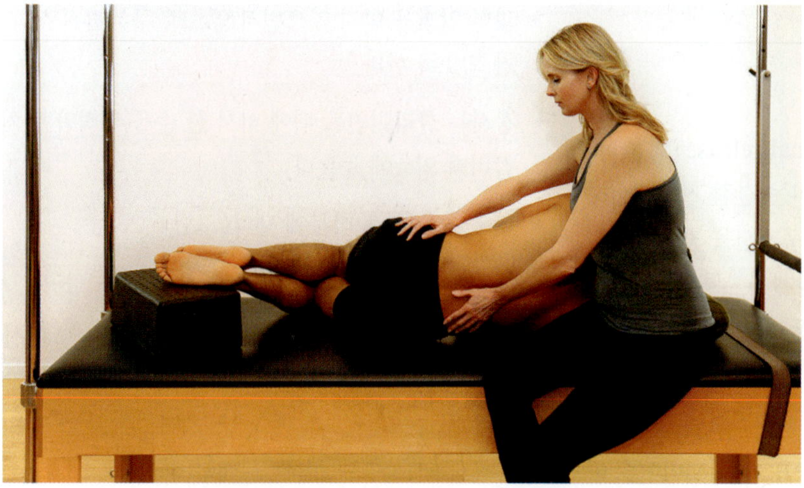

그림 6.24
골반기저부 자세 이완 기법

(그림 6.24).

- 이완이 느껴질 때까지 이 자세를 1분 또는 그 이상 유지한다.
- 반대 쪽에도 적용한다.

호흡 재교육

Breath movement re-education

가이드를 통한 호흡 Directed breathing

호흡 패턴을 더 좋게 하기 위해 양손을 이용해 호흡을 가이드해서 호흡 패턴을 개선시킨다.

- 의자 위에 앉는다.
- 발은 무릎 아래 위치하게 한다. 다리는 살짝 열어 줘서 바깥쪽을 바라보게 한다.
- 횡격막들이 모두 수직 선상에 정렬하게 한다.
- 한 손은 흉골(sternum) 위에 다른 한 손은 배 위에 둔다(그림 6.25).
- 천천히 들이마시고 내쉰다.
- 어느 손이 먼저 움직이는지 느낀다.

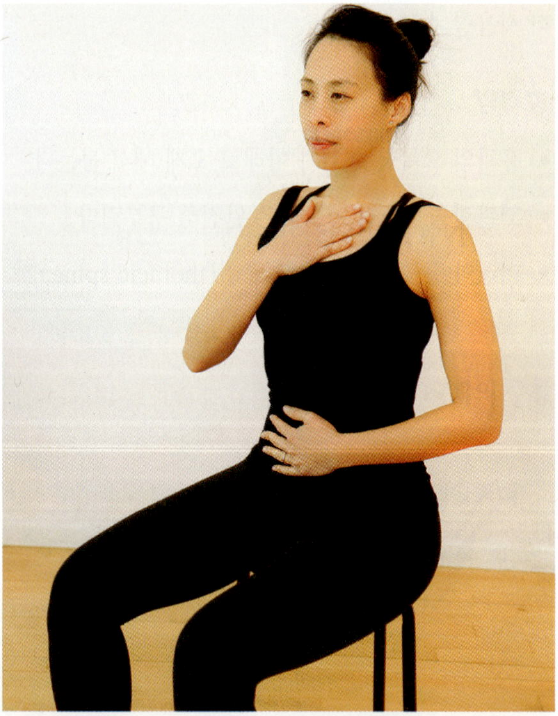

그림 6.25
가이드를 통한 호흡

- 들이마실 때 아래에 위치한 손의 움직임이 느껴지고 그 뒤에 위에 위치한 손이 움직이는 것을 느낀다.
- 내쉬면서 긴장을 푼다.
- 아랫배에 위치한 손이 먼저 움직이게 되는 호흡이 좀 더 자연스러워질 때까지 연습한다.

수건을 활용한 호흡 Towel breathing

Eve Gentry가 하부 갈비뼈의 외측 및 후방으로의 움직임을 가르칠 때 사용했던 기법이다.

- 앉아서 호흡 연습을 위한 자세를 취한다.

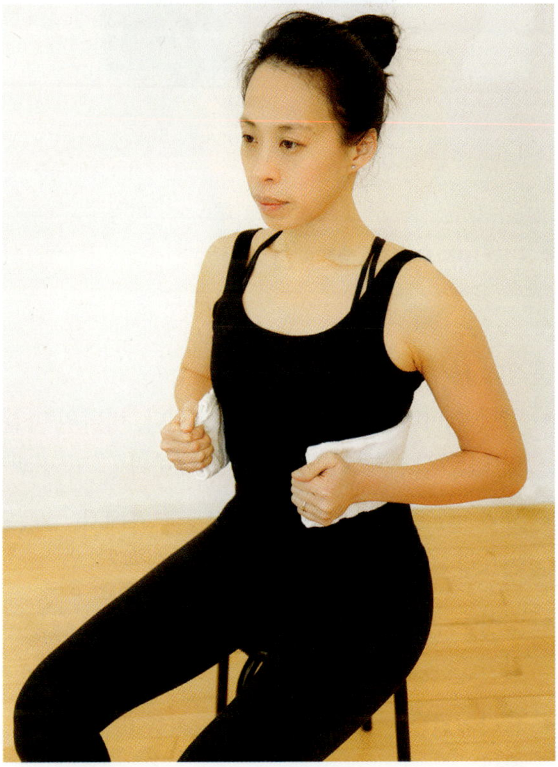

그림 6.26
수건을 활용한 호흡

- 수건을 하부 갈비뼈 주위로 두른다. 앞쪽에서 양손으로 수건을 잡는다(그림 6.26).
- 수건을 늘린다는 느낌으로 들이마신다. 수건이 팽팽해진다.
- 내쉬면서 갈비뼈를 내린다. 수건이 덜 팽팽해진다.

앉은 상태에서 상지의 움직임과 함께하는 호흡 Seated breathing with arm movements

팔을 옆으로 움직이고 들어 올릴 때 흉근(pectoralis)의 필요 없는 긴장을 줄여줘서 상부 흉곽이 잘 부풀면서 올라갈 수 있게 해준다. 흉근의 긴장은 흉곽을 빽빽하게 만들고 팽창하지 못하게 제한한다. 팔의 움직임을 하기 전에 이완을 먼저 할 수도 있다.

- 앉아서 호흡 연습을 위한 자세를 취한다.
- 왼손을 오른쪽 흉근 위에 놓아서 흉근의 긴장도가 올라가면 느낄 수 있게 한다.
- 오른 손은 긴장을 풀고 아래로 내린다(그림 6.27 A).
- 들이마시면서 흉근의 긴장이 풀리는지 확인한다.
- 견갑골(scapula)의 움직임을 만들지 않으면서 흉근이 아래로 길어지면서 정중선(midline)에서 멀어지는 방향으로 활주하는 이미지를 그려본다.
- 견갑골이 앞으로 기울면서 척추에서 멀어진다 상상해본다.
- 들이마시는 호흡에 팔을 옆으로 천천히 움직인다. 엄지손가락이 위를 바라본다(그림 6.27 B).
- 팔이 올라가면서 견갑골이 겨드랑이 밑으로 들어간다는 이미지를 그려본다.
- 쉬 소리를 내면서 팔을 움직여본다.

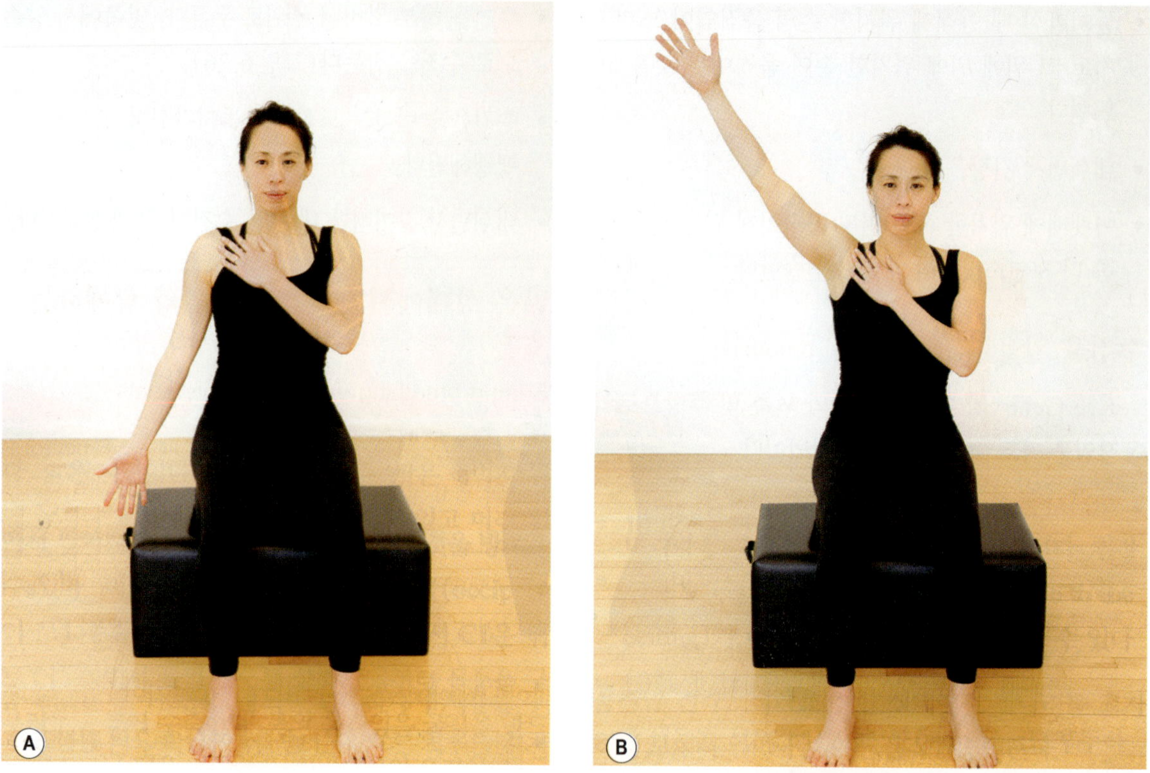

그림 6.27
A 앉은 상태에서 팔을 아래로 늘어뜨린다. **B** 호흡과 함께 팔을 바깥쪽으로 움직인다.

흉곽의 가동성을 위한 동작
Movement for thoracic mobility

벨트를 활용한 스핑크스 동작
Upper thoracic Sphinx with belt

움직임 전략 상부 흉곽에서는 분절 움직임이 제한되는 경향을 보이며 이는 신전(extension)에서 더 심한 경향을 보인다. 이는 흉골(sternum)이 위로 올라가지 못하게 하거나 목 근육들을 늘어나게 하여 호흡을 방해한다. 벨트를 이용해 이 부위의 움직임을 유도한다.

움직임 묘사

- 양팔을 머리위로 뻗은 채로 엎드린다. 바닥의 마찰이 심할 경우 팔 아래에 수건을 대준다.
- 요가 벨트를 등 상부 견갑골 하부 부근에서 겨드랑이 아래까지 두른다.
- 강사는 클라이언트 앞에 앉아 요가 벨트 양 끝을 잡아준다(그림 6.28 A).
- 클라이언트 머리를 들게 해서 강사를 바라보게 한다.
- 머리부터 가슴까지 들리면 팔을 미끄러뜨리면서 팔을 구부려 팔꿈치로 바닥을 지탱하게 해 스핑크

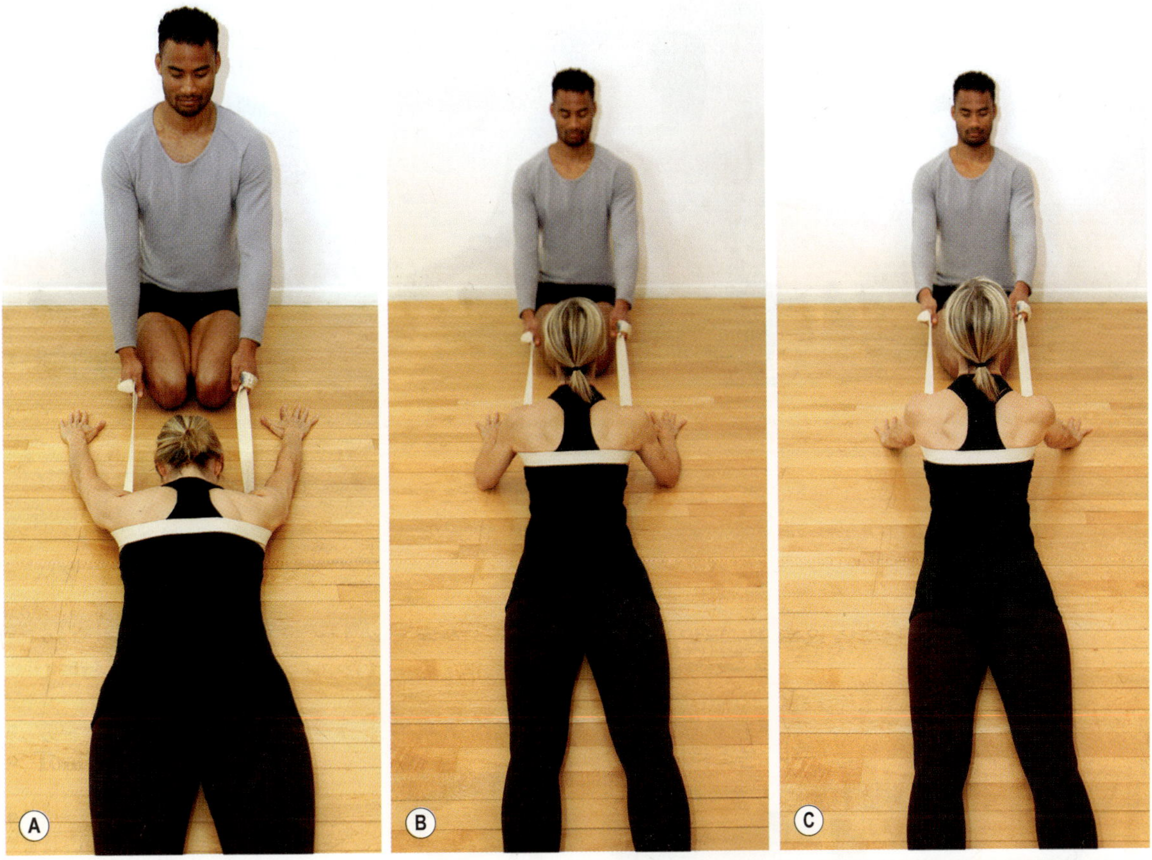

그림 6.28
A 벨트를 활용한 스핑크스 동작 시작 자세 **B** 팔꿈치를 댄 상태로 동작 **C** 팔꿈치를 펴면서 동작

스 자세(Sphynx shape)를 취하게 한다.

- 이 자세에서 가슴을 좀 더 들어준다. 팔을 펴지만 손이 미끄러지지 않게 한다(그림 6.28 C).
- 강사는 뒤로 몸을 기울이면서 상부 흉곽과 흉골을 앞으로 살짝 당긴다.
- 분절하면서 흉곽을 내린다. 머리까지 바닥에 내리고 팔은 다시 머리 위로 뻗는다(수건을 사용할 경우 수건을 머리 위로 미끄러뜨린다).
- 3–5회 반복해서 매회 반복 시 팔을 조금씩 더 펴서 가동 범위를 넓힌다.
- 움직임은 흉곽에서 일어나지 요추(lumbar spine)에서 일어나지 않는다.

흉추 측굴: 리포머에서 머메이드

Lateral thoracic flexion: Mermaid on the Reformer

머메이드(Mermaid)는 리포머에서 하는 필라테스 운동이다.

움직임 전략 풋바에서 팔을 펴 갈비뼈의 활주를 만

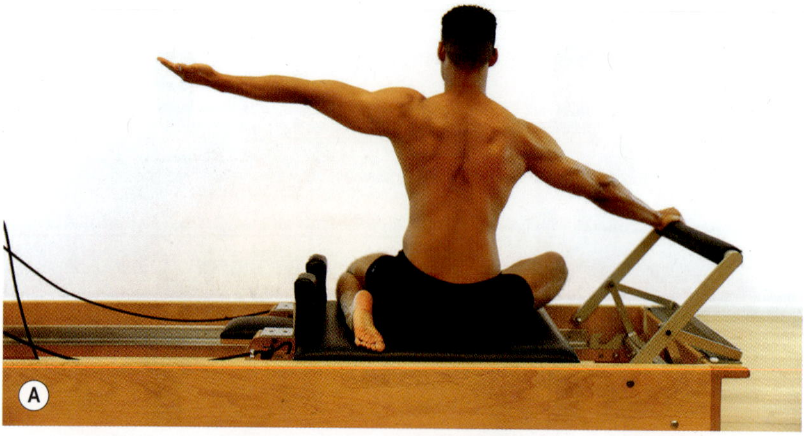

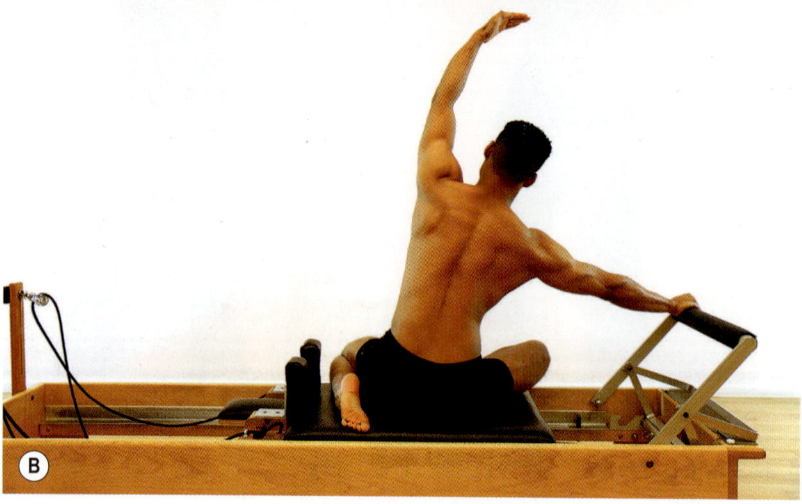

그림 6.29
A 풋바에 얹은 쪽 팔을 편 상태에서 시작
B 측굴하면서 갈비뼈를 열어준다.

든다; 팔을 높이를 바꿔서 힘의 방향을 바꾼다; 척추를 옆으로 구부리기 전 갈비뼈의 활주에 집중한다; 흉곽의 가동성을 개선한다.

움직임 묘사

- 캐리지 위에 옆으로 앉는다(그림 6.29 A).
- 빨간색 스프링 하나를 건다.
- 손으로 바를 밀어서 갈비뼈의 움직임을 촉진한다.
- 바를 계속 누르면서 캐리지가 멀어지게 한다.
- 팔을 머리 위로 뻗으면서 몸통을 옆으로 숙인다 (그림 6.29 B).
- 장골(ilium)부터 하부 갈비뼈, 상부 갈비뼈까지 분절해서 팔이 90° 벌어진 자세까지 오게 한다.
- 3–5회 반복한다.

매직 서클을 활용한 호흡

Magic Circle breathing

Video link 6.3 Magic Circle Breathing

움직임 전략 매직 서클(Magic Circle)은 저항 및 호흡 시 흉곽의 움직임에 대한 피드백을 준다. 흉곽 부위가 후만(kyphosis)이 되어 있을 경우, 호흡을 통해 흉곽의 신전(extension)을 강조하는 큐를 준다.

움직임 묘사

- 테이블이나 바닥에 필라테스 박스를 숏박스 형태로 둔다.
- 매트 위에 무릎을 꿇고 팔꿈치를 박스 위에 둔다.
- 흉골(sternum)과 박스 사이에 매직 서클의 푹신한 부분이 닿게 한다. 매직 서클은 눌리지 않게 한다.
- 척추는 중립 자세를 유지하며 머리는 척추의 라인과 정렬을 맞춘다(그림 6.30 A).
- 클라이언트에게 들이마시면서 흉골이 서클을 압박하면서 흉곽을 팽창시키라는 큐를 준다(그림 6.30 B).
- 클라이언트에게 들이마시면서 흉골이 매직 서클을 아래로 누르게 큐를 줘서 흉곽이 부풀게 한다

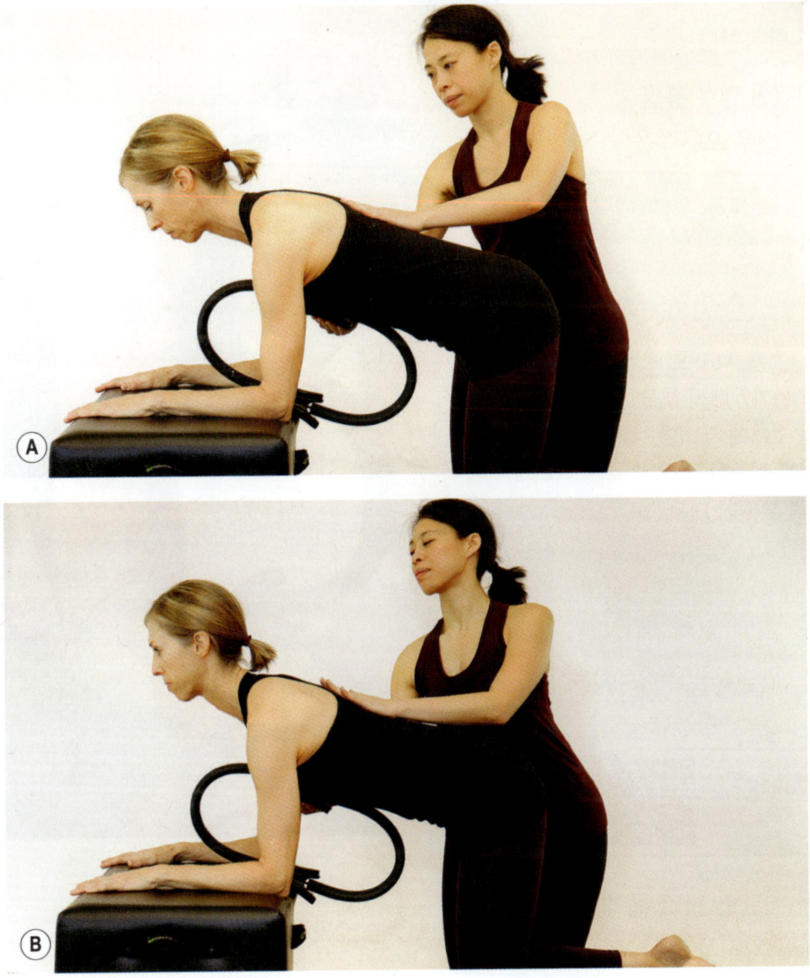

그림 6.30
A 매직 서클을 활용한 호흡: 시작 자세
B 들이마신다.

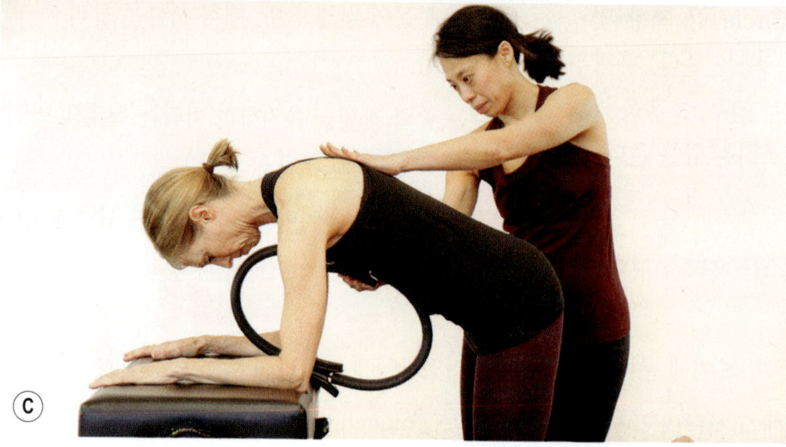

그림 6.30(계속)
C 내쉰다.

(그림 6.30 C).

- 이 패턴을 익힐 때까지 여러 번 반복한다.

주의 흉골병(manubrium)이 회전된 경우 흉골 앞쪽에 받쳐준다. 왼쪽으로 회전된 경우 오른쪽을 받쳐준다(그림 6.31).

> ## 강사 노트
>
> 호흡은 흉곽의 움직임을 끌어낸다. 호흡 시 어느 부위의 움직임이 부족하다고 판단되는가? 매직 서클, 핸즈온 및 큐를 통해 클라이언트가 호흡에 주의를 기울일 수 있게 해본다. 흉골 부위에 집중할 수 있게 매직 서클을 건드려본다. 손을 흉곽 부위에 대서 주의를 등 뒤쪽으로 가져가게 해본다.

트라페즈를 활용한 호흡
Breathing Sling on Cadillac

Video link 6.4 Breathing Sling on Cadillac

필라테스 캐딜락에는 스프링에 매달린 바가 존재하며 트라페즈(trapeze)라는 이름을 가지고 있다. 이

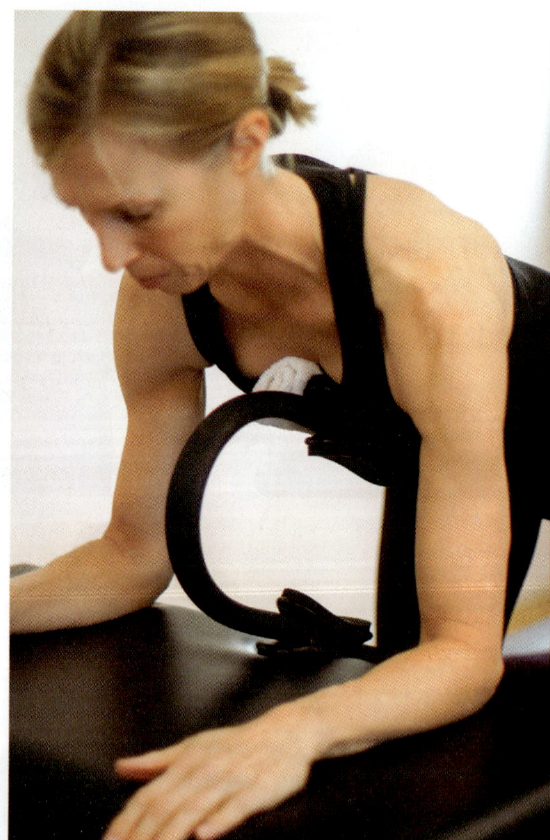

그림 6.31
흉곽을 받쳐주는 소도구

트라페즈 슬링은 트라페즈 바(trapeze bar) 아래에 부착된다. 두 개의 길고 무거운 스프링을 건다. 슬링은 매달려 있는 트레페즈 바 아래에 고리에 부착된다.

움직임 전략 등 뒤ㅈ에 닿은 슬링을 통해 흉곽 하부로 호흡하는 법을 익힌다. 들이마실 때 바가 아래로 내려오는 것을 볼 수 있다. 바를 아래로 당겨 내려간 포지션에서 유지하면서 다리를 움직여 코어를 단련시킨다. 복횡근(TrA)이 활성화를 위해 내쉬는 호흡에 갈비뼈가 팽창된 자세를 유지하며 마실 때 갈비뼈는 후면 및 가쪽으로 움직임이 일어나게 하는 것이 핵심이다. 내뱉을 때 척추는 매트에 닿은 상태를 유지하면서 갈비뼈는 앞으로 회전시키는 움직임에 집중한다.

움직임 묘사

- 발을 테이블 위에 대고 무릎을 세워 눕는다. 양팔은 옆으로 둔다.
- 양다리를 들어서 슬링에 넣는다.
- 슬링이 골반 아래로 넣어 하부 갈비뼈 위치까지 오게 한다(그림 6.32 A).
- 바는 평행을 유지하게 맞춘다.
- 스프링이 하부 흉곽을 약간 들어 올릴 것이다(스프링 텐션이 지나칠 경우 약한 스프링을 건다)(그림 6.32 B).
- 슬링을 향해 호흡을 해서 바를 아래로 내리는 것이 이 동작의 목적이다.
- 들이마시면서 바를 아래로 당겨 내린다(그림 6.32 C).
- 내쉬는 호흡에 바가 위로 되돌아가지 않게 한다.
- 들이마시는 호흡에 바를 아래로 내리고 내쉬는 호흡에서는 바를 움직이지 않는다.
- 호흡법을 안정적으로 익혔을 경우 레그 슬라이드(Leg Slide) 같은 동작과 결합해서 난이도를 높인다(그림 6.32 D와 E).

하지 움직임과 함께 하는 호흡
Breathing pattern with leg movements

Leg Slide variation

움직임 전략 다리 움직임을 통해 코어의 활성화를 시킨다. 슬링을 활용할 수도 있고 슬링 없이도 할 수 있다. 이 변형동작은 호흡 패턴을 변화시키면서 다른 동원 패턴에 집중할 수 있다.

움직임 묘사

- 발을 매트 위에 대고 무릎을 세워 눕는다.
- 다리가 완전히 펴져 매트에 닿을 때까지 발을 매트 위에 미끄러뜨린다.

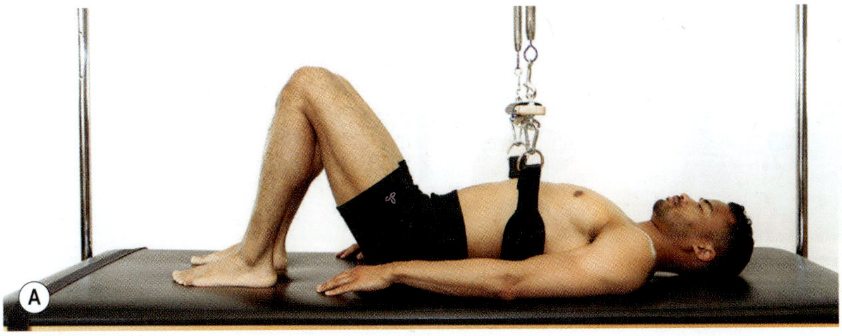

그림 6.32
A 트라페즈를 활용한 호흡: 시작 자세

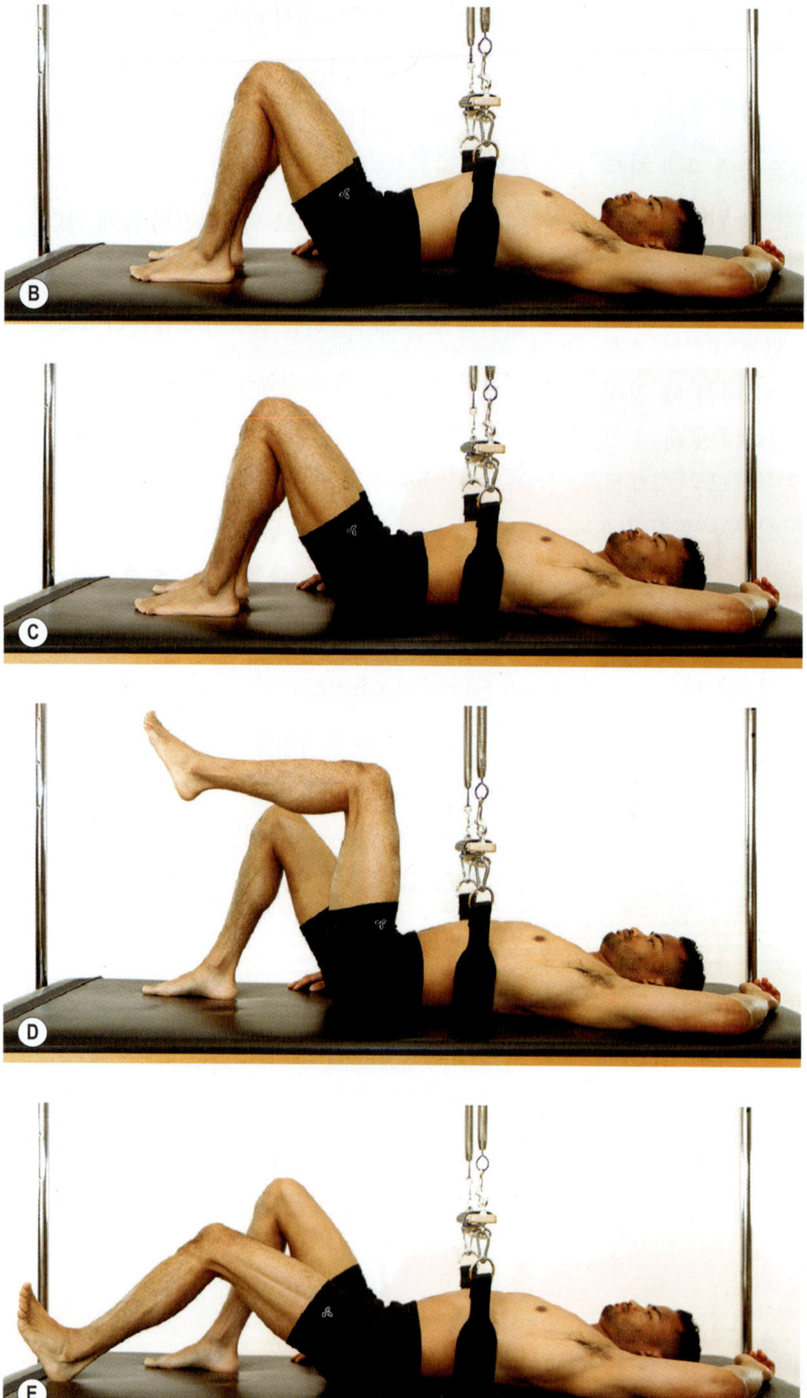

그림 6.32(계속)
B 체간을 이완한 상태에서 슬링에 의해 척추가 테이블에서 뜬다. **C** 등에 감긴 슬링을 향해 호흡하면 슬링이 테이블을 향해 내려간다. **D** 레그 리프트 동작과 결합 **E** 레그 슬라이드 동작과 결합

- 다시 발을 미끄러뜨리면서 무릎을 접어 시작 자세로 돌아온다.
- 골반이나 척추 하부가 정렬이 틀어지지 않고 매트나 슬링과 접촉하고 있는지, 특정 조직이 긴장하지 않는지 양 방향으로 슬라이딩 할 때 근육들의 동원 패턴은 어떤지 확인한다.
- 마시는 호흡에 준비한다.
- 내쉬면서 골반을 틀지 않으면서 다리만 미끄러뜨려서 내려 보낸다.
- 강사는 양손을 골반이나 대전자(greater trochanter) 부근에 핸즈온을 해서 골반의 움직임을 감지할 수 있다(그림 6.33 A와 B).
- 골반이 움직이려 하면 거기서 멈춘다.
- 작게 들이마신 뒤 다시 내쉬면서 다리를 원위치로 슬라이드 시켜 돌아온다.
- 협응이 잘 일어나면 중간에 멈추지 않고 내쉬는 한 호흡에 다리를 미끄러뜨려 폈다 접었다.
- 대전자 근처에 핸즈온은 유지한 상태로 슬라이드를 하게 한다.
- 다리를 들게 한다(그림 6.33 C).
- 더 복잡한 동작을 하기 전에 다음에 나올 breath 1과 breath 2를 연습한다.

심화 과정

핸즈온의 목적은 복횡근(TrA)과 골반기저부 코어의 활성화를 촉진하기 위함이다. 골반의 바깥쪽에 핸즈온을 해서 양 둔근(innominate)이 서로 가까워지도록 하는 유도해 복횡근을 활성화시킬 수 있다. 양손을 대전자(greater trochanter)에 두어 양 고관절이 가까워지게 할 경우 골반기저부를 활성화시킬 수 있다.

레그 슬라이드에서의 호흡 시퀀스

Breath sequences for leg slides with breath pattern

레그 슬라이드 변형동작을 하기에 앞서 두 개의 호흡 패턴을 연습한다. 패턴 1은 양 갈비뼈 사이가 좁아져서 복횡근을 활성화시키지 못할 경우 적용 가능하다. 양 갈비뼈가 너무 벌어졌을 경우 패턴 2를 활용한다. 여기에 레그 슬라이드 변형 동작을 추가해 난이도를 높일 수 있다.

호흡 1 들이마시는 호흡과 내쉬는 호흡에 흉곽 팽창

움직임 전략 골반은 고정한 상태에서 횡격막과 복횡근의 활성화에 집중한다.

움직임 묘사

- 마시는 호흡에 갈비뼈 하부를 넓힌다. 횡격막이 확장된다는 이미지를 그린다.
- 장골의 상부 또는 대전자를 정중선을 향해 누른다(그림 6.33 A와 B).
- 흉곽이 팽창된 상태를 유지한 상태에서 내쉬는 한 호흡에 다리를 멀리 미끄러뜨리면서 다리를 폈다가 접는다.
- 양 다리를 5번씩 반복한다.
- 레그 슬라이드 변형동작을 추가한다.

호흡 2 들이마시는 호흡에 흉곽 확장 내쉬는 호흡에 축소

움직임 전략 갈비뼈의 내쉬는 움직임이 짜임새 있게 일어나게 하면서 횡격막과 복횡근이 갈비사이근(intercostals) 및 사선으로 연결되는 근막 시스템과 협응할 수 있게 해준다. 이 호흡 패턴은 하부 흉곽이 뒤로 젖혀져 있으면서 갈비 사이가 벌어져 있을 경우

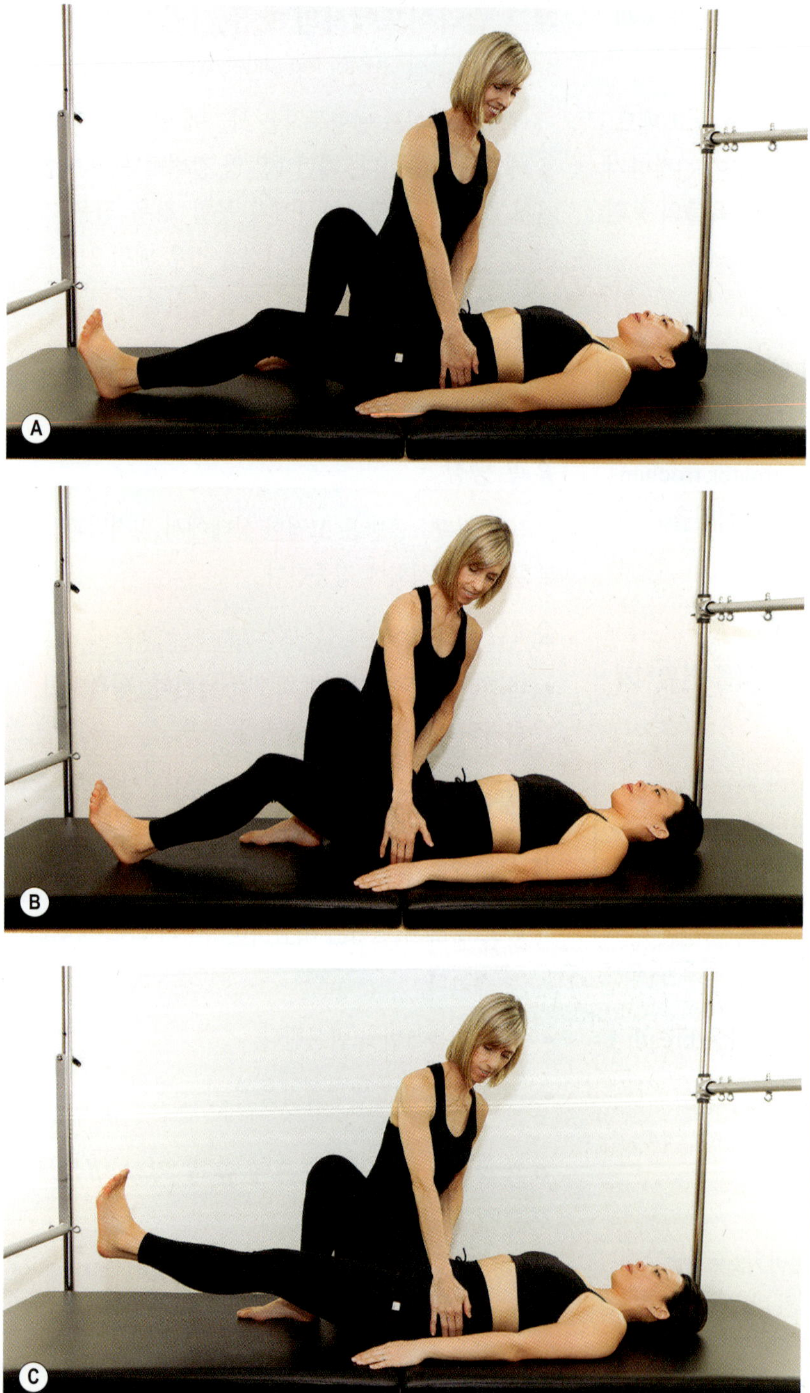

그림 6.33
A 안정성을 위한 핸즈온: 골반 압박 **B** 안정성을 위한 핸즈온: 대전자 압박 **C** 다리 거상 추가

사용해볼 수 있다.

움직임 묘사

- 마시면서 하부 갈비뼈가 벌어지게 한다.
- 장골의 상부 또는 대전자를 정중선을 향해 누른다.
- 내쉬면서 하부 갈비뼈가 전방 및 하방으로 회전되면서 떠있는 갈비뼈가 가라앉게 한다. 횡격막은 다시 올라가고 갈비사이근과 사선 근막 시스템이 같이 작동하도록 놔둔다.
- **주의** 흉곽의 V각은 안쪽으로 가까워지는 것이 아니라 떠있는 갈비뼈가 매트를 향해 아래로 가라앉게 하고, 부푼 흉곽의 바람이 빠지듯이 꺼지는 것이 핵심이다(그림 6.22).
- 레그 슬라이드 변형 동작을 가미한다.

난이도를 높이는 변형동작

- 레그 슬라이드에서 다리는 완전히 편다.
- 다리를 바깥쪽으로 돌려서 무릎을 접었을 때 무릎이 바깥쪽으로 나가는 식으로 레그 슬라이드를 한다.
- 다리를 다시 원위치 해서 슬라이드를 반복한다(그림 6.34 A).
- 무릎을 다시 벌려서 슬라이드를 한다.
- 다리가 펴졌을 때 다리를 내측으로 굴려서 발가락이 천장을 보게 한다.
- 이 포지션에서 무릎을 구부려 시작 자세로 돌아온다(그림 6.34 B).

도움말

골반 안정이 다양한 움직임 속에서 조화롭게 협응할 수 있어야 호흡 패턴은 제대로 체득 할 수 있다.

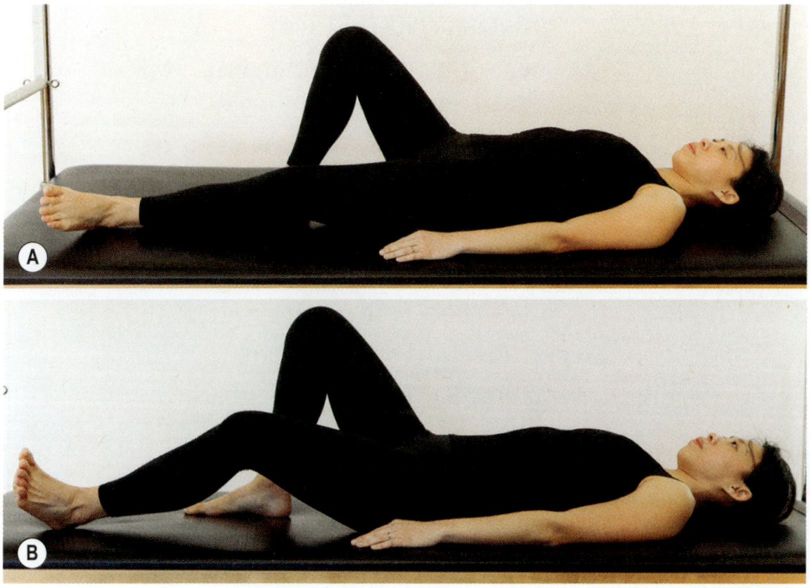

그림 6.34
A 무릎이 천장을 바라본 상태로 슬라이드 해서 무릎을 신전한 뒤 외회전 시켜서 무릎이 바깥쪽을 바라 본 상태로 접어서 돌아온다.
B 무릎이 바깥쪽을 바라본 상태로 슬라이드 시켜서 무릎을 신전한 뒤 무릎이 천장을 보게 굴린 뒤 그대로 무릎을 접어 시작 자세로 돌아온다.

파트 2 연습 세션 순서 지정

'taking one step' 동작을 통해 전신의 움직임을 관찰한다. 요추-골반-고관절 복합체와 흉곽 간의 관계를 평가한다. 호흡 패턴을 관찰한다-어느 부위가 팽창하고 어느 부위가 팽창하지 않는가? 평가 결과를 기록한다. 다음 시퀀스를 시도해보거나 클라이언트에게 가장 잘 맞는 시퀀스를 적용해본다.

평가 Assessments

- **Taking one step(p. 128)**
  - ◇ 흉곽과 골반의 회전을 관찰한다.
  - ◇ 흉곽은 골반과 반대로 회전한다.
  - ◇ 다리를 스윙할 때 골반이 하강하는지 관찰
  - ◇ 팔의 스윙
  - ◇ 흉골병(manubrium)의 회전
  - ◇ 발가락으로 지면을 밀면서 나아가는지 관찰

다음과 같은 현상이 나타날 수 있다: 흉곽이 왼쪽보다는 오른쪽으로 회전한다-골반의 하강이 원활히 이루어지지 않는다-고관절에서 신전이 일어나지 않는다-발가락으로 지면을 밀면서 나가는 동작이 원활하지 않아진다.

- **Hip drop(p. 129)**
  - ◇ 무명골(innominate)이 내려가면서 요추가 이 방향으로 활주가 되는지 관찰한다.
  - ◇ 흉곽은 반대 방향으로 활주되는지 확인한다.

다음과 같은 현상이 나타날 수 있다 :
움직임이 원활히 이루어지는 쪽: 오른쪽 무릎이 굴곡될 때 오른쪽 골반이 내려온다-요추 우측으로 측굴-흉곽은 왼쪽으로 활주-왼쪽 고관절 내전
움직임이 원활히 이루어지지 않는 쪽: 왼쪽 무릎이 굴곡될 때 골반이 내려오지 않는다-요추의 측굴이 잘 일어나지 않는다-흉추 하부에서 회전이 일어난다-흉곽은 왼쪽으로 활주

- **Pelvic rotation standing and supine(p. 130)**
  - ◇ 골반이 어디를 향하고 있는지 확인한다.
    - 골반의 전면부가 오른쪽을 바라보고 있는지, 왼쪽을 바라보고 있는지를 확인한다.
  - ◇ 골반의 전면부와 후면부를 확인한다.

다음과 같은 부분을 발견할 수 있다: 골반 왼쪽으로 회전-오른쪽 골반이 앞으로 나온다.

- **Breathing(p. 194)**
  - ◇ 호흡을 관찰한다: 들이마실 때 어느 부위가 팽창하는지 확인한다.
    - 전/후면에서 관찰한다.
    - 측면에서 관찰한다.

다음과 같은 현상이 나타날 수 있다: 오른쪽 갈비뼈는 후외측으로 팽창/왼쪽 갈비뼈는 전상방으로 팽창-상부 흉곽을 과도하게 사용하는 호흡

어떤 결과가 나왔는지 기록한다.

움직임 연습 Movement practice

- **Release techniques**
  - ◇ Positional release for respiratory and pelvic diaphragms(p. 197)
  - ◇ MET for lateral trunk(p. 162)
  - ◇ MET for the ribs(p. 195)
- **Activation with mobility, both sides**
  - ◇ Leg reaches with ball(p. 133)
  - ◇ Rotating hips(p. 134)
  - ◇ Side lying thoracic rotation(p. 168)
  - ◇ Seated Pelvic Rocks(p. 137)
  - ◇ Seated Hip Hike(p. 140)
  - ◇ Oppositional ilium on disc(p. 140)
- **Loading both sides**
  - ◇ Tom Swan(p. 137)
  - ◇ Lean Back with single leg lift(p. 169)
  - ◇ Lateral lifts on Small Barrel(p. 170)
  - ◇ Large Barrel variant Horseback(p. 165)

재평가 Reassess

어떤 결과가 나왔는지 기록한다.

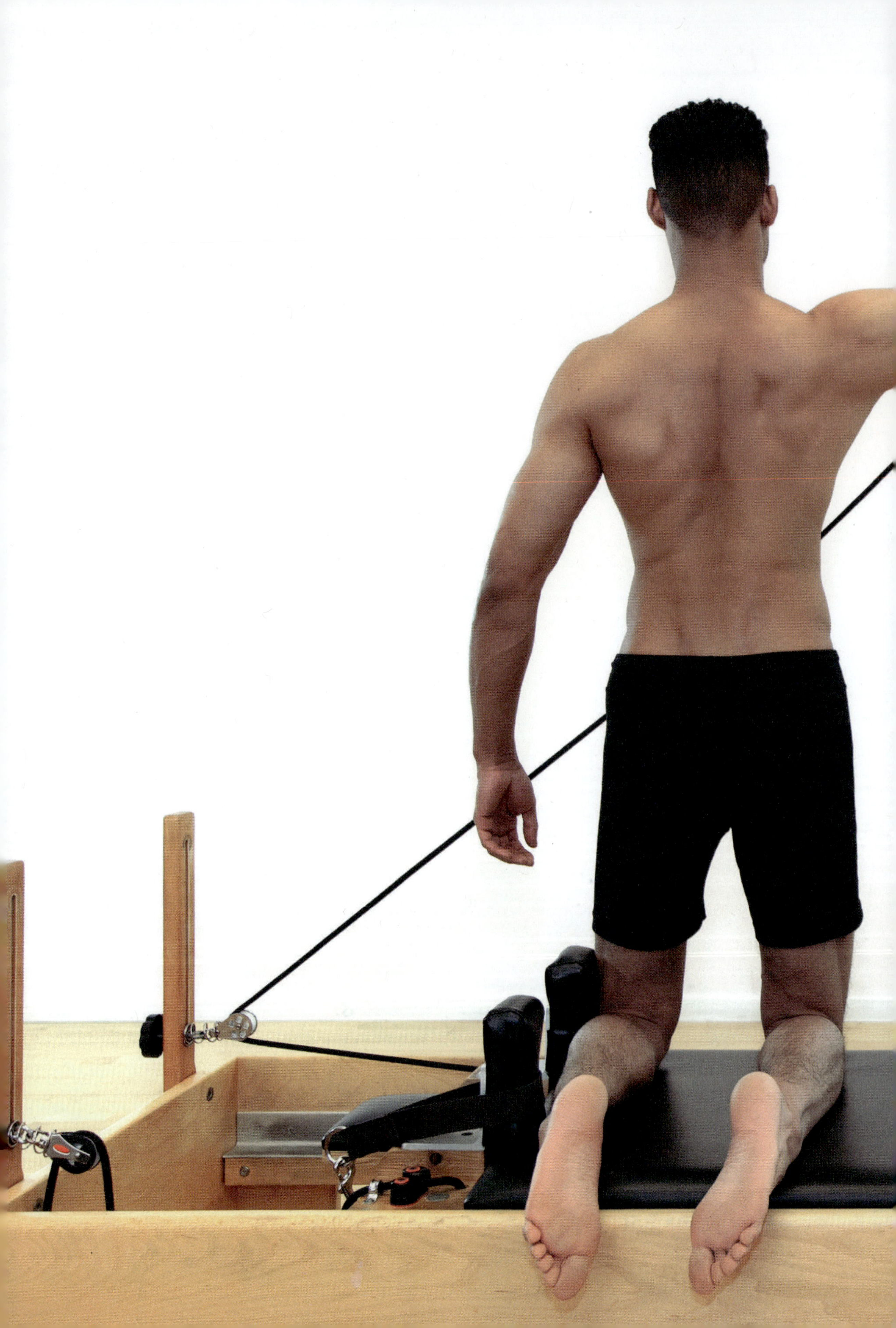

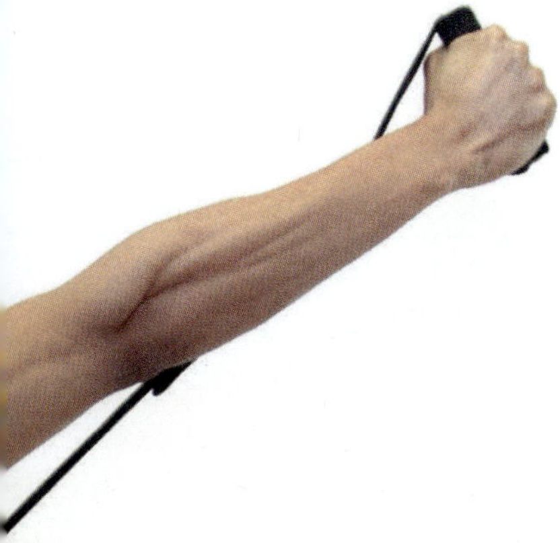

Part 3

탄력 있는 어깨에서 머리로

Resilient shoulders to head

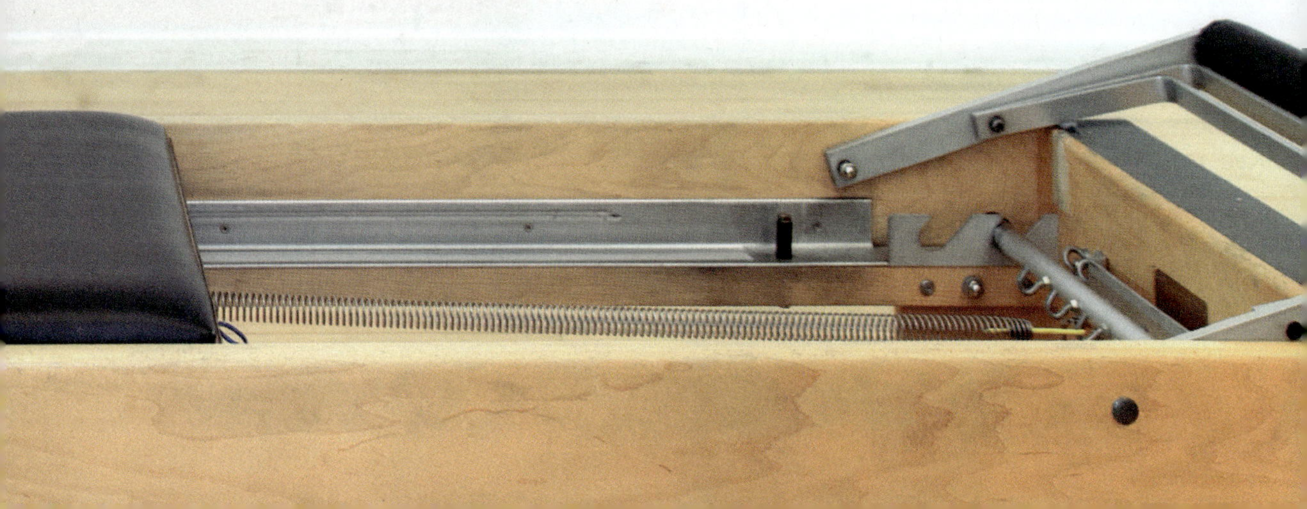

상지 Upper limb 7

바다와 땅에 셀 수 없는 입을 만들면서 비가 떨어지는
오늘 밤 저를 당신의 품 안에 숨겨주세요.

***Pablo Neruda,* Love Poems**

깊이 있는 자각: 즐거움과 나아감
Contemplative awareness: pleasure and propelling

부드럽게 피부를 쓸어본다? 간지러움을 느끼는가 아니면 오히려 평온함을 느끼는가? 이처럼 다양한 감각을 접촉을 통해 주고받는다. 손과 발은 상당히 많은 감각 신경이 분포되어 있다. 태아가 발달하면서 눈, 코, 귀와 같은 다른 감각 기관이 발달하는 Wolffian ridge C5–T1 레벨에서 상지 세포가 뻗어나온다(Schoenwolf et al. 2009). 우리 몸의 감각 수용체는 몸 전체에 골고루 분포되어 있지 않고 움직임의 정교함을 요하는 특정 부위에 더 많이 존재한다. 뇌 안에는 이런 수용체 및 움직임과 관련된 지도가 있는데 몸의 부위마다 필요한 정교함과 감각이 다르기에 실제 몸의 크기와는 다른 비율을 보인다(Blakeslee and Blakeslee 2007)(그림 7.1). 가장 많이 분포된 신체 부위인 손, 입술, 혀의 감각은 관련된 부위를 움직이고 조절하는 시스템과 연결되어 있고 몸통, 무릎, 고관절의 관련 부위와는 연결되어 있지 않다. 사랑하는 감정에서 키스를 하고자 하는 마음이 입술을 움직이는 시스템을 통해 입술을 오므리게 한다. 접촉하고 닿고 움켜쥐고 밀고 잡는 움직임은 관련된 감각 시스템을 자극해 주변 환경을 탐색할 수 있게 해주고 커뮤니케이션을 할 수 있게 해준다. 팔은 몸통에서 나와 뻗어 나간다. 원하는 물체에 팔이 닿지 않을 때 아기들은 몸을 앞으로 기울이거나 아예 앞으로 이동해서 원하는 것을 얻어낸다.

상지의 발달 *Upper limb maturation*

상지가 어떻게 발달했는지 아는 것은 움직임 패턴을 이해하는 데 매우 중요하다. Phillip Beach(2010)

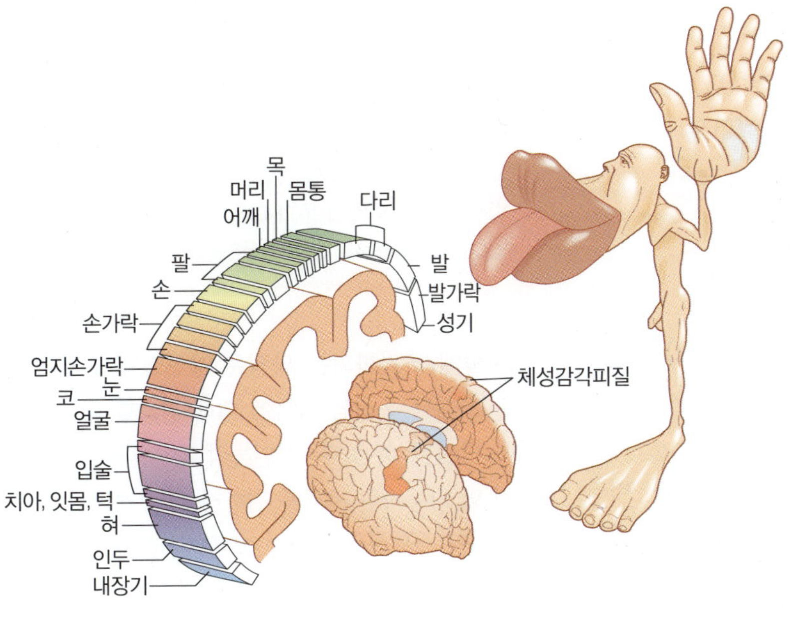

그림 7.1 운동과 감각을 연결하는 뇌 안의 지도

는 인간의 형태는 출생 후 첫 6주 이내에 상당히 형성되지만, 이런 형태는 삶을 살아가면서 계속 변한다는 점을 관찰을 통해 알아냈다. 상지의 기능을 잘 이해하는 것은 정상 발달 과정 속에서 세포 레벨에서 어떤 과정을 통해 변해가는지 추적하는 것과 같다. 정상 발달에서 상지는 하지와는 다른 발달 과정을 갖는다. 상지는 하지와 반대 방향으로 회전한다(그림 2.1). 뼈, 인대, 혈관들이 발달하면서 나선형으로 돌아가게 되고 앞쪽과 뒤쪽 근육은 구획으로 나눠진다(Moore et al. 2011). 뼈들이 성숙해지면서 팔꿈치가 형성되고 손은 팔꿈치에서 멀어지고 견갑골(scapula)과 상완골(humerus)은 몸통으로 이동한다. 상지는 플루트(flute) 연주자처럼 안쪽으로 돌아가고 팔꿈치는 손등이 위를 바라보게 회내(pronation) 되어 있다.

상지가 나선형으로 비틀림으로써 정상적인 상지의 기능을 하게 된다. 상지는 하지처럼 체중을 지지해야 하는 구조가 아니지만 손으로 지면을 지지하고 걸을 때 필요한 다양한 근막 시스템을 갖추고 있다. 팔은 스프링처럼 탄력성을 가지고 있다: 팔꿈치에서 손이 돌아가듯이 꼬였다가 풀리는 느낌을 감지한다. 체간의 움직임은 상지의 비틀림을 극대화한다. 공을 던지는 동작을 분석해보면 체간이 비틀리면서 장전했다가 공을 날리면서 비틀린 체간이 풀리게 된다.

아이의 운동 발달

Developmental movement patterns

발달 단계에서 움직임은 머리와 주요 감각 기관에서 시작된다. 처음에 아기는 반사(reflex)를 통해 반응한다. 입으로 빠는 반사가 대표적인 반사 중 하나이다. 3개월 차쯤 머리를 더 잘 조절하게 된다. 머리를 들어 올리는 연습은 등 상부와 팔 움직임에 대한 신경 조절을 강화한다. 아기는 머리를 들어서 세상을 제한적으로나마 볼 수 있게 된다. 엎드린 자세에서 아이는 팔로 지면을 밀어 척추를 펴는 법을 배우고 더 많은 세상을 바라볼 수 있다. 집게 그립을 하고 물체를 잡아서 흔들고 열었다 닫았다 하고 발로 무언가를 잡기도 하고 단단한 표면에 발바닥이 닿으면 발로 밀기 시작한다. 이 모든 활동은 감각과 운동이 통합시킨다. 7개월 차에 아기는 몸을 뒤집거나, 앉고, 한 손을 뻗거나 손가락으로 긁어서 쥐기(raking grasp)가 가능해진다. 이 즈음부터 더 복잡한 움직임인 기어가기, 몸통을 당겨서 일어서기, 잠시나마 무언가를 잡지 않고 잠시라도 서있기에서 걷기까지 시작한다. 양 발로 선 상태에서 보행 시 상지와 하지가 교차해서 반대로 움직이는 패턴까지 하기 시작한다.

심화 과정

1930년대 외과의사인 Wilder Penfield는 수술을 통해 뇌의 표면의 일차감각영역(primary sensory cortex) 지도에 대한 정보를 수집했다. 뿐만 아니라 운동영역(motor cortex) 또한 비슷한 패턴의 지도를 가진다는 것도 알아냈다. Penfield는 이 지도에 호문쿨루스(homunculus: 라틴어로 작은 사람이라는 의미)라는 이름을 붙였다. 이 용어는 현대 신경과학에서도 여전히 사용된다. 이 지도 말고도 다른 여러 시스템이 서로 상호작용한다. 이 영역의 정보처리 방식을 보면 인체의 몸과 마음이 상호 연결되어 있다는 것을 볼 수 있다(Eagleman 2020).

이렇게 조직화되는 과정은 자연스럽게 일어나며 이를 토대로 움직임 교육에 대해 참고할 수 있는 패턴을 발견할 수 있다. 성인들의 경우 나이가 들면서 점점 덜 기능적인 자세를 취하게 되고 경직된 상태로 매일매일 스트레스가 어깨, 팔꿈치, 손목에 쌓이면서 아기 때 익혔던 움직임 패턴을 점점 잃어버리게 된다. 가장 효율적으로 움직이는 패턴의 효율성이 떨어질 경우 다양한 문제가 발생하고 그 사람의 성향과 패턴이 자세나 움직임에 나타나게 된다. 가슴을 열리면서 탄력 있는 흉곽 위에 어깨가 유연하게 매달려 있을 경우 그 사람의 자신감, 자부심 및 세상에 대한 수용적인 태도 등이 자세에 나타난다.

상지를 몸통으로 연결하는 근막 시스템
Myofascial roots of the arms

5장에서 다뤘던 몸통의 3차원적인 움직임은 팔의 움직임과는 같은 선상에 있다. 여러 층으로 몸통을 나선형으로 두르면서 서로 결합되는 근막 시스템은 몸통에서 팔로 연결되며 이 시스템이 만들어 내는 텐션은 어깨 관절 내부의 압박력을 줄이면서 힘이 잘 분산될 수 있게 해준다. 근막의 층은 다양한 방향으로 움직임을 만든다. 겉의 층은 사선으로 연결돼서 하지에서 체간 상지로 연결된다. 대흉근(pectoralis major), 광배근(latissimus dorsi)과 승모근(trapezius)은 팔과 몸통을 연결한다. 대흉근과 광배근은 겨드랑이 부근에서 근막으로 연결되면서 교차한다. 대흉근의 하부 섬유는 5-6번 갈비뼈 부근에서 복근의 근막으로 연결돼 외복사근(external oblique)으로 연결된다. 이 라인은 치골(pubic bone)에서 건너편의 내전근(adductors)으로 이어진다. 하지와 골반은 흉요건막(TLF)을 통해 광배근의 근막으로 이어지며 이를 통해 상지와 하지가 연결된다. 가슴근막(pectoral fascia)과 아래에 위치한 빗장가슴근막(clavipectoral fascia) 사이에서는 활주가 일어난다. 빗장가슴근막은 쇄골(clavicle)에서 쇄골하근(subclavius) 및 소흉근(pectoralis minor)으로 연결되는 강한 근막층이다(Stecco 2015). 이렇게 몸통에서 팔로 연결되는 근막 시스템은 모든 방향으로

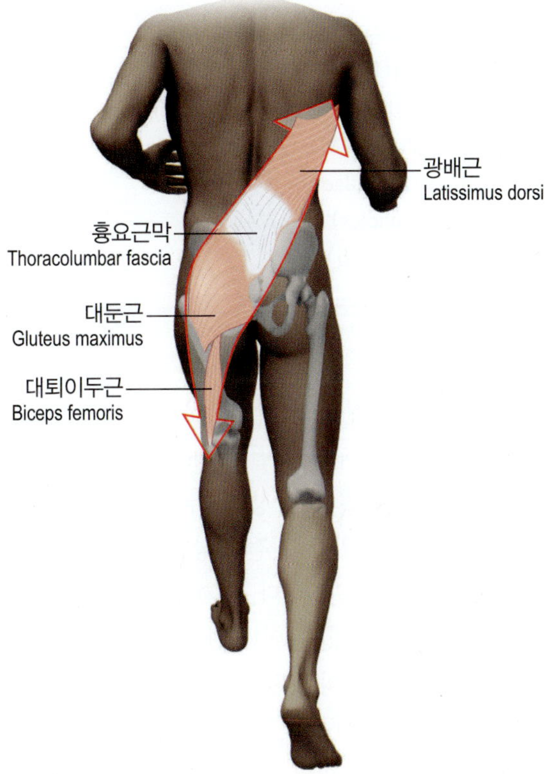

그림 7.2
몸통과 상지 근위부의 연결

의 움직임을 가능하게 해준다. 예를 들어, 던질 때 몸통의 비틀림은 물체를 던지는 팔로 전달된다. 보행시 팔과 다리는 이와 같은 척추의 비틀림을 효율적으로 만들어준다(그림 7.2).

어깨 복합체 Shoulder network

어깨 복합체는 상지의 복잡한 움직임을 조절해주는 시스템이다. 어깨 복합체에서는 여러 조직이 팀으로 작동하며 한 조직의 움직임은 다른 조직의 움직임에 영향을 끼친다.

어깨를 구성하는 뼈(그림 7.3)

- 상부 흉곽(Upper thorax)
- 1–2번 갈비뼈(First and second ribs)
- 흉골병과 흉골(Manubrium and sternum)
- 견갑골(Scapulae)
- 쇄골(Clavicles)
- 상완골(Humeri)

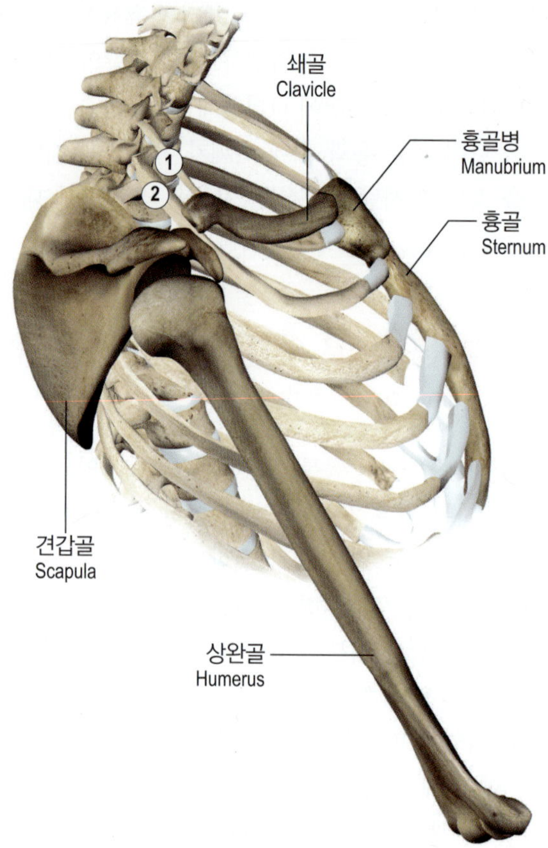

그림 7.3
견관절 복합체를 이루는 뼈

관절와 상완관절은 상완골두(head of the humerus)의 볼록면과 견갑골 관절와(glenoid fossa)의 오목면이 만나는 관절이다. 상완골두는 관절와보다 더 큰 직경을 가지고 있다. 관절와 상완관절은 인체에서 가장 가동성이 큰 관절이다. 어깨 관절은 근막의 텐션에 의해 매달려 있다. 어깨 관절을 둘러싸고 있는 근막 시스템의 텐션이 상완골두를 제 위치인 관절 중심부에 있게 해주며 이 근막 시스템은 어깨 관절에 사선으로 작용하는 힘의 벡터를 생성한다. 상완골두는 관절와로 당겨지면서 압박되지 않고 근막 시스템의 텐션에 의해 물에 떠 있듯이 부유하고 있다. Graham Scarr는 상완골두를 자전거 바퀴의 중심축에 비유했다. 스포크(spoke)가 만들어내는 텐션에 의해 바퀴 중심축이 중앙에 있듯이 상완골두도 주변 근막 시스템이 텐션에 의해 제 위치에 있게 된다(Scarr 2018). 어깨는 자유롭게 다양한 방향으로 움직이고 다양한 기능을 한다.

견갑골(scapula)은 타원형인 흉곽 위에 놓여 있으며 갈비뼈 2–7 사이에 위치한다. 견갑골도 상완골두처럼 근막 시스템의 텐션에 의해 매달려 있다. 견갑골에 텐션이 균형 있게 가해질 경우 견갑골은 관상면에서 30° 정도 앞을 본 포지션을 취하고 있다. 팔을 들 때 이 각도로 움직이기에 이를 스캡션(scaption: scapular plane elevation)이라 불린다. 견갑골의 상부는 1번 흉추(thoracic vertebra) 높이에 있고 견갑극(spine of the scapula)은 3번 흉추 높이에 하각(inferior angle)은 7–8번 흉추 높이에 위치한다. 견갑골의 안쪽 모서리(spinal border)에서 흉추 극돌기까지의 거리는 견갑골 가시에서 대략 5–6cm 정도이고, 하각에서는 이보다 더 벌어지게 된다(Kapandji 2019). 당연히 개개인마다 다양한 견갑골의 포지션을 가지고 있다.

체화시켜 보기!

발을 지면에 대고 무릎을 세운 뒤 편안하게 눕는다. 윗등이 지면과 잘 닿아 있는지 체크한다. 발로 지면을 밀어서 몸통이 발에서 살짝 멀어지게 해본다. 견갑골이 골반 쪽으로 활주하는 것을 느꼈는가? 하부 흉곽이 지면과 닿았는가? 양팔을 곧게 펴서 천장으로 천천히 들어본다(그림 7.4). 양팔을 벌리면서 천천히 열어준다(그림 7.4 B). 팔만 움직이게 한다. 견갑골이 지면과 접촉하는 것을 느껴본다. 하부 흉곽이 지면에서 떨어지거나 견갑골이 움직이면 움직임을 멈춘다. 그 위치가 견갑골의 스캡션 각도이다.

흉곽과 어깨 Thorax and shoulder

견갑골과 흉곽이 잘 컨택하기 위해 흉곽의 형태는 매우 중요하다. 몸통이 집이고 어깨 복합체가 지붕이라 생각해본다. 집이 기울면 지붕도 기울게 될 것이고 견갑골의 포지션과 기능은 흉곽의 상태를 반영할 수밖에 없다. 흉추의 후만(kyphosis)이 사라지면서 흉추 극돌기(spine)와 갈비뼈가 견갑골 안쪽 모서리(medial border)에서 멀어지는 형태의 자세도 가능하다. 견갑골 안쪽 모서리가 튀어나오게 되고 이런 자세를 익상 견갑(winging)이라 부른다(그림 7.5 A). 반대로 후만 커브가 심해지면서 견갑골 사이의 간격은 벌어지면서 고정돼 잘 움직이지 않고 관절와 상완관절은 전하방을 바라보고 있는 자세도 가능하다(그림 7.5 B). 이런 두 가지 상황 속에서 어깨 복합체의 기능이 잘 발휘될 수 없다. 이로 인해 흉곽출구(thoracic outlet)는 좁아지고 어깨에서는 충돌(shoulder impingement)이 일어난다. 위로는 경추

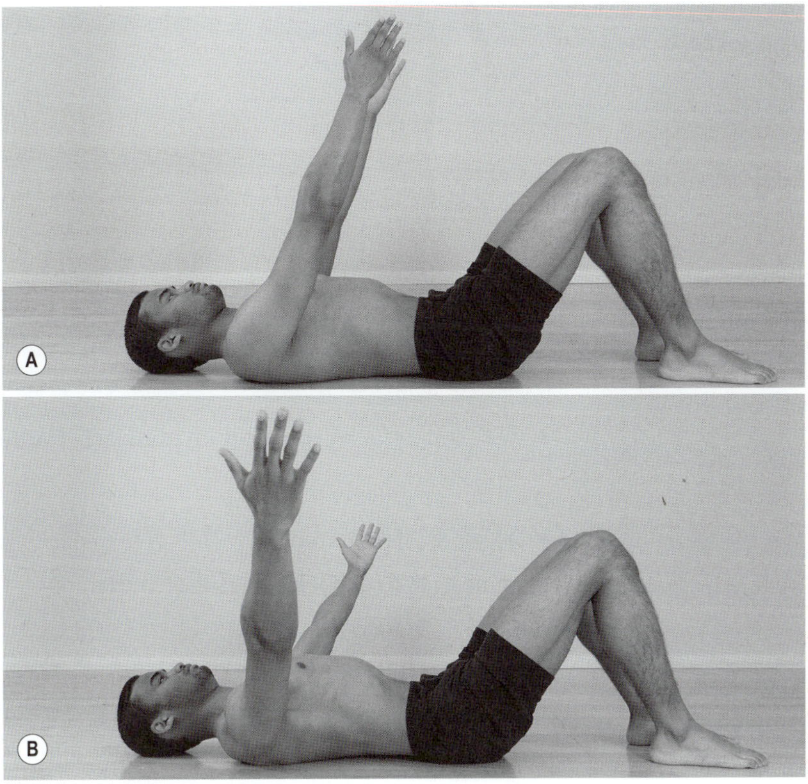

그림 7.4
A 팔을 든 상태
B 스캡션 각도

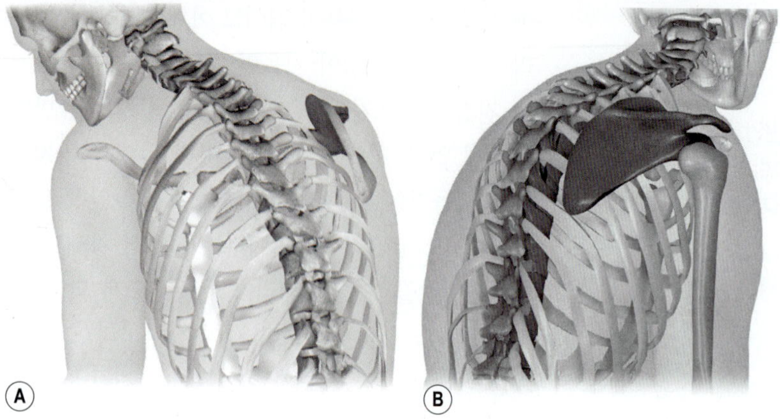

그림 7.5
A & B 1. 흉추 후만 각이 감소하면서 흉곽과 견갑골의 접촉 면이 최소화
2. 거북목과 함께 과도한 흉추 후만

(cervical spine)에 아래로는 몸통의 코어와의 연결에도 영향을 끼친다. 호흡 또한 영향을 받는다.

몸통 근막 시스템의 균형이 잘 맞는다면 어깨 복합체가 몸통 위에서 더 자유롭게 움직일 수 있게 된다. 어깨가 잘 움직이기 위해서 견갑골이 잘 움직여 관절와 상완관절의 포지션을 설정해줘야 한다. 이를 통해 견갑골 위에서 상완골이 안정적으로 조화롭게 잘 움직일 수 있게 된다. 견갑골의 최적 포지션을 찾고 상완골두가 관절와와 잘 맞물린다면 팔의 움직임은 무리 없이 잘 일어날 수 있게 된다. 견갑골 주변의 근막 시스템이 균형 잡힌 상태에서 뼈의 움직임을 조절해줘야 어깨는 제 기능을 할 수 있다.

상지의 안정성과 힘은 어깨 앞뒤를 지나는 근막 및 이 근막과 몸통과의 연결을 통해 발휘된다. 전면과 후면의 관계가 견갑골과 상완골의 포지션과 움직임을 좌우한다.

어깨의 근막
Shoulder myofascial network

어깨는 척추를 3면으로 움직이는 근막과 엮여 있으며 이 근막이 상지의 가동범위와 밀접하게 연결되어 있다(그림 7.6).

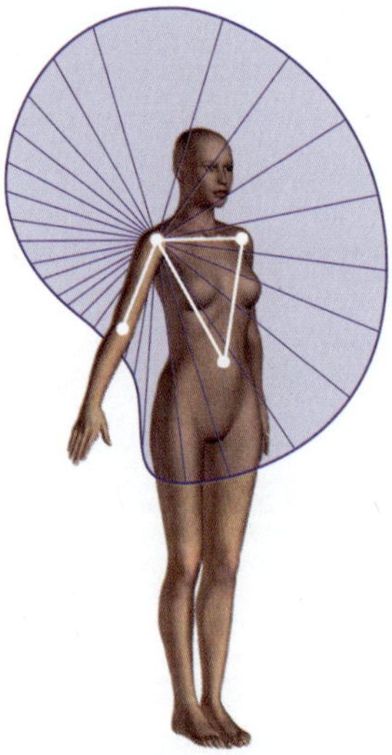

그림 7.6
다양한 방향으로 자유롭게 움직일 수 있는 어깨

삼각근의 근막은:

- 앞쪽에서 가슴근막(pectoral myofascial)과 연결된다.
- 위쪽으로 견봉(acromion), 견갑극(scapular spine), 쇄골(clavicle)을 건너 승모근(trapezius)과 연결된다.
- 아래로 위팔근막(brachial fascia)과 연결된다.
- 뒤로는 극하근 근막(infraspinatus myofascial)

과 연결된다.

삼각근의 근막은 팔을 여러 방향으로 들면서 주변 몸통 및 견갑골의 근막과 협응한다(그림 7.7).

견갑골 및 관절와 상완관절의 깊은 근막층:

◆ **후면부**

- 극상근(supraspinatus)
- 극하근(infraspinatus)
- 견갑거근(levator scapulae)
- 능형근(rhomboids)
- 견갑설골근(omohyoid)
- 소원근(teres minor)

◆ **전면부**

- 빗장가슴근막(clavipectoral myofascial)과 연결
- 쇄골하근(subclavius)
- 상완이두근의 단두 힘줄(tendon of the short head of the biceps)
- 오훼완근(coracobrachialis)
- 소흉근(pectoralis minor)
- 전거근(serratus anterior)
- 견갑하근(subscapularis)

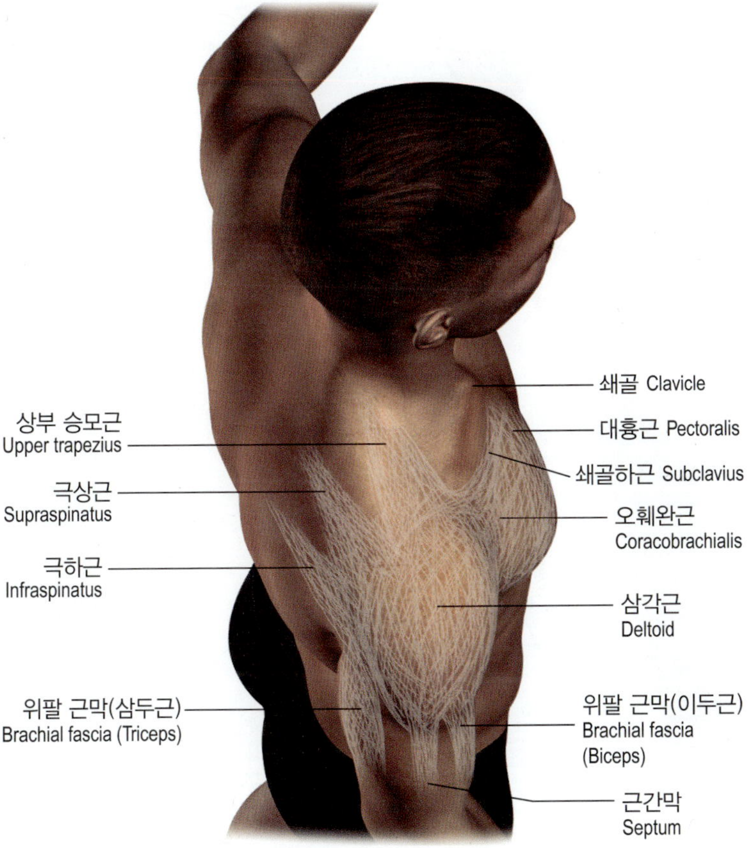

그림 7.7
어깨 주변부 근육과 근막 구조

팔 굴곡근과 신전근 Arm flexor and extensor

상지의 나선형 비틀림과 관련된 근막 연결성을 봤을 때 굴곡근(flexors)과 신전근(extensors)은 기능적으로 연결되어 있다. 대흉근(pectoralis major), 광배근(latissimus dorsi), 삼각근(deltoid)은 위팔근막 및 아래팔근막(antebrachial fascia)과 연결된다(그림 7.8 A와 B). 전후면을 덮는 이 두 개의 근막 라인은 뼈를 고정하면서 바로 아래에 위치한 심층부 근막 위에서 활주한다. 위팔근막은 가슴의 심층부 근막 위에서 활주하면서 팔꿈치에서는 융기(epicondyle)에 부착된다. 대흉근과 광배근이 만들어내는 내측 근막과 삼각근이 만들어내는 외측 근막이 만나는 지점이 위팔근막의 근육사이막(intermuscular septum)을 형성하며 이 막이 구획을 형성해 앞으로는 상완이두근(biceps)과 뒤로는 상완삼두근(triceps)의 부착 핵심을 형성한다(Stecco 2015).

내측 근간막 Medial intermuscular septum

- 오훼완근(coracobrachialis)의 근막에 의해 몸통 쪽으로 당겨진다.
- 멀리 내측상과(medial epicondyle)에 붙는다.
  - ◇ 원외내근(pronator teres)
- 오훼완근은 사지 말단으로 뻗어가 다음과 연결된다.

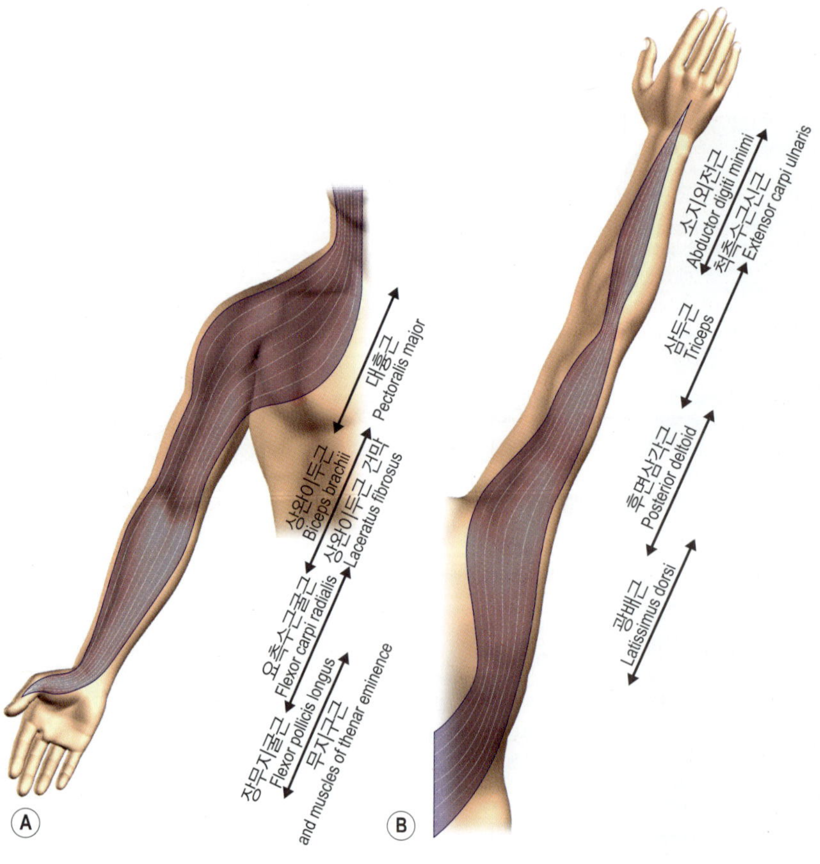

그림 7.8
상지의 근막적 연결
(A) 굴곡근 (B) 신전근

◇ 아래팔근막과 합쳐지는 요측수근굴근(flexor carpi radialis)

◇ 장장근(palmaris longus)

◇ 천지굴근(flexor digitorum superficialis)

◇ 척측수근굴근(flexor carpi ulnaris)

- 상완삼두근과 이두근을 나누는 구획

외측 근간막 Lateral intermuscular septum

- 삼각근이 위팔근막을 몸통 쪽으로 당긴다.
- 상완요골근(brachioradialis)과 요측수근신근(extensor carpi radialis)이 말단 쪽으로 당긴다.
- 팔꿈치의 요골두(radial head) 근처에 팔꿈치의 근막이 부착된다.
- 상완삼두근과 이두근을 나누는 구획

심화 과정

흉곽출구(그림 7.9)는 목에서 어깨로 이어지는 근막이다. 소흉근(pectoralis minor)과 쇄골하근(subclavius)의 빗장가슴근막(clavipectoral myofascial)이 위팔근막(brachial fascia)으로 연결되는 통로로 몸의 중심부에서 나오는 혈관과 신경이 지나간다. 이 신경과 혈관은 쇄골 그리고 오훼돌기(coracoid process) 아래의 작은 공간으로 나온다. 이 부근의 조직들이 뻣뻣해지면서 결합조직 밀도가 높아질 경우 움직임을 제한하게 되고, 견갑상완리듬(scapulohumeral rhythm)이 깨지게 된다. 이러한 현상들이 삼각근 부위 등에 통증을 느끼고 목에서 팔 아래로 이어지는 부위가 찌릿찌릿하고 상지 근육이 약해지거나 손이 차가워지는 증상으로 이어질 수 있다.

견갑상완리듬 Scapulohumeral rhythm

견갑상완리듬(scapulohumeral rhythm)은 견갑골(scapula)과 상완골(humerus)이 팀으로 움직이는 것을 묘사하는 용어다. 어깨의 움직임은 한 곳에서만 일어나는 것이 아니라 이 두 뼈의 움직임이 체간, 흉곽, 쇄골(clavicle), 흉골병(manubrium)의 움직임과 결합돼서 일어난다. 견갑골의 움직임은 관절와 상완관절의 포지션에 영향을 준다. 상완골두(humeral head)를 지탱해주는 관절와(glenoid fossa)가 적절한 위치에 있어야 관절들이 조화를 이루면서 움직임이 일어난다. 팔을 위로 들 때 뼈들이 어느 타이밍에 움직이는지 관찰함으로써 움직임이 잘 일어나는지 또는 어느 조직이 움직임을 제한하고 있는지 실마리를 얻을 수 있다.

흉골에서 쇄골에서 견갑골까지 Sternum to clavicle to scapula

앞서 설명한 관절 외에 팔을 들 때 중요한 관절이 두 개 더 존재한다. 흉골과 쇄골이 만나는 흉쇄관절(SC: sternoclavicular joint)과 쇄골과 견갑골의 견봉(acromion)과 만나는 견쇄관절(AC: acromioclavicular)은 어깨 복합체를 구성하는 나머지 두 개의 관절이다. 흉곽 위에서 견갑골의 움직임은 이 두 관절과 연관이 깊다. 견쇄관절은 쇄골의 외측 끝단과 만나며 쇄골의 내측 끝단은 흉골병(manubrium)과 만난다. 이 복합체의 구조와 움직임의 연결성을 보면 견갑골의 움직임은 쇄골의 움직임 없이 일어날 수 없다는 것을 알 수 있다(그림 7.10).

상지가 몸통과 연결되는 유일한 관절이 흉쇄관절(SC joint)이다. 탄력 있는 여러 근막 복합체 안에 들어가 있는 견갑골은 3개의 면에서 다음과 같이 활주하는 움직임이 일어난다.

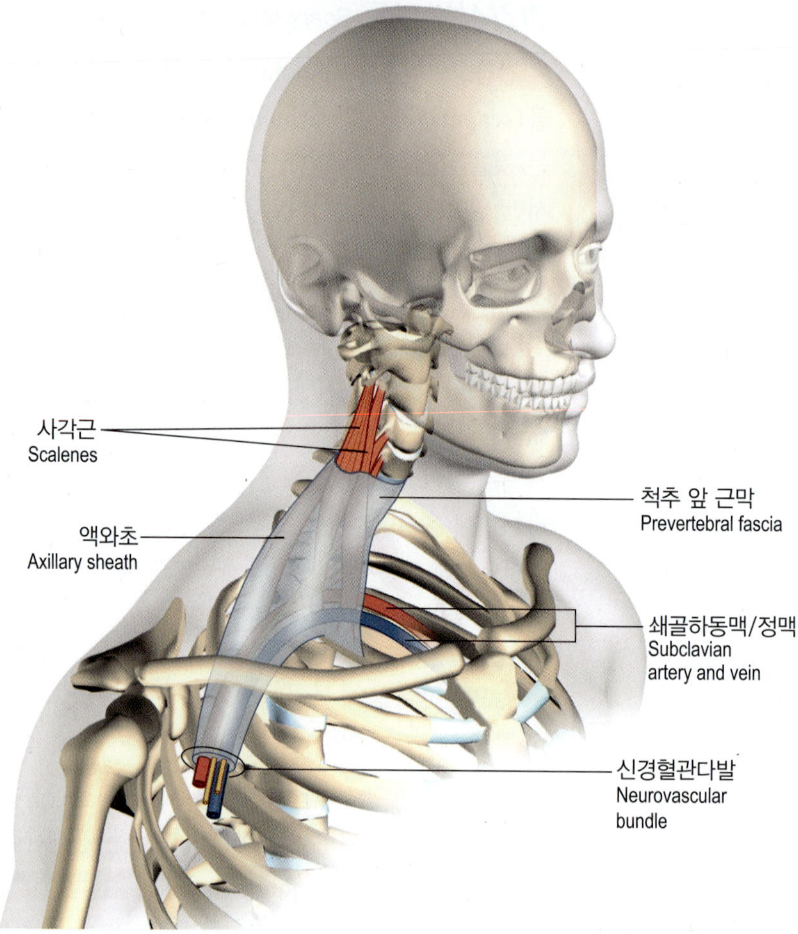

그림 7.9
흉곽 출구

- 위에서 아래로 거상(elevation)과 하강(depression)
- 내외측으로 외전(abduction)과 내전(adduction) 또는 전인(protraction)과 후인(retraction)
- 회전(상방회전[upward rotation]과 하방회전 [downward rotation])

익상 견갑골 및 견갑골의 기울임과 회전

Winging, tilting, and spinning

그 밖에도 돌림과 기울임과 같이 견갑골이 움직일 때 흉곽 표면과 잘 접촉하기 위한 부수적인 움직임이 존재한다. 견갑골 전면이 내측을 바라보는 내회전의 경우 지나치면 익상견갑(winging)을 만들면서 흉곽에 밀착하지 못하고 멀어질 수 있다. 하지만 필요에 의한 기능적인 내회전은 존재한다. 견갑골이 흉곽 측면을 따라 잘 돌지 못하게 되면 견갑골의 안쪽모서리(medial border)는 흉곽을 따라 움직이기 힘들어진다. 견쇄관절과 흉쇄관절을 통해 견갑골이 고정된 것을 고려했을 때 견갑골의 부수적인 움직임이 없을 경우 견갑골 자체의 움직임이 제한된다. 견갑골이 올라가고 내려갈 때 기울임(tilting)이라는 부수적인 움

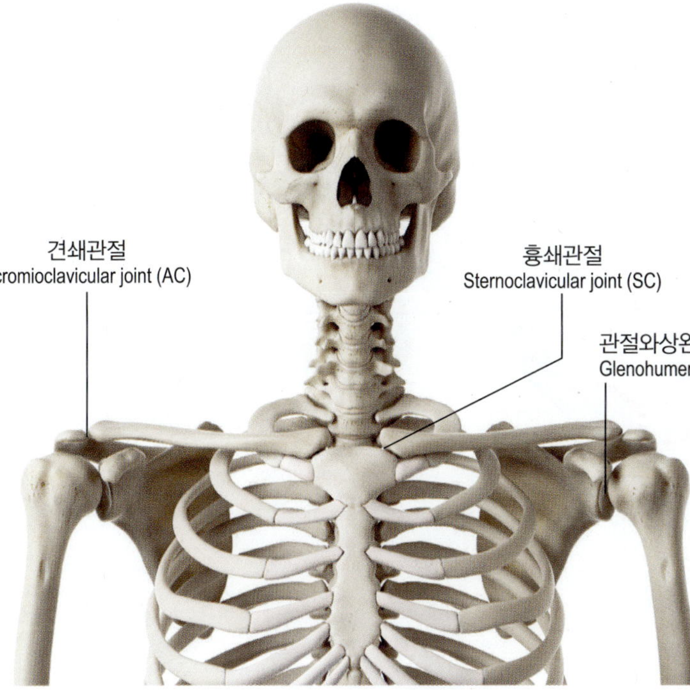

그림 7.10
견쇄관절(AC)과
흉쇄관절(SC)

직임이 일어난다. 어깨를 으쓱하면서 견갑골이 올라갈 때 견갑골은 앞으로 기울고 견갑골의 하부인 하각은 뒤로 이동한다(Kapandji 2019).

쇄골은 바깥쪽에서 견갑골과 만나기에 쇄골의 움직임을 통해 견갑골의 움직임을 알 수 있다. 쇄골은 뒤로 회전하는 움직임을 할 수 있다. 해부학적 자세에서는 후방으로 회전이 가능하다. 팔을 들 때 쇄골이 뒤로 돌아가면서 쇄골 하부가 앞을 보게 된다. 이렇게 쇄골이 뒤로 돌기에 견쇄관절에서 상방회전(upward rotation)을 추가적으로 30° 정도 더 증가시킬 수 있기에 팔을 더 들 수 있게 된다. 팔을 몸통 쪽으로 가져오면서 내리면 쇄골은 다시 앞을 바라보는 원래 포지션으로 돌아온다.

강사 노트

쇄골이 어떻게 움직이는지 관찰한다. 어디서 관찰하느냐에 따라 더 명확한 움직임을 볼 수 있다. 쇄골의 외측은 훨씬 더 많이 움직이기에 외측 움직임에 집중하면 더 많은 정보를 얻을 수 있다.

견갑상완 리듬의 단계
Phases of bone rhythm

견갑상완 리듬은 3차원적으로 일어난다. 자전거 바퀴를 상상해보자. 팔을 들 때 상완골이 먼저 움직인다. 견갑골은 움직이지 않으면서 관절와 상완관절에서 60°까지의 외전(abduction)이 가능하다. 60° 이상 팔을 들면 견갑골이 움직이기 시작한다. 견갑골이 1° 돌아가면 관절와상완관절에서 상완골이 2° 올라간다(Kapandji 2019). 견갑골이 바깥쪽으로 계속

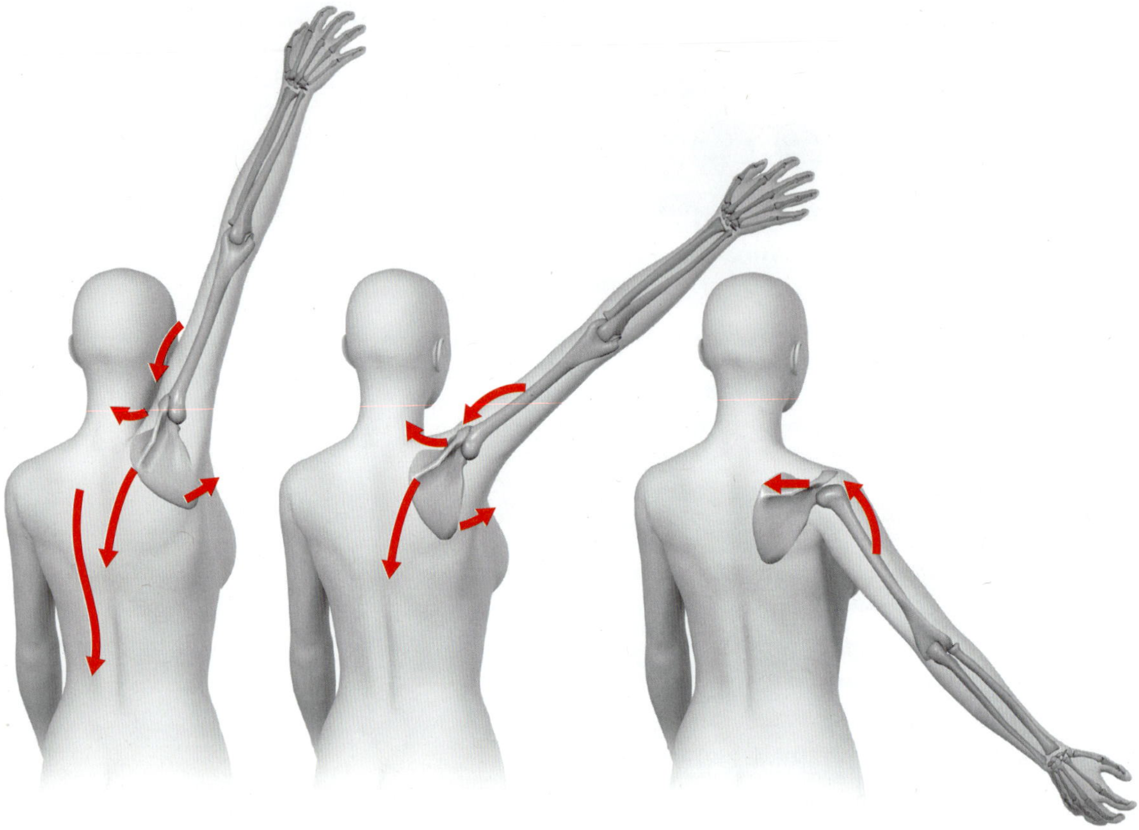

그림 7.11
견갑상완리듬

돌아가게 되면 쇄골이 위로 올라가게 된다(그림 7.11). 부리빗장인대(coracoclavicular)를 구성하는 원뿔인대(conoid ligament)와 마름인대(trapezoid ligament)가 팽팽해지면서 추가적인 움직임을 막는다. 견갑골이 여러 방향으로 기울어지는 부수적인 움직임을 통해 견갑골은 흉곽에 밀착한다. 근막복합체가 견갑골을 가쪽으로 돌리고 이로 인해 쇄골은 뒤로 돌아간다. 쇄골이 올라가고 돌아가면서 흉골병(manubrium)과 1-2번 갈비뼈도 뒤로 돌아가면서 흉골은 앞으로 이동하고 상부 흉곽이 젖혀진다.

팔을 위로 끝까지 들어 올릴 때 상부 흉곽은 뒤로 젖혀지고 팔을 드는 쪽의 반대쪽으로 측굴 및 활주가 일어난다(Lee 2018). 상부 흉곽은 갈비뼈와 앞뒤로 연결되기에 척추의 움직임은 앞쪽으로 전달된다. 1-2번 갈비뼈는 하나의 유닛으로 움직인다. 몸통이 젖혀지면서 갈비뼈의 전면이 위로 올라가면 후면은 뒤로 내려간다. 팔을 들면 상부 갈비뼈는 반대편을 바라보면서 회전하고 반대편으로 활주한다. 팔을 움직일 때 그 사람의 흉골병(manubrium)을 잘 관찰하면 흉곽이 어떻게 움직이는지에 대한 정보를 얻을 수 있다.

폴을 활용한 견갑상완 리듬

Scapulohumeral rhythm training with pole

Video link 7.1 Scapulohumeral rhythm training with pole

움직임 전략 팔이 움직일 때 각각의 뼈가 움직이는 타이밍을 익히게 한다; 흉곽 위에서 견갑골의 활주를 보조한다; 근막 라인을 활성화시킨다.

움직임 묘사

스캡션 방향으로 팔을 들어 올린다. 견갑상완리듬을 잘 유지한 상태에서 조금씩 조금씩 가동범위를 늘린다.

- 클라이언트를 앉힌 상태에서 엄지가 위로 간 상태에서 팔꿈치를 편 상태로 폴(pole)의 아래 부분을 잡게 한다.
- 강사는 클라이언트 뒤에 서서 폴의 상부를 잡는다(그림 7.12 A).
- 폴을 조정해 견갑골과 상완골이 시작하기 가장 좋은 위치에 있게 한다; 다른 손은 견갑골을 보조해준다.
- 클라이언트에게 폴을 아래로 가볍게 잡아당겨서 견갑골이 아래로 내려가는 움직임을 느껴보라고 한다; 강사는 폴이 아래로 내려가지 않게 가벼운 저항을 준다.
- 클라이언트에게 아래로 내리는 힘의 양을 유지한 채 폴을 위로 올린다(그림 7.12 B).

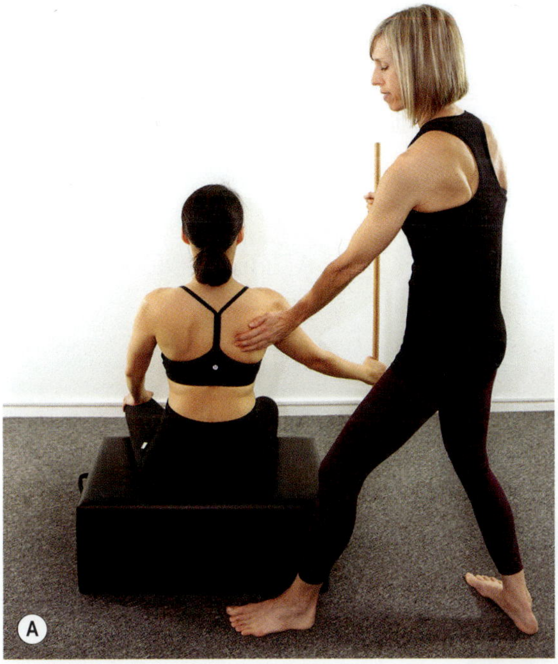

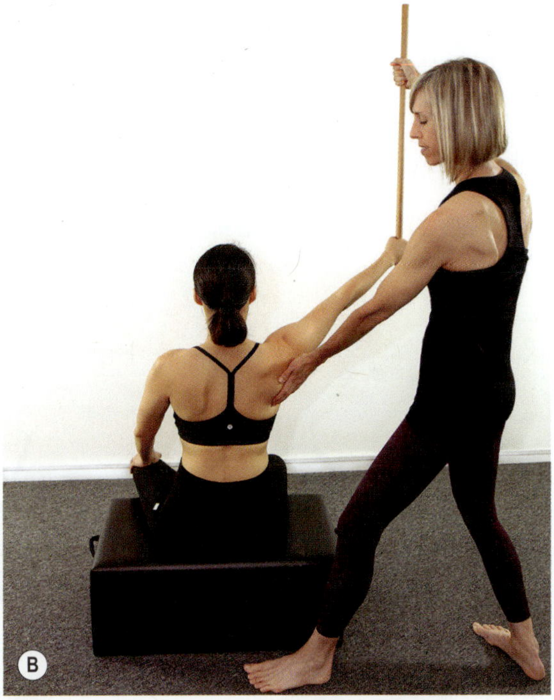

그림 7.12
A 폴을 활용한 견갑상완 리듬: 시작 자세 **B** 폴을 활용해 견갑상완리듬을 가이드한다.

- 다른 손은 견갑골의 회전이 잘 일어나는지 전거근(serratus anterior)이 활성화되는지 확인한다.
- 클라이언트가 폴을 아래로 당기지 않고 팔을 위로 올리려 하면, 멈춘 뒤 폴을 아래로 당기라는 큐를 준다.
- 상완골이 아래로 내려갈 때 클라이언트는 폴을 아래로 당겨서 광배근(latissimus dorsi)의 활성화를 유도할 수 있다; 과한 저항은 주지 않는다.
- 강사는 폴을 잡지 않은 손으로 견갑골의 움직임과 근육 동원 패턴을 유도하는 핸즈온을 줄 수 있다.
- 2–3번 반복한다; 클라이언트가 근육이 뻐근함을 크게 느낄 수 있기에 주의한다.

상지를 아래로 내리는 움직임

팔을 아래로 내릴 때의 리듬은 딱히 정해진 패턴이 존재하지 않는다. 팔을 위로 들었다가 다시 내릴때 견갑골은 하방으로 회전되면서 모이는 움직임을 관찰하고 관련 근막 조직에 불균형이 없는지를 체크한다. 저항을 이겨내면서 팔을 아래로 내릴 때 하부 승모근(lower trapezius)과 능형근(rhomboids)의 수축에 의해 견갑골은 모이면서 아래로 내려간다. 견갑거근(levator scapulae)은 견갑골을 모으면서 하방으로 회전시킨다(Kapandji 2019). 광배근과 대흉근은 어깨에서 내전(adduction)을 만들어내는 주동근이며 이때 견갑골에 직접적으로 부착되는 소흉근(pectoralis minor)이 보조근으로 작용한다.

평가

Video link 7.2 Assessment: seated thoracic rotation

앉은 자세에서 흉추 회전

움직임 전략 머리부터 골반까지 척추 분절을 체크한다. 견갑골의 움직임, 흉곽의 활주, 갈비뼈의 전후방 움직임과 좌골결절(ischial tuberosities)에서의 체중 이동과 같은 움직임의 모든 요소들이 바람

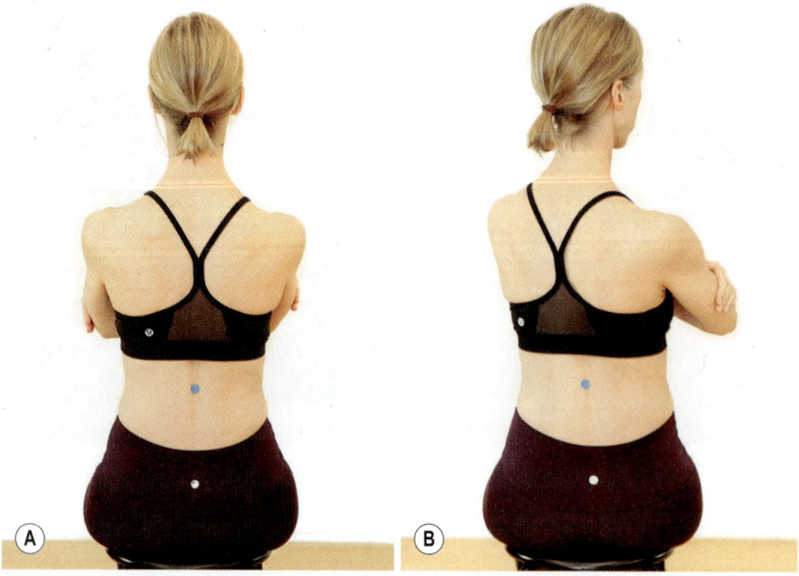

그림 7.13
A 그리고 B 앉은 자세에서 흉추 회전 검사

직하게 일어나는지 확인한다.

움직임 묘사

- 클라이언트를 앉힌 뒤 강사는 뒤에 위치한다(그림 7.13 A).
- 클라이언트에게 머리부터 분절해서 오른쪽으로 천천히 돌리라는 큐를 준다(그림 7.13 B).
- 다시 정면을 바라본다.
- 왼쪽으로 돌리라는 큐를 준다.
- 여기서 찾은 요소들을 적는다.

이완과 재조직화를 위한 동작
Releases and reorganizing movements

Pectoral-deltoid fascia release

Video link 7.3 Pectoral-deltoid fascia release

움직임 전략 가슴근 근막(pectoral fascia)과 삼각근 근막(deltoid fascia)에 핸즈온을 통한 이완을 시킨다. 팔을 머리 위로 들 때 근막의 활주가 잘 일어나게 유도한다; 몸통을 비트는 가슴근막을 이완한다(Appendix C에 나오는 홈 프로그램을 출입문 근처에서 근에너지기법 방식으로 적용해본다).

움직임 묘사

- 필라테스 아크(Pilates Arc) 끝자락에 T4 레벨이 닿도록 눕는다; 머리의 정렬을 맞추면서 받쳐주고 발바닥은 지면에 닿게 무릎을 세워 눕는다.
- 손바닥이 위를 보게 바깥쪽으로 회전시킨 상태에서 팔을 90° 정도 들어 천장을 보게 한다.
- 강사는 클라이언트 앞에 위치한다.
- 천장으로 든 손이 서로 벌어지면서 바닥으로 이동하게 한다(그림 7.14 A).
- 견갑골이 흉곽 위에서 움직이지 않게 하고 상완골

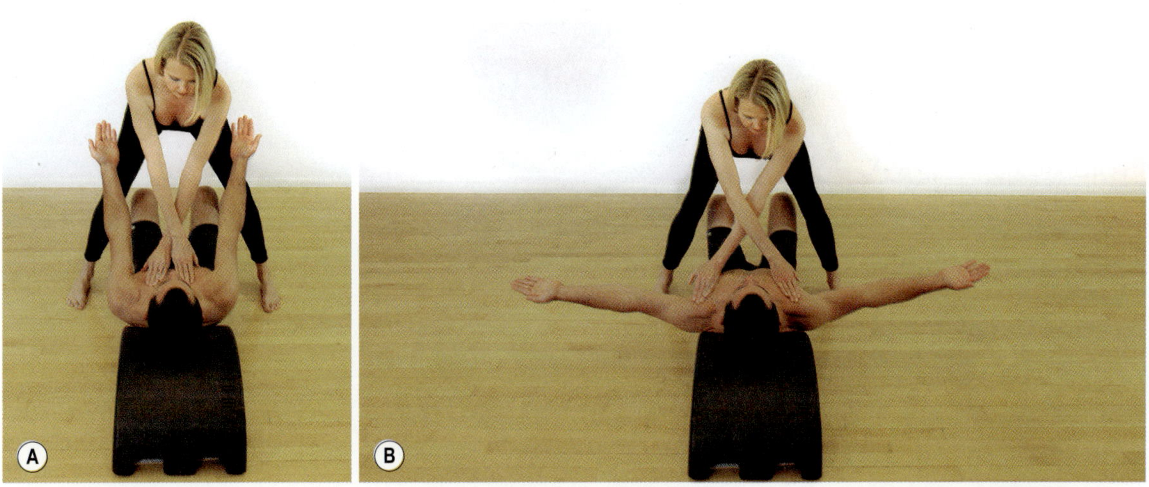

그림 7.14
A 대흉근-삼각근 근막 이완 시작 자세 **B** 근막 이완

두(head of the humerus)가 앞이나 위로 이동하지 않게 한다.

- 견갑골과 상완골이 가동범위 내내 안정된 위치에 있도록 연습한다.
- 마사지 오일이나 크림을 손가락 끝에 바른 뒤 흉골(sternum)과 쇄골(clavicle)이 만나는 코너에서 상완골두 방향으로 팔이 벌려지는 리듬에 맞춰서 근막 이완을 해준다(그림 7.14 B).
- 최대한 벌어지게 한 뒤 다시 원 위치로 오게 한다. 손바닥은 동작 내내 머리 쪽을 바라보게 한다.
- 첫 번째로 이완을 했던 라인에서 2.5cm 정도 내려와 다시 같은 근막 이완을 반복한다.
- 다시 2.5cm 정도 내려와 세 번째 근막 이완을 한다.
- 이런 식으로 가슴근과 삼각근의 근막을 이완한 뒤 Coronal Arm Circle을 비롯해서 앞으로 설명되는 움직임 인지 운동과 결합해 본다.

견갑골이 기울어진 체형을 위한 이완 운동

Video link 7.4 Side lying release of tilted scapula

움직임 전략 전거근(serratus anterior)의 상부 섬유는 견갑골의 내측연 상부에 부착되며 반대편에는 견갑거근(levator scapulae)이 부착된다(그림 7.15). 목을 둘러싸는 근막의 중간 층이 전거근 상부 섬유와 견갑거근의 근막을 감싼다(Stecco 2015). 이 사이에서 활주가 잘 일어나지 않고 결합조직이 과밀해질 경우 견갑골은 올라가서 앞으로 기울게 된다. 견갑골

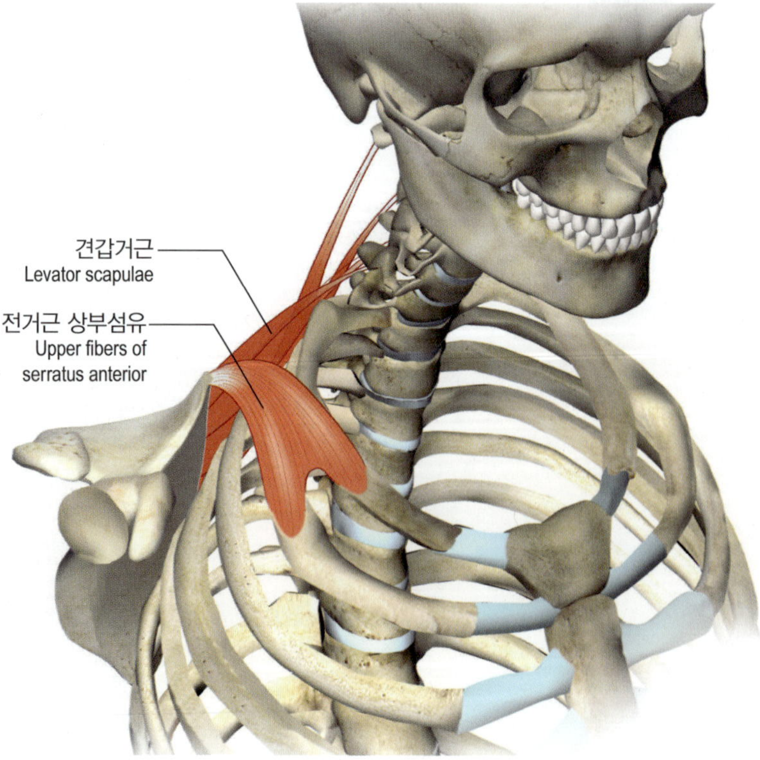

그림 7.15
전거근 상부섬유와 견갑거근과의 관계

은 흉곽의 상부에 묶인 상태로 하각은 흉곽에서 떠버리면서 흉곽과 견갑골 사이에서 활주가 일어날 때 접촉하는 면적을 줄인다. 접촉이 잘 일어나지 않을 경우 어깨를 강화시키는 동작은 불가능하지는 않더라도 힘들어진다. 그래서 강화 훈련 전에 전거근 상부를 이완시킬 필요가 있다.

움직임 묘사

이 부위를 건드리기 위해 필라테스 캐딜락의 푸쉬 바(push-through bar)를 활용한다. 푸쉬 바의 도움으로 인해 강사의 양손을 사용할 수 있게 해주고 상지를 닫힌 사슬(closed chain)에서 움직일 수 있게 해준다. 물론 푸쉬 바 없이도 진행 가능하지만 강사 입장에서 더 많은 주의를 기울여야 하며 푸쉬 바를 사용했을 때와 같은 효과를 내기는 힘들다.

- 푸쉬 바를 설정할 때 빨간 스프링이나 파란 스프링을 하나를 바깥쪽으로 건다(주의: 이 포지션은 매우 위험할 수 있기에 푸쉬 바를 잘 잡아주고 클라이언트에게 위험해질 수 있는 상황을 잘 설명해줘야 한다).
- 클라이언트는 머리가 푸쉬 바 쪽을 향하게 하고 이완시키려는 쪽 팔이 위로 가게 해서 눕는다.
- 클라이언트는 푸쉬 바를 잡고 팔꿈치를 구부린 상태에서 어깨 관절을 110° 정도 앞으로 든다.
- 클라이언트 앞에 강사가 위치한다:
  - ◇ 견갑골의 하각(inferior angle)에 엄지와 검지 사이의 갈퀴 부분이 닿게 한다.
  - ◇ 다른 손은 견갑골의 상각(superior angle)의 안쪽 면을 잡는다. 엄지손가락은 견갑골의 앞쪽 면을 다른 손가락들은 뒤쪽 면을 잡는다 (그림 7.16 A).
- 클라이언트에게 푸쉬 바를 살짝 위로 밀어서 견갑골이 상방으로 돌아가게 한다.
- 그 상태에서 멈춘다.
- 견갑골의 하각을 고정해 동작 내내 움직이지 않게 한다.
- 상각을 잡고 있는 손으로 흉곽에서 견갑골이 멀어지게 하는 핸즈온을 준다.
- 강사는 클라이언트가 바를 잡고 있는 팔 근처에 서서 팔이 움직이지 않게 막는다(그림 7.16 B).
  - ◇ 클라이언트에게 바를 아래로 당기라는 큐를 준다.
  - ◇ 강사의 골반으로 클라이언트의 팔을 막아 등척성 수축을 유도한다.
  - ◇ 5초간 유지한다.
- 바를 당기는 동작을 중지하고 바를 위로 살짝 들어올리라는 큐를 준다.
- 클라이언트가 바를 밀 때 손으로 상각(superior angle)을 뒤로 밀어서 견갑골 상부가 흉곽에서 멀어지게 하는 핸즈온을 가한다.
- 2-3회 반복한다.

흉골의 회전 *Vertebromanubrial rotation*

흉골병(manbrium)의 움직임을 통해 상부 흉추(thoracic spine)의 포지션을 유추할 수 있다. 흉골병이 한 쪽 방향으로 돌아가 있는 것을 자주 볼 수 있다. 상부 갈비뼈 전체가 한 쪽으로 돌아가 있다면 해당 갈비뼈에 부착되는 근막 복합체의 부착점도 사선으로 틀어지게 되면서 한 쪽은 늘어나고 한 쪽은 단축되면서 불균형을 만든다. 흉골병의 회전은 대부분 골반의 회전을 따라간다(이는 4장에서 다뤘다). 이렇게 회전된 흉골병을 원위치로 돌릴 경우 여러 조직

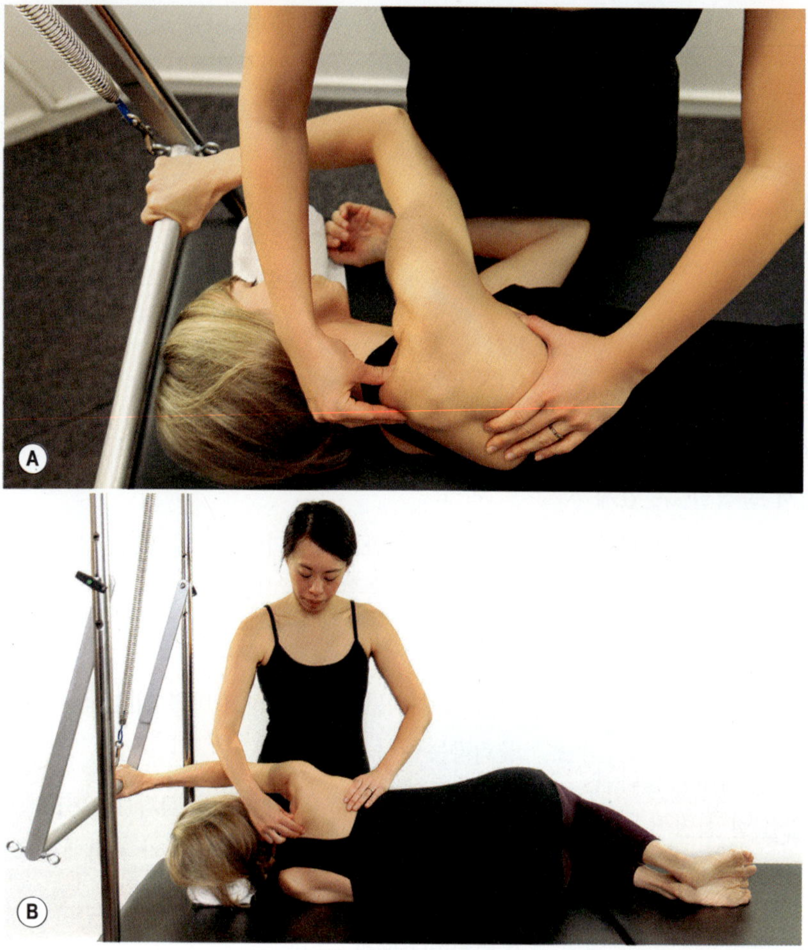

그림 7.16
A 핸즈온 시 손 포지션
B 견갑골의 움직임을 제한하면서 푸쉬 바를 당긴다.

들이 제 길이를 되찾게 될 것이고 목을 이완시키는 기법과 결합하면 목과 견갑골의 움직임까지 좋아질 것이다. 목을 이완시키는 기법은 8장에서 다룬다.

강사 노트

열기구를 머리 속으로 그려본다. 머리가 공기 주머니이고 갈비뼈를 포함한 흉곽은 사람이 탑승하는 공간인 바스켓(basket) 그리고 목이 바스켓과 공기 주머니를 연결해주는 스트링(string)이다. 흉곽을 오른쪽으로 돌려본다. 바스켓은 어떻게 회전하는가? 오른쪽 부위는 뒤로 이동하고 왼쪽 부위는 앞으로 이동한다. 흉곽에서는 회전에 동반되는 측굴 동작이 커플 모션으로 일어난다. 바스켓을 오른쪽으로 구부려본다. 바스켓을 연결해주는 스트링에 가해지는 텐션은 어떻게 변하는가? 오른쪽 스트링은 짧아질 것이고 왼쪽 스트링은 길어질 것이다. 오른쪽의 짧아진 스트링은 사각근(scalenes)이나 흉쇄유돌근(SCM: sternocleidomastoid)에 비유할 수 있다. 왼쪽에 길어진 스트링은 견갑거근, 전거근 상부나 소능형근(rhomboid minor) 등이 해당된다.

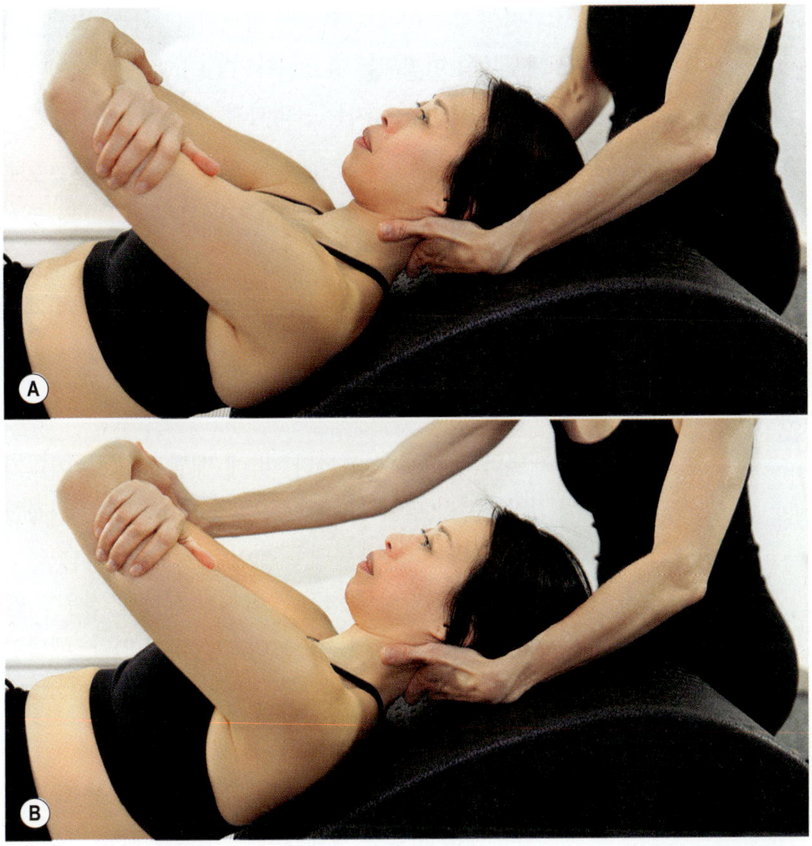

그림 7.17
A 흉골의 원활한 회전을 위한 교정 운동: 시작 자세
B 근에너지기법

흉골의 원활한 회전을 위한 교정 운동

Movement release for rotation of vertebromanubrial region

움직임 전략 저항을 가할 수 있는 이 동작은 1–2번 갈비뼈의 회전을 촉진한다. 이 움직임을 유도하는 큐를 주면서 전체 몸이 어떻게 움직이는지 관찰해본다(움직여야 하는 부위보다 갈비뼈 하부부터, 골반과 고관절이 돌아가려는 경향을 보인다). 이 동작은 상부 흉곽을 위해서도 좋지만 팔을 들어 올리는 동작 및 목의 긴장을 이완하는 데에도 효과적이다. 일부는 골반에서의 긴장까지 풀어진다.

움직임 묘사

- 필라테스 아크 위에 머리를 대고 눕는다. 흉곽의 하부가 아크와 닿은 상태로 척추 상부는 살짝 펴지게 한다.
- 팔을 앞으로 45° 든 상태에서 손으로 건너편 팔꿈치를 잡는다.
- 두 번째 손가락 너클 파트 접히는 부분이 유두돌기(mastoid process)에 닿을 정도에 위치에 오게 하고 손바닥을 오목하게 겹쳐서 뒤통수가 손안에 편안하게 들어오게 한다(그림 7.17 A).
- 클라이언트에게 흉곽을 오른쪽으로 천천히 돌리라는 큐를 준다.
- 긴장이 느껴질 때 멈추라고 하고 가동범위를 확인한다.

- 흉곽을 왼쪽으로 돌리게 한다. 어느 정도 돌아가는지 확인한다.
- 어깨관절에서 내전(adducton)이나 외전(abduction)이 일어나지 않게 척추의 회전 만이 일어나게 유도한다. 움직이는 부위는 팔이 아니라 흉곽이다(심상: 쇄골을 시소라 생각한다. 한 쪽이 위로 올라가면 다른 쪽이 아래로 내려온다).
- 더 제한된 부위를 찾는다.
- 잘 안 돌아가는 쪽에 저항을 가하는 방식으로 근에너지기법을 결합한다.
- 오른쪽으로 안 돌아간다 가정했을 때 오른쪽 팔꿈치 부분에 저항을 가한다(그림 7.17 B).
- 클라이언트에게 몸통을 오른쪽으로 돌리면서 손을 누르라 하고, 강사는 이를 막아서 등척성 수축을 유도한다.
- 5초간 유지한다.
- 저항을 멈추고 오른쪽으로 회전을 시켜서 새로운 배리어를 찾고 다시 위의 과정을 반복한다; 이를 세 번 반복한다.

광배근과 대흉근의 근에너지 기법

Latissimus and pectoralis contract and release

상완골두가 앞으로 나와 있을 경우 대흉근 근막이 긴장되면서 어깨를 전하방으로 당긴다. 광배근이 긴장할 경우 상완골두를 아래로 당기면서 내측을 바라보게 회전시키면서 상완골두가 앞으로 나오게 잡는다. 깊은 층의 빗장가슴근막(clavipectoral fascia), 소흉근(pectoralis minor)과 쇄골하근(subclavius)은 견갑골과 쇄골의 움직임을 제한한다. 이 모든 근육들의 긴장과 근막 층간의 활주가 제한되면 상완골두의 움직임의 자유로운 이동을 막고 이로 인해 어깨관절의 움직임에도 문제를 일으킨다. 이럴 경우 골반에서부터 연결되는 흉요건막(TLF)과 골반과 가슴근 사이의 복근을 감싸는 근막까지 신경써야 한다.

움직임 전략 매달리는 동작은 손에서 몸통으로 연결되는 근막이 팽팽해진다. 이 모든 근막을 동시 수축했다가 이완하는 방식으로 근막 간의 활주를 만들고 근막의 탄성을 좋게 할 수 있고 어깨 복합체를 가동시킨다.

움직임 묘사

캐딜락의 바를 활용한다. 바에 매달릴 경우 어디가 긴장했는지 명확하게 알 수 있다. 흉요건막이 긴장할 경우 허리는 아치 형태로 휘어질 것이다. 가슴 전면부를 팽창시키지 못하고 오목해진 상태일 경우 가슴부터 복부로 연결되는 근막이 긴장되어 있다. 매달린(행잉) 동작에서는 견갑골이 흉곽 위에서 어떻게 움직이는지 또한 관찰할 수 있다.

- 캐딜락 테이블 위에 무릎을 꿇고 위의 바를 잡는다. 무릎을 꿇은 상태에서 손이 닿지 않을 경우 박스를 무릎 아래에 대준다. 무릎을 앞으로 내밀면 오래 매달리더라도 척추에 무리가 덜 간다(그림 7.18 A).
- 강사는 옆에서 클라이언트의 체형을 평가한다.
- 클라이언트는 몸 전체가 길어지는 감각을 느껴본다.
- 클라이언트에게 내쉬는 호흡에 팔을 구부리지 않으면서 몸통을 위로 들어서 정수리가 천장에 가까워지게 해보라는 큐를 준다. 가능하다면 무릎까지 들어본다(그림 7.18 B).
- 어느 방향으로 올라가는지 자세가 어떻게 변하는지 지켜본다; 일반적으로 척추는 뒤로 젖혀지는데 이는 전거근이 외복사근(external oblique)과 잘 연

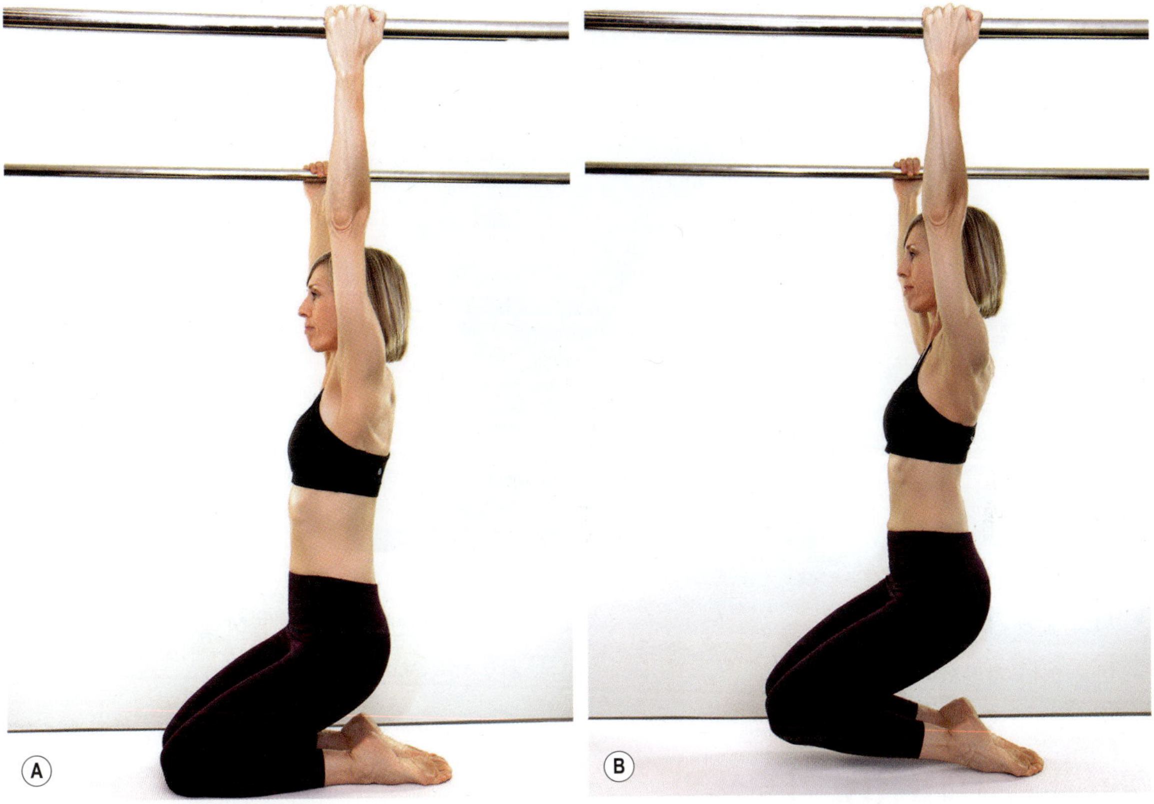

그림 7.18
A 캐딜락에서 광배근 활성화 및 스트레칭 B 몸통 들어 올리기

결되지 않은 상태에서 광배근이 과하게 작용하고 있다는 해석이 가능하다.

- 클라이언트에게 몸을 위로 올리면서 견갑골이 아래로 활주되는 느낌을 가져보라는 큐를 준다.
- 팔을 구부리는 근육이나 등을 펴는 근육이 과도하게 사용되지 않는지 유심히 지켜본다.
- 클라이언트의 주의를 집중시킬 부위에 핸즈온을 줘서 균형 있게 연결되도록 한다.

상완의 근육 사이막 이완

Lateral arm septum release with ball

움직임 전략 바깥쪽에서 상완이두근(biceps)과 삼두근(triceps)을 사이를 나누는 근육사이막을 이완한다.

움직임 묘사

- 벽에 몸통 측면과 맞닿게 선다.
- 팔을 90° 앞으로 든다.
- 벽과 팔 사이에 볼을 둔다(그림 7.19).
- 볼은 근사이막보다 위에 있게 한다.

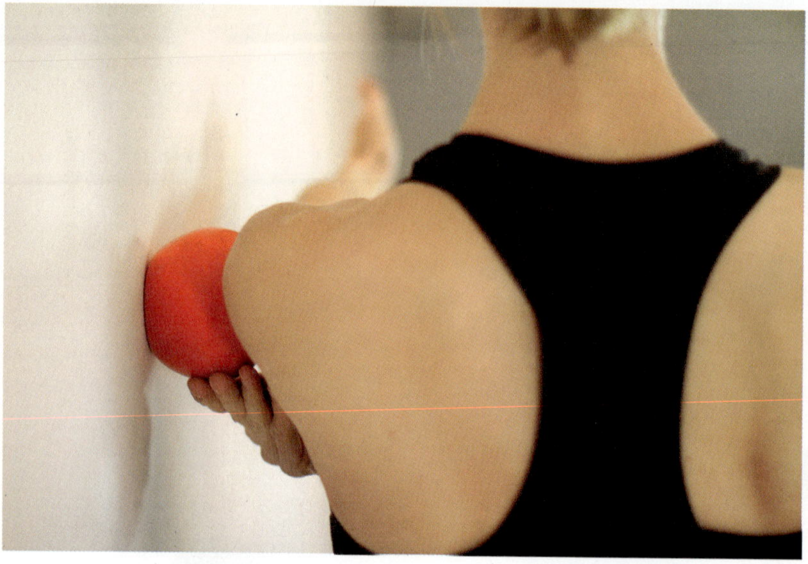

그림 7.19
상지의 근간막 라인을 따라 볼을 이용한 이완

- 벽을 향해 기댄다.
- 막을 따라 천천히 볼을 굴린다.

흉곽과 견갑대를 위한 가동성 및 활성화 운동 Exercises for activation and mobility of the thorax and shoulder girdle

견갑골 앞으로 내밀기 Scapula Reaches

움직임 전략 이 동작을 통해 견갑골 하부에서 새끼손가락으로 이어지는 라인을 인지한다. Scapula Reaches는 상부 흉곽을 회전시켜서 흉추(thoracic spine)의 분절을 만들고 라인을 구성하는 근막을 늘리면서 견갑골을 활주시킨다. T2-6 레벨에서 견갑골 안쪽모서리로 연결되는 라인(능형근과 승모근)과 견갑골을 넘어서 상완골로 연결되는 라인(광배근, 대원근)이 길어진다는 상상을 해본다(그림 7.3).

움직임 묘사

- 발을 지면에 대고 무릎을 세운 상태로 눕는다.
- 팔을 천장으로 80° 정도 들어 올린다. 손바닥은 서로 마주본다(그림 7.20 A).
- 들이 마시는 호흡에 오른팔이 천장을 향해 뻗으면서 천장의 전구를 돌려 넣듯이 바깥쪽으로 돌린다. 새끼손가락이 중앙으로 돌아간다(그림 7.20 B).
- 내쉬는 호흡에 전구를 돌려서 빼듯이 팔을 안쪽으로 돌리면서 원래 포지션으로 돌아온다. 견갑골이 지면에 닿는 것을 느낀다.
- 왼쪽에 같은 동작을 해본다.
- 양쪽을 번갈아 가면서 한다.
- 한 쪽 팔을 들 때 반대쪽 어깨가 지면과 밀착하고 있는지 확인한다.
- 팔을 뻗으면서 팔을 안쪽으로 돌리고 돌아오면서 바깥쪽으로 돌리는 식으로 뻗는 동작과 팔의 회전을 반대로 한다(그림 7.20 C).

상지 회전시키기 Rotating Arms

움직임 전략 팔의 회전 가동성을 끝 범위까지 가져

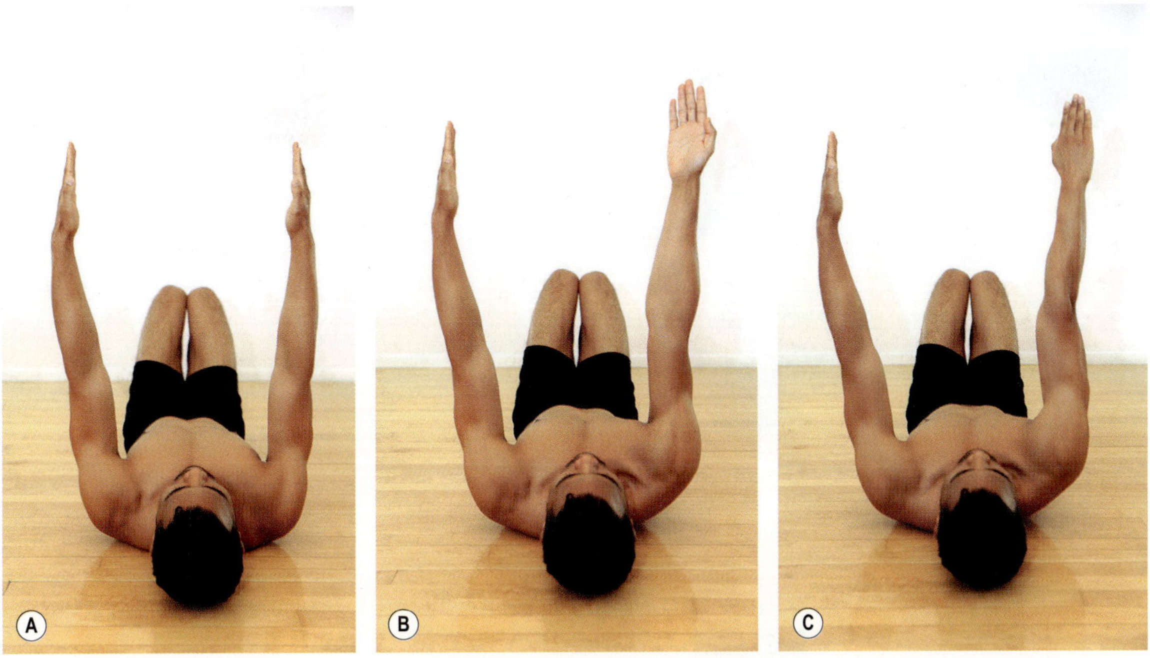

그림 7.20
A 견갑골 앞으로 내밀기: 시작 자세 **B** 외회전하면서 앞으로 뻗기 **C** 내회전하면서 앞으로 뻗기

가본다.

움직임 묘사

- 누워서 손바닥이 위를 보게 팔을 양 옆으로 벌려 T자를 만든다.
- 팔을 견갑골이 잘 정렬될 수 있는 범위 정도로 벌린다. 90°까지가 아닌 75°에서 90° 사이 정도면 된다(그림 7.21 A).
- 왼쪽 팔을 안쪽으로 돌려서 손바닥이 바닥을 보게 한다.
- 오른 팔을 바깥쪽으로 돌리면서 머리도 오른쪽 어깨를 바라보게 돌린다.
  - ◇ 손에서 쇄골, 견갑골까지 비틀리게 한다.
  - ◇ 상완골두가 바닥에서 떨어지는 것을 막을 필요는 없다.
  - ◇ 양팔을 모두 능동적으로 돌린다(그림 7.21 B).
- 시작 자세로 돌아온다.
- 반대 방향으로 비튼다.
- 이번에는 안쪽으로 비트는 어깨를 바라보게 머리를 반대 방향으로 돌린다(그림 7.21 C).
  - ◇ 안쪽으로 돌아가는 어깨 측을 바라본다.
- 손에서 머리까지 돌리는 동작이 끊기지 않고 물 흐르듯이 연결되도록 한다.
  - ◇ 마시는 호흡에 돌린다.
  - ◇ 내쉬는 호흡에 시작 자세로 돌아온다.

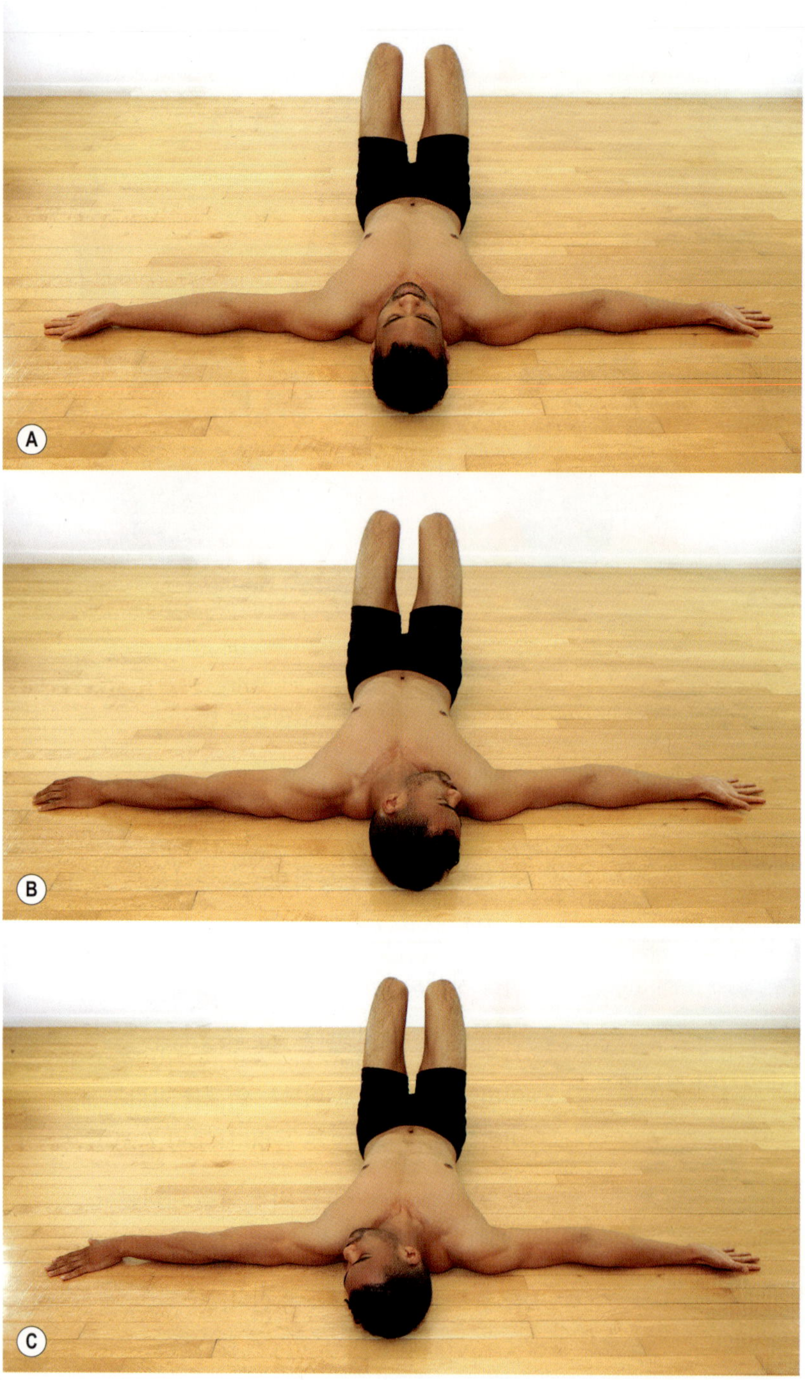

그림 7.21
A 상지 회전시키기: 시작 자세
B 외회전하는 쪽 어깨를 바라본다.
C 내회전하는 쪽 어깨를 바라본다.

• 호흡과 함께 비트는 동작을 한다.

도움말

경추(cervical spine) 관절에서 머리가 돌아간다. 하지만 회전보다는 머리를 옆으로 기울여서 손을 바라볼 수 있다. 그래서 머리 뒤에도 눈이 달려서 오른손을 바라볼 때 머리 뒤에 달린 눈으로 왼손을 바라본다는 큐를 줘본다.

양팔로 원을 만든 상태에서 브리지

Arm circles with Bridge

움직임 전략 어깨 관절과 고관절의 움직임을 만들면서 흉요건막(TLF)의 활주가 잘 일어나게 만든다.

움직임 묘사

• 무릎을 천장 바라보게 세운 상태로 눕는다. 발은 바닥에 대고 발이 좌골결절(ischial tuberosities)과 일직선 상에 잘 정렬되었는지 확인한다.

• 반대 팔을 손목을 잡고 팔을 흉골 위에 떠 있는 위치로 보낸다(그림 7.22 A).

• 손목이 서로 멀어지게 당긴다; 3–4차례 반복하면서 어깨복합체에서 팔로 연결되는 나선형 움직임을 느낀다.

• 왼쪽 손목을 오른쪽 손으로 당겨서 양손이 오른쪽으로 넘어가게 한다(그림 7.22 B).

• 양손을 서로 당기는 힘을 유지하면서 양손을 머리 위로 보낸다.

• 오른쪽 손목을 왼손으로 당겨서 왼쪽으로 보낸다.

• 양손을 당기는 힘을 유지하면서 손이 흉골 위로에 떠 있는 시작 자세로 돌아온다.

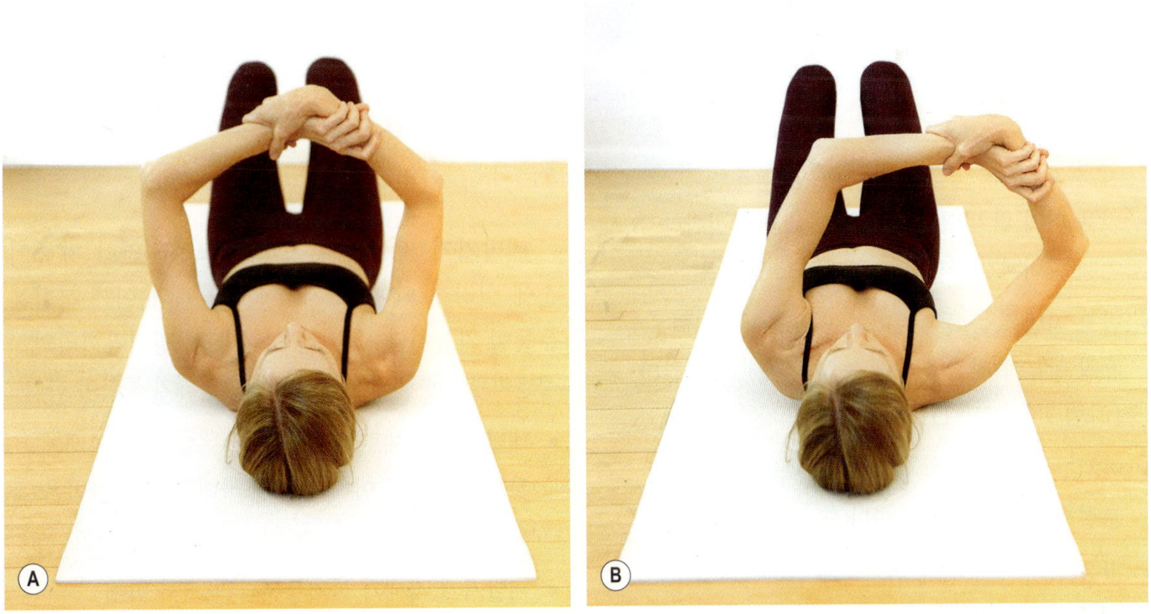

그림 7.22

A 손목을 잡는다. B 원을 그린다.

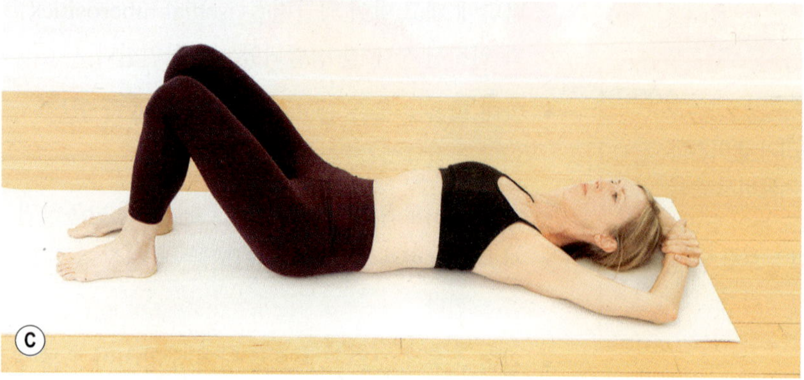

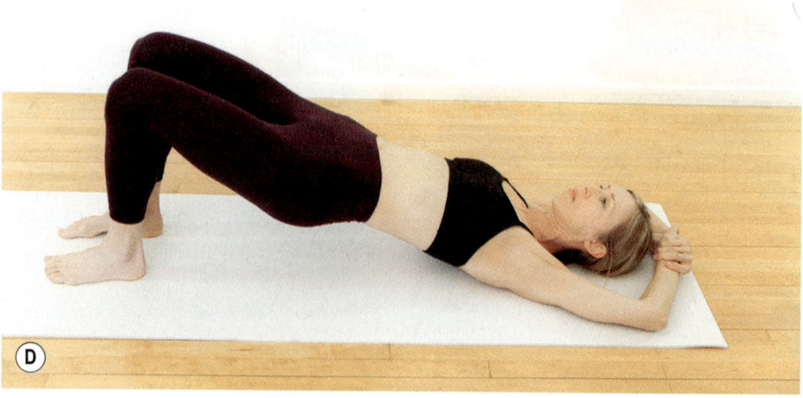

그림 7.22(계속)
C 팔을 머리 위로 둔다.
D 팔을 머리 위로 둔 상태에서 브리지.

- 반대 방향으로 같은 절차를 반복한다.
- 각 방향으로 2 차례 반복한다.
- 발을 머리 위 바닥에 놓은 상태로 마무리한다. 이때 갈비뼈가 바닥에서 뜨더라도 괜찮다.
- 발로 지면을 눌러서 브리지 운동을 시작한다; 흉곽 상부가 견갑골 위에 놓일 때까지 분절한다(그림 7.22 C와 D).
- 마시고 나서 내쉬는 호흡에 윗등부터 골반까지 분절해서 매트에 닿게 한다.
- 팔을 다시 흉골 위에 위치하게 한다.
- 팔을 머리 위로 보내서 브리지 운동을 3–5회 한다.

네발기기 자세에서 흉곽과 어깨 운동
Quadruped thorax and shoulder series

네발기기 자세에서 상지는 고정되면서 체중이 손에 실리게 되며 그 자세에서 흉곽과 어깨 복합체 운동이 가능하다. 동작을 하기 위해 횡격막끼리의 정렬이 잘 되어 있어야 하며 호흡 상태가 좋아야 한다.

- 네발기기 자세로 엎드린다. 손목이 어깨 아래에 무릎이 고관절 아래에 오게 하며 척추와 골반은 중립을 유지한다.
- 네발기기 자세가 불가능하다면 서서 벽에 손을 짚은 상태로 시행한다.

1. 전인/후인(가동성)

Protraction/retraction(mobility)

움직임 전략 고정된 견갑골을 기반으로 흉곽을 움직인다; 견갑골을 감지하는 법을 배운다; 몸통에서 팔로 연결되는 라인을 활성화한다.

움직임 묘사

- 흉골에 집중한다.
- 마시는 호흡에 흉골을 바닥으로 움직인다. 견갑골끼리 모인다; 흉골이 바닥으로 내려가는 움직임에 의해 견갑골의 움직임이 일어나게 해야 한다(그림 7.23 A).
- 내쉬는 호흡에 흉골을 부드럽게 몸통 쪽으로 당기면서 바닥에서 멀어지게 한다. 견갑골끼리 멀어지되 흉곽이 말리는 정도가 지나치지 않게 한다(그림 7.23 B).
- 천천히 3번 반복한다.
- 상부 흉추(thoracic spine), 흉골과 견갑골의 움직임에 의식을 집중한다.

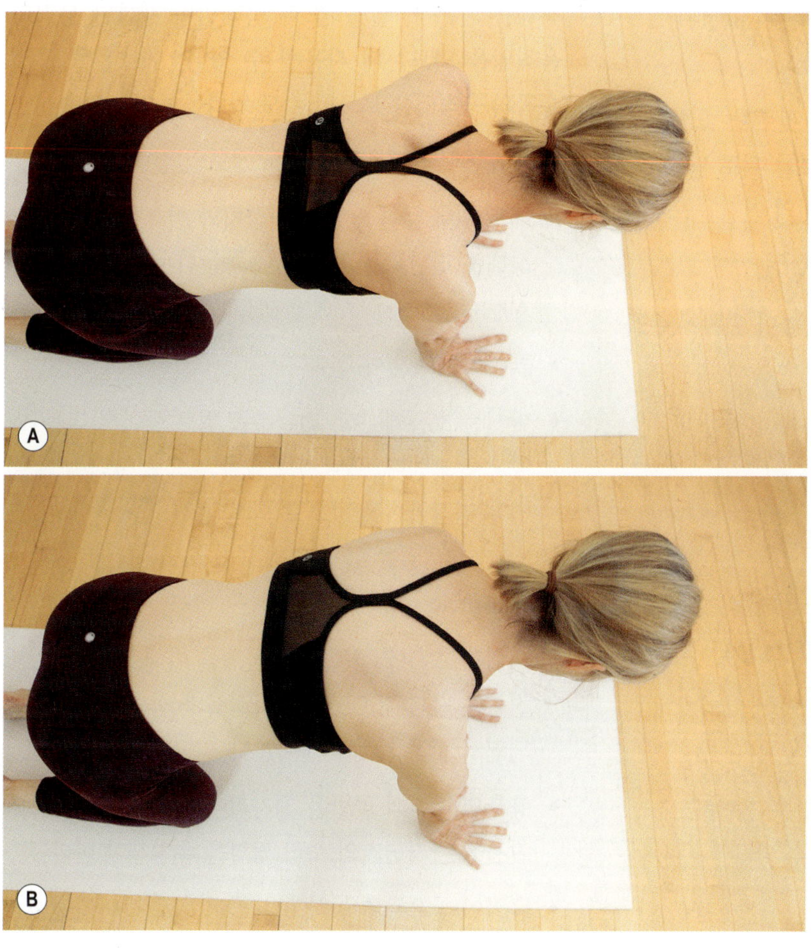

그림 7.23
A 네발기기 자세에서 견갑골의 전인과 후인: 견갑골이 후인 될 때 흉골이 바닥에 가까워진다.
B 견갑골이 전인 될 때 흉골이 바닥에서 멀어진다.

강사 노트

클라이언트에게 가동범위 내에서 자유롭게 움직여 보고 어떻게 움직이는지 스스로 알아내게 유도해본다. 큰 가동범위 속에서 움직이게 해본다; 움직임이 일어나는 공간을 생각한다. 좀 더 가둬 놓은 상태에서 움직여본다. 견갑골과 척추가 어떤 관계에 있는지 느낄 수 있는지 물어본다.

2. 관상면에서 견갑골 움직이기

Coronal plane arm circles

벽에 팔을 짚은 상태에서 손으로 원을 그린다. 견갑골의 움직임을 유도하기 위해 손이 고정된 네발기기 자세에서 시도할 수 있다.

움직임 전략 견갑골의 가동성과 활주를 좋게 한다; 근막과 인대 자극을 통해 상완골두를 뒤로 당기고 관절 사이를 벌린다; 손에서 흉곽까지의 연결을 느낀다.

움직임 묘사

- 벽을 마주보고 선 뒤 벽의 어깨 높이 위치에 손을 댄다.
- 팔꿈치는 구부리고 팔은 편안하게 이완한다.
- 견갑골끼리 모이게 한다(그림 7.24 A).
- 견갑골을 위로 올린다(그림 7.24 B).
- 견갑골을 서로 벌린다(그림 7.24 C).
- 견갑골을 아래로 내린다(그림 7.24 D).
- 세 번 반복한다; 매끄러운 원 모양이 그려지게 한다.
- 이 동작은 의자에 앉아서 횡격막을 정렬하고 척추를 길게 한 상태에서도 할 수 있다.
- 네발기기 자세에서 시행한다.

강사 노트

바닥을 닦거나 세차를 하면서 광을 내는 상황을 상상해본다. 벽에 왁스칠을 한다 생각하면서 동작을 수행해본다. 견갑골에 의식을 집중한다. 견갑골로 왁스칠을 한다는 느낌처럼 다양한 자극을 준다. 손을 견갑극(spine of the scapula)과 하각에 놓고 움직임을 유도해본다.

3. 짐볼 위에서 하는 흉추 신전/견갑골 회전

Thoracic extension/scapula rotation on large ball

움직임 전략 짐볼을 이용하여 흉곽과 견갑골의 움직임을 만든다. 팔을 들 때 움직임이 제한된 분절의 움직임을 만드는데 사용될 수 있다. 핸즈온을 통해 흉곽의 움직임을 보조할 수도 있다.

- 필요한 소도구: 55–65cm 정도의 짐볼과 매트
- 매트 위에 무릎을 꿇고 팔꿈치와 어깨는 90° 굽힌 상태로 전완부를 짐볼 위에 놓는다(그림 7.25 A).
- 클라이언트 옆에 선다.
- 마시는 호흡에 손과 전완부를 위로 들어서 짐볼을 앞으로 보낸다. 팔꿈치로 볼을 앞으로 눌러서 굴릴 경우 견갑골이 상방으로 회전되고(upward rotation) 상완골은 굽혀지면서(flexion) 상부 흉추(thoracic spine)는 펴진다.
- 내쉬는 호흡에 짐볼 위 팔꿈치를 아래로 누른다. 짐볼은 당겨지고 전완부가 짐볼과 접촉하게 되면서 시작 자세로 돌아온다.
- 흉추의 하부와 골반은 제자리에 있는다; 무릎과 고관절은 지면과의 수직 정렬을 유지해야 한다.
- 흉골이 앞으로 이동하고 쇄골이 뒤로 돌아가면서

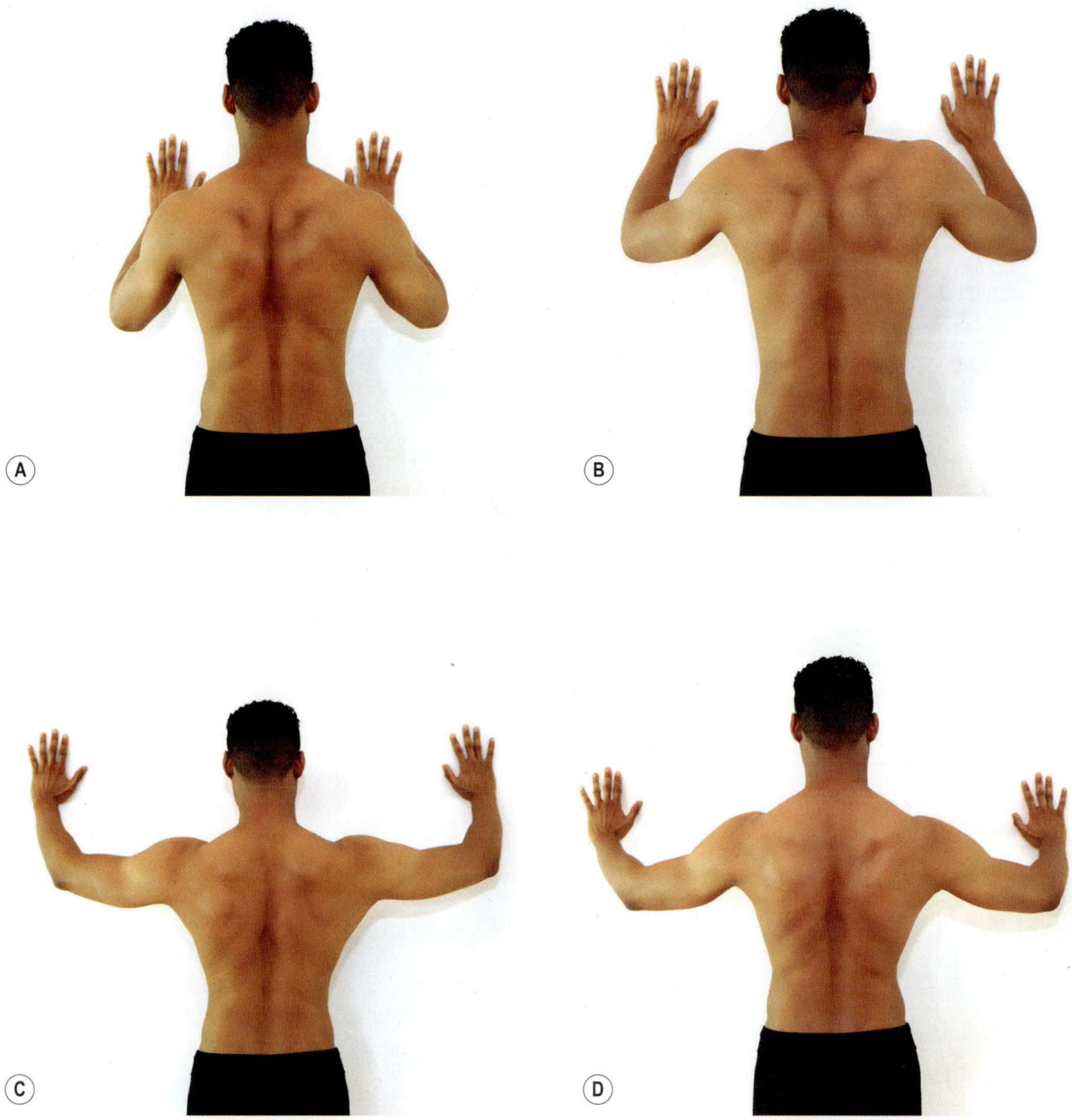

그림 7.24
A 관상면에서 견갑골 움직이기: 내전 B 거상 C 외전 D 중립 자세

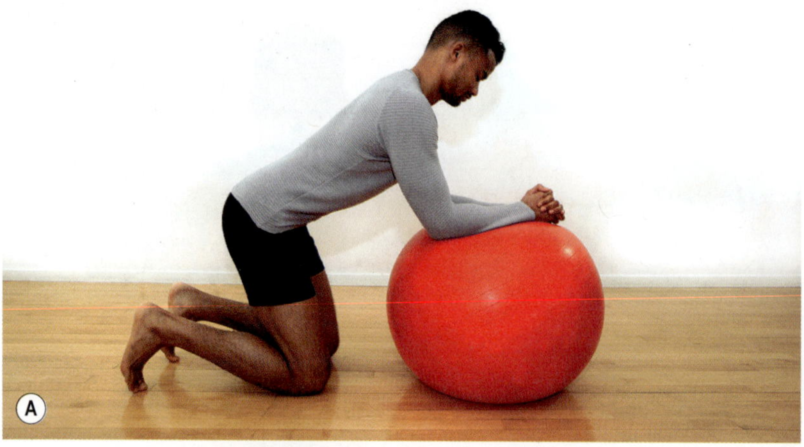

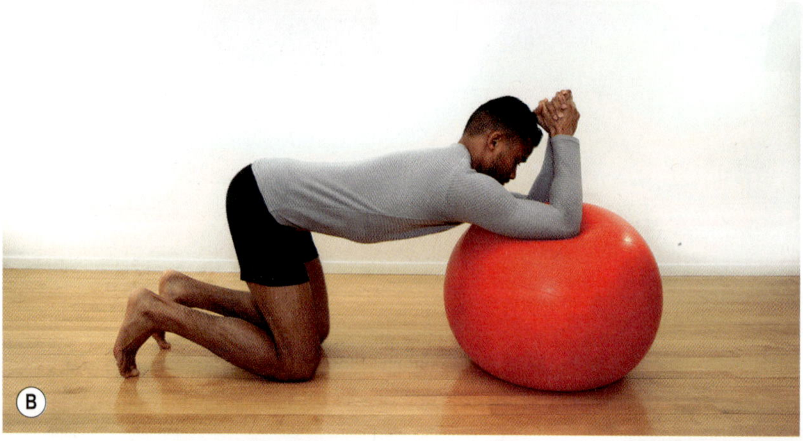

그림 7.25
A 짐볼 위에서 하는 흉추 신전: 시작 자세
B 볼을 멀리 굴려서 흉추 신전을 유도

머리와 목도 이에 반응해 움직임이 일어난다.

- 3번 반복한다.

심화 과정

핸즈온

클라이언트의 손목을 한 손으로 잡고 다른 한 손은 가이드를 위해 척추 부위에 댄다. 손가락을 부드럽게 쥔 상태로 척추뼈 가시(spine)의 양 옆으로 댄다(그림 7.26). 엄지손가락이 한 쪽 편에 검지손가락의 너클 파트가 척추뼈 가시 건너편에 위치하게 한다.

클라이언트가 짐볼을 골반에서 멀어지게 굴리면 잠시 멈추게 한다. 들이마신 뒤 내쉬는 호흡에 손목을 잡은 손을 살짝 들어서 팔꿈치에 실린 무게를 줄이되 팔꿈치는 짐볼에서 떨어지지 않는다. 흉곽에 댄 손을 전·하방으로 누른다. 이 핸즈온의 목적은 짐볼을 앞으로 굴리는 움직임을 계속 하도록 유도하는 것이다. 완전히 내쉬고 난 뒤 짐볼을 끌어당길 때 상부 흉곽을 살짝 말아서 구부리라는 큐를 준다. 작은 움직임이 일어나며 이때 움직이는 부위에 의식을 집중하게 한다. 핸즈온을 할 때 아프게 해서는 안되고 시원하면서 좋은 느낌이 들어야 한다는 것을 명심해야 한다.

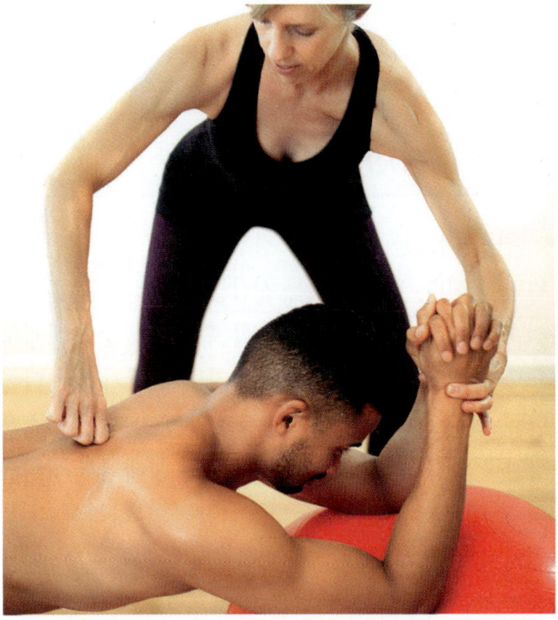

그림 7.26
핸즈온

캐딜락에서 하는 견갑골 움직임
Scapula movement on Pilates Cadillac

캐딜락에서 스크류 드라이버
Seated Screwdriver on the Cadillac

움직임 전략 이름에서 알 수 있듯이 골반에서 어깨 복합체 그리고 팔로 연결되는 라인을 꼬았다가 풀었다가 하는 동작이다. 손에서 몸통까지 이어지는 모든 라인을 자극한다. 핸즈온을 해줄 수도 있고 핸즈온 없이도 진행이 가능하다. 핸즈온을 통해 잘 나오지 않는 움직임을 가능하게 할 수 있다.

움직임 묘사

- 푸쉬 바에 등을 돌린 상태로 캐딜락 테이블 위에 앉는다.
- 양 좌골결절이 테이블 가장자리 근처에 오게 한다.
- 오른쪽 다리는 바깥쪽으로 돌린 상태에서 무릎을 접어 캐딜락 위에 올려놓고 왼쪽 다리는 바닥이나 박스 위에 놓는다(그림 7.27 A).

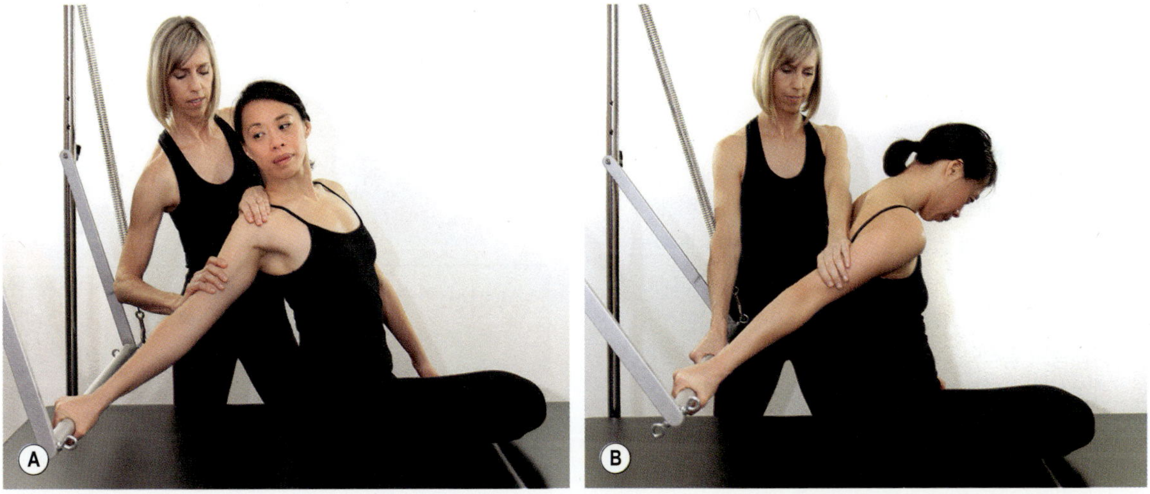

그림 7.27
A 스크류 드라이버(Screwdriver): 시작 자세 B 어깨의 회전

- 파란색 스프링 하나를 푸쉬 바 위로 건다. 몸통을 오른쪽으로 돌려 손바닥이 아래로 오게 해서 푸쉬 바를 잡는다.
- 천천히 들이마시면서 몸통을 돌리면서 푸쉬 바를 향해 몸통을 기울인다. 상부 흉추는 펴지게 되고 시선은 바를 잡은 손을 바라본다.
- 흉추가 펴지면서 상완골두는 바깥쪽으로 돌아가며 견갑골은 살짝 상방으로 회전된다.
- 오른쪽 골반에서 왼쪽 골반으로 체중을 옮기면서 몸통을 구부린다.
- 어깨가 굽혀지고(flexion) 안쪽으로 돌아가면서 (internal rotation) 척추 마디 하나씩 왼쪽으로 회전시킨다; 머리는 흉골을 따라가게 되며 곡선의 경로로 왼쪽 장골 위까지 이동한다(그림 7.27 B).
- 움직임을 반복한다. 골반에서 체중을 옮기면서 시작된 움직임이 척추와 흉곽을 비틀고 어깨를 바깥쪽으로 회전시킨다.
- 전체적으로 연결된 움직임이 나온다 느껴질 때까지 반복한다.

강사 노트

핸즈온을 통해 클라이언트와 함께 움직일 때 함께 댄스를 하는 것과 같은 느낌을 받는다. 어떤 리듬으로 움직이며 어떤 느낌을 받았는가? 속도를 늦추고 있는가? 호흡을 고르기 위해 멈추는가? 아니면 상대방의 움직임을 느끼고 있는가? 누군가를 가이드 하면서 스스로의 몸을 느낀다는 것은 두 명의 신경계가 서로 반응하는 순간일 수 있으며 이때 개선될 수 있는 환경이 조성된다.

회전 움직임 개선시키기

Enhancing Screwdriver motion

Video link 7.5 Enhancing screwdriver motion

왼쪽 어깨를 운동시킬 경우 강사는 클라이언트의 왼편에 선다. 바, 상완골, 견갑골, 쇄골, 왼쪽 골반에서 하지까지 모두 핸즈온을 할 수 있다. 팔을 바깥쪽으로 돌릴 때 한 손으로 바를 가볍게 당기면서 다른 한 손으로 상완골두의 회전 움직임을 강조한다. 손을 상완골 앞 쪽 상완이두근 아래에 둔 상태에서 상완골의 스핀 움직임을 만든다. 견갑골의 하각에 손을 위치시킨 뒤 하각을 흉곽 방향으로 눌러서 밀어 넣는 핸즈온도 가능하다. 또다른 방법은 가슴근 쪽을 안아서 뒤로 들어 올리는 방법이다.

내회전(internal rotation)에서는 바를 잡고 클라이언트에게 바를 뒤 쪽에 놓고 바가 몸 쪽으로 오지 않게 하라는 큐를 준다. 한 손으로 견갑골이 흉곽 라인을 타고 움직이게 한다. 흉곽이 앞으로 구부러지면서 커브가 생긴다. 흉골을 부드럽게 하면서 상부 흉추(thoracic spine)가 구부러지게 하라는 큐도 상황에 따라 사용할 수 있다.

옆으로 누운 자세에서 립케이지 암

Side lying Ribcage Arms

Video link 7.6 Side lying ribcage arms

움직임 전략 전거근–외복사근–광배근 복합체의 근막 활주를 촉진하며 갈비뼈와 척추의 움직임을 개선시킨다. 견갑골이 근막 안에 잡혀 있을 경우 견갑골의 움직임을 좋게 한다. 팔이 다양한 각도로 움직

일 때의 조절을 트레이닝한다. 바를 다양한 각도로 잡아서 다양한 움직임을 탐색하고 가능하게 해준다.

움직임 묘사

- 푸쉬 바를 바라보고 캐딜락 테이블 위에 운동시키려는 측 팔이 위로 올라오도록 해서 옆으로 눕는다. 캐딜락 옆에 운다 체어(Wunda Chair)를 대고 그 위에 다리를 올려놓는다.
- 머리를 받쳐주고 정렬을 잡아준다.
- 푸쉬 바에 파란색 스프링이나 빨간색 스프링을 캐딜락의 바깥쪽 위로 걸어준다.
- 푸쉬 바를 폴 근처로 당긴다. 팔을 편 상태를 유지한다(그림 7.28 A).
- 클라이언트에게 오른팔로 푸쉬 바를 당기게 하면서 몸통은 왼쪽으로 돌린다.
- 다시 시작 자세로 돌아온다; 흉곽이 뒤로 돌아가는 움직임이 나오게 해 골반에서 팔로 연결되는 흉요건막(thoracolumbar fascia)이 흉곽과 연결되면서 활주할 수 있게 한다.
- 팔꿈치를 구부리면서 몸통을 오른쪽으로 돌린다. 팔꿈치는 바깥쪽으로(천장방향) 나가면서 가슴근이 팽팽해진다. 가슴근은 어깨가 아닌 몸통을 돌리는 움직임에 의해 팽팽해진다(그림 7.28 B).
- 팔은 푸쉬 바의 경로를 따라가면서 위로 올라가서 펴진다. 이때 오른쪽으로 돌린 몸통을 다시 왼쪽으로 돌려서 팔이 완전히 펴지면서 벌려지게(abduction) 한다(그림 7.28 C).
- 팔꿈치를 구부리면서 몸통은 오른쪽으로 돌아간다. 팔꿈치가 구부러지면서 푸쉬 바는 내려온다.
- 푸쉬 바를 원래 위치로 돌려보낸다.

심화 과정

주의: 푸쉬 바에 스프링을 캐딜락 바깥쪽 위로 건 상황은 강사에게도 클라이언트에게도 위험할 수 있다. 한 손이 자유로울 경우, 바를 잡고 바가 어떻게 움직이는지 항상 확인한다. 핸즈온에 양손을 모두 사용하는 상황일 경우, 클라이언트에게 바를 놓치지 않고 잘 잡고 있으라고 확실히 지도한다. 빨간색 스프링은 파란색 스프링보다 장력이 더 세서 팔을 잡아당기는 힘이 더 강하다. 큰 체형에 뻣뻣한 사람들의 경우 빨간색 스프링을 적용하며 작은 체형에 관절 안정성이 떨어지는 사람들의 경우 파란색 스프링이 적당하다.

강사 노트

앞서 이야기했던 클라이언트와 댄스를 하듯이 호흡을 맞추는 방식의 핸즈온을 이 동작에서 할 수 있다. 이를 통해 클라이언트가 무서워하거나 해보지 않았던 움직임 또는 움직임의 감을 잘 못 찾는 경우 도움을 줄 수 있다. 강사가 핸즈온을 어떻게 하느냐가 중요하다. 목이나 어깨가 긴장이 되었는가? 스스로의 호흡을 체크한다. 핸즈온을 통해 개선시키려는 결합조직의 이미지를 떠올려본다. 가슴근 근처 전거근에 한 손을 대고 다른 한 손은 견갑골에 올리는 것이 한 가지 방법이다; 갈비뼈의 움직임을 통해 회전을 유도하면서 조직들이 활주할 수 있게 한다. 다만 여기서 상완골두가 과하게 움직이지 않게 해야 한다; 견갑골 위에 올린 손으로 견흉관절(scapulothoracic joint)에서의 움직임을 만들되 앞에 위치한 손으로 가슴근의 근막이 과하게 늘어나거나 짧아지지 않게 해본다.

캐딜락 위에 엎드린 자세에서 상지 운동

Upper arms prone on Cadillac(unilateral)

움직임 전략 강사가 상부 갈비뼈 후면부와 견갑골에 핸즈온을 할 수 있게 테이블 위에 엎드린다. 테이

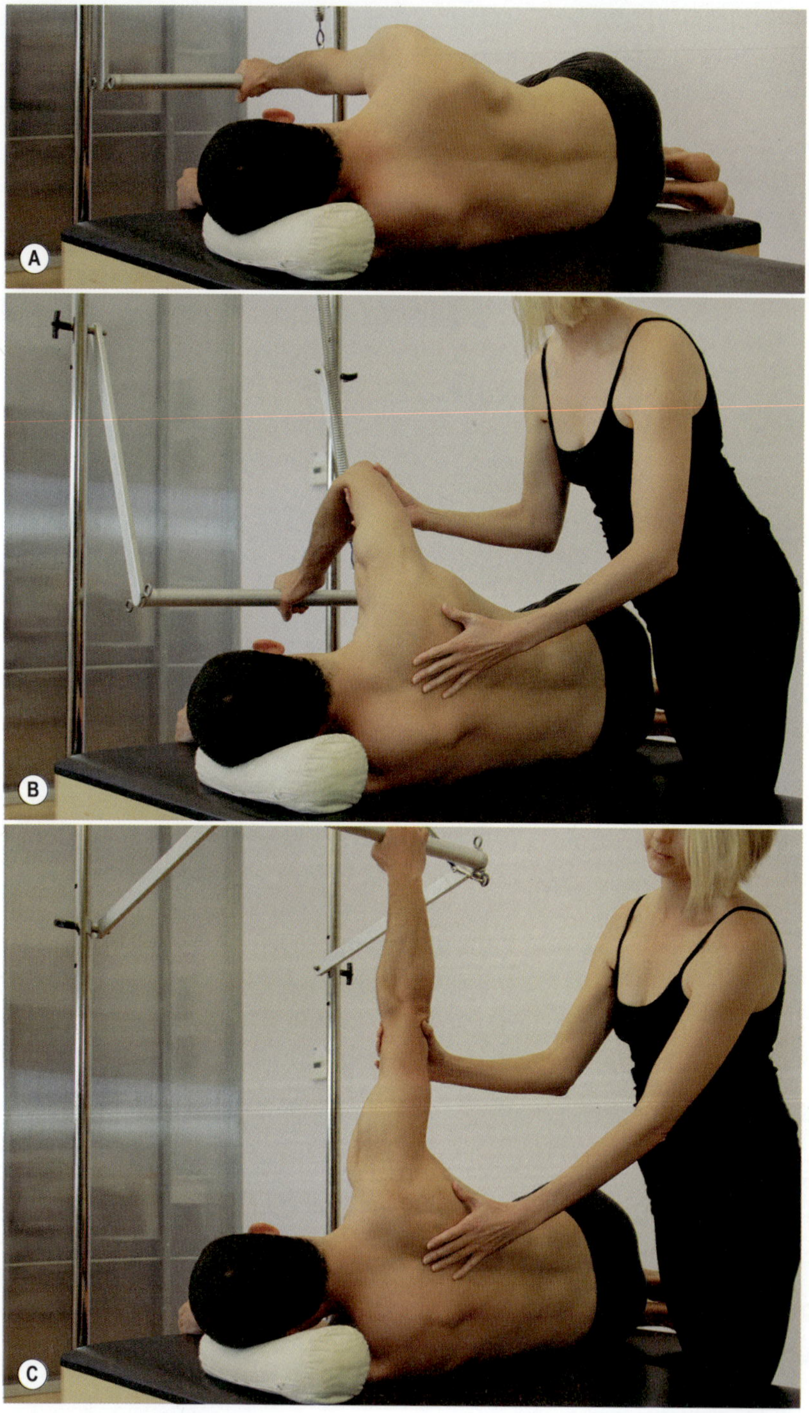

그림 7.28
A 옆으로 누운 자세에서 립케이지 암: 시작 자세
B 몸통이 뒤로 회전한다.
C 팔꿈치를 완전히 신전한다.

블을 통해 어깨 전면이 잘 열렸는지 길어졌는지에 대한 피드백을 받을 수 있으며 테이블이 흉곽을 아래로 내리지 못하게 하는 효과가 있다. 클라이언트가 편하고 즐겁게 동작을 수행할 수 있는지 얼만큼 힘들어 하는지를 통해 척도로 삼아 진행한다.

움직임 묘사

푸쉬 바를 캐딜락 바깥쪽으로 건다. 파란색 스프링이나 빨간색 스프링을 하나 위로 건다. 이렇게 바를 세팅하는 것은 위험요소가 다분하다. 한 손으로 바를 고정한다.

- 클라이언트는 푸쉬 바 아래에 엎드린다. 한 손으로 푸쉬 바를 잡는다(그림 7.29 A).
- 푸쉬 바를 당기는 것이 아닌 바가 몸 쪽으로 밀려올 정도의 위치에 엎드린다.
- 강사는 엄지손가락은 1번 갈비뼈에 손바닥은 견갑골 위에 올린다. 손가락이 견갑골의 하단 부분에 닿게 한다(그림 7.29 B).
- 팔을 구부리게 하면서 갈비뼈와 견갑골을 아래로 움직인다.
- 갈비뼈의 포지션을 유지한다; 팔을 펼 때 갈비뼈는 움직이지 않게 고정한 채 견갑골이 돌아가게 한다.
- 팔을 펴면서 바를 멀리 밀어낸다(그림 7.29 C).
- 천천히 팔꿈치를 구부리면서 상완골을 바깥쪽으로 돌려서 스캡션 각도로 만든다.
- 팔을 펴면서 바를 천천히 밀어낸다.
- 2–3번 핸즈온과 함께 반복하게 한 뒤 핸즈온 없이 3번 클라이언트 스스로 반복하게 한다.

한 팔로 하는 광배근 운동

One arm lat pulldown

움직임 전략 이 단순한 운동은 운동 조절을 익힐 수 있게 할 수도 있고 스프링 강도에 변화를 줘서 강화를 시킬 수도 있다. 앞서 동작에서 확인했던 클라이언트의 견갑상완 리듬 및 갈비뼈의 움직임을 토대로 큐를 준다.

움직임 묘사

- 운동 시키려는 팔이 푸쉬 바를 바라보게 해 캐딜락 테이블에 옆으로 앉게 한다. 중간 강도에서 강한 강도의 스프링을 하나 건다.
- 푸쉬 바를 시험 삼아 아래로 완전히 당겨본 뒤 이를 토대로 어디에 앉혀야 할지를 정한다; 상지와 견갑골을 적절한 포지션에 위치시켜 어깨를 불편하게 하거나 몸통이 틀어지지 않으면서 팔을 쉽게 펼 수 있게 한다(그림 7.30 A).
- 바를 위로 들어서 스프링 텐션이 사라진다.
- 바를 아래로 당겨서 견갑골이 하방으로 돌아가면서 동작을 시작한다.
    - ◇ 상완골과 몸통 사이의 각도가 40–60° 정도 되면서 견갑골이 중립 위치 정도까지 가면 팔꿈치를 펴라는 큐를 준다.
- 팔꿈치를 구부린 상태에서 다시 펴면서 바를 멀리 보낸다(그림 7.30 B).
    - ◇ 견갑골을 상방으로 회전시키라는 큐 및 관련 핸즈온을 주면서 상완골두가 관절와(glenoid fossa)와 잘 맞물릴 수 있게 가이드 한다(그림 7.30 C).
- 3–5회 반복한다.
- 푸쉬 바를 향해 몸통을 옆으로 구부린다.

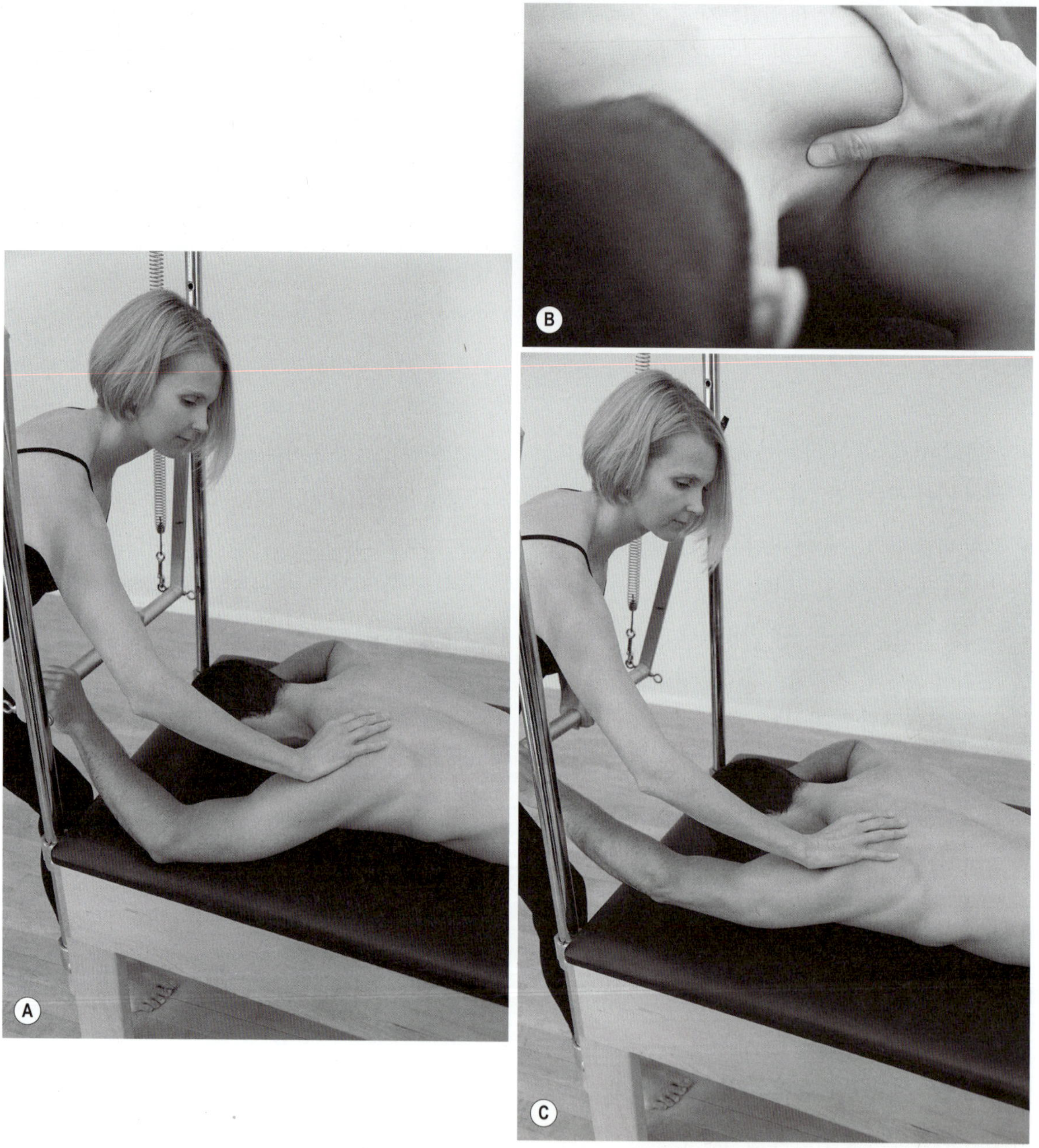

그림 7.29
A 캐딜락 위에 엎드린 자세에서 상지 운동: 시작 자세 **B** 핸즈온 포지션 **C** 팔꿈치 신전

◇ 몸통이 바를 향해 구부러질 때 다른 손을 위로 올린다.

◇ 강사는 바에서 멀리 있는 골반이 테이블에서 뜨지 않게 고정해준다(그림 7.30 D).

- 바의 저항을 느끼면서(바가 몸통을 밀고 들어올 때 그 압력으로부터 멀어진다는 느낌으로) 골반부터 갈비뼈, 어깨에서 머리까지 차례대로 분절해서 원래 시작 자세로 돌아온다.
- 몸 전체가 잘 정렬되었는지 느끼면서 다시 팔꿈치를 편다; 바를 잡고 위로 민다; 견갑골이 완전히 상방으로 회전되면서 이번에는 바를 미는 쪽 갈비뼈가 열리게 한다(그림 7.30 E).
- 바를 향해 몸통을 기울이면서 그쪽 갈비뼈로 들이마신다.
- 2번 반복한다.

심화 과정

핸즈온

손의 엄지 측을 견갑골 안쪽 하부에 대고 견갑골의 상방회전(upward rotation)을 가이드 하는 핸즈온을 할 수 있다. 다른 한 손은 빗장뼈가 잘 들리게 해주거나 팔꿈치 아래를 잡고 상완골이 잘 돌아가게 해주거나 관절와 상완관절에서 뼈들이 제 위치에서 잘 맞게 해줄 수 있다.

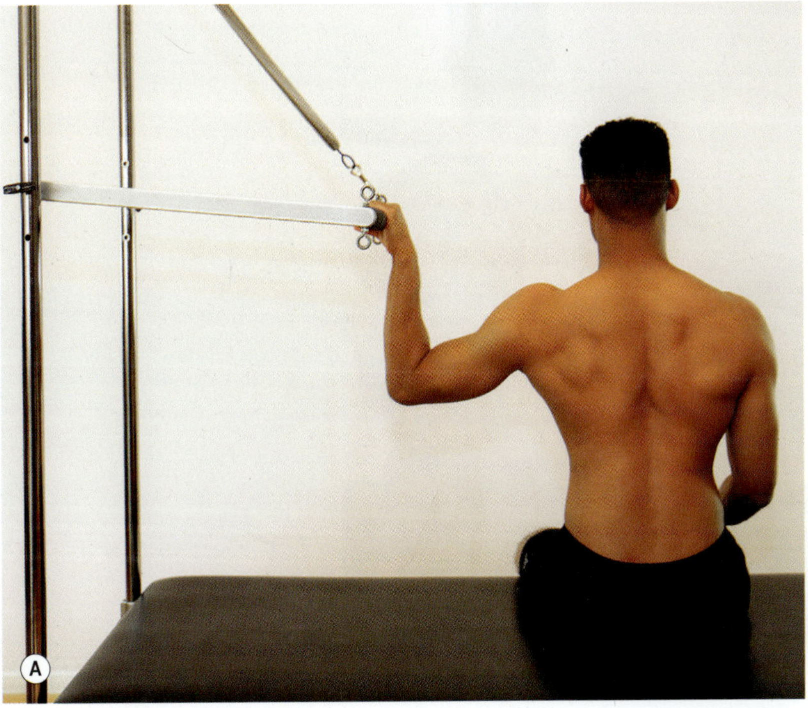

그림 7.30
A 한 팔로 하는 광배근 운동: 팔꿈치를 구부린 상태로 셋업

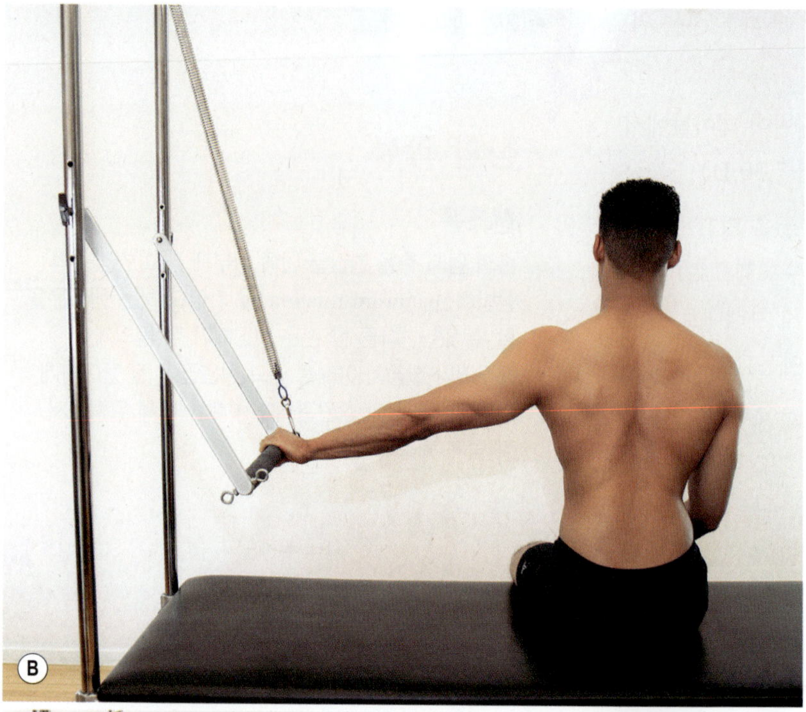

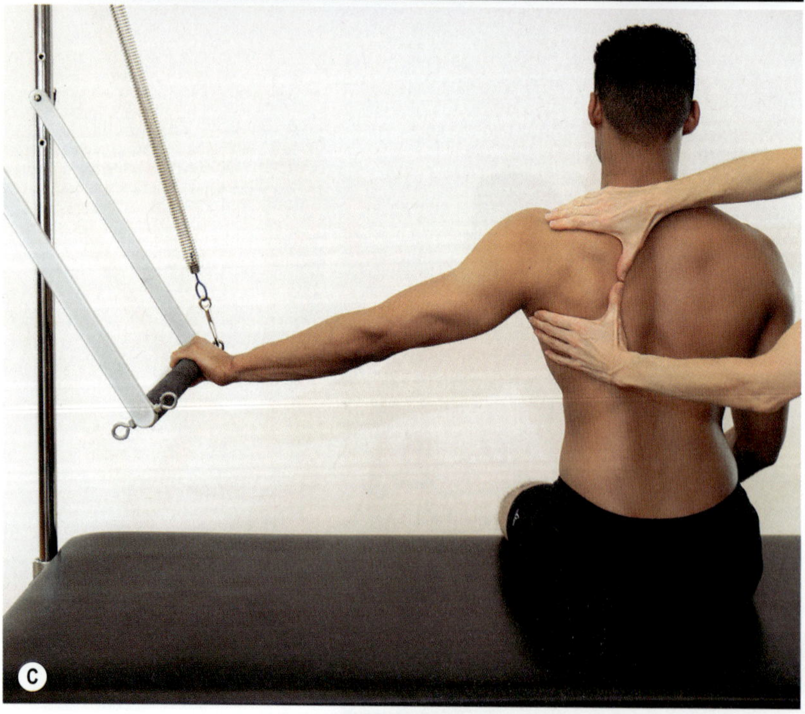

그림 7.30(계속)
B 바를 아래로 누르면서 팔꿈치 신전
C 견갑골에 핸즈온

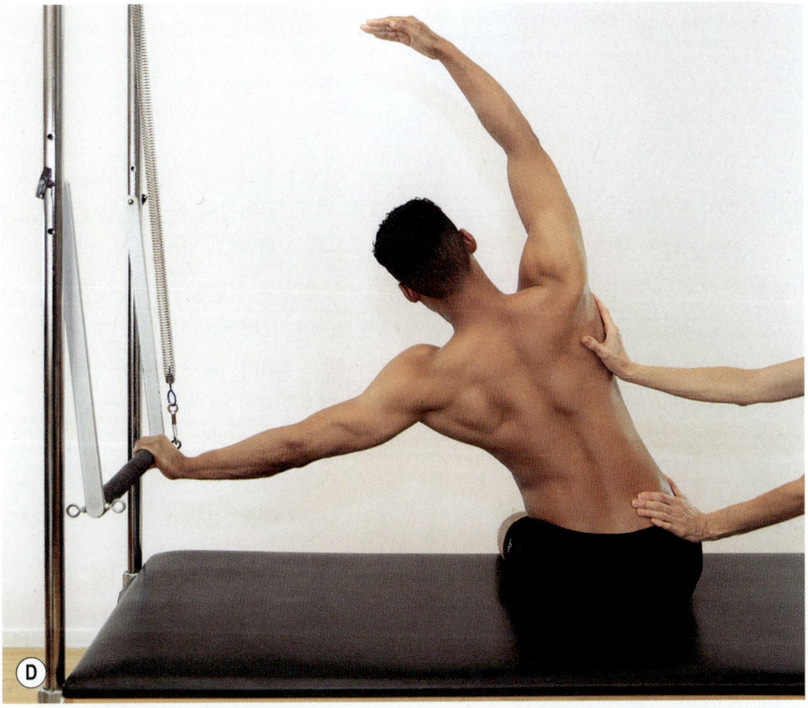

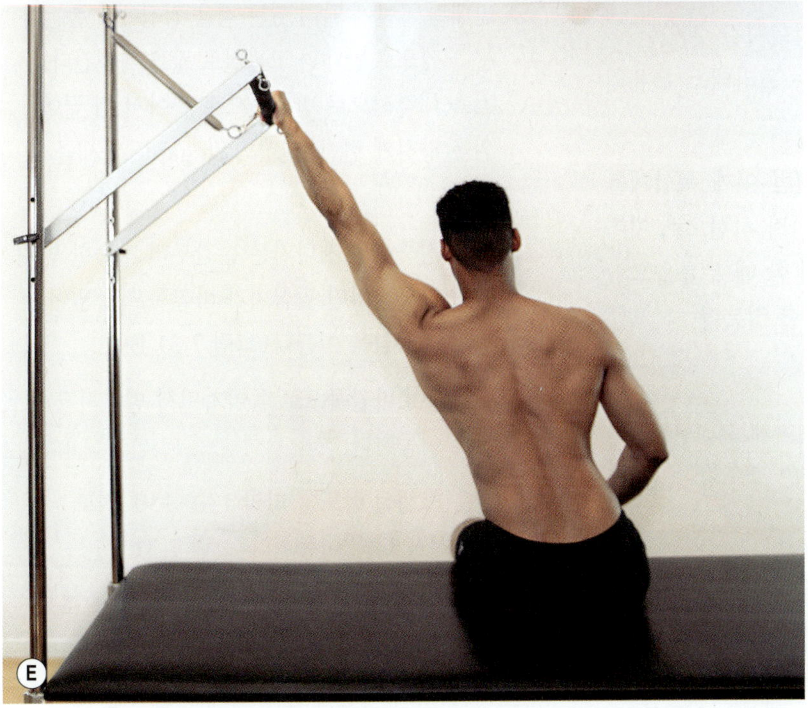

그림 7.30(계속)
D 측굴 움직임을 추가할 때의 핸즈온
E 팔을 든 쪽으로 몸 전체를 기울인다.

고객 케이스

에스테틱에서 일하는 32세 여성이었고 짐에서 중량 운동을 좋아했다. 운동량을 늘린 뒤 어깨와 목에 통증이 있다고 했다. 빠르게 진행되는 수업에서 당기는 운동을 많이 했다고 했다. 그래서 당기는 운동을 잠깐 쉬고 팔이 몸통, 다리와 잘 연결될 수 있게 해주는 트레이닝을 하자고 권했다. 견갑골의 활주가 잘 일어나지 않았고 상완골두의 움직임도 잘 일어나지 않았다. 상부 흉곽으로 호흡을 했고 골반은 앞으로 많이 기울어져 있었다. 1번 갈비뼈를 이완시키면서 견갑골을 가동시켰고 동시에 목과 팔의 근막을 이완했더니 증상이 개선됐다고 했다. 팔을 움직일 때 견갑골과 어떻게 조화를 시켜야 하는지와 호흡을 어떻게 해야 하는지 배웠다. 상지와 체간과의 연결, 팔이 움직일 때 견갑골의 활주 및 적절한 호흡을 익혔더니 증상 없이 일할 수 있게 되었고 짐에서 중량 운동도 다시 할 수 있게 되었다.

부하를 가하는 운동 Loading the arms

리포머에서 암 시리즈

Side arm pull on the Reformer(J. H. Pilates exercise)

어깨 복합체와 체간을 동시에 강화시킬 수 있는 운동으로 전신의 기능을 강조하는 필라테스 특유의 철학이 들어가 있다.

움직임 전략 PNF의 D2 패턴처럼 어깨 복합체를 사선으로 움직인다; 팔부터 몸통까지 사선으로 이어지는 저항이 밸런스를 무너뜨리려 할 때 무릎을 꿇은 상태에서 이에 대항해 밸런스를 잡는다.

움직임 묘사

리포머의 저항을 필요한 만큼 적절하게 설정한다; 뼈들의 리듬을 되찾기 위해서 가벼운 스프링이 좋다; 가벼운 스프링을 사용한다.

- 클라이언트는 측면을 바라보면서 캐리지 위에 무릎을 꿇는다; 한 쪽 무릎은 리포머 숄더 레스트(shoulder rest)에 밀착해서 안정성을 확보한다. 숄더 레스트에 무릎을 닿지 않게 해서 난이도를 높일 수 있다(그림 7.31 A).
- 로프에서 먼 쪽 손으로 로프를 잡는다.
  - ◇ 상완골은 안쪽으로 돌아가면서 모이고 굽혀진다(손을 반대편 고관절로 뻗는다.).
  - ◇ 반대편 골반에 달려 있는 검을 검집에서 뽑는다는 느낌으로 반대편 고관절로 팔을 가져간다; 검을 대각선으로 반대편으로 뽑아서 검 끝이 위를 향하게 한다(펜싱의 en garde 자세를 취한다).
  - ◇ 손이 정중선을 지나가는 순간부터 가능한 범위까지 가급적이면 팔꿈치가 바깥쪽으로 벌어지면서 움직임을 이끈다(그림 7.31 B).
  - ◇ 상완골이 바깥쪽으로 돌아가면서 벌어지고 뒤로 이동한다.
  - ◇ 손은 스캡선 각도를 따라 130−150° 정도 대각선을 향해 이동한다(그림 7.31 C).
- 팔꿈치는 펴지고 팔이 벌어지면서 바깥쪽으로 돌아간 상태에서 팔을 모으고 안쪽으로 돌리고 팔꿈치를 구부리면서 원래 자세로 돌아간다.
- 어깨 관절에서 움직임이 일어나더라도 몸통은

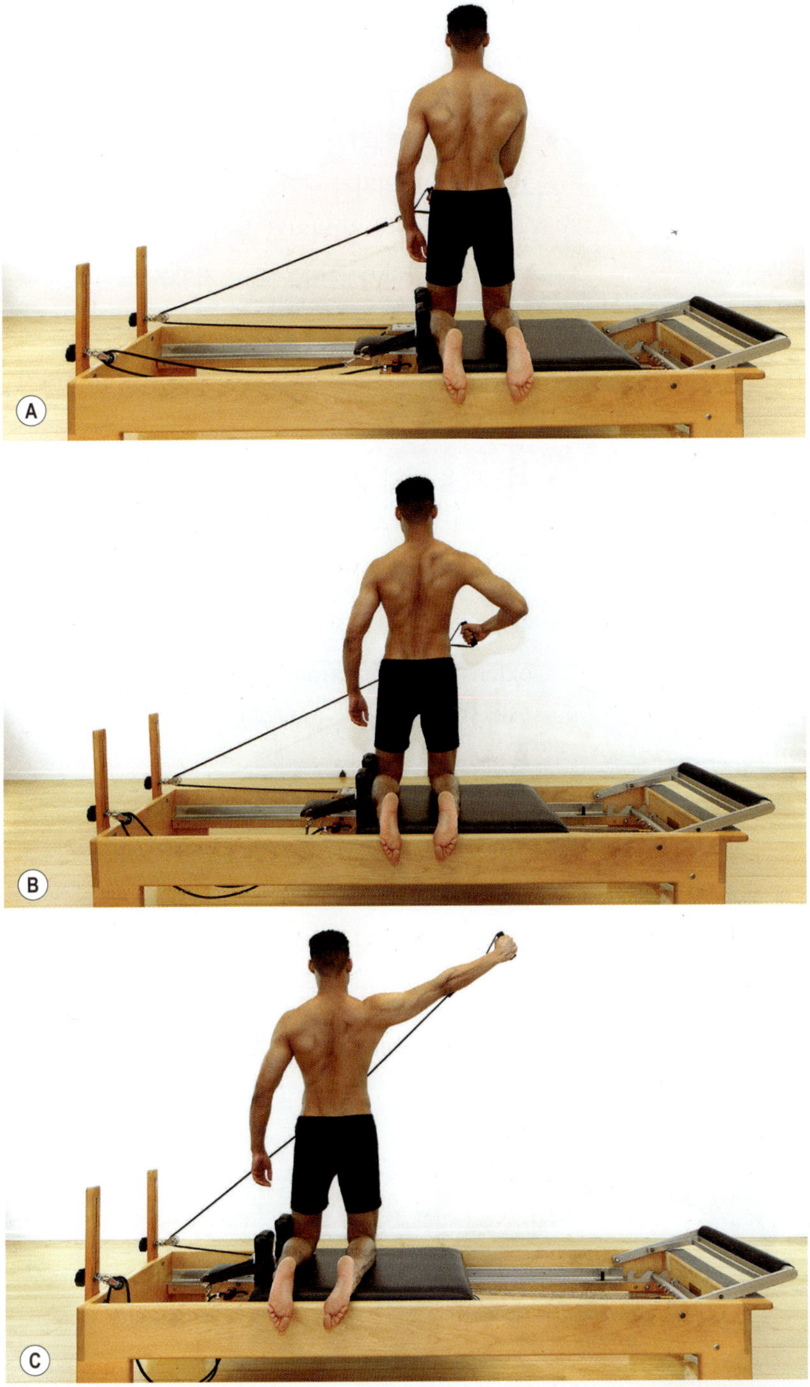

그림 7.31
A 리포머에서 암 시리즈: 시작 자세 **B** 팔꿈치가 바깥쪽으로 먼저 움직인다. **C** 팔꿈치를 펴면서 동작 마무리

정렬을 유지한다. 이로 인해 전신 근육을 강하게 동원한다.

- 들이마시면서 팔을 위로 뻗고 내뱉으면서 원 위치로 돌아간다.

리포머에서 니이 스트레치 Knee Stretch series on the Reformer (J. H. Pilates exercise)

Knee stretch는 리포머에서 할 수 있는 핵심 운동으로 전신의 협응력 및 전신 근력을 기를 수 있는 동작이다.

움직임 전략 고관절과 몸통을 구부리는 움직임이 일어날 때 손으로 잘 받쳐줘야 하기에 이 동작은 어깨부터 골반까지 모두 운동시킨다. 게다가 골반에서 팔로 연결되는 근막 시스템이 동원된다.

움직임 묘사

바를 높게 설정한다; 손을 바 위에 올린 뒤 팔을 뻗고 척추 전체가 둥글게 말리게 한다. 발바닥과 뒤꿈치를 숄더 레스트에 대고 발가락은 젖혀서 발 볼이 캐리지와 닿게 한다. 뒤꿈치는 숄더 레스트를 압박한다. 발 볼이 숄더 레스트에서 살짝 떨어지게 해서 발의 아치를 살린다.

- 강한 스프링 하나와 약한 스프링 하나를 건 상태에서 시작한다.
- 마시는 호흡에 캐리지를 밀고 내쉬는 호흡에 원 위치로 돌아간다. 이때 몸통 정렬이 흐트러지지 않게 한다(그림 7.32).
- 같은 박자로 캐리지가 나가고 들어오지 않는다. 반 박자에 캐리지가 나가고 나간 상태에서 1카운트 쉬고 한 박자에 원 위치로 돌아온다; 나갈 때는 빠르게 나갔다가 들어올 때는 저항을 느끼면서 들어온다.
- 팔의 각도는 변하지 않고 몸통도 앞뒤로 이동하지 않는다.
- 피드백을 위해 강사는 풋바 쪽에 서서 클라이언트의 어깨 위에 손을 올린다. 강사의 손을 누르거나 떨어지지 않게 하라는 큐를 준다.
- 몸통이 아닌 고관절에서의 신전과 굴곡(hip extension and flexion)이 캐리지를 움직이게 된다. 몸통은 살짝 구부러진 커브를 시종일관 유지한다.
- 척추를 중립으로 한 자세로 같은 움직임을 반복한다.

측면으로 팔꿈치를 대고 하는 플랭크 Side forearm supported plank

움직임 전략 Knee Stretch처럼 팔은 고정된 상태에

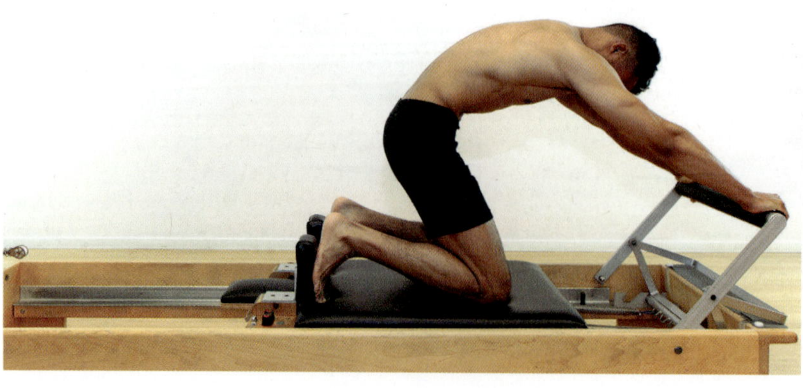

그림 7.32
리포머에서 니이 스트레치 시리즈

서 몸통이 움직인다. 몸통의 측면과 한 쪽 어깨 복합체를 활성화한다.

움직임 준비

풋바를 완전히 내리고 박스를 위에 놓는다. 박스 위에 팔꿈치를 대고 플랭크를 하면 손목을 댄 상태에서 체중을 싣는 것보다 스트레스가 많이 줄 것이다. 리포머에서 하기 전에 'side bridge' 같은 운동으로 감을 잡을 수 있다.

움직임 묘사

- 리포머의 측면을 바라보면서 캐리지 위에 무릎을 꿇는다.
- 팔꿈치를 90° 접어서 전완부를 박스 위에 올린다.
  - ◇ 팔꿈치가 어깨관절 아래에 있게 하고 손은 앞을 향하게 한다.
  - ◇ 몸통을 잘 정렬해서 양쪽 무릎이 캐리지에 닿는 것이 아닌 아래에 있는 무릎만 캐리지에 닿게 한다.
  - ◇ 한 쪽 무릎이 아래로 내려오는 식으로 골반이 틀어지지 않게 한다.
- 자세를 유지한 채 들이마신다(그림 7.33 A).

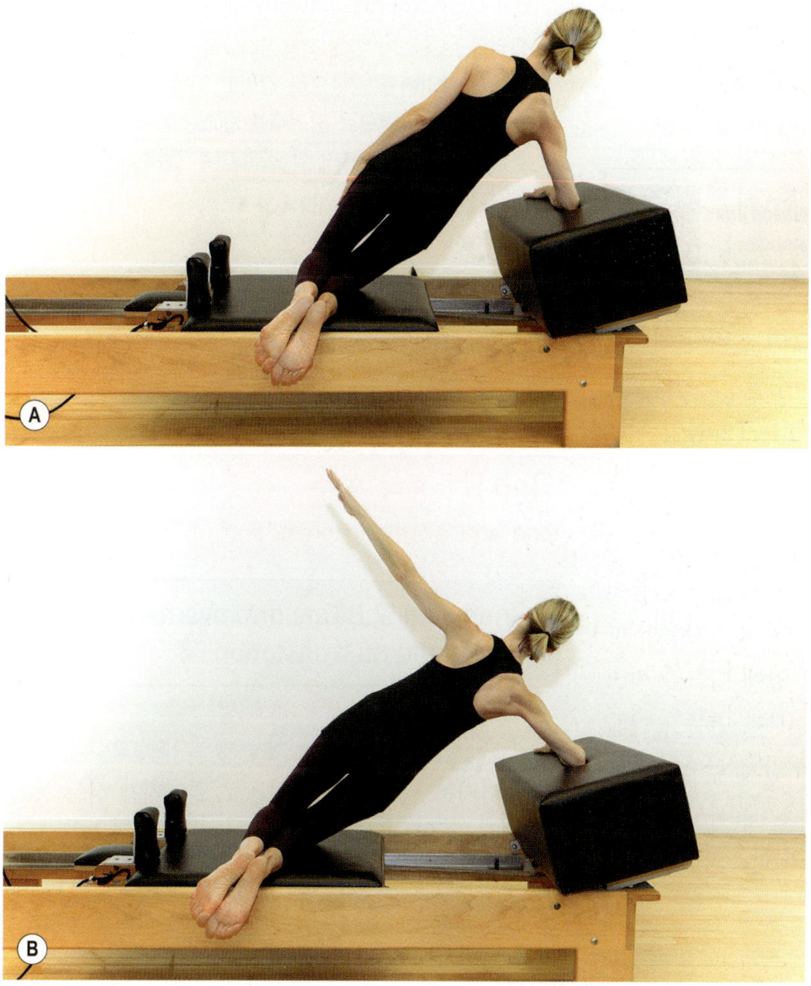

그림 7.33
A 팔꿈치로 온 몸을 지탱한다.
B 팔로 박스를 밀어서 실행한다.

- 위에 위치한 팔을 벌린다.
- 내쉬면서 캐리지가 박스에서 멀어지게 한다 (그림 7.33 B).
- 잘 고정되어 있는 팔과 견갑골 위에서 몸 전체가 움직인다.
- 좌우측 각각 5–8회 반복한다.

> **도움말**
>
> 흉곽을 측면으로 들어 올릴 경우 몸통의 위치도 바뀐다. 머리부터 흉곽 골반까지 일직선의 정렬을 유지하는 것이 이 동작의 핵심이다.

손 머리 위로 한 상태에서 흉추 신전

Thoracic extension with overhead arms

Video link 7.7 Thoracic extension with overhead arms and One arm overhead press and rib translation

움직임 전략 양팔을 머리 위로 들어 올리기 위해서는 흉곽 중부를 안정시키는 근육들이 활성화된다. 또한 상부 갈비뼈와 상부 흉추인 T1–T2 등이 뒤로 돌아가면서 펴진다.

움직임 묘사

기울어진 벤치나 테이블 위의 박스를 놓는다. 몸통이 올라가는 면이 기울어져야 한다. 리포머를 사용할 때는 캐리지 위에 박스를 길게 놓고 앞에 아크가 박스를 하나 더 놓는다. 한 쪽 끝은 경사를 만들고 다른 쪽 끝은 바닥에 닿는다. 박스 위에 길게 엎드리게 한다. 머리와 몸통이 경사면 끝에 오게 하고 양팔은 머리 위로 뻗는다. 몸통 전체 무게가 박스와 아크 위에 실린다(그림 7.34 A).

- 클라이언트에게 팔을 약간 들어서 박스에서 팔이 떨어지게 한다(그림 7.34 B).
  - ◇ 왼팔과 오른팔이 같은 높이로 올라가는지 확인한다.
  - ◇ 한쪽 갈비뼈가 더 뒤로 튀어나오지 않는지 확인한다.
- 팔을 더 잘 올라가게 하기 위해 흉곽을 천장을 향해 젖히라는 큐를 준다.

> **강사 노트**
>
> 흉곽 깊은 층의 근육들은 팔을 위로 들어 올리는 행위를 보조하기 위해 작용한다. 특정 갈비뼈 분절을 택해서 갈비뼈를 양손으로 감싸고 갈비뼈가 척추에 가까워지는 방향으로 당겨주는 핸즈온을 해본다. 호흡이 이 움직임을 더 잘 조절할 수 있게 해주는지 확인해본다.

- 핸즈온과 함께 이 움직임을 3번 반복한다. 핸즈온 없이 2–3번 움직임을 반복한다.

한 손을 머리 위로 들어 올리면서 함께 일어나는 흉곽 활주

One arm overhead press and rib translation

Video link 7.8 One arm overhead press and rib translation

움직임 전략 팔을 들 때 상부 흉곽이 저항을 느끼면서 올라가는 팔의 반대 방향으로 멀어지게 하는 동작이다.

하부 흉추(thoracic spine)는 반대로 올라가는 팔에 가까워지는 방향으로 활주하면서 체중이 한 쪽

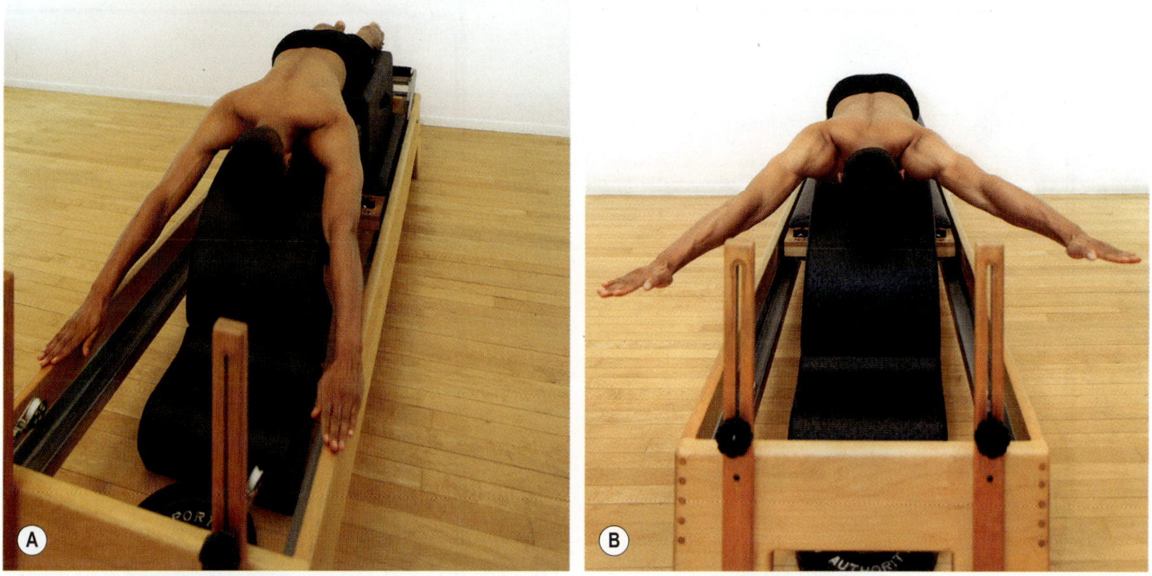

그림 7.34
A Prone arm lift on incline: 시작 자세 **B** 팔을 들어 올린다.

으로 쏠리지 않게 한다. 이 과정에서 흉곽 깊은 층의 로컬 근육들이 사용된다. 제한이 있거나 특정 부위가 약하다면 핸즈온을 통해 변화를 준다.

움직임 묘사

캐딜락 푸쉬 바에 노란색 스프링을 아래로 건다.

- 클라이언트는 올라가는 쪽 팔이 푸쉬 바를 바라보게 테이블 위에 옆으로 앉는다.
- 클라이언트는 팔꿈치를 구부려서 갈비뼈 가까이에 댄다. 손바닥은 하늘을 향한다.
- 강사는 바를 들어줘서 클라이언트가 과도하게 척추를 구부리면서 바를 잡지 않게 한다.
- 들이마시면서 바를 위로 밀면서 팔꿈치가 펴지고 팔이 위로 올라간다(그림 7.35).
- 팔꿈치를 구부려 흉곽 가까이 이동시키면서 천천히 바를 내린다.
- 5-8회 반복한다.

심화 과정

몸통이 어느 방향으로 치우치는지 큰 그림을 보면서 클라이언트가 의도한 대로 움직이는지 확인한다. 예를 들어, 왼팔을 들 때 견갑골의 회전도 잘 일어나지만 몸통이 드는 팔의 반대편으로 이동하면서 원치 않는 움직임이 나올 수 있다(그림 7.36). 갈비뼈 측면으로 호흡하라는 큐를 주면서 한 손으로는 왼쪽 갈비뼈 측면에 다른 손은 척추 부위에 대서 몸통이 어깨 움직임을 지지해주는 방향으로 핸즈온을 해본다(그림 7.37).

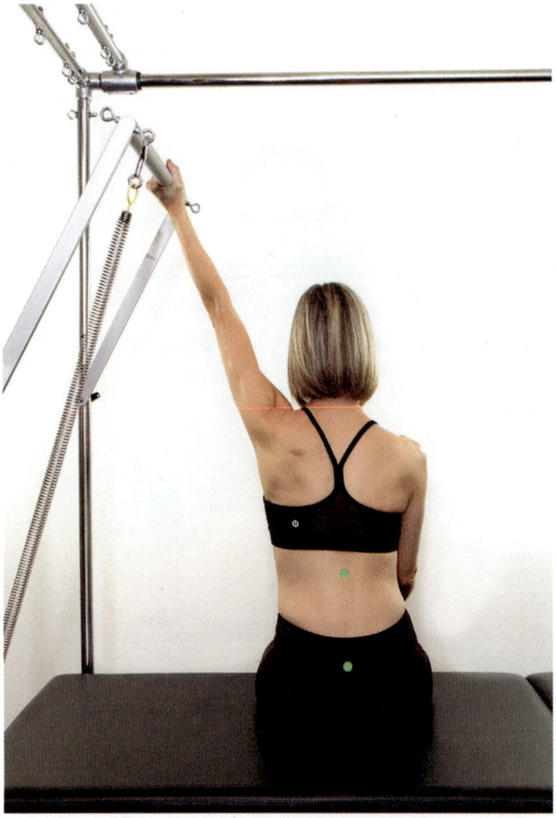

그림 7.35
몸통의 안정성을 유지한 채 팔을 들어 올린다.

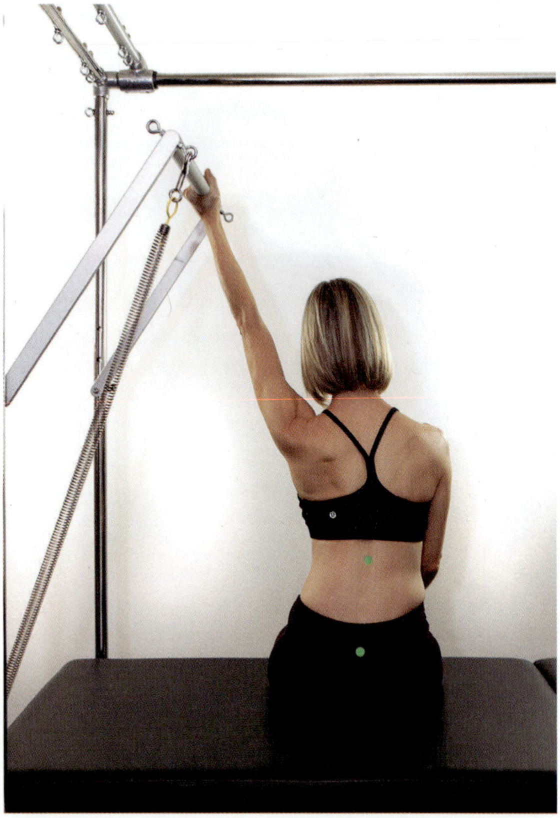

그림 7.36
몸통의 안정성을 유지하지 못하는 상황

리포머 위에서 한 팔로 하는 체스트 익스팬션
One arm chest expansion on Reformer

움직임 전략 한 쪽 어깨 복합체의 편측 및 몸통에 대한 운동을 시킨다; 한 쪽 어깨에서 움직임이 일어날 때 이 움직임을 지지해주기 위해 몸통을 측굴 및 회전시키면서 안정시키는 조직들이 활성화된다.

움직임 묘사

- 로프 쪽을 바라보면서 리포머 캐리지 위에 무릎 꿇는다; 가벼운 스프링 하나만 걸어준다.
- 스트랩 중 하나만 잡는다.
  - ◇ 손을 스트랩에 넣어서 걸칠 경우 손과 전완 부위 근육들의 활성화를 최소화하면서 몸통 부위의 근육들을 활성화시킬 수 있다. 손으로 로프를 쥘 경우 말초 부위 근육들이 활성화된다.
- 팔을 20–25° 정도 앞으로 든 상태에서 시작한다.
  - ◇ 로프는 시작 자세에서 느슨해지지 않고 살짝 팽팽한 상태여야 한다. 몸통이 앞으로 넘어갈 정도로 팽팽하게 하지 않는다(그림 7.38 A).
- 무릎부터 온 몸을 잘 정렬한 상태에서 들이마신다.
- 내쉬면서 어깨 관절에서 5–10° 정도 펴질 정도

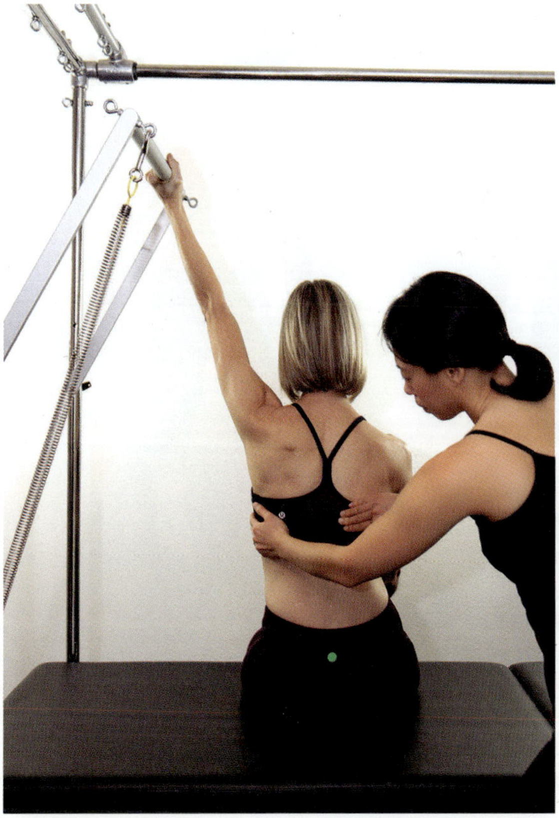

그림 7.37
호흡 및 흉곽의 활주를 위한 핸즈온

까지 로프를 당긴다(그림 7.38 B).

- 조절하면서 다시 시작 자세로 돌아온다.
- 척추가 수직 정렬을 잘 유지하는지 확인한다.

몸통에서부터 팔로 연결되는 근막 라인 운동 Serratus Arms

움직임 전략 견갑골을 거의 움직이지 않으면서 팔만 움직이면서 몸통에서부터 팔로 연결되는 근막 연결 라인을 활성화한다.

움직임 묘사

- 풋바를 바라보면서 리포머 위에 앉는다. 양반 다리를 하고 캐리지 위에 앉을 수도 있고 박스를 짧게 놓고 그 위에 앉을 수도 있다.
- 약한 강도의 스프링 또는 중간 강도의 스프링 하나만 건다.
- 리포머의 풀리(pulley) 부분을 높게 설정한다.
- 손바닥이 아래를 보게 해서 스트랩을 잡는다.
- 로프는 팔 아래로 지나가야 하며 전완 위를 감싸면서 지나가지 않게 한다.
- 팔꿈치를 펴고 어깨를 앞으로 90° 정도 들어서 로프가 팽팽해지게 한다(그림 7.39).
- 팔꿈치를 구부려서 팔이 서로 벌어지게 한다.
  - ◇ 척추뼈와 견갑골 사이의 거리가 가까워지지 않게 한다.
  - ◇ 손목과 팔꿈치는 수평 선상에 있게 해서 위에서 봤을 때 U자 형태를 띄게 한다.
- 팔꿈치를 펴서 시작 자세로 돌아온다.
  - ◇ 견갑골 하부에서 움직임이 시작된다 (앞서 나왔던 Scapula Reaches 동작 참조).
  - ◇ 전거근(serratus anterior)에서 외복사근(external oblique)으로 연결되는 라인을 활성화시킨다.
  - ◇ 팔에서 새끼손가락으로 연결되는 라인을 느낀다.
- 아래에 나오는 부분에 의식을 집중하면서 동작을 반복한다.

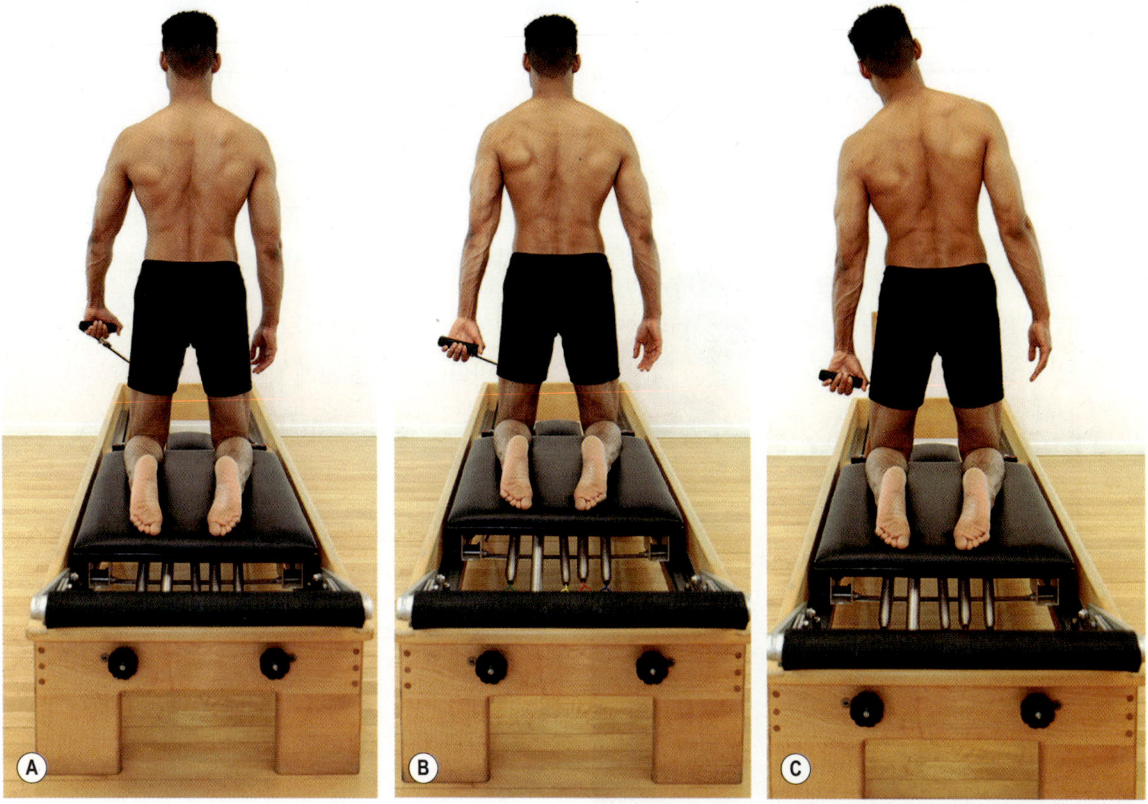

그림 7.38
A 한 팔로 하는 체스트 익스팬션: 시작 자세 **B** 견관절 신전 **C** 몸통의 안정이 유지되지 못하는 상황

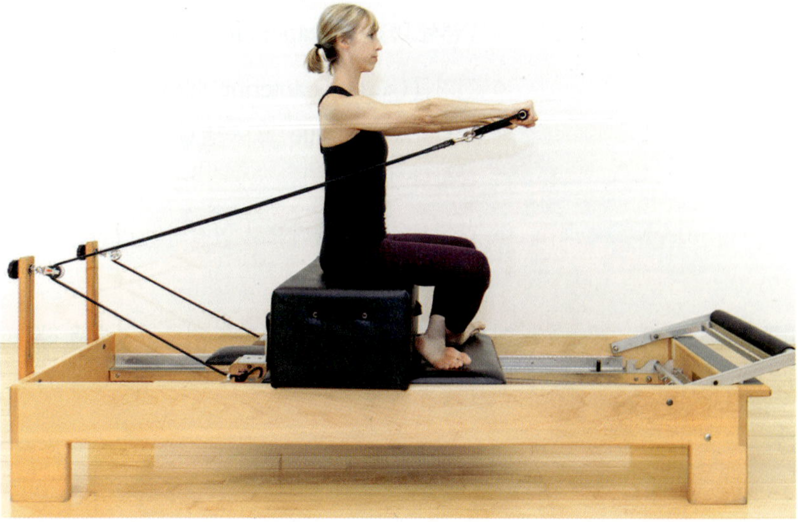

그림 7.39
몸통에서부터 팔로 연결되는 근막 라인 운동: 시작 자세

도움말

팔을 움직이면서 다음과 같이 연결시켜 본다. 팔꿈치를 펼 때 견갑골의 하부가 바깥쪽으로 나가며 팔은 안쪽으로 모은다. 아래팔은 새끼손가락 측의 바깥쪽으로 뺀다. 팔꿈치를 구부릴 때 팔꿈치가 바깥쪽으로 벌어지면서 등이 넓어진다. 손목에서는 손, 요골(radiaus), 척골(ulna)이 일직선 상에 정렬하게 한다.

심화 과정

핸즈온

Serratus Arms 동작을 처음 가르칠 때 스트랩 없이 핸즈온 만으로 지도해본다. 한 손은 손목 근처 다른 한 손은 팔꿈치 근처에 댄다(그림 7.40). 클라이언트에게 핸즈온 하고 있는 양손을 같은 압력으로 밀어내라는 큐를 준다. 팔꿈치를 구부렸을 때 팔꿈치를 가쪽으로 뻗어서 팔꿈치 부위에 대고 있는 강사의 손을 밀어내라는 큐를 준다. 클라이언트 몸통의 앞뒤가 모두 넓어지는가 어깨도 넓어지는가? 저항을 주기 전에 연습한다. 다른 한 손은 폴에 대고 연습해서 양팔에 같은 자극을 줄 수 있다.

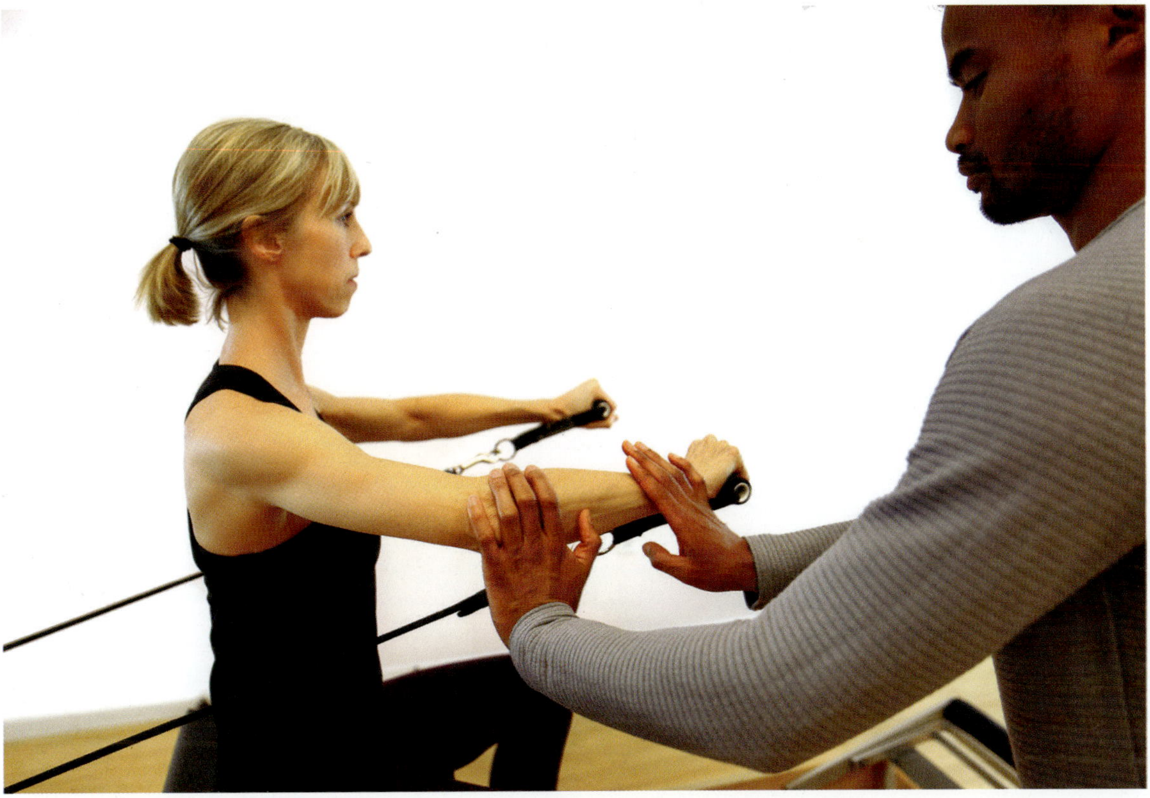

그림 7.40
몸통에서부터 팔로 연결되는 근막 라인 운동 핸즈온

8장으로 연결

상지를 무리없이 움직이고 강화시키는 것은 생각보다 어려운 점이 많다. 특히 손에 체중이 실리는 경우 더욱 더 그렇다. 필라테스의 스트랩을 이용해서 움직일 경우 고정된 몸통 위에서 팔이 움직인다. 그러나, 사지 말단이 고정된 상태에서 손에서 몸통으로 힘이 흘러가는 움직임도 얼마든지 있다. 이와 같은 상황에서는 근막 시스템이 받는 영향은 다르다. 8장에서는 이처럼 사지 말단에서 몸통으로 어떻게 연결되는지 손목이 이와 같은 움직임에 어떤 영향력을 갖는지 알아볼 것이다.

말초 부위: 손에서 몸통으로의 연결 8
Periphery: hands to trunk

팔을 벌려서 나 자신을 연인 대하듯이 안아줬다.

Rumi

깊이 있는 자각: 수용성
Contemplative awareness: receptivity

여러 문화에서 손은 상징처럼 사용된다. 신의 손이라는 표현처럼 권능을 가리키는 표현으로 사용되기도 하고 손으로 다양한 표현을 하기도 한다. 일상생활 속에서의 활동도 손이 있어야 가능한 활동들이 많다. 손의 다재 다능함은 다른 관절과는 다른 손이 가지고 있는 고유의 조절 능력에서 나온다. 손과 손목은 수많은 조직들로 구성되어 있으며 이 조직들의 미세하고 정교한 움직임으로 다양한 역할을 해낸다. 손이 다치면 일상에 있어서 지장이 많이 생기게 된다. 손의 복잡한 역학은 여러 도구를 다룰 수 있게 해주고 감각 기관이 풍부해 세상을 탐구하는 도구로도 사용된다.

손에서 어깨까지의 기능적 연결
Hand to shoulder interconnections for movement

여러 근육들이 작용하고 이에 따라 뼈들이 다양한 포지션으로 당겨지면서 움직임은 3차원적으로 일어난다. 상지는 자유롭게 움직이면서 일상생활에 필요한 업무를 수행하기도 하고 상지를 통해 다양한 표현을 하기도 한다. 이런 움직임은 오직 상지에만 국한되지 않고 전신의 움직임과 관련이 있다. 손, 팔, 어깨, 몸통에서 발이 모두 서로 연결되면서 움직임을 조절한다. 움직임은 발에서 시작해 척추를 거쳐 팔에서 손으로 힘이 전달되는 채찍과도 같다. 반대로 손에서 움직임이 시작되어 발로 힘이 전달될 수 있다(비보이들의 공연을 보면 이런 광경을 보게 된다). 움직임의 가능성은 무궁무진하다. 파도치듯이 한 부위가 움직임을 시작하고 이 움직임을 연결돼 있는 우리 몸을 통해 전신으로 퍼진다. 한 부위의 국소적인 움직임이 제한될 경우 전체적인 움직임이 영향을 받는다. 손이 움직일 수 있는 기초가 되는 관절은 어깨이며 팔꿈치를 통해 손과 어깨는 연결된다. 팔꿈치 관절에서 전완이 움직이면서 손을 우리 몸에 가깝게 했다 멀리 했다 할 수 있게 해준다.

어깨에서의 연결 Shoulder link

어깨 복합체가 몸의 중심부와 연결되는 부위는 흉쇄관절(sternoclavicular joint) 뿐이다(그림 7.9). 따라서 이 부위를 지나치는 여러 근막 복합체가 손을 다양한 범위로 움직일 수 있게 해준다.

팔꿈치에서의 연결 Elbow link

팔꿈치 복합체는 손을 다방면으로 움직일 수 있게 해준다. 팔꿈치가 구부러지고 펴지면서 손도 같이 움직인다. 뿐만 아니라 손바닥이 아래를 보는 회내(pronation) 위를 보는 회외(supination)와 같은 회전성 움직임이 더 복잡한 움직임을 가능하게 해준다. 이렇게 손에서 몸통까지 연결된 체인의 일부가 문제가 되더라도 식사와 같은 일상생활이 영향받게 된다. 회내와 회외 같은 동작이 없이는 키보드 자판을 치거나 도구를 사용하는 다양한 활동이 제한된다. 또한 팔꿈치 복합체가 문제가 생길 경우 어깨 관절까지 영향을 끼칠 수 있다. 팔꿈치가 잘 움직이지 않는 사람이 손을 위로 들려고 할 경우 어깨 복합체에서는 보상이 일어나게 된다. 어깨 복합체의 기능이 떨어질 경우 몸통에서 팔로 연결되는 라인 역시 제 기능을 못하게 된다. 그래서 상지를 트레이닝 시킬 때는 어깨 복합체만이 아닌 팔꿈치, 손목, 손의 가동성을 균형 있게 만들면서 중심부인 척추까지 봐야 한다.

손목에서의 연결 Wrist link

손과 손목의 움직임을 만드는 근막 복합체는 팔꿈치 관절을 건너온다. 그래서 손과 손목의 움직임이 잘 나오기 위해선 팔꿈치와 어깨의 움직임이 중요하다. 손목은 여러 작은 뼈(수근골[carpal bones])들로 구성된 복합체로서 요수근관절(radiocarpal joint)에서 수근골들이 요골(radius), 척골(ulna)과 만난다. 수근골은 두 줄로 이뤄져 있고 한 줄은 네 개의 수근골로 구성된다(그림 8.1). 수근골은 손의 미세한 컨트롤을 해주는 내재근(intrinsic muscles)의 부착 부위를 제공한다.

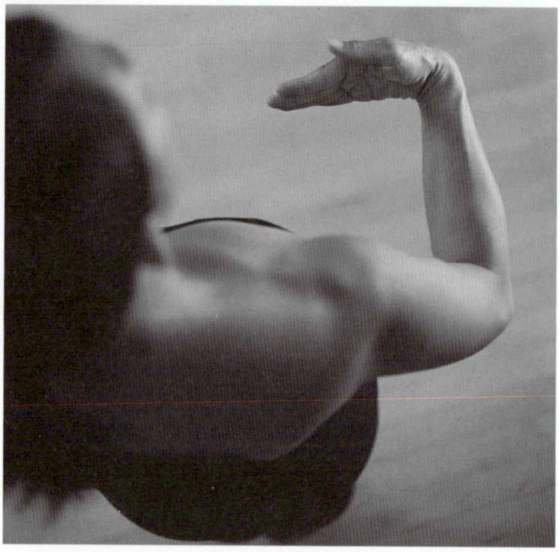

그림 8.2
손목 굴곡

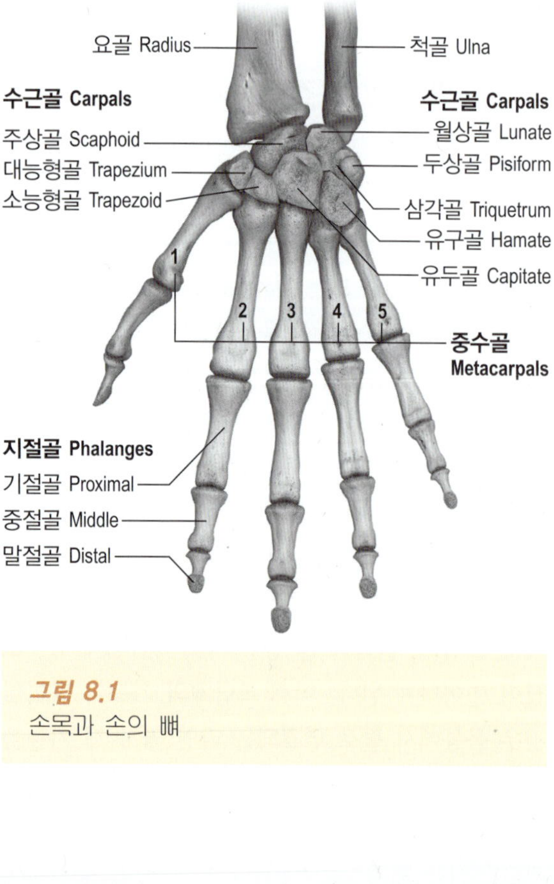

그림 8.1
손목과 손의 뼈

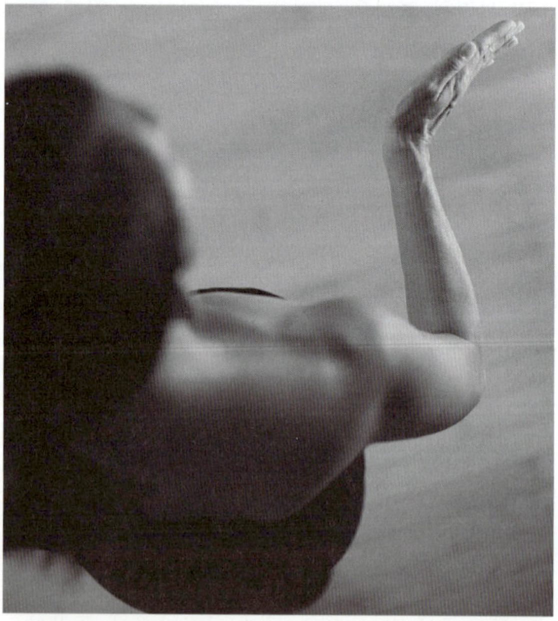

그림 8.3
손목 신전

손목에서 일어나는 움직임은 다음과 같다:

- 굴곡(flexion)에서는 손가락들이 전완 전면에 가까워진다(그림 8.2).
- 신전(extension)에서는 손가락들이 전완 후면에 가까워진다(그림 8.3).
- 손목은 엄지 쪽으로 치우칠 수도 있고(요측편위[radial deviation] 또는 외전[abduction]) (그림 8.4) 새끼손가락 쪽으로 치우칠 수도 있다(척측 편위[ulnar deviation] 또는 내전[adduction]) (그림 8.5).
- 이 모든 움직임들이 한꺼번에 일어나면 손목의 회선(circumduction) 움직임이 일어난다. 회선은 원뿔 형태의 움직임을 만들지만 손목의 경우, 각 방향으로의 움직임이 차이가 있기에 완벽한 원뿔 형태가 나타나지는 않는다.
- 회내(pronation)가 회외(supination)보다 가동범위가 적게 나온다.

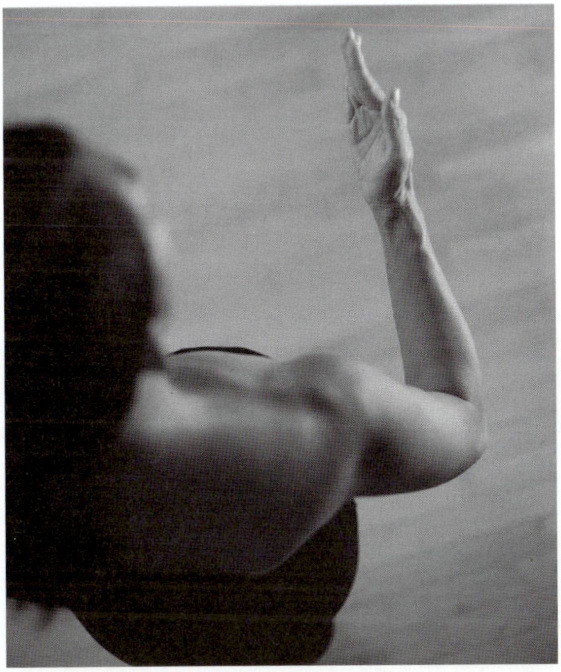

그림 8.4
요측 편위

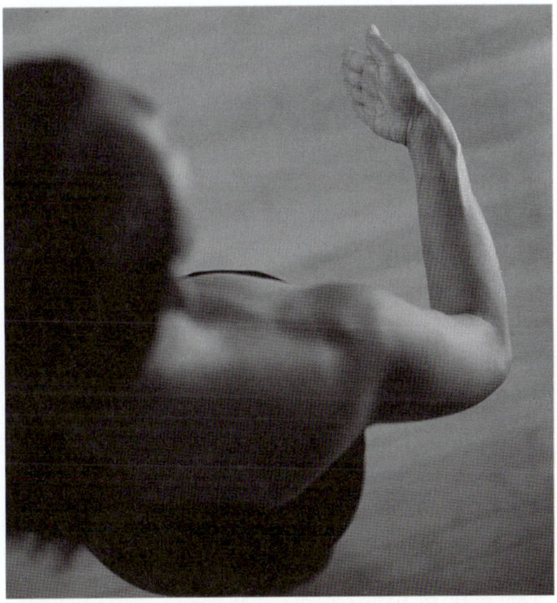

그림 8.5
척측 편위

일상에서의 동작을 보면 손목은 살짝 젖혀져 있다. 운전을 하거나 받아 적을 때 손목의 포지션을 보면 이를 알 수 있다. 시간이 지날수록 손목은 뻣뻣해지면서 가동성이 떨어질 수 있다. 팔꿈치나 어깨 관절에서 어떤 보상이 일어난다 하더라도 손가락이나 손목만이 할 수 있는 일을 대신해 줄 수 없다(Norkin and Levangie). 손목이 정상적으로 기능하지 않는다 하더라도 어깨나 팔꿈치에 미치는 영향은 미미할 수 있으나 손목에 하중이 직접적으로 실린다면 이야기는 달라진다. 손목에서 수근골과 요골 간의 움직임이 원활하지 않을 경우 플랭크와 같은 운동은 힘들어진다. 상지에 체중이 실릴 경우 팔 운동이 아닌 전신 운동이 된다. 이런 손목의 기능을 되살리기 위해 상지가 서로서로 어떻게 연결되는지 이해하는 것은 매우 중요하다.

전완부 움직임

Movement principles of the lower arm

골격계 또한 근막 시스템의 일부이다. 전완 역시 근막 시스템으로 결합되어 다른 여러 관절과 영향을 미친다. 근막 시스템은 움직임을 만들기도 하지만 어떻게 움직이는지 감지하는 시스템이기도 하다. 어깨 관절과 마찬가지로 팔꿈치 관절도 근막, 인대, 근육 등에 의해 연결되어 있다(그림 8.6). 팔꿈치 관절의 결합 조직은 움직임이 일어날 때 힘을 전달해 주는 복잡한 시스템의 일부를 구성한다(Van der Wal 2017). 뼈가 어떻게 움직이고 근막 시스템이 어떻게 작동하는지 알아야 클라이언트의 움직임을 이상적으로 잘 유도할 수 있다.

골격계의 구조와 움직임

Bone shapes and structures in motion(Kapandjii 2019)

팔꿈치 관절에서는 요골(radius)과 척골(ulna)이 상완골(humerus)과 나란히 만난다(그림 8.7).

전완에서 움직임이 일어나는 관절

The moving joints of the lower arm

- 상완골의 하부 구조
  - ◇ 도르래(trochlea)

    앞쪽으로 갈고리 오목(coronoid fossa)

    뒤쪽으로 팔꿈치 오목(olecranon fossa)
  - ◇ 작은 머리(capitulum)

    도르래의 바깥쪽에 위치

    전면을 바라보고 있으며

    구의 형태를 띤다.

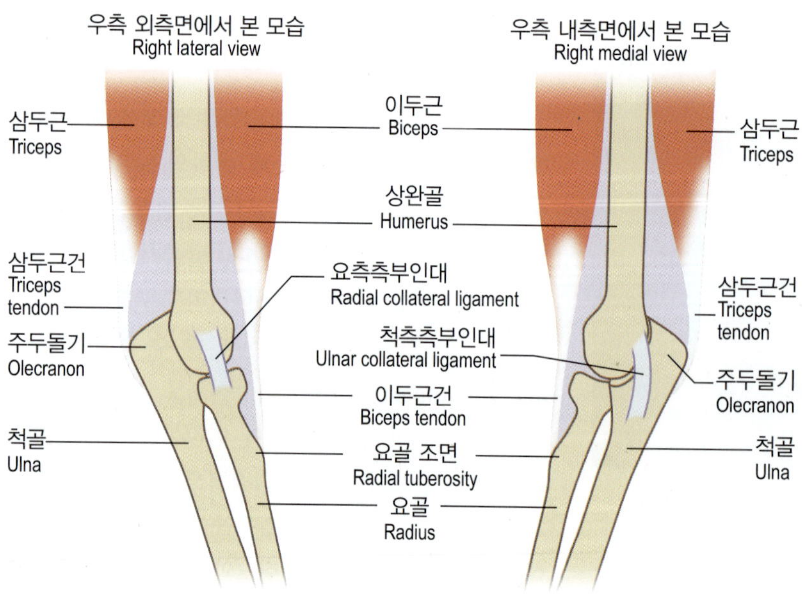

그림 8.6
팔꿈치

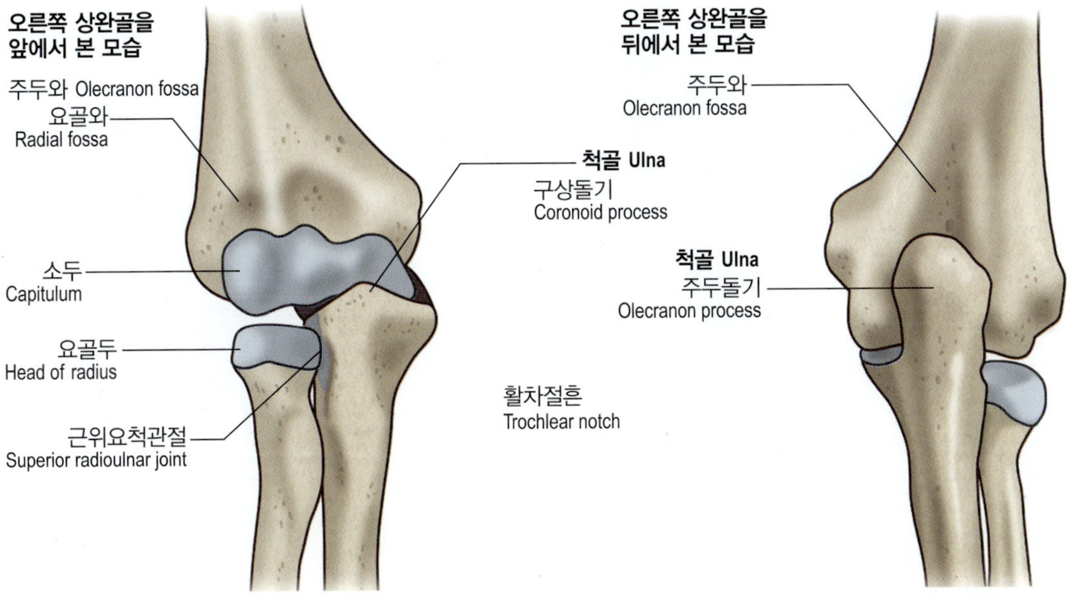

그림 8.7
팔꿈치를 구성하는 뼈의 랜드마크

- 상완척골관절(humeroulnar)
  - ◇ 척골의 도르래패임(trochlear notch)과 상완골의 도르래가 만나는 관절
  - ◇ 팔꿈치를 구부릴 때 전면부의 갈고리오목(coronoid fossa) 안으로 척골의 갈고리돌기(coronoid process)가 들어간다.
  - ◇ 팔꿈치를 펼 때 후면부의 팔꿈치 오목(olecranon process) 안으로 척골의 팔꿈치머리돌기(olecranon process)가 들어간다.
- 상완요골관절(humeroradial joint)
  - ◇ 상완골의 노오목(radial fossa)
  - ◇ 작은머리(capitulum)와 요골이 만난다.
  - ◇ 팔꿈치를 완전히 폈을 때 요골두(radial head)의 절반은 작은머리와 만난다.
  - ◇ 구부렸을 때 요골두는 노오목으로 들어간다.
  - ◇ 요골두는 바퀴의 모양을 띄고 있으며 오목해서 작은머리의 볼록한 부분과 잘 맞물린다(Kapandji 2019).
- 근위요척관절(proximal radioulnar joint)과 원위요척관절(distal radioulnar joint)
  - ◇ 근위요척관절은 팔꿈치 관절 근처에 있다.
  - ◇ 회내(pronation)와 회외(supination)가 일어난다.

    회외 시 척골과 요골은 서로 평행하다(그림 8.8 A).

    회외근이 부착되는 요골 상부는 휘어 있다.

    요골의 상부는 구부러져 있어서 회내가 일어날 때 요골이 척골 위에 올라타는 것이 가능

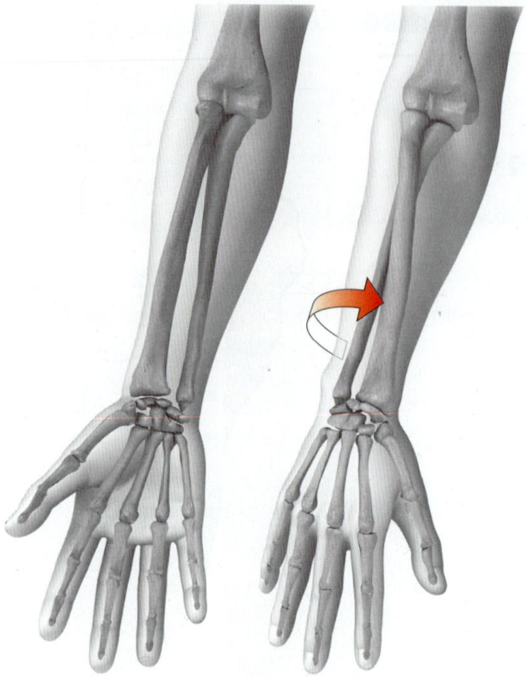

그림 8.8
A 전완의 회외: 요골과 척골이 나란히 놓인다.
B 전완의 회내: 요골과 척골이 서로 교차한다.

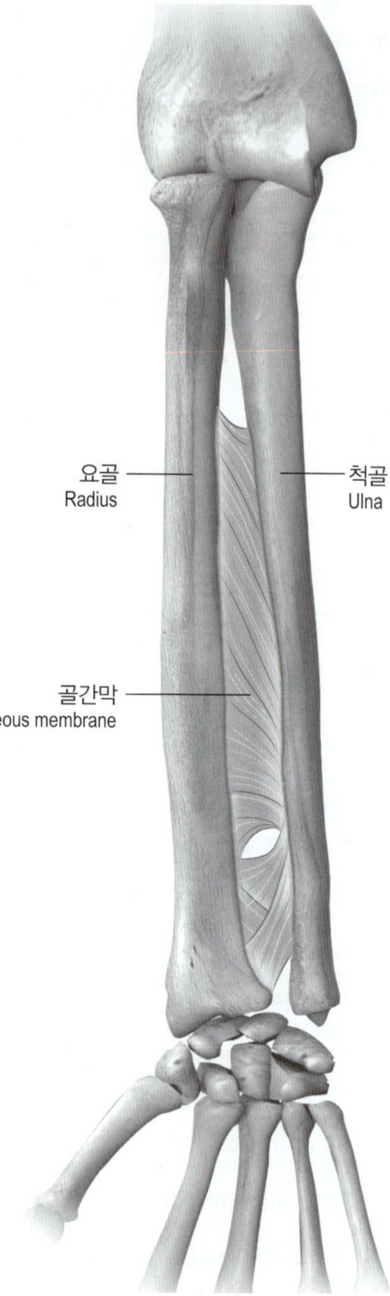

그림 8.9
골간막

해진다(그림 8.8 B).

중간 정도에서 요골은 바깥쪽으로 휘어지게 되고 이 부위에 원회내근(pronator teres)이 붙는다.

바깥쪽으로 휘어진 요골은 손목 부근으로 가서 다시 안쪽으로 휘어져서 원위요척관절(distal radioulnar joint)을 형성한다.

손목에서 고정되어 있는 척골 주위로 요골이 회전한다.

팔꿈치를 90° 구부린 상태에서 회내와 회외를 하면 어깨의 움직임과 쉽게 구분이 가능하다.

팔꿈치의 포지션이 상완골의 움직임을 제한하면서 요척관절과 어깨 관절의 움직임이 분리된다.

팔꿈치를 편 상태에서 손바닥을 위아래로 뒤집을 경우 어깨에서의 회전도 어느 정도 동반된다.

- 골간막(interosseous membrane)은 요골과 척골 사이를 연결한다(그림 8.9).

체화시켜 보기!

전완의 움직임이 어깨에 어떤 영향을 끼치는지 느껴본다. 앉거나 선다. 팔꿈치를 몸통 옆에 붙인 상태에서 엄지가 위로 오게 팔꿈치를 90° 구부린다(그림 8.10). 손바닥이 아래를 보게 한다(그림 8.11). 어깨에서 움직임이 일어나려 하면 멈춘다. 전완에서 움직임이 얼만큼 일어나는가? 가동범위는 일반적으로 85° 정도이다. 팔을 편 상태에서 해본다. 팔을 앞으로 쭉 뻗고 손바닥이 위로 오게 해본다(그림 8.12 A). 다른 한 손으로 팔꿈치 위를 고정한 뒤 손바닥이 아래를 보게 해본다. 요골이 척골 위로 겹쳐지는 것을 느낀다. 어깨에서 움직임이 일어나려 하면 멈춘다(그림 8.12 B). 전완의 뼈가 움직임을 멈췄을 때 거기서 더 움직이려 해서 조직들이 활주하는 것을 느껴본다. 뼈가 움직이는 것과 근막이 활주하는 것의 차이를 느껴본다. 팔꿈치 복합체에서 회내가 85° 미만으로 일어날 때 어깨에서 이를 보상하기 위해 안쪽으로 돌아가는 것을 확인한다. 전완에서 움직임이 부족할 경우 어깨에서 움직임이 일어난다.

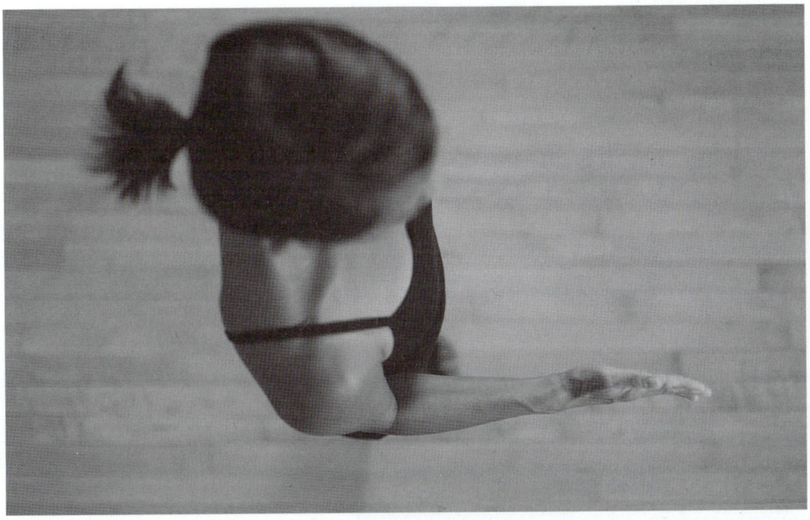

그림 8.10
체화시켜 보기! 엄지손가락이 위를 보게 팔꿈치를 구부린다.

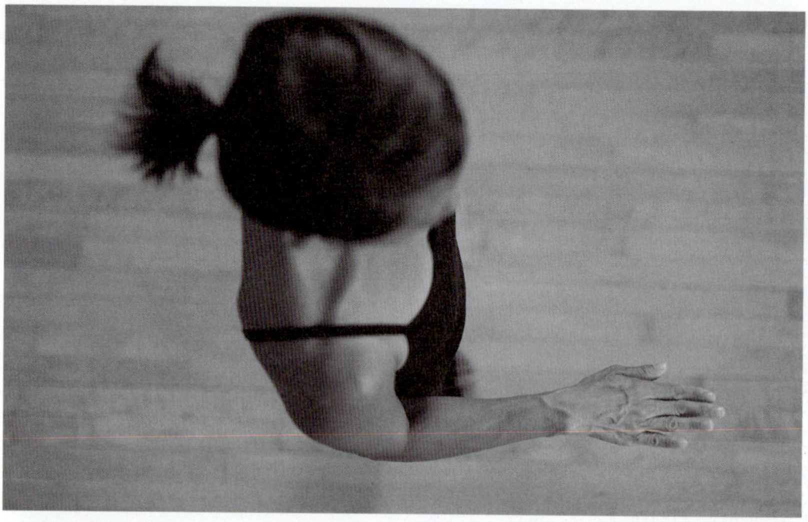

그림 8.11
체화시켜 보기! 회내 시킨 상태로 팔꿈치를 구부린다.

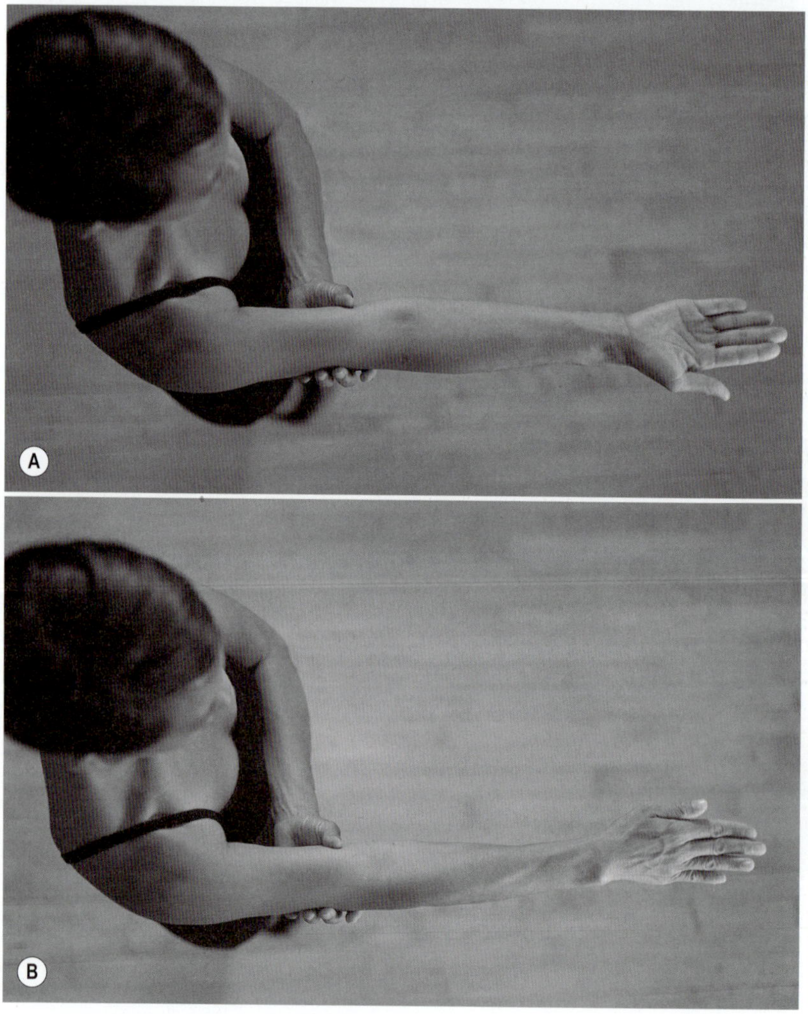

그림 8.12
A 체화시켜 보기! 팔꿈치를 편다. **B** 회내 시킨 상태로 팔꿈치를 편다.

어깨에 영향을 미치는 전완의 회외

Range of motion of pronation influencing shoulder

손에 무게가 실리거나 손잡이, 덤벨 등을 잡았을 때 손바닥이 위를 보든 아래를 보든 이와 상관없이 어깨와 손 사이에 일어나는 움직임에는 변화가 발생한다. 팔꿈치를 구부린 상태에서 손바닥이 위를 보게 하면 손은 바닥과 평행하게 되면서 손은 평평해진다. 반대로 손바닥이 아래를 보게 하려면 회내는 85°까지밖에 일어나지 않기에 손을 완전히 지면과 평행하게 만들 수 없을 것이다. 평행하게 하려면 어깨에서 회전이 일어나야 가능하다. 이 회외 각도가 85°보다 적을 경우 어깨가 안쪽으로 돌아가는 현상이 더 심하게 나타난다. 시간이 지나면서 어깨는 안쪽으로 돌아가면서 타이트해지고 가동범위는 영향을 받는다. 팔에 체중이 실릴 경우 상지를 어떻게 정렬하는가에 따라 손목에 실리는 압력도 달라질 것이고 팔꿈치에서의 움직임에 미치는 영향도 달라질 것이다.

손목에서 요골, 수근골 사이에서의 움직임을 만드는 관절

The moving joints of the wrist, the radiocarpal joint, and the carpal bones

- 손목에는 요수근관절(radiocarpal joint)과 중수근관절(mid-carpal joint) 두 개의 관절이 존재한다.
- 요수근관절에서는 요골과 디스크 그리고 몸쪽 줄(proximal row)에 위치한 수근골 네 개가 관절한다.
- 중수근관절에서는 몸쪽 줄(proximal row)과 먼 쪽 줄(distal row)의 수근골끼리 만난다(그림 8.1).

수근골

- 몸쪽 줄(요골과 만난다)
  - ◇ 주상골(scaphoid)
  - ◇ 월상골(lunate)
  - ◇ 삼각골(triquetrum)
  - 두상골(pisiform)
- 몸쪽 줄은 아치를 형태로 되어 있으며 요골 및 디스크와 만나는 관절에서 볼록면을 형성한다.
- 몸쪽 줄의 말단 부분은 수근골의 먼 쪽 줄(특히 유두골와 유구골)과 관절하기 위해 안쪽으로 패여 있는 오목면을 형성한다.
- 먼 쪽 줄(몸쪽 줄과 만나서 중수근관절을 형성)
  대능형골(trapezium)
  소능형골(trapezoid)
  유두골(capitate)
  유구골(hamate)

손에서 접촉 부위 *Hand contact point*

손의 모양을 보면 손등 쪽은 볼록한데 반해 손바닥 쪽은 오목하다. 손을 바닥에 대고 누르면 손바닥이 펴지면서 엄지 두덩(thenar eminence), 손목 부근 그리고 새끼 두덩(hypothenar eminence), 손요추(metacarpals)와 손의 지문 부위가 지면과 닿는다. 엄지 안쪽과 손바닥 가운데 부분은 지면과 닿지 않는데 반해 손가락 부위는 지면과 닿는다. 손바닥을 지면에 대고 체중을 실을 때 이를 이용한 큐를 사용한다.

골간막 Interosseous membrane

요골과 척골 사이에 있는 전완의 골간막(interosseous membrane)은 아래팔 근막(antebrachial fascia)의 확장된 부분이다(Agur and Dalley 2013). 골간막과 빗근(oblique cord)은 요골과 척골을 연결해주면서 동시에 전면 구획과 후면 구획으로 나눈다. 이 면은 요골에서 척골로 비스듬하게 내려오는 넓으면서 얇은 막이다. 전완부 심부 근육이 부착될 수 있는 장소를 제공한다(그림 8.9). 깊이 지나가는 혈관이나 신경이 이 막과 얽혀 있기도 하고 이 막을 뚫고 지나가기도 한다.

골간막은 근막 시스템의 일부이며 따라서 근막과 마찬가지로 늘어나고 활주하는 성질을 가지고 있다. 엄지손가락이 위를 바라보는 전완의 중립 포지션에서 이 골간막은 팽팽해진다. 회내와 회외의 마지막 범위에서 막은 느슨해진다. 이 조직의 상태가 정상적이어야 요골이 척골 위로 왔다 갔다 하는 것이 수월해진다. 회내근(pronator)과 회외근(supinator)의 정상 길이와 기능은 이 골간막의 텐션에 달려 있다. 도수치료를 하는 바디워커(bodyworker)나 사무직 노동자, 공장 노동자, 목수 등의 전완부 근막은 활주가 잘 일어나지 않으면서 제한돼 있다. 이로 인해 회내와 회외가 잘 일어나지 않고 이는 상지 전체의 움직임에 악영향을 준다. 전완부가 문제가 생기면 손부터 어깨까지 영향을 받는다. 골간막 이완은 간단하면서도 상지의 전체적인 움직임을 좋게 할 수 있다.

손목에서의 회전 움직임 시 일어나는 활주

Articulatory movements and gliding of wrist

손목 관절에서의 움직임은 수근골의 몸쪽 줄이 요골과 디스크 위에서 활주하는 움직임이다. 몸쪽 줄은 손목이 꺾이는 방향의 반대로 활주한다. 손목을 구부릴 때 수근골은 요골과 디스크 위에서 뒤로 활주한다(그림 8.13 A). 손목을 펼 때 중수근관절은 상대적으로 고정돼 있는 몸쪽 줄 위에서 같은 방향으로 움직인다(그림 8.13 B). 요골과 척골이 수평으로 잘 정렬이 되어 있는 상태에서 손목을 젖히면 손목 인대가 팽팽해지면서 수근골들끼리 압박해서 더 안정적이 된다. 이때는 손 전체가 하나의 유닛처럼 요골과 디스크 위에서 움직이면서 젖혀진다. 손목이 구부러지고 펴질 때 각각의 요소들이 움직이는 방식은 수근골들 간의 정렬 상태와 인대의 강직도에 따라 달라진다. 손목 역학에 대한 연구를 보면 엇갈리는 의견을 내놓고 있다.

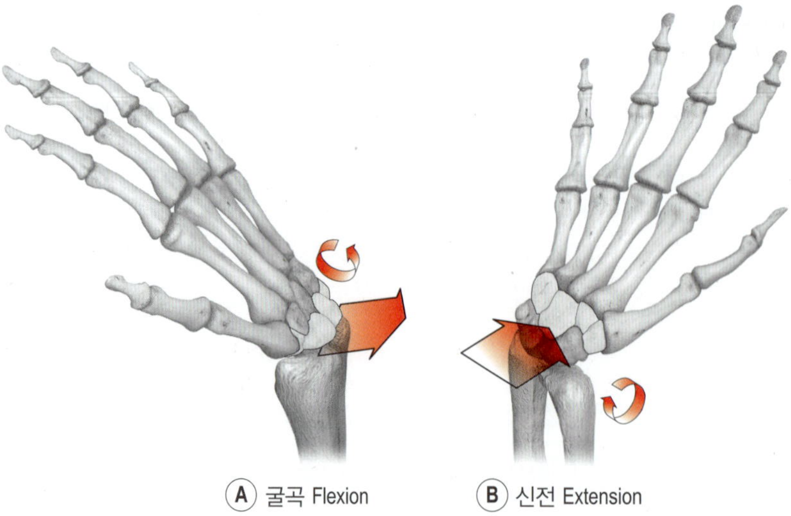

그림 8.13
A 손목 굴곡
B 손목 신전

손목과 손에서 일어나는 협응 움직임
Synergistic action of wrist and hand

손목 굴곡근(wrist flexor)은 손가락을 펴는 근육과 함께 작용하며 이 움직임은 자동적인 반응으로 일어난다. 손목을 펼 때는 손가락이 자동적으로 굽혀진다. 손목을 펼 때 손목을 구부리는 근육의 건이 팽팽해지면서 손가락을 당기게 되며 손목이 중립 포지션이거나 구부러져 있을 때 이런 현상은 덜 나타나는 경향을 보인다. 이런 손가락의 특징을 이용해서 손목에 체중을 실을 때 손목의 컨트롤을 더 효율적으로 할 수 있다.

손목에 체중이 실릴 때 손가락을 구부리는 힘을 주세요와 같은 큐를 줄 경우 손목이 안정되면서 더 이상적인 포지션이 나오게 될 것이고 상지와 몸통도 더 연결될 것이다. 이렇게 손을 적극적으로 참여시키는 큐를 통해 전신의 반응을 이끌어내고 불필요한 스트레스를 줄이는데 도움이 될 수 있다.

체화시켜 보기!

손목에서 굴곡(flexion)과 신전(extension)이 만들어내는 시너지를 느껴본다. 손가락을 말아서 가볍게 주먹을 쥐어본다. 손목을 전완 쪽으로 구부린다(그림 8.14 A). 얼만큼 구부러지는지 확인한다. 이 자세에서 손가락을 펴고 손목을 추가적으로 구부린다(그림 8.14 B). 이처럼 손가락을 폈을 때 손목이 더 많이 구부러지는 것을 느껴본다.

상완의 근막과 움직임
Fascial divisions of the arm and movement

동작을 실행할 때 움직임이 몸통에서 사지 방향으로 뻗어갈 수도 있고 반대로 사지에서 몸통으로 연결될 수도 있다. 어떻게 움직임을 시작하건 간에 상지의 움직임은 근막 시스템에 의해 활성화된다. 엄지손가락이냐 새끼손가락이냐 어느 손가락에서 움직임을 시작하느냐에 따라 상지의 근막을 다르게 활성화된다. 근막이 연결된 경로를 따라 움직임을 만든다. 이 연결된 경로는 태아일 때 몸통에서 팔 다리가 나오게 되면서 형성되며 근육들을 구획으로 나눈다.

팔에서 손으로 연결되는 굴곡근 근막
Flexor division of the arm to the hand

다음과 같이 연결된다(그림 8.7 A):

- 위팔근막(brachial fascia)은 몸통의 가슴근막(pectoral fascia)에서부터 이어진다; 상완이두근(biceps brachii)
- 팔의 내측과 외측에 위치한 근육사이막(intermuscular septum)은 위팔근막과 연결되면서 팔을 앞과 뒤의 구획으로 나눈다.
- 위팔근막에서 아래로 내려오면서 이어지는 아래팔근막(antebrachial fascia)은 전완부의 근육들을 둘러싸고 손바닥으로 내려와 손바닥널힘줄(palmar aponeurosis)을 형성한다.
- 장장근(palmaris longus)은 굴곡근지지띠(flexor retinaculum), 요측수근굴근(flexor carpi radialis) 및 손바닥의 엄지 쪽(엄지 두덩[thenar eminence])과 연결된다.
- 장무지굴근(flexor pollicis longus)의 근섬유는 굴곡근지지띠에 직접적으로 부착된다(Stecco and Stecco 2012).

신전근 근막 *Extensor division of the arm*

다음과 같이 연결된다(그림 8.7 B):

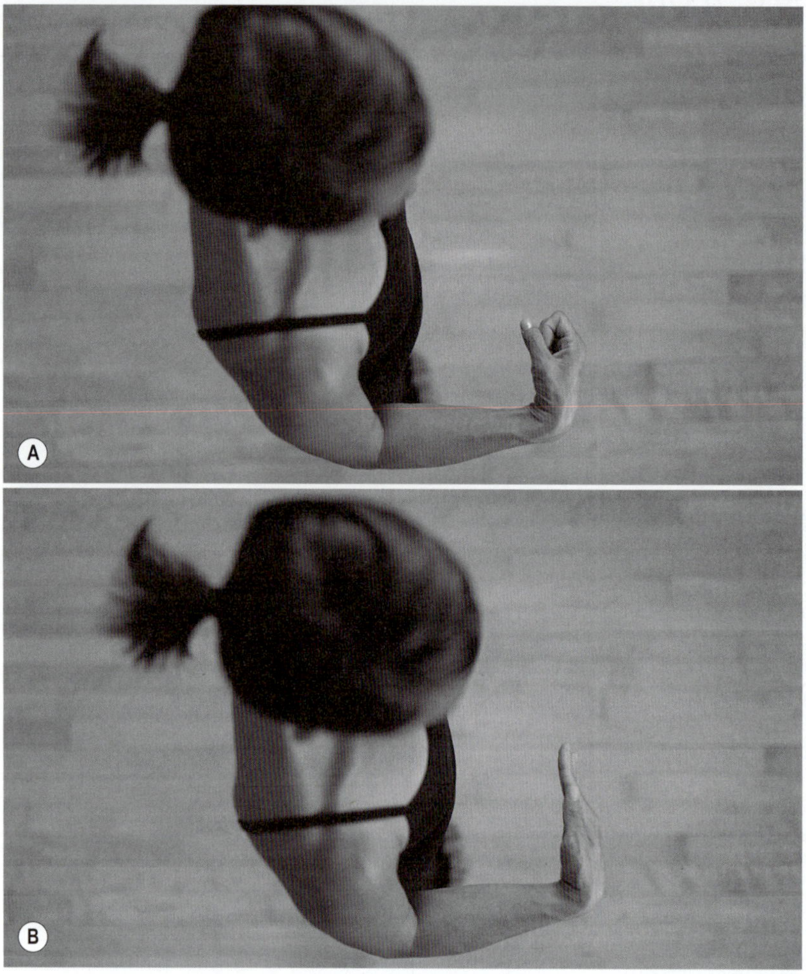

그림 8.14
A 체화시켜 보기! 주먹을 가볍게 쥐고 손목 굴곡
B 이 상태에서 손가락 신전

- 광배근과 후면삼각근(posterior deltoid)이 위팔근막으로 이어진다.
- 상완삼두근이 아래팔 근막과 연결된다.
- 전완 후면부의 척측수근신근(extensor carpi ulnaris)과 소지외전근(abductor digiti minimi)이 손등의 근막으로 연결된다(Stecco and Stecco 2012).

이런 맥락에서 상지가 구부러지게 하는 반응을 이끌어내기 위해서 엄지와 어깨를 연결한다. 상지가 펴지게 하려면 새끼손가락에서 상지 후면에서 몸통으로 연결되는 근막 시스템에 집중한다.

강사 노트

큐를 줄 때 근막 시스템을 통해 상지가 구부러지고 펴지는 반응을 이끌어내본다. 상지가 구부러지는 당기는 동작에서는 엄지손가락 쪽에 집중해서 구부러지는 반응을 이끌어내고 미는 동작에서는 새끼손가락 쪽에 집중해 펴지는 반응을 이끌어낸다. 다양한 움직임에 이런 큐를 적용해본다.

팔을 고정한 자세에서의 평가
Assessment: arm supported position

Standing wall plank

Video link 8.1 Assessment: wall plank

움직임 전략 상지가 몸 전체와 연결돼서 어떤 영향을 주는지 확인한다.

움직임 묘사

- 벽을 바라보고 선다.
- 벽에 손을 대고 플랭크가 가능할 정도의 거리를 유지한다(그림 8.15).
- 다음과 같이 세팅한다.
  - T12가 S2 위에 오는지 확인한다.
  - 체중을 왼쪽에 더 실었는지 오른쪽에 더 실었는지 확인한다.
- 클라이언트에게 체중을 한쪽에서 다른 쪽으로 이동하라는 큐를 준다.

이렇게 체중을 이동할 때 다음과 같은 특징이 나타난다:

- 발에서 회내와 회외가 일어난다.
  - 오른쪽으로 몸통이 치우친다.
    오른발 족궁이 높아진다.
    왼발 족궁이 낮아진다.
- 한쪽 고관절은 벌어지고 다른 쪽은 모인다.
  - 몸통이 오른쪽으로 치우칠 때
    오른쪽 고관절이 오른쪽으로 이동하면서 대퇴골이 벌어진다.
    왼쪽 고관절이 왼쪽으로 이동하면서 대퇴골이 모인다.
- 골반은 한쪽이 높아지고 한쪽이 내려간다.
  - 몸통이 오른쪽으로 치우칠 때
    왼쪽 무명골(innominate)이 낮아진다.
    요추(lumbar)는 왼쪽으로 이동한다.
    오른쪽 무명골은 상대적으로 높아진다.
- 갈비뼈의 이동
  - 몸통이 오른쪽으로 치우칠 때
    흉곽도 오른쪽으로 이동한다.
- 견갑골의 전인(protraction)과 후인(retraction)
  - 오른쪽으로 치우친다.
- 경추(cervical)
  - 밸런스를 맞추기 위해 살짝 왼쪽으로 기울어진다.
- 이와 같은 움직임이 어느 쪽에서 더 잘 나오는지 확인한다(그림 8.16 A와 B).

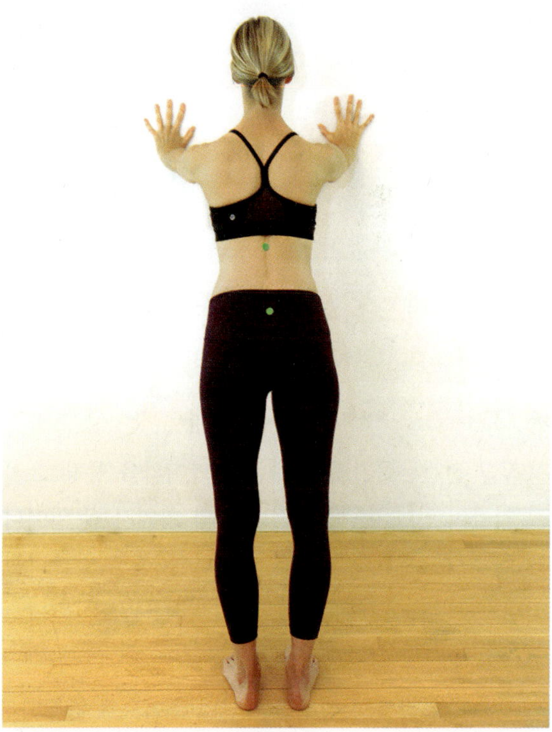

그림 8.15
플랭크 자세를 통한 평가

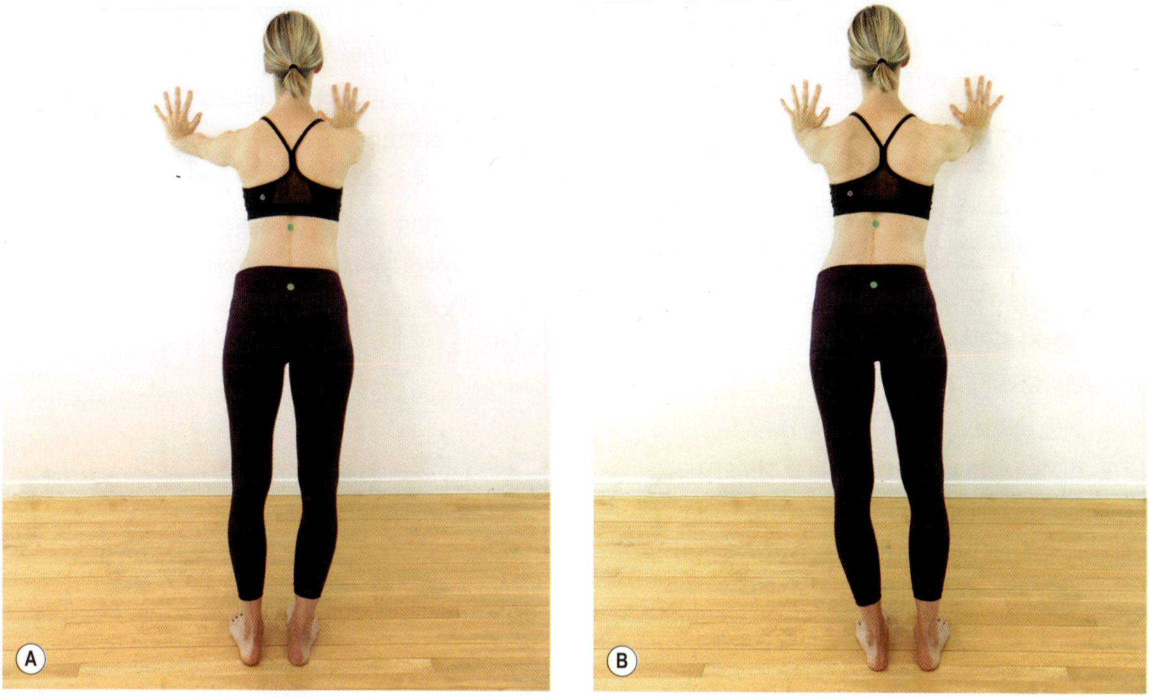

그림 8.16
A 클라이언트가 선호하는 움직임 **B** 클라이언트가 선호하지 않는 움직임

이완과 재조직화를 위한 동작
Releases and reorganizing movements

골간막 이완 Interosseous membrane release

움직임 전략 골간막에 대한 근막이완을 통해 요골과 척골이 만나는 공간에서 회내와 회외가 잘 일어나게 해준다. 국소적인 근막 이완을 통해 위팔근막과 아래팔근막까지 개선시키는 효과까지 꾀할 수 있다.

움직임 묘사

- 강사는 동작을 진행하려는 상지 측면으로 앉는다.
- 클라이언트는 위팔을 몸통 옆에 둔 채 팔꿈치를 90° 구부린 상태에서 팔의 힘을 빼고 있는다. 엄지손가락은 천장을 본다(그림 8.17 A).
- 강사는 요골을 팔꿈치 관절과 손목 관절 근처에서 잡는다(그림 8.17 B).
- 손바닥이 살짝 위를 보게 회외(5–10° 정도)시켜 골간막을 느슨하게 만든다.
- 1–3초 정도 기다리면서 중력에 의해 뼈가 아래로 내려오면서 막이 이완되게 한다.
- 손바닥이 아래를 보게 회내(5–10° 정도)시켜 골간막을 느슨하게 만든다.
- 1–3초 정도 기다리면서 중력에 의해 뼈가 아래로 내려오면서 막이 이완되게 한다.

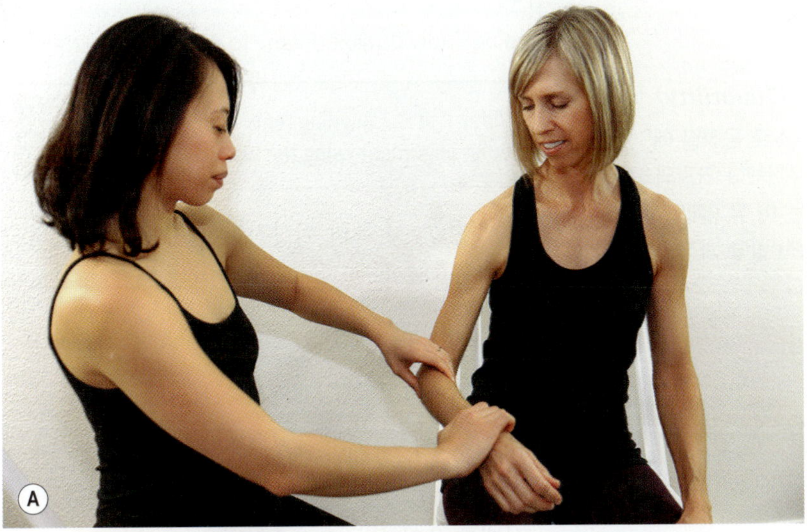

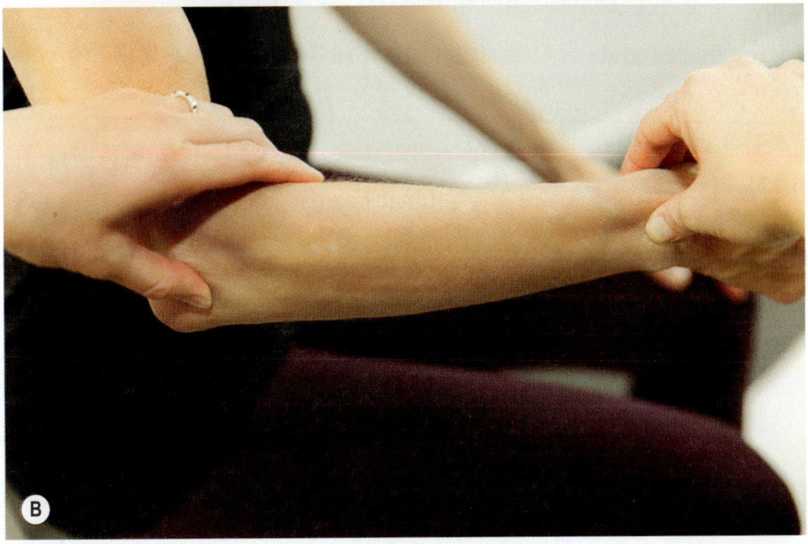

그림 8.17
A Interosseous membrane release: 회외
B 핸즈온 시 위치

강사 노트

강사의 손을 통해 클라이언트를 느끼는 리스닝은 보기보다 중요한 역할을 한다. 조직으로부터 오는 모든 감각을 열린 마음으로 느낀다. 요골을 잡았을 때 기다리면서 어떤 현상이 발생하는지 본다. 팔이 더 길어지는 것 같은 느낌이 드는가? 팔이 8자 형태로 움직이는 것과 같은 미세한 모틸러티(motility)가 느껴지는가? 어쩌면 움직임 없이 정지하고 있을 수 있다. 정지한 상태를 편안하게 유지한다. 여유 있게 잡고 있는다. 클라이언트에게 팔을 움직이면서 미세한 감각을 느껴보게 한다. 이 느낌에 대해 클라이언트와 이야기한다.

심화 과정

모빌러티(mobility)와 모틸러티(motility)

모빌러티(mobility)는 유기체가 스스로 움직일 때 나타난다. 모틸러티(motility)는 유기체나 기관의 비자발적인 움직임이다. 모틸러티는 이 유기체의 고유한 움직임을 나타낸다. 발생학적 발달 과정에서 나타나는 움직임이다(Lowen 2011).

활성화 및 가동성을 위한 운동

Exercises for activation and mobility

7장에서 다뤘던 어깨 운동의 효과는 팔꿈치나 손에도 전이된다. Arms, Quadruped for thorax and shoulders and Screwdriver와 같은 운동은 어깨만이 아닌 팔 전체에 영향을 준다. 이 동작들을 Appendix C에 나오는 신경 라인 이완과 같이 사용해보고 홈 프로그램으로 숙제를 내준다. 상지 동작이라 해서 상지만을 보는 것이 아닌 숲 전체를 볼 수 있어야 한다.

팔과 손의 정렬 찾아보기

Finding individualized arm to hand organization

Video link 8.2 Aligning for weight bearing: wrist alignment using the wall

움직임 전략 손목의 이상적인 정렬을 위해 시각과 촉각을 활용한다.

움지임 묘사

- 벽을 마주보고 선 상태에서 시작한다.
- 좋은 정렬을 유지한 채로 서서 팔을 앞으로 75–90° 정도 들어서 손을 벽면에 댄다. 팔꿈치는 편 상태를 유지한다(그림 8.18).
- 엄지손가락에서 새끼손가락까지 손목관절에 생기는 주름을 본다(그림 8.19).
- 새끼손가락의 손목 근처에 튀어나온 뼈를 본다(척골두[ulnar head]).
- 손의 포지션을 조정해 이 주름이 바닥과 평행선을 그리게 위치시킨다.

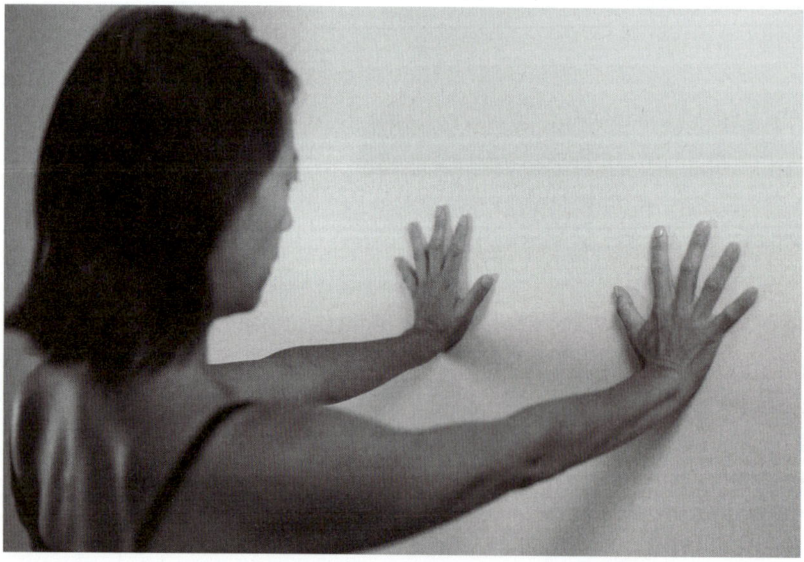

그림 8.18
벽에 손을 대고 체중을 실었을 때 손목 정렬

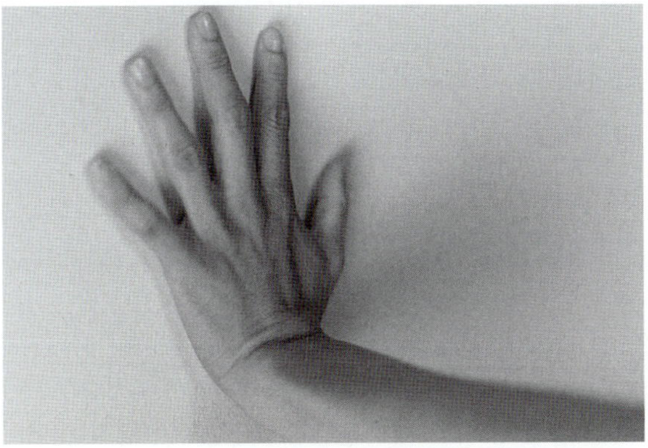

그림 8.19
손목 정렬

- 손가락이 어디를 가리키는지 확인한다; 손 전체가 살짝 바깥쪽을 본 상태에서 검지와 중지는 천장을 바라볼 것이다.
- 팔꿈치를 편 상태에서 팔꿈치를 안팎으로 돌린다. 이때 척골머리가 얼만큼 튀어나왔다 들어가는지 확인한다.
- 척골머리가 들어가면서 자취를 감추면 팔꿈치를 그만 돌린다.
- 이제 손목 주름도 지면과 평행하고 척골머리도 제 위치에 있게 된다.
- 요골두(radial head)가 손목과 일자 정렬을 유지하고 있는지 확인한다.
- 팔꿈치의 안쪽 주름을 확인한다. 팔꿈치 안쪽을 사람의 눈이라고 했을 때 눈이 어디를 보고 있는지 확인한다. 눈이 사시처럼 서로 안쪽을 보고 있는가? 벽을 바라보고 있는가? 대다수 사시처럼 눈끼리 마주치고 있을 것이다.
- 손목 주름 및 팔꿈치 주름이 그 위치에서 움직이지 않게 하면서 엄지와 검지손가락 및 손가락 지문부에 더 많은 체중을 실어본다.
- 손가락을 살짝 구부리게 해서 손가락을 구부리는 근육들이 손목을 젖히는 근육과 협응해서 작용하게 한다; 이때 손가락이 벽면에서 떨어지지 않아야 한다.
- 흉추(thoracic spine)와 흉골(sternum)이 벽면에서 멀어지는 방향으로 움직이지 않게 한다.
- 상완골두(humeral head)가 견갑골(scapula)과 뒤쪽에서 잘 맞물려 있는지 확인한다.

강사 노트

손에서 몸통까지 연결되는 근막 시스템이 가장 잘 동원되는 손 포지션을 찾아본다. 이 포지션은 사람마다 다를 수 있다. 전완부에서 요골과 척골이 서로 꼬이고 풀리는 움직임을 느껴본다. 어떤 포지션에서 손에 체중이 더 안정적으로 잘 실린다고 느끼는가?
상지 근육인 상완삼두근-광배근-능형근-전거근-외복사근으로 이어지는 라인도 잘 연결돼서 시너지를 내는지 확인한다.

여러 운동 클래스를 보면 손목에서 척추로 연결되는 큐를 서로 다르게 주는 경우가 많다. 대표적인 예가 견갑골의 안정화이다. 일반적으로 광배근을 수축시킨 뒤 상지를 바깥쪽으로 돌려서 어깨 안정화를 유도한다. 하지만 광배근 수축을 통해 상지를 외측으로 회전시키면서 어깨 앞을 열어준다는 이와 같은 큐는 어깨 복합체에 대한 잘못된 이해가 담겨 있다. 견갑골은 어깨 복합체의 일부이며 광배근은 견갑골을 아래로 내리면서 상지를 내측으로 돌린다. 광배근으로 어깨 복합체를 안정시키라고 한다면 상완골두는 하강되면서 안쪽으로 돌아갈 것이고, 이는 흉곽출구(thoracic outlet)와 같은 공간을 좁아지게 만들 것이다. 게다가 상지를 외측으로 돌리라는 큐는 내측으로 돌리는 광배근 기능의 반대 방향이기에 척추와 견갑골에서 보상이 일어나게 되며 어깨 관절은 스트레스를 받기 쉬운 상황이 된다. 손목부터 팔꿈치, 어깨 관절을 잘 정렬을 시키면 상지에서 몸통으로 연결되는 근막 라인을 활성화시키기 좋은 환경이 제공된다. 전체적인 몸의 움직임을 이해하지 못한 상태에서 특정 근육을 고립시키는 큐는 기능적인 움직임을 오히려 방해한다. 여러 조직의 동원을 통한 다이나믹 안정성에 대한 감을 잡아서 체득해야 할 필요가 있다. 손목에서 몸통까지 존재하는 여러 요소의 일부만 조정해줘도 이 구간의 시너지를 느낄 수 있다.

부하가 실린 상태에서 상지 근육이 동원되는 것을 느껴보기 Finding the dynamic engagement of the arm in weight bearing

Video link 8.3 Finding the dynamic engagement of the arms in weight bearing

움직임 전략 실제 움직임을 하기 전에 멈춘 상태에서 감을 잡아보는 시도는 좋은 방법이다. 몸에서 오는 감각은 뇌와 근육에 각인된다. 그러므로 감을 잡는 연습을 파트너랑 먼저 해본 뒤 벽에서 혼자 해보고 그 뒤에 네발기기 자세에서 연습한 뒤 플랭크 등으로 난이도를 높여 나간다.

움직임 묘사

- 파트너를 마주보고 선다(그림 8.20).
- 팔을 곧게 펴고 새끼손가락 쪽(새끼 두덩[hypothenar eminence])이 상대방의 상완골두 부위에 오게 한다.
- 한 사람은 상대방 팔 위로 다른 한 사람은 상대방 팔 아래로 교차시킨다.
- 손으로 서로의 어깨를 누른다.
- 전완부끼리는 모이면서 서로 만나려 한다.
- 어깨로 누르고 있는 파트너의 손을 바깥 방향으로 밀어낸다.
- 상완골은 바깥쪽으로 이동하고 가슴은 옆으로 벌어지면서 넓어진다.

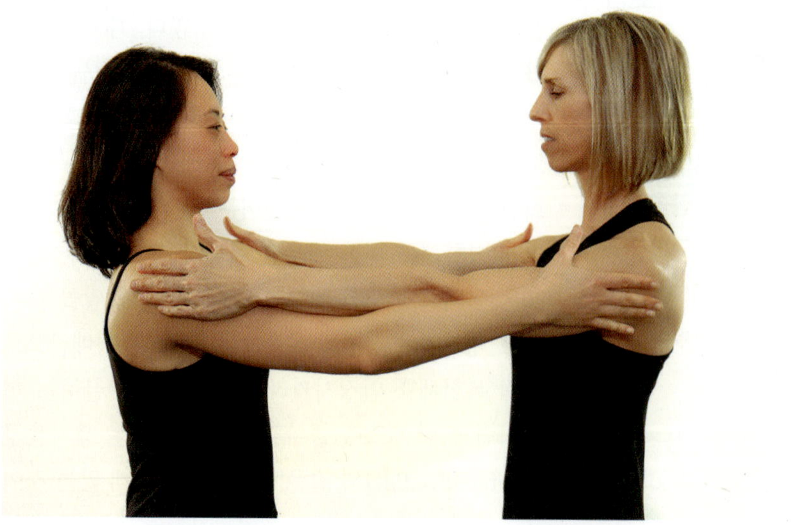

그림 8.20
상지가 어떻게 움직이는지 감지하기 위한 엑서사이즈

- 손으로 어깨를 누르면서 동시에 어깨로 손을 밀어낸다.
- 아래팔은 안쪽으로 위팔을 바깥쪽으로 이동한다.
- 손으로 상대방 어깨를 누르면서 아래팔이 안쪽으로 이동할 때 상대방 손을 어깨로 밀어내는 압력을 느낀다.
- 몸통에서 어깨까지 이어지는 라인이 복합적으로 작용하는 것을 느끼면서 이 자세를 유지한다.
- 네발기기 자세나 플랭크 자세에서 이 감각을 느껴본다.

손부터 체간까지 연결해서 부하를 가하는 운동

Loading exercises from the hands to trunk

플랭크에서 상지의 역할

Arm supports and planks

필라테스 매트 동작을 보면 몸통이 위 아래 옆을 향하는 다양한 자세로 손목에 체중이 실린다. 요가에도 이런 다양한 동작들이 있다. 이때 손이 요골과 척골과 어떤 포지션 관계에 있으며 손가락 근육들이 어떤 상태인지 인지할 수 있다면 여러 포지션을 동작들이 더 안정적으로 수행할 수 있게 된다.

Front Support: J. H. Pilates mat exercise(그림 8.21) 플랭크

움직임 전략 무릎을 꿇은 상태에서 손, 손목, 어깨의 포지션을 먼저 연습한다. 그 뒤 팔꿈치를 편 상태에서 아래팔 부위는 안쪽으로 위팔 부위는 바깥쪽으로 이동하고 쇄골이 양 옆으로 벌어지는 방향으로 플랭크를 연습한다.

움직임 묘사

- 플랭크 포지션에서 시작한다.
- 플랭크 포지션의 정렬이 무너지지 않게 하면서 한 다리를 뒤로 든다.
- 3–5회 다리를 뒤로 든다.
- 플랭크 포지션을 유지한다.
- 다른 다리를 뒤로 든다.
- 푸쉬업을 추가한다(그림 8.22).

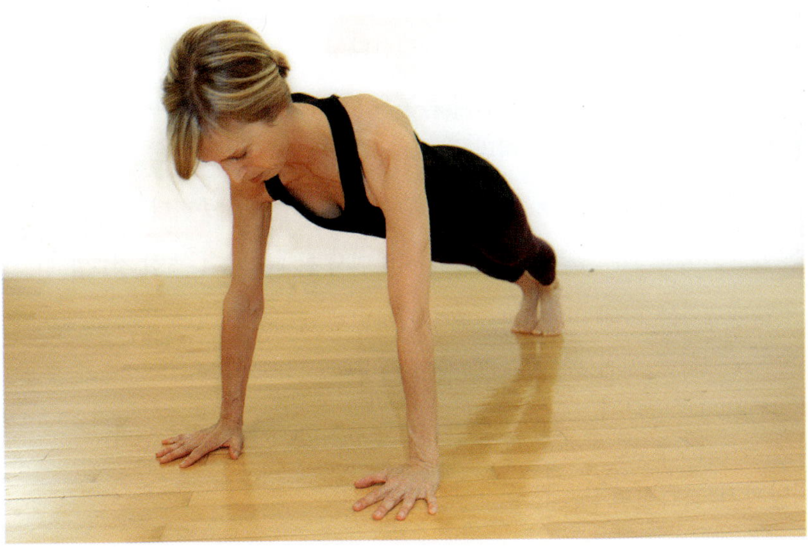

그림 8.21
플랭크 자세

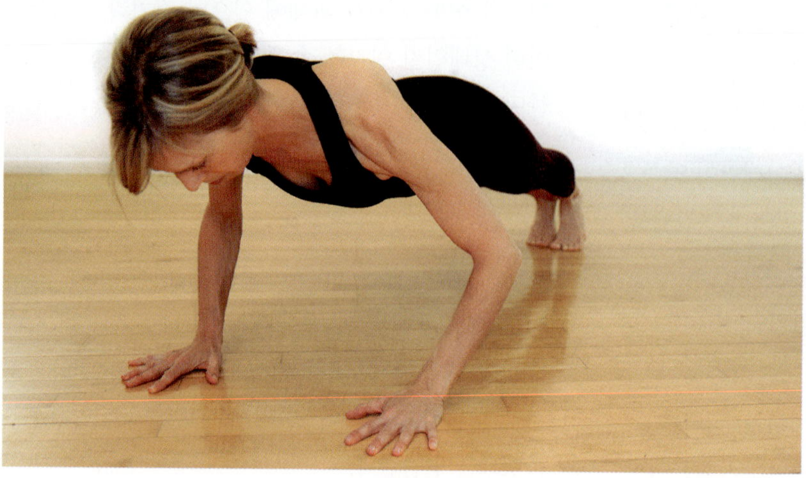

그림 8.22
푸쉬업

- 팔꿈치를 구부린다; 처음에 팔꿈치를 잠긴 상태에서 열어준다.
- 팔꿈치 관절에서 요골과 척골의 포지션이 바뀌면서 체중은 새끼손가락에 실는다.
- 요골은 척골 위를 가로지른 회내(pronation) 포지션을 취한다. 팔꿈치 관절에서 요골은 뒤로 이동한다.

손과 손목의 정렬을 유지한 상태에서 체중을 싣고 아래팔을 벌어지고 위팔을 벌어지는 방식의 움직임은 상지를 안정시키면서 몸통까지 연결된 코어를 작동시킨다. 몸통을 아래로 내리기 위해 팔꿈치를 구부리면 체중은 엄지와 검지 쪽으로 이동한다.

Back Support: J. H. Pilates mat exercise(그림 8.23) 백 플랭크

움직임 전략 이 운동은 일반적인 플랭크와는 반대로 배가 위를 보는 방식이다. 머리의 포지션을 제외하고는 요가의 푸르보타아사나(Purvottanasana)와 비슷하다. 이 동작은 허리 뒤쪽의 신전근(back extensors)을 비롯해 고관절에서 발까지 자극한다. 아래를 바라보고 하는 플랭크와 손목 컨트롤은 큰 차이가 없지만 몸통이 바라보고 있는 방향이 정반대가 되면서 어깨와 허리에서 신전(extension) 움직임이 나와야 한다. 이 동작을 안정적으로 수행하기 위해 상부 흉곽과 어깨의 정렬이 중요하다.

움직임 묘사

- 다리를 편 상태로 매트에 앉는다.
- 팔을 몸통 뒤로 뻗는다. 손가락은 골반 쪽을 바라본다.
- 손목을 정렬한다.
- 골반과 몸통을 매트에서 들어 올리면서 고관절과 허리를 뒤로 젖힌다.
- 앞쪽으로 길어지는 느낌에 집중한다.
- 자세를 유지하면서 한 다리를 1-5회 정도 든다.
- 자세를 유지하면서 다리를 내린다.
- 다른 다리를 든다.
- 플랭크 포즈를 유지한 채 다리를 내린다.
- 앉아서 쉰다.

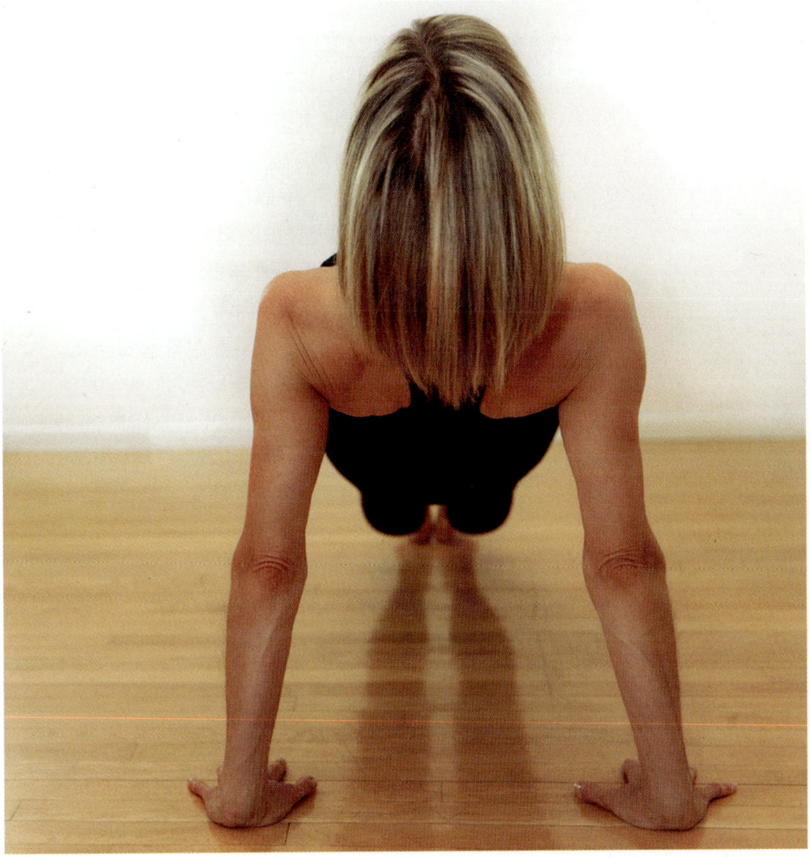

그림 8.23
백 플랭크

Side Bend or Twist: J. H. Pilates mat exercise 사이드 플랭크

움직임 전략 상지를 고정된 상태에서 흉곽이 그 위에서 움직이는 동작이며 이를 통해 몸통의 측면부를 운동시킨다. 한 손이나 전완 전체로 지면을 짚는다(그림 8.24). 어깨와 흉곽 사이에서의 움직임에 집중한다.

움직임 묘사

- 손가락이 앞을 바라보게 해서 지면을 짚는다. 팔꿈치를 댈 경우 팔꿈치를 어깨 아래에 위치시킨다.
- 흉곽의 윗부분으로 들이마신다.
- 몸통이 천장 방향으로 들리면서 사이드 플랭크 자세를 취한다.
- 상지로 지면을 밀어서 움직임이 일어나는 것이 아닌 몸통이 고정되어 있는 상지의 어깨 관절을 타고 올라간다.

캐딜락에서 상지 운동
Upper Arms on the Cadillac

움직임 전략 하지는 롤다운 바에 의해 당겨지는 와중 상지가 푸쉬 바를 밀어내면서 흉요건막(thoracolumbar fascia)과 가슴근막(pectoral fascia)을 활주시킨다. 핸즈온은 이 활주를 극대화한다. 손에서 시작되는 움직임이 몸통으로 이어지는 동작이기에 이 장에 속한다.

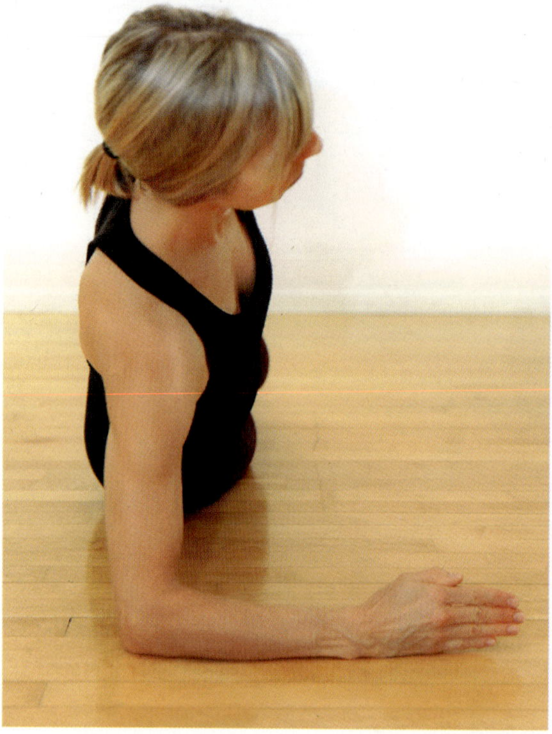

그림 8.24
사이드 플랭크

체화시켜 보기!

푸쉬업을 통해 손에서 체중 이동이 어떻게 일어나는지 느껴본다. 네발기기 자세에서 시작해서 플랭크 자세까지 가본다. 손을 가해지는 압박력을 느껴본다. 손에서 체중이 어떻게 분산되는가? 팔을 편 상태에서 아마 엄지와 검지손가락 쪽에 부하가 집중될 것이다. 그렇지 않다면 체중을 이동시켜서 느껴본다. 몸통이 바닥 쪽으로 내려가도록 팔꿈치를 살짝 굽혀본다. 손에서 체중 이동이 어떻게 일어나는가? 팔꿈치를 열어주면 비틀리는 움직임을 만들어내면서 새끼손가락으로 체중이 이동한다. 푸쉬업을 해보면서 손바닥의 엄지와 새끼로 부하가 이동하는 것을 느껴본다.

고객 케이스

스스로에 대한 케이스

1980년도에 무용수로 활동할 당시 대부분의 전문 무용수들이 그렇듯 발부터 허리 몸통까지 온갖 부상을 극복해야 했다. 현대 무용에서 남자 무용수들이나 할 만한 동작들 예를 들어, 파트너를 들어 올리는 동작을 여자 무용수들이 해낼 경우 이를 높게 평가했다. 1980년대에 나는 무용단에서 가장 키가 큰 무용수였기에 남자들을 받아주거나 여자들을 들어 올리는 격한 동작을 할 수밖에 없었다. 3,000명의 관중들 앞에서 공연했던 큰 무대를 치른 다음 날 통증으로 인해 오른팔을 움직일 수가 없었다. 다행히 공연이 끝나서 쉬면서 회복할 만한 시간이 있었다. 하지만 쉬고 나서도 어깨는 뻣뻣했고 딱히 큰 문제는 없었음에도 기능이 온전치 않았다. 핸즈온을 자주 사용하는 강사로서 과사용 때문인지 30년도 더 지난 뒤 다시 한번 문제가 되었지만 그때와 같이 갑작스럽게 문제가 되는 경우는 없었다. 당시 상지의 통증을 오래 견딜 수 있을거라 생각했지만 더 이상 참기 힘들어지는 순간이 왔다. 그래서 어깨를 편하게 만들어주는 움직임을 시도했고 몸통에서 어깨까지 움직임 패턴을 재교육했다. 등 뒤로 허리까지 손을 올리기도 힘들었는데 손을 브래지어 라인까지 올릴 수 있게 되었다. 하지만 아직 컨디션이 예전 어깨만큼 못했다. 85% 정도 회복이 된 것을 느꼈고 아직 남은 15%까지 좋게 하기 위해 다양한 움직임 치료를 적용했다. 오른손목 척골 부위가 부상 이전에 비해 상당히 튀어나와 있다는 것이 보였다. 요골과 척골 사이의 정렬이 틀어져서 움직임이 일어나지 않았고 뼈와 뼈 사이에 일어나는 활주도 잘 일어나지 않았다. 통증은 없었지만 손에 체중을 실을 때 뭔가 불편했고 균형을 잡으면서 지지하기가 힘들다는 느낌이 들었다. 이 부분의 골간막을 잘 이완할 수 있는 분이 손목 쪽에 수동적인 치료를 해주셨다. 여기에 추가로 신경 가동기법 및 자가 이완 기법을 적용했다. 손을 벽에 고정한 뒤 손목을 더 많이 움직이기 시작하면서 척골측이 벽 쪽으로 가라앉듯이 가동되는 것을 볼 수 있었다. 여기서 네발기기 자세 그리고 플랭크 자세로 난이도를 높였다. 리포머 풋바나 숄더 레스트에 손을 고정한 상태로 하는 다양한 운동을 시도했다. 나중에는 벽에 대고 물구나무를 서는 정도로 손목에 체중을 실을 수 있게 되었다. 모든 문제는 100 퍼센트 정상 기능을 되찾았고 현재는 그 당시의 문제가 다시는 생기지 않을 것이라는 확신이 든다.

움직임 묘사

- 스프링을 푸쉬 바 위로 건다. 팔을 뻗어 푸쉬 바를 잡았을 때 팔이 테이블과 90°를 유지하도록 푸쉬 바 아래에 눕는다(그림 8.25 A).
- 다리를 구부리고 브리지 동작을 할 준비를 한다.
- 들이마시면서 푸쉬 바를 아래로 당긴다. 이때 팔꿈치를 옆으로 벌리면서 쇄골이 옆으로 벌어지게 한다(살짝 내측으로 비틀리는 움직임이 발생한다)(그림 8.25 B).
- 내쉬면서 팔을 바깥쪽으로 돌려서 팔이 완전히 펴질 때까지 머리 위로 이동한다(외측으로 비틀리는 움직임이 일어난다)(그림 8.25 C).
- 들이마시면서 왔던 경로 그대로 되돌아가 시작 자세를 잡는다.

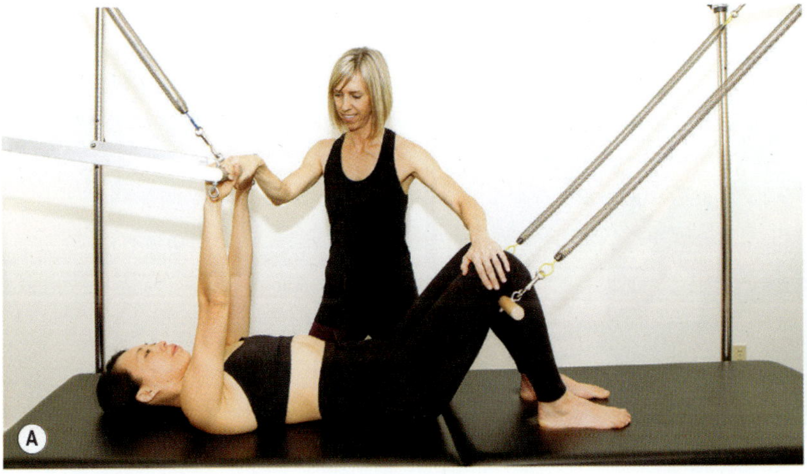

그림 8.25
A 캐딜락에서 상지 운동: 시작 자세

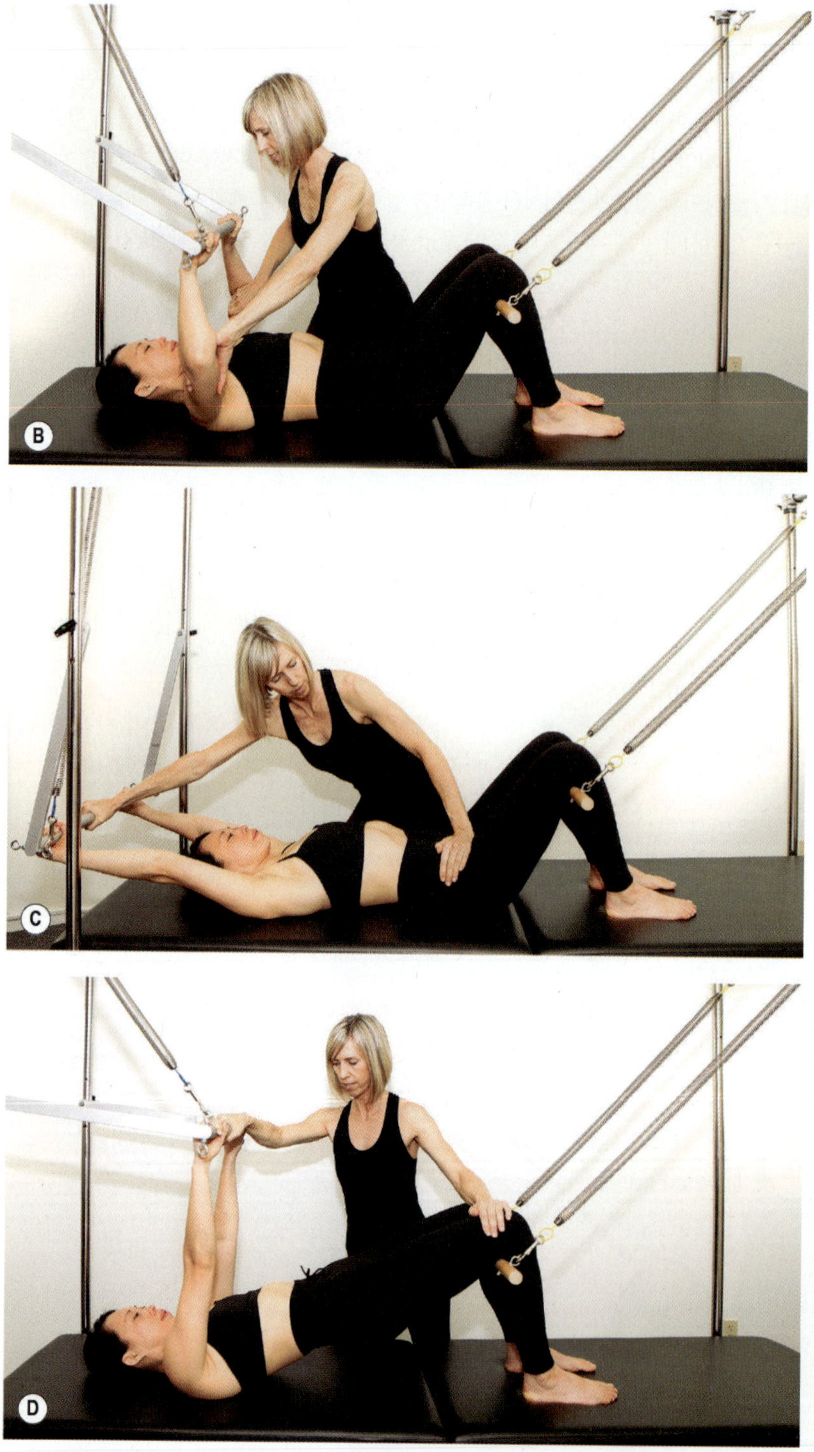

그림 8.25(계속)
B 푸쉬 바를 아래로 당긴다.
C 바를 머리 위로 민다.
D 브리지

- 가슴이 열리면서 팔이 바깥쪽으로 돌아갔다가 다시 안쪽으로 돌아오면서 팔꿈치를 펴서 시작 자세로 돌아온다.
- 푸쉬 바는 손을 잡아당겨서 상완골과 견갑골이 잘 맞물리지 못하게 할 수 있다; 견갑골을 안정시키는 근육들을 잘 활성화시켜서 이 바를 조절한다.
- 들이마시면서 브리지로 연결한다(그림 8.25 D).
- 내쉬면서 브리지에서 시작 자세로 내려온다.
- 이와 같은 동작을 반복해서 위팔과 몸통의 움직임 패턴을 개선시킨다.

심화 과정

여기서 또 한번 클라이언트와 댄스를 하듯이 호흡을 맞춰볼 수 있다. 런지 포지션으로 캐딜락 옆에 다리가 닿게 선다(그림 8.25 A). 클라이언트가 바를 아래로 당길 때 양손으로 팔꿈치가 양 옆으로 멀어지게 벌어지면서 가슴근과 쇄골 라인이 양 옆으로 길어지는 것을 보조해준다(그림 8.25 B). 클라이언트가 팔을 머리 위로 들 때 한 손을 대퇴골 위로 옮겨서 허벅지를 골반에서 멀어지게 옮긴다(그림 8.25 C). 양쪽에 해준다. 다시 시작 자세로 돌아올 때 팔꿈치를 벌어지게 해준다. 바를 위로 올리면서 무릎을 지나갈 때 발쪽 방향으로 대퇴골이 길어지게 한다(그림 8.25 D).

Arm Press on Cadillac bottom loaded push-through bar

움직임 전략 어깨 관절의 기능적인 회전과 전완부의 회내(pronation)를 트레이닝 시키고 어깨 복합체와 팔의 움직임을 연결한다. 구부리고 펴는 동작을 통해 상완이두근(biceps)과 삼두근(triceps)이 협응하면서 작용한다.

움직임 묘사

- 푸쉬 바에 세이프티 스트랩(safety strap)을 걸고 아래에 빨간 스프링을 하나 건다. 부하를 높이고 싶을 경우 빨간색이나 파란색 스프링을 하나 더 걸어준다.
- 팔을 펴서 지면과 수직이 될 정도 위치에 눕는다.
- 손가락이 서로 마주보게 손을 위치하고 손바닥은 푸쉬 바에 완전히 닿게 한다; 어깨는 안쪽으로 돌아가고 팔꿈치가 바깥쪽을 보게 구부린다(그림 8.26 A).
- 팔꿈치를 펴면서 바를 밀어서 올린다(그림 8.26 A).
- 8–10회 반복한다.

강사 노트

손의 포지션을 다양하게 해본다. 손끼리 안쪽을 보게 할 때 등과 어깨가 넓어지는 느낌에 집중해본다. 일상생활에서 요리를 하거나 자판을 칠 때 팔은 안쪽으로 구부러진다.

상지가 고정된 상태에서 하는 리포머 동작 *Arm supports on the Reformer*

팔이 움직이기 전에 견갑골 주변부의 근막 시스템이 잘 작동해야 어깨 복합체가 잘 움직이면서 흉곽 위에 제 위치를 잡는다. Down Stretch와 같이 팔에 부하를 가하는 동작을 하기 전 준비운동으로 팔꿈치를 지지한 상태에서의 Knee Stretch(7장)를 5–8회 정도 반복해준다.

Down Stretch (J. H. Pilates exercise)

얼핏 보기에 다운 스트레치(Down Stretch) 동작

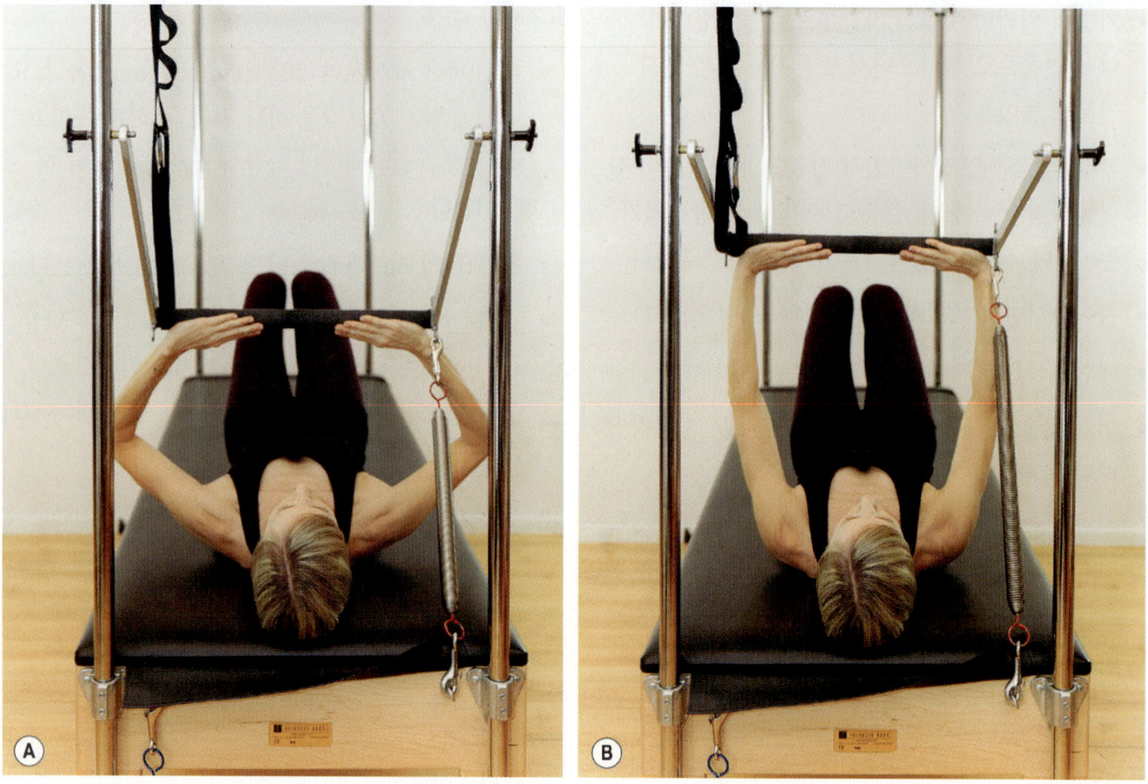

그림 8.26
A 푸쉬 바 아래로 스프링 걸고 위로 밀기: 시작 자세 **B** 위로 민다.

은 초급이나 중급 레벨의 운동처럼 보이지만 제대로 된 자세로 할 경우 전혀 그렇지 않다. 어깨 복합체에 몸통을 매달아 놓은 상태에서 어깨에서 굴곡(flexion)과 신전(extension)이 일어날 때 견갑상완리듬을 유지하는 것이 핵심이다. 호흡도 'Knee Stretches'와 같은 패턴으로 일어나며 이 두 동작을 시퀀스로 연결하기에 매우 좋다.

움직임 전략 어깨 복합체와 흉곽 포지션을 유지하기 위해 능형근(rhomboids)에서 전거근(serratus anterior), 배빗근(obliques)을 통해 몸통, 고관절 신전근(hip extensors)으로 연결되는 라인이 균형있게 동원되어야 한다. 흉곽 상부, 흉골(sternum), 견갑상완리듬(scapulohumeral rhythm)에 제한이 있을 경우 어깨 복합체를 잡아주기 힘들어진다. 처음 움직임이 일어날 때 견갑골의 움직임 없이 팔만 움직일 수 있어야 한다. 가동범위가 커지면서 견갑골은 앞으로 올라가는 상완골의 움직임에 맞춰서 외측으로 회전한다. 캐리지가 돌아올 때 견갑골은 뒤로 이동하지만 시작 자세보다 더 뒤로 가지는 않는다. 이를 통해 근육 간의 균형을 잡아줄 수 있다.

움직임 묘사

- 'Knee Stretches' 동작과 마찬가지로 캐리지 위에

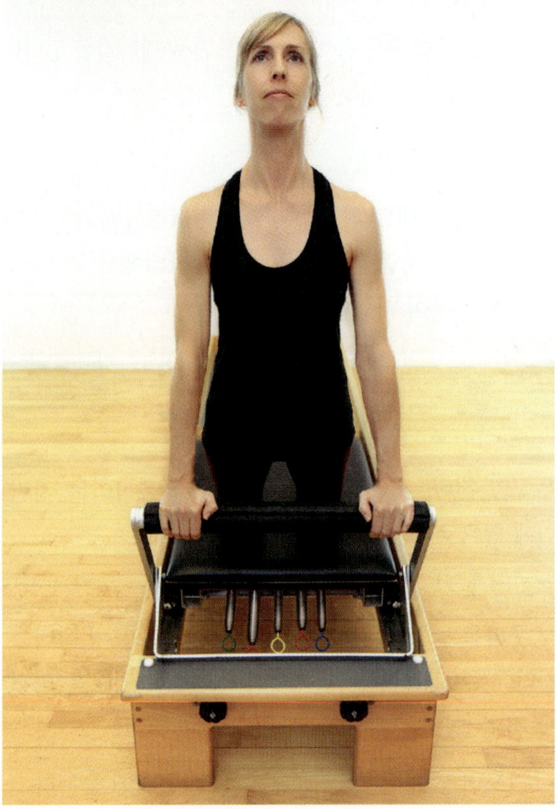

그림 8.27
다운 스트레치(Down Stretch)

무릎을 대서 올라간다.

- 네발기기 자세에서 허리와 고관절을 펴서 척추가 뱃머리처럼 보이게 한다(그림 8.27).
- 귀에서 어깨, 갈비뼈 중간, 대전자(greater trochanter)에서 무릎까지 측면에서 봤을 때 일직선상에 있어야 한다. 가슴을 열여서 쇄골이 잘 벌어지게 한다.
- 견갑골을 모이지 않고 벌려서 흉곽과 밀착시킨다.
- 들이마시고 팔로 풋바를 밀어서 캐리지가 나간다. 어깨관절에서 60–90° 굴곡이 일어나게 한다.
- 내쉬면서 가슴 부위를 더 들면서 캐리지가 들어온다.

강사 노트

다른 움직임과 결합해서 시퀀스를 제공할 수 있다. 좋은 예가 바로 'Down stretch'에서 'Knee Stretch'로 연결되는 시퀀스이다. 이 밖에도 풋바에 손을 얹은 상태에서 할 수 있는 다양한 리포머 동작을 실행해본다. 이렇게 스스로의 시퀀스를 만들어본다.

컨트롤 프론트 Control Front

움직임 전략 난이도가 높은 플랭크 동작이다. 처음에 플랭크 자세에서 연습하다가 이 포지션이 어느 정도 몸에 익혀지면 플랭크 자세를 유지한 채 어깨에서 굴곡(flexion)과 신전(extension) 동작을 추가해서 난이도를 높인다. 평평한 지면과는 달리 숄더 레스트 위에 손을 올리기에 손가락이 구부러진다. 손가락을 구부리는 근육을 잘 활성화시키면 손목을 펴기가 더 쉬워지는 패턴을 이용한다. 이 동작에서 손목에서 어깨까지 수직을 유지하는 컨트롤을 연습할 수 있다. 흉곽은 견갑골에 밀착시킨다. 팔이 움직일 때 견갑골은 흉곽 위에서 미끄러지듯이 움직인다.

움직임 묘사

클라이언트의 레벨에 맞춰서 풋바 높이를 맞춘다. 바를 높일 경우 풋바 위에 발의 앞쪽 부위를 얹어 놔야 하기에 불안정해지며 그래서 몸통을 안정시키는 근육이 더 작동해야 한다. 발은 아래쪽 프레임 위에 두어서 발을 안정시킬 수도 있다.

스프링 강도는 다양하게 설정할 수 있다. 가벼운 스프링은 플랭크 포지션을 유지하기는 힘들어도 팔을 움직이기 쉬워지는 데 반해, 무거운 스프링은 플랭크 포지션을 유지하기는 쉬워도 팔을 움직이기가 어려워진다. 개인적으로 강한 스프링 또는 중간 강도의 스프링 한 개를 권한다. 일단 해보고 반응을 보면서 스프링 강도를 조절한다.

- 리포머 옆에 서서 리포머의 숄더 레스트 위에 손을 얹는다.
- 한 번에 한 다리씩 풋바나 프레임 위에 올려놓는다.
- 팔을 펴서 플랭크 포지션을 취한다(그림 8.28).
- 캐리지를 움직이기 전 손목부터 어깨까지 일직선상에 잘 정렬한다.

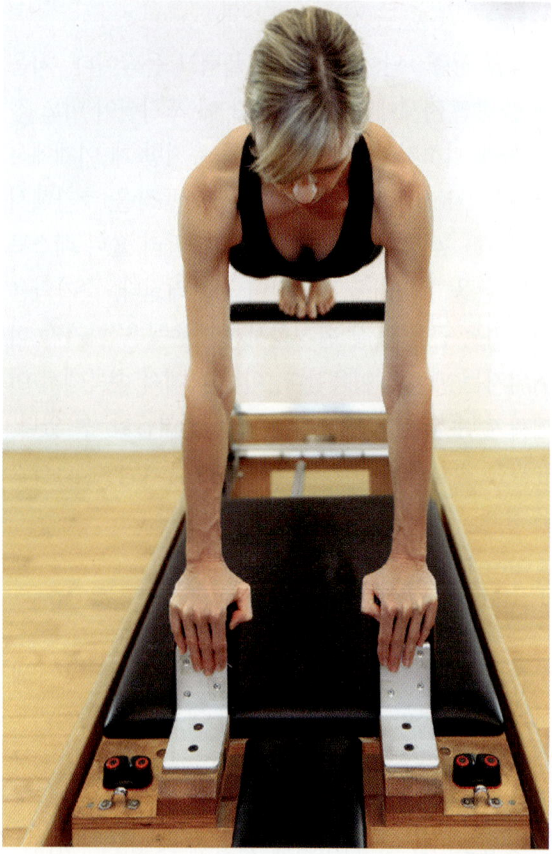

그림 8.28
컨트롤 프론트(Control Front)

- 마시면서 몸통을 움직이지 않으면서 캐리지를 민다.
- 내쉬면서 캐리지가 돌아온다.
- 5–8회 반복한다.
- 변형동작: 매트 위에서 하는 'Front Support (p. 283)'처럼 한다리로 지지한 상태에서 동작 진행이 가능한다.

무릎 대고 사이드 플랭크
Side Arm Kneeling plank

움직임 전략 리포머 캐리지와 같이 움직이는 지면 위에 옆으로 플랭크 자세를 유지한다.

움직임 묘사

풋바를 낮게 설정한 뒤 중간 강도의 스프링 하나를 건다. 스프링 저항은 위에서 언급했듯이 강도를 바꿔서 걸 수 있다.

- 리포머 위에 무릎을 대고 손을 풋바 위에 놓는다. 이때 어깨의 각도는 스캡션(scaption)의 포지션에 있게 한다(7장의 스캡션 참조). 손목 정렬을 유지한 상태로 바를 말아쥔다(그림 8.29 A).
- 몸통을 옆으로 기울여서 풋바에 가까운 쪽 무릎에 체중이 실리게 한다(오른손으로 풋바를 잡고 있다면 오른쪽 무릎에 무게가 실린다); 다른 무릎은 위로 들어서 골반의 수평을 유지한다.
- 마시면서 흉곽 양쪽이 길어진다.
- 내쉬면서 캐리지를 멀리 민다.
- 이 움직임을 양쪽 각각 8–10회 반복한다.
- 손목에 문제가 있을 경우 풋바 위로 박스를 대고 박스 위에 팔꿈치를 대준다(그림 8.29 B).

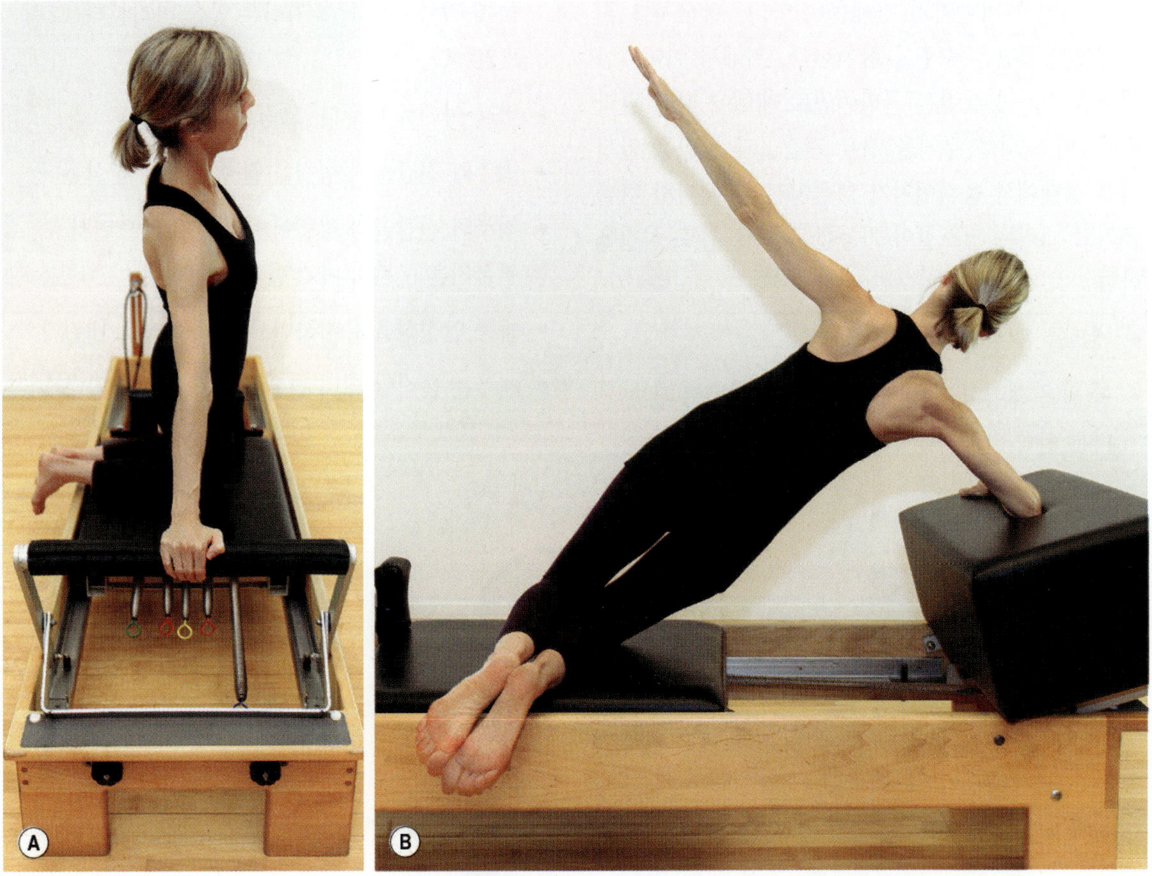

그림 8.29
A 팔꿈치를 편 상태로 무릎 대고 사이드 플랭크 B 박스 위에 팔꿈치를 둔 상태로 할 수 있다.

심화 과정

필라테스와 요가의 상위 동작을 보면 자세가 비슷한 경우가 많다. 동작이 쉽지 않기에 성취감이 있다. 요가 동작인 바시스타아사나(Vasisthasana)의 경우 필라테스 스타(Star)와 유사하며 리포머 위에서 하는 스타는 움직이는 바시스타아사나이다. 위에 나오는 'Side Arm Kneeling'은 스타나 바시스타아사나와 같은 운동으로 하기 전에 프렙 동작으로 시도할 수 있다.

운다 체어에서 한 팔 푸쉬업

One Arm Push-up on Wunda Chair

움직임 전략 운다 체어 바의 저항에 맞서서 한 팔을 움직이는 동안 다른 팔로 체중을 지지한다.

움직임 묘사

운다 체어에서 한 팔로 하는 푸쉬업은 플랭크 자세에서 시행한다. 하지만 이 책에서 다루는 버젼은 어깨 복합체 움직임에 초점을 맞춰 무릎을 꿇은 상태에서 시행한다. 운다 체어 앞에 매트를 깔고 클라이언트는 매트 위에서 네발기기 자세를 취한다. 팔꿈치를 편 상태에서 골반은 수평을 유지한다. 위에서 이야기한 것처럼 스프링 설정은 클라이언트 레벨에 따라 달라진다. 바가 너무 무거울 경우 견갑골과 골반을 안정시킨 상태에서 움직이기가 힘들어진다. 체어의 바를 올리고 내리는 컨트롤이 가능한 정도로 강도 설정을 한다.

- 매트를 체어의 바 옆에 놓는다.
- 한 팔은 체어의 바 위에 90° 구부린 상태로 두고 다른 한쪽 팔꿈치를 편 상태로 지면과 팔이 평행하게 정렬시킨다. 손가락은 앞을 바라본다(그림 8.30 A).
- 바를 아래로 내린다(그림 8.30 B).
- 척추와 견갑골의 정렬을 잘 유지하는지 살핀다.
- 척추와 견갑골의 정렬이 무너지지 않으면서 팔꿈치를 구부려 바가 올라오게 한다.
- 몸통 안정성을 유지하면서 바를 아래로 내린다.
- 척추는 움직임 내내 같은 포지션을 유지한다.

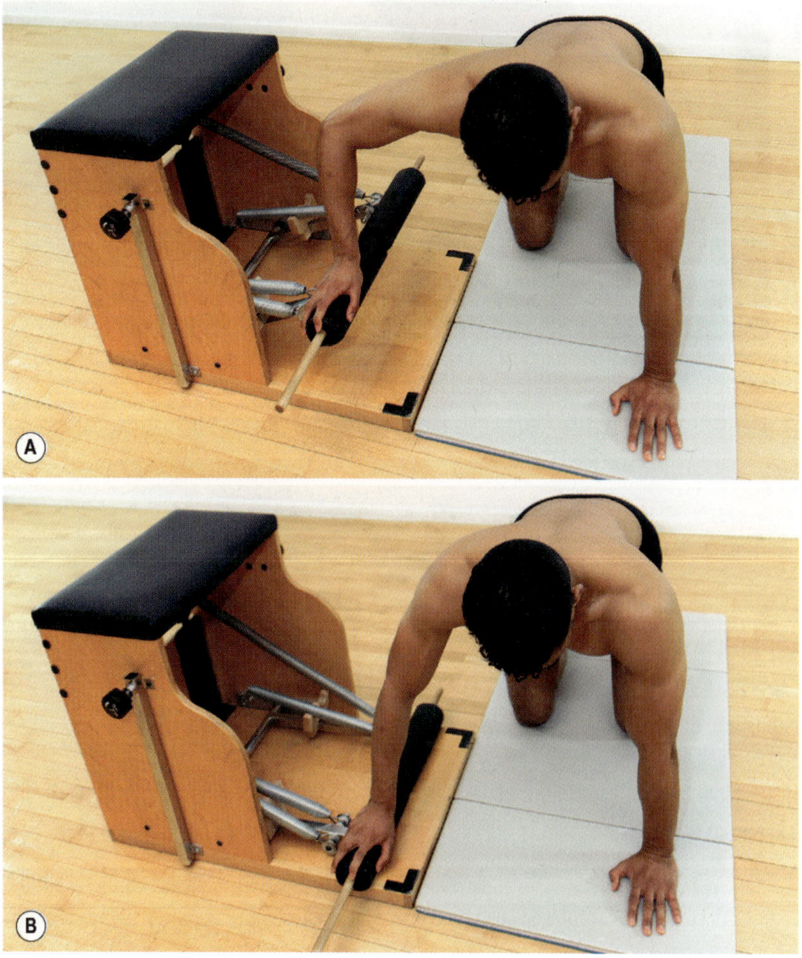

그림 8.30
A 운다 체어에서 한 팔 푸쉬업: 시작 자세
B 바를 아래로 누른다.

강사 노트

바를 아래로 내리고 올릴 때 몸통 안정을 잘 시키는지 본다. 견갑골의 움직임을 살핀다. 능형근-전거근-외복사근으로 연결되는 라인의 밸런스가 잘 잡혀 있는가? 90° 또는 그보다 작은 범위로 움직일 때 견갑골의 밸런스가 잘 잡힌 상태라면 견갑골의 움직임이 크게 일어나지 않을 것이다.

로테이팅 스완 Rotating Swan

Video link 8.4 Rotating Swan on Wunda Chair

움직임 전략 스완(Swan)은 척추를 뒤로 젖히는 클래식 필라테스 매트 운동이다; 여기에 회전을 가미해주는 방식으로 동작을 변형시킬 수 있다. 운다 체어 페달을 밀고 당기면서 흉곽을 회전시키면서 흉곽을 사선으로 가로지르는 회전 움직임을 만들어낸다. 뿐만 아니라 어깨 복합체가 움직이면서 팔과 척추를 연결하는 연습을 통해 통합적인 움직임을 익힐 수 있다.

움직임 묘사

- *운다 체어 세팅*: 바에는 중간 위치에 스프링 하나씩 걸어준다; 저항은 양쪽이 같아야 하며 회전 움직임을 만들어낼 정도의 강도가 있어야 한다; 강도가 너무 높을 경우 제대로 된 동작이 나오지 않을 수 있다.
- 체어 위에 골반이 올라온다. 체어 가장자리에 배꼽 부위 정도가 올 정도 위치에 엎드린다; 양손을 페달 위에 얹는다; 척추를 중립 상태에서 길게 한다; 페달이 바닥과 접촉하지 않을 정도까지만 누른다. 체어를 캐딜락 옆에 붙이거나 뒤의 벽에 발바닥을 붙여서 하지의 안정성을 보조해준다.
- 강사는 클라이언트의 옆 또는 경우에 따라 머리 측에 위치한다.
- 웜업으로 회전 없이 스완을 세 번 반복한다.
- 들이마시면서 몸통의 정렬 상태를 느낀다.
- 내쉬는 호흡에 페달이 아래로 내려가면서 척추가 구부러진다.
- 들이마시면서 척추는 뒤로 젖혀지고 페달은 위로 올라간다.
- 세 번 반복한다.
- 페달이 서로 분리돼서 움직일 수 있게 다월(dowel)을 뺀다. 마시는 호흡에 몸통을 왼쪽으로 비틀면서 오른팔을 아래로 내리고 왼팔을 위로 올린다. 동작 내내 양팔은 구부러지지 않는다(그림 8.31).
- 내쉬면서 왼쪽을 보고 있는 몸통이 아래 바닥을 본다.
- 반대쪽에 같은 움직임을 반복한다.

강사 노트

밀면서 누르는 동작을 적용해본다. 한 팔은 밀고 있는 상태를 유지하면서 다른 한 팔로는 페달을 눌러서 회전을 만들어본다. 팔의 각도를 바꾸면서 움직임을 만들어본다. 팔을 펴거나 구부리고 고개를 돌리는 방식도 추가해본다.

심화 과정

- 클라이언트의 머리 쪽에 선다.
- 회전이 일어나는 반대 방향으로 특정 갈비뼈 분절을 활주시키는 큐를 준다. 예) 오른쪽으로 회전

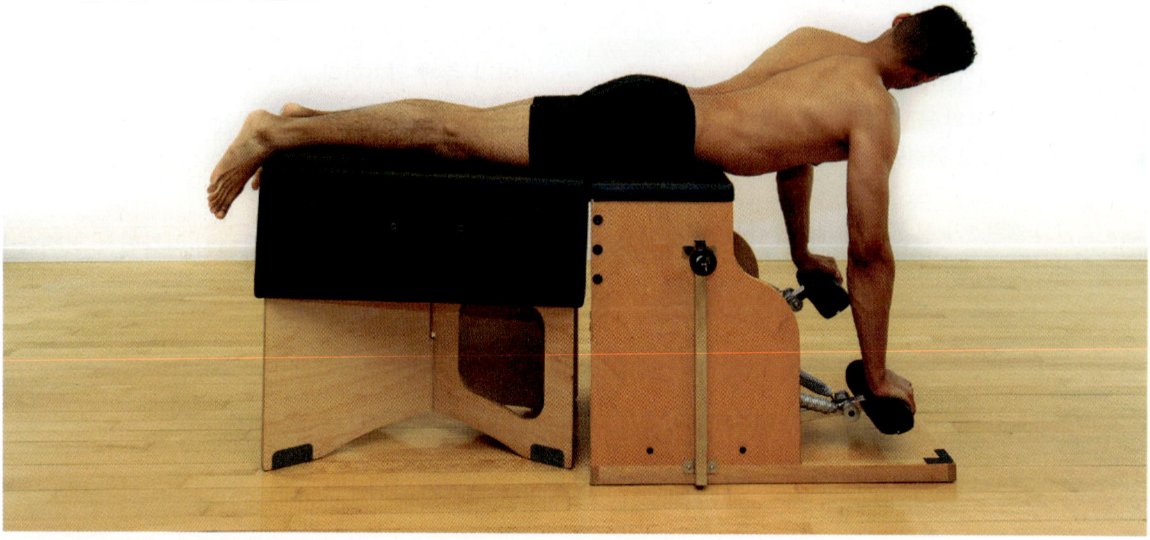

그림 8.31
운다 체어에서 회전하면서 Swan

하면서 흉곽은 왼쪽으로 이동한다.

- T6 레벨의 갈비뼈를 잡고 회전과 활주를 유도해본다(그림 8.32).
- 몸통 양쪽이 같은 길이를 유지하는지 확인한다.
- 몸통이 옆으로 구부러지면서 한쪽이 단축된다면 단축된 쪽의 갈비뼈로 호흡하게 하면서 이 부위가 살짝 길어지게 한다.

다양한 방향으로 시도해보는 스완 동작

Swan movement in all planes

움직임 전략 몸통을 여러 방향으로 움직이면서 분절을 만들고 다양한 근막 시스템을 자극한다.

움직임 묘사

- 척추가 곡선 방향으로 움직이게 한다. 페달을 아래로 눌러서 척추가 구부러지면서 왼쪽으로 회전한다.
- 오른쪽 페달이 위로 올라갈 때 왼쪽 페달을 아래로 눌러서 척추가 오른쪽으로 돌아가게 한다. 양쪽의 페달이 수평을 이룰 때까지 올라가게 하면서 척추를 젖힌다.
- 2–3번 반복하고 반대편에 시행한다.

9장으로의 연결

흉요건막(thoracolumbar fascia)은 등 쪽에서 몸통과 팔을 연결하는 근막이며 앞쪽으로는 복부근막(abdominal fascia)과 가슴근막(pectoral fascia)을 통해 위팔근막(brachial fascia)으로 연결된다. 이 근막은 몸통, 팔, 머리 움직임의 근본이라 할 수 있다. 몸통 중심에서 팔과 머리로 연결되는 라인은 안

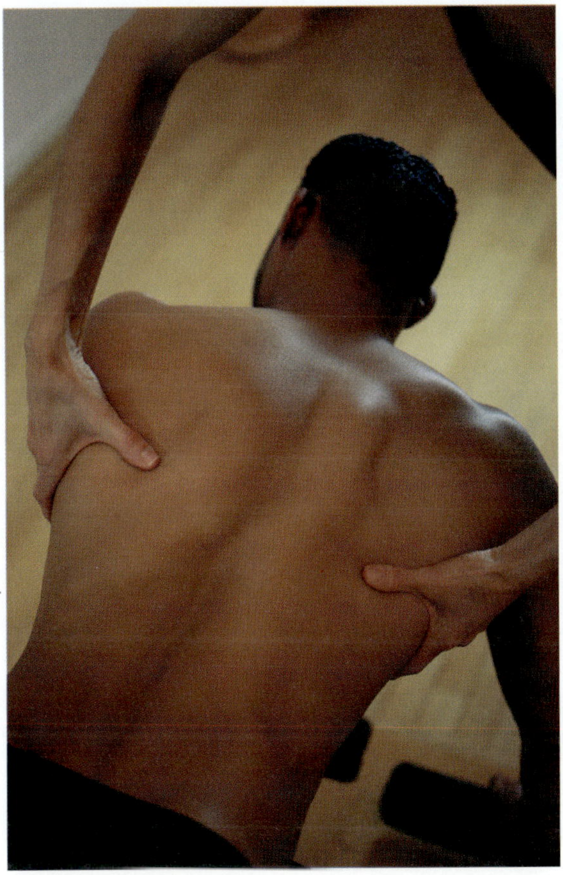

그림 8.32
핸즈온

정을 유지하면서 자유로운 움직임을 가능하게 해준다. 머리 부위에서는 다양한 표정 및 감각 기관을 통해 세상과 소통하기도 하고 다양한 정보를 주고받는다. 목은 머리를 움직이게 해줘서 주변 환경을 인식하고 감각을 통해 반응하게 해주고 우리를 성장하게 해준다.

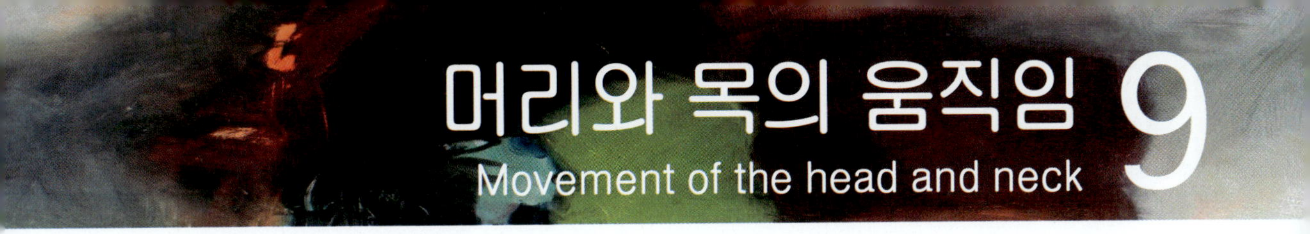

머리와 목의 움직임 9

Movement of the head and neck

인간의 머리는 둥글기에 우리는 여러 방향으로 생각할 수 있다. **Francis Picabia**(1879-1953), *나는 아름다운 괴물이다: Poetry Prose, and Provocation.*

깊이 있는 자각: 언어 없이 이루어지는 소통

Contemplative awareness: communication without words

목이 있기에 머리가 움직인다. 뭔가를 주의 깊게 듣기 위해 머리를 기울이거나 다른 사람의 얼굴 앞에 공격적으로 얼굴을 들이대는 것도 모두 목에서 움직임이 일어난다. 인간은 표정, 목소리, 신체 접촉 및 바디 랭귀지를 통해서도 소통은 일어난다. 비언어적인 표현에서는 사람은 많은 표현을 읽는다. 이처럼 자세나 얼굴 표정을 통해 다른 사람과 소통할 수 있다. 언어적인 소통도 그리고 비언어적인 소통도 얼굴, 머리, 목을 통해 이루어진다.

주요 감각 기관은 머리에 존재한다. 눈, 코, 입, 귀는 자극에 반응해 머리와 목의 움직임을 만들고 이는 전신의 움직임을 자극한다. 눈으로 볼 수 있는 범위를 더 넓히기 위해 그리고 더 다양한 각도로 보기 위해 얼굴 표정으로 표현하기 위해 목에서 움직임이 일어난다. 머리를 움직이고 턱과 연결되면서 표정에서도 목 근육의 역할이 있다. 목과 얼굴의 근육은 주변을 감지하고 턱을 움직이고 말을 하고 호흡하게 해준다. 목 근육이 이렇게 끊임없이 자기 역할을 해야 한다는 사실은 그리 놀랍지 않다. 목이 긴장하고 뻣뻣해지면 많은 불편함과 지장이 생기게 된다.

머리의 포지션 조절

Forward balance of the head

머리는 얼굴 쪽으로 더 치우쳐 있고 그래서 머리는 앞으로 떨어지려는 경향을 보인다. 머리의 무게중심선은 환추후두관절(AOJ: atlantooccipital joint 고리뒤통수관절)보다 앞 쪽에 위치한다. 중력은 머리를 앞으로 당기고 목에서 전만 커브를 만든다(Mayoux-Benhamou et al. 1992). 목의 근막은 머리가 중력에 의해 앞으로 떨어지는 것을 방지한다. 뼈나 인대의 상태, 머리와 목 척추의 자세 정렬 그리고 신경계의 상태에 따라 목 주변 근막 시스템의 조절 패턴은 달라진다. 목 주변 근막 시스템의 고유수용기들은 머리 움직임 조절에 중요한 역할을 한다(Shaikh et al. 2013). 다양한 방향으로 주행하는 목 근육은 머리와 몸통의 자세에 따라 다르게 동원된다. 머리의 움직임은 시선의 영향을 받으면서 서로 협응한다. 시선 조절은 눈에서만 일어나는 것이 아닌 머리의 움직임을 통해서도 가능하다.

> **심화 과정**
>
> 머리의 무게중심은 말 그대로 안장 모양으로 움푹 들어간 두개골 내의 안장(sella turcica) 근처에 위치한다. 이 안장 안에 뇌하수체(pituitary gland)가 들어가며 머리의 무게 중심이 목에서 움직임이 일어나는 후두골 관절융기(occipital condyle) 바로 앞에 위치한다(그림 9.1).

경추의 구조와 기능 및 목의 움직임에 미치는 영향

경추(cervical spine)는 구조적으로 봤을 때도 기능적으로 봤을 때도 크게 두 개의 영역으로 나뉜다. 그중 상부는 후두골(occiput)과 1번 경추인 환추(C1: atlas 고리뼈)와 축추(C2: axis 중쇠뼈)로 구성된다. 하부는 나머지 경추인 C3부터 T1의 상부까지 속한다. 척추는 사선으로 아래로 그리고 뒤로 사선으로 쌓이며 척추뼈 몸통을 위주로 하중을 받는다. 돌기관절(facet joint)의 관절면은 관절마다 약간씩 달라진다. C2-3는 10° 정도 기울어져 있는 C7-T1에 비해 40-45° 정도 기울어져 있다(Kapandji 2019)(그림 9.2). 경추는 기본적인 전만 커브를 가지고 있어서 중립 자세는 존재하지 않는다.

상부 경추의 움직임

Suboccipital region movement

목의 상부는 3개의 축을 가지고 있고 3차원적인 움직임이 일어난다. 후두골과 C1, C2는 측굴과 회전이 일어난다. C1의 흔들의자 형태의 돌기관절면 위에서 앞뒤로 움직인다. 환추(C1)의 관절면 위에서 구의 형태를 가진 물체가 움직이는 장면을 상상해본다. 관절면은 사선을 쳐다보고 있고 후면부가 전면부보다 더 낮다. 축추(C2)의 상부면에서 위로 솟은 기둥 모양의 치아돌기(dens or odontoid process)를 가지고 있다. 치아돌기는 환추와 만나 환축추관절(atlantoaxial joint)에서 회전이 나타난다. 환추와

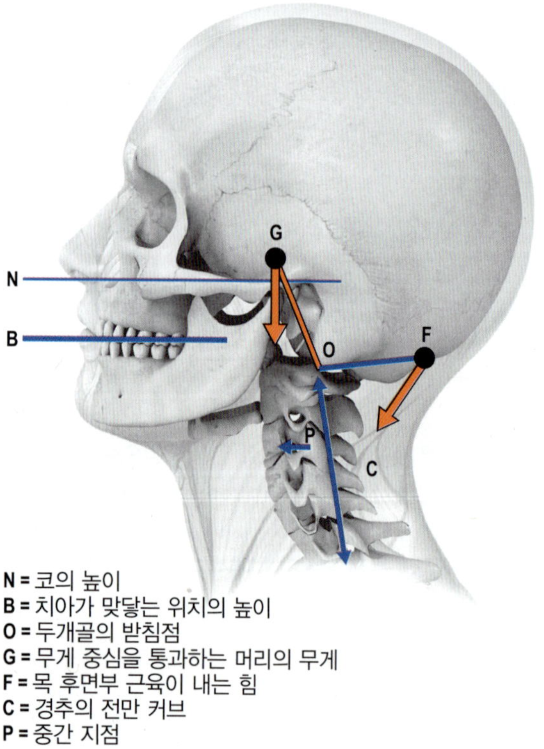

그림 9.1
경추 위에서 밸런스를 잡고 있는 두개골

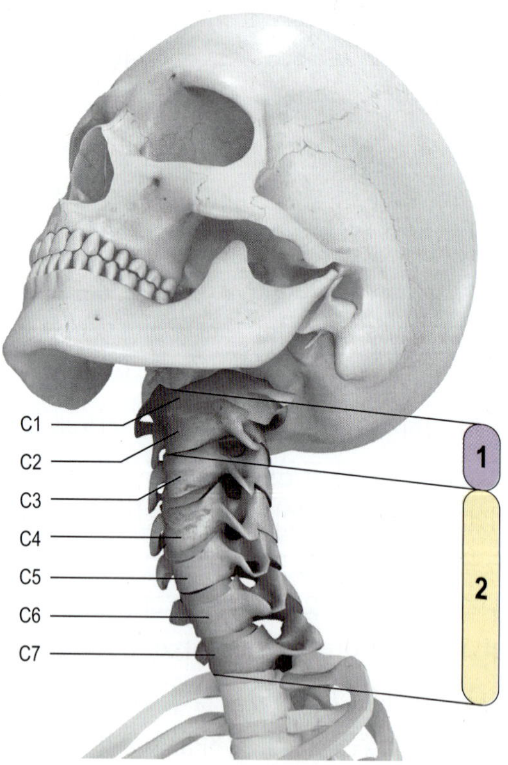

그림 9.2
머리와 목의 뼈

축추는 바깥쪽의 양 돌기관절과 중앙의 치아돌기 세 장소에서 만난다. 이 세 개의 장소에서 회전 움직임이 일어난다(그림 9.2).

심화 과정

자유도(degree of freedom)는 움직임이 몇 개의 면에서 독립적으로 일어날 수 있는지에 따라 정해진다. 목에서의 움직임은 활주와 회전이 일어난다.

상부 경추에서의 굴곡과 신전
Flexion and extension of suboccipital segment

굴곡(flexion) 또는 고개의 끄덕임은 후두골(occiput)의 양쪽 관절면에서 뒤로 활주가 일어나면서 환추후두관절(AOJ: atlantooccipital joint)과 환축추관절(C1–C2) 후면부가 열린다(그림 9.3 A). 환추 돌기관절의 관절낭과 관절 뒤를 지나는 인대들이 팽팽해지면서 굴곡이 제한된다. 고개를 젖힐 때 환주의 고리가 후두골이 앞으로 활주하면서 후두골과 환추 그리고 환추와 축추의 극돌기(spinous process)끼리 가까워진다. 세 뼈가 서로 충돌하면서 신전(extension)을 제한한다(그림 9.3 B).

상부 경추에서의 회전과 측굴 Rotation and lateral flexion of the suboccipital segment

회전할 때 한쪽은 앞으로 이동하고 다른 한쪽은 뒤로 이동한다. 돌기관절면의 형태로 인해 한쪽이 앞으로 가면서 위로 올라가고 다른 한쪽은 뒤로 가면서 아래로 내려가며 이로 인해 척추가 옆으로 기운다. 회전은 완벽한 수평면에서 일어나지 않는다. 기울어진 면에서 움직이는 것과 같다. 후두골이 왼쪽으로 돌 때 오른쪽이 앞으로 이동하고 위로 올라가는 것과 동시에 왼쪽이 뒤로 이동하고 아래로 내려간다. 가쪽 환추후두 인대가 뒤통수를 왼쪽으로 활주시키면서 당기고 약간 오른쪽으로 회전시킨다(Kapandji 2019). 환추후두관절(OA joint)에서의 회전과 측굴은 나머지 경추 관절에서의 움직임과 반대 방향으로 일어난다. 후두골의 미세한 활주는 후두골의 큰구멍(foramen magnum)이 척추관(vertebral canal)과 잘 맞물리게 해준다. 후두골의 회전은 일차적으로

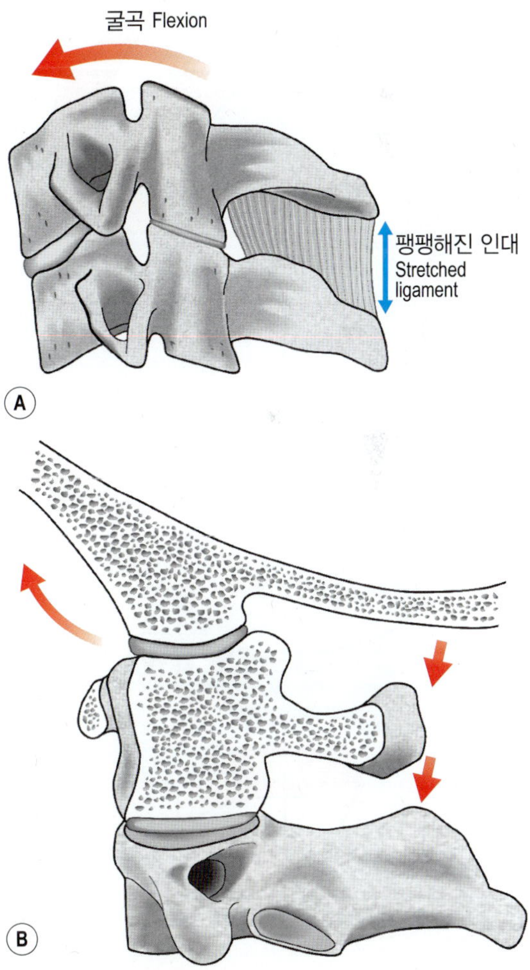

그림 9.3
A C1–C2 사이에서의 굴곡 **B** 신전

축추(C2: axis)의 치아돌기 부근에서 일어난다(그림 9.4). 환축추관절은 형태를 봤을 때 순수하게 회전을 위한 관절이다.

날개인대(alar ligament)는 치아돌기에서 후두골 내측으로 연결되며 축추에서의 측굴을 제한한다. 이로 인해 축추는 측굴이 일어나는 방향으로 회전한다. 환추와 축추 사이 네 개의 관절면(축추의 위관절면과 환추의 아래관절면)은 볼록하기에 불안정하게 흔들리는 움직임이 나타난다. 환축추관절에서 회전이 일어날 때 회전이 일어나는 반대 방향으로 환추가 기운다. 환추 횡돌기(transverse process)에 손을 대면 회전하는 방향의 반대측의 축추가 환추를 향해 올라오는 것을 느낄 수 있다. 오른쪽으로 돌면 왼쪽 횡돌기가 위로 올라올 것이다. 상당한 범위를 움직이는 환추는 틀어진 상태로 있을 수 있다. 환추가 회전하면서 틀어질 경우 머리는 한쪽으로 기울게 되며 이는 광대뼈 높이 차이를 보면 확인 가능하다.

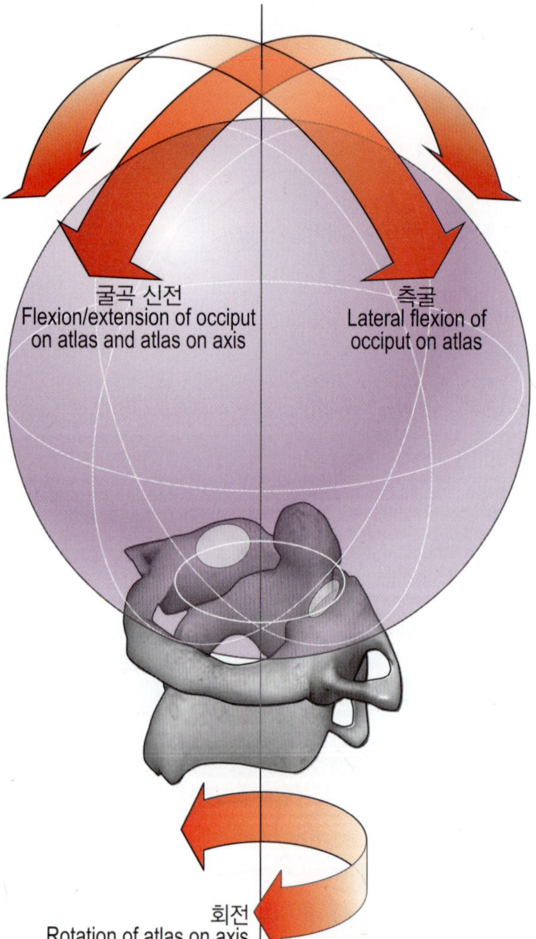

그림 9.4
후두골, C1과 C2가 만나는 관절에서 일어나는 회전 움직임

목 상부 영역의 통합된 움직임은 나선형의 경로를 따라가며 회전에 특화되어 있다. 머리가 한쪽으로 기울어 있는 사람들의 경우 상부 영역에서 8자를 그리면서 움직이게 하면 이를 해소하는데 도움이 될 수 있다.

양 눈의 높이를 맞추기 위해 우리 몸은 부단히 애를 쓰기에 목 상부의 문제는 목 하부에서 보상하게 된다. 또한 목 하부에서 끝나지 않고 전신의 문제로 연결될 수 있기에 목 상부를 좋게 하면 몸 전체에 걸쳐 있는 문제가 해결되기도 한다. 목 상부를 좋게 하는데 천골(sacrum)까지 좋게 변화시키기도 한다.

체화시켜 보기!

- 손가락을 귀 바로 뒤에 있는 후두골 융기(condyles of the occiput) 부근에 댄다.
- 슬라이딩 하듯이 후두골을 따라 중앙으로 양손가락이 이동한다. 뼈의 형태를 확인한다. 이 부근에 움푹 패인 라인이 있는데 바로 여기가 머리와 척추가 만나는 환축추관절(atlantoaxial joint)이다.
- 중심부에서 경추(cervical spine)의 윤곽을 따라 손가락을 슬라이딩하면서 내려와 가장 처음 만져지는 뼈를 느껴본다. 여기가 바로 C2의 극돌기(spinous process)이다.

- 바깥쪽으로 슬라이딩하면서 바깥쪽에 튀어나온 두꺼운 근육이 만져질 때까지 손가락을 이동시켜 본다. 이 근육은 흉쇄유돌근(SCM: sternocleidomastoid)이다.
- 흉쇄유돌근의 가장자리로 부근에 위치한 경추의 횡돌기(transverse process)를 그려본다.
- 여기에 손을 대고 머리가 8자 형태의 경로로 움직이게 가이드해본다.
- 시선을 정면을 바라보면서 상부 영역의 움직임을 느껴본다.
- 긴장이 사르르 녹아내리는 것을 확인한다.

목 후면부 근육의 미세 조절

Fine-tuning myofascia of the nape of the neck

목의 후면부는 헤어라인이 시작되는 부위이며 해부학적 용어로는 목덜미(nuchal)라 부른다. 이 부근에서 가장 겉에 위치한 근육은 바깥쪽으로는 흉쇄유돌근(SCM: sternocleidomastoid)과 두판상근(splenius capitis) 안쪽으로는 승모근(trapezius)과 반가시근(semispinalis)이다. 깊은 층으로 들어가면 피라미드 모양을 한 다양한 근육들이 C1, C2와 후두골 부근을 덮고 있다. 이 조직들은 머리와 목의 미세한 움직임과 시선을 조절하는 역할을 한다(그림 9.5):

- 대후두직근(rectus capitis posterior major)
- 소후두직근(rectus capitis posterior minor)
- 상두사근(obliquus capitis superior)
- 하두사근(obliquus capitis inferior)

심화 과정

경막(dura master)은 섬유질의 튼튼한 막으로 뇌와 척추를 감싸면서 뇌척수액(cerebrospinal fluid)이 새나가지 않게 해준다. 이 경막은 두개골에의 내측면에 달라붙는다(Leim 2017). 머리의 겉에서 속으로 들어가면 이 경막이 접히면서 낫의 형태를 하면서 뒤에서 앞으로 주행하는 대뇌낫(falx cerebri 대뇌겸)과 대뇌의 하부를 지면과 평행하게 주행하는 두 개의 소뇌낫(falx cerebelli)으로 이어진다. 경막은 대후두공(foramen magnum)과 상부 경추 내부에 달라붙는다. 목 상부에서 척수 뒤쪽과 소후두직근(rectus capitis posterior minor)을 연결하는 다리 형태의 결합조직이 존재한다(Zumpano et al. 2006). 척수를 둘러싸고 있는 경막은 척수 경막(spinal dura mater)이라 불리며 천골까지 연결된다(그림 9.6). 상부 경추 후면부를 잘 이완해주면 머리부터 천골까지의 긴장이 풀리면서 뇌척수액의 흐름까지 개선시킬 수 있다.

결합된 움직임

Combined movements(Kapandji 2019)

머리와 목을 앞으로 숙일 때:

- 환추후두관절(atlanto-occipital joint)에서 굴곡이 일어난다.
- 치아돌기(dens) 주변에서 환추가 앞으로 굽혀진다.
- 하부 경추들이 모두 앞으로 굽혀진다.

머리와 목을 뒤로 젖힐 때:

- 환추후두관절에서 신전이 일어난다.
- 축추 위에서 환추가 펴진다.
- 모든 하부 경추 부위의 신전이 일어난다.

머리와 목을 돌릴 때:

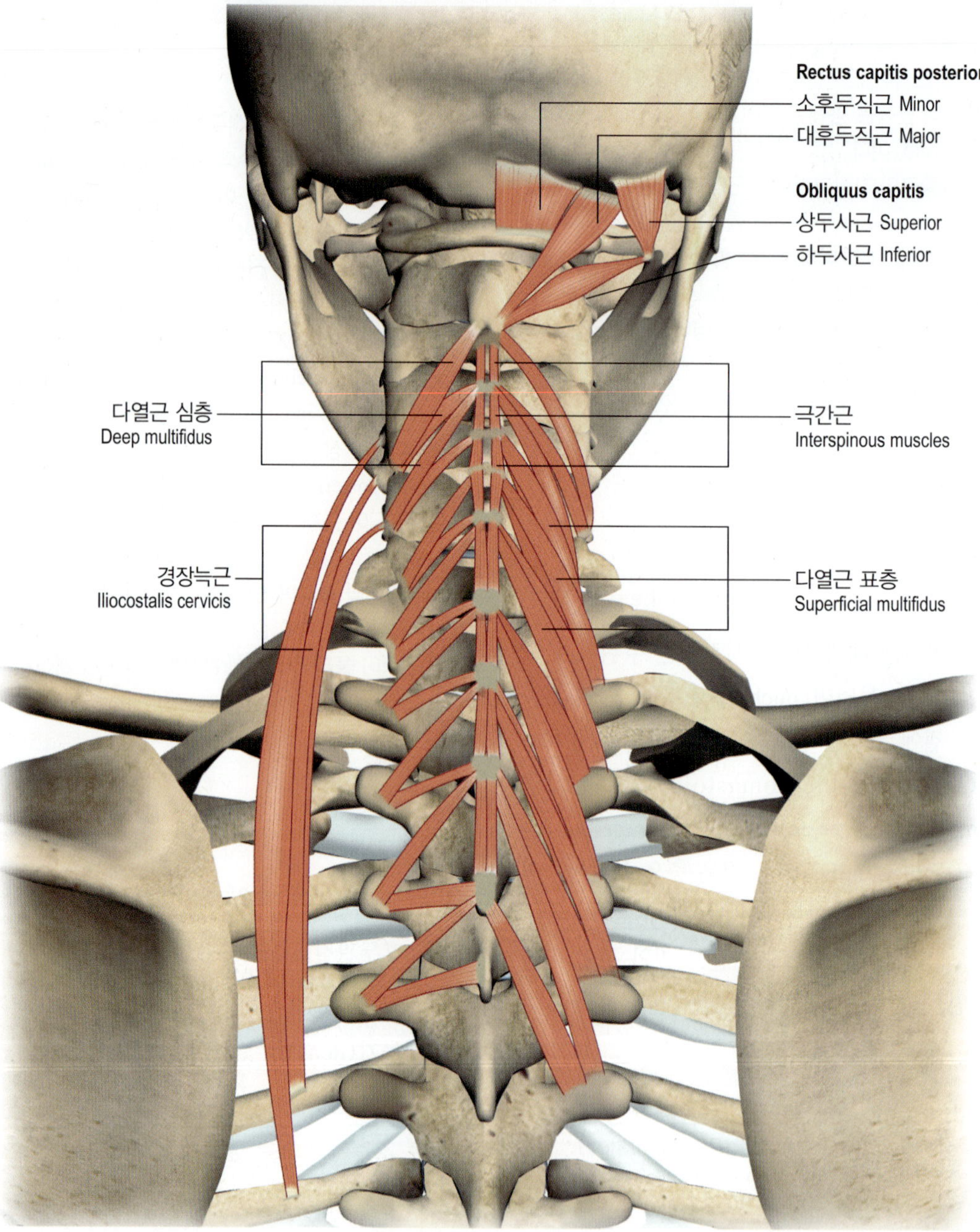

그림 9.5
후두하근과 후면부 심부 근육

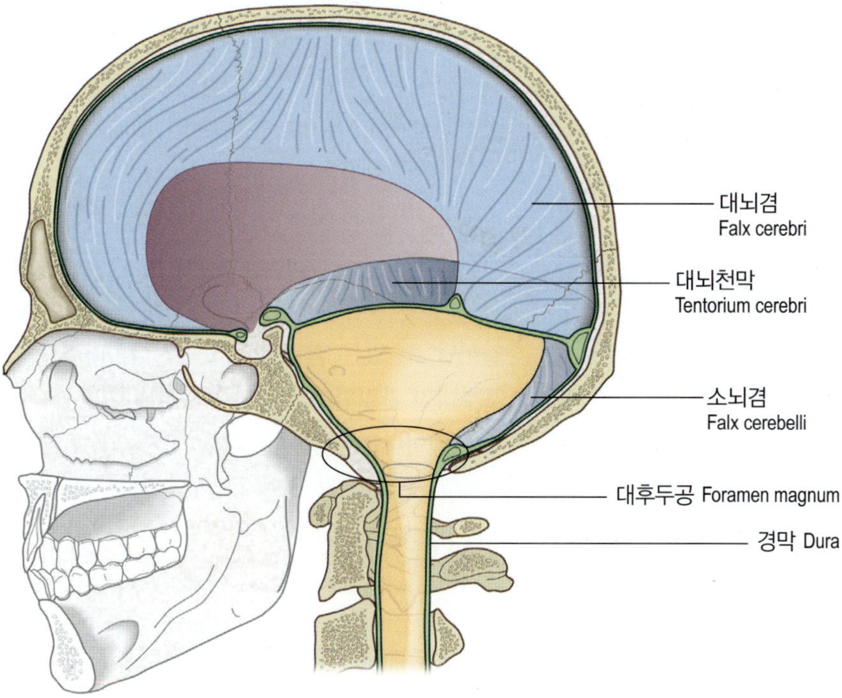

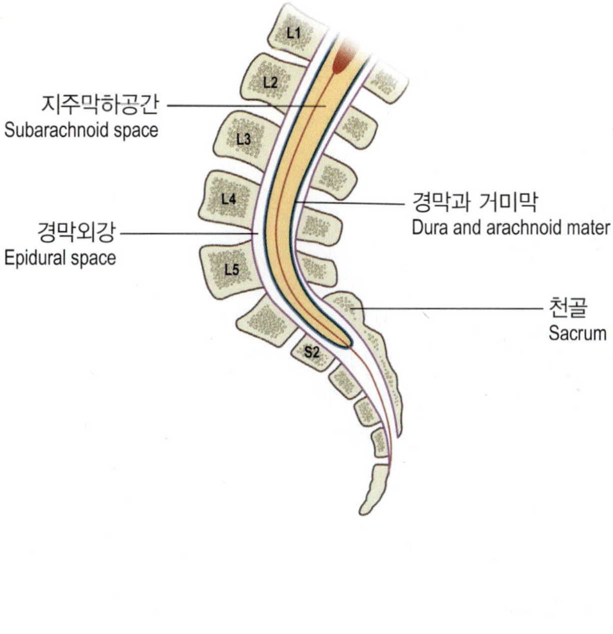

그림 9.6
dura mater 경막

- 환추후두관절에서 같은 방향으로 회전이 일어난다.
- 환추후두관절에서 머리가 반대 방향으로 기운다.
- 환추 위에서 축추가 같은 방향으로 회전한다.
- 모든 경추가 같은 방향으로 회전하면서 같은 방향으로 기운다. 그 와중에 경추가 뒤로 젖혀진다.

측굴에서는:

- 환추후두관절에서 측굴이 일어난다.
- 환축추관절에서 반대 쪽으로 회전이 일어난다.
- 나머지 경추에서는 측굴과 그에 동반한 회전이 일어난다. 목 하부에서 살짝 젖혀지는 움직임을 보상하기 위해 환추후두관절에서 약간의 굴곡이 일어난다.

경추의 움직임 *Cervical spine movement*

목의 상부는 하부에 비해 상대적으로 움직일 수 있다. 움직임은 하부에서 상부로 차곡차곡 쌓이듯이 일어난다. 연결된 쇠사슬을 그려보자. 쇠사슬 고리 하나가 당겨지면 그 힘이 다른 고리로 전달되면서 다음 고리가 당겨진다. 경추(cervical vertebrae)의 구조와 인대 시스템이 회전이나 측굴이 아닌 회전, 측굴과 신전이 종합적으로 일어나게 한다.

경추의 상부와 하부는 기능적으로 서로 보완해준다. 옆을 바라보거나 위를 바라볼 때 움직임은 경추의 가장 아래 층에서부터 위로 올라간다. 경추 하부는 측굴과 회전이 조합된 움직임이 나온다. 하지만 전체적인 목의 움직임을 보면 회전이 동반되지 않은 측굴 움직임이 나온다. 이는 상부 경추가 하부 경추와 호흡을 맞추면서 보상이 일어나기에 가능하다. 상부 경추에서는 하부에서 일어나는 회전 움직임을 상쇄해 정면을 응시하면서 시선을 고정할 수 있게 된다. 경추 최하부에서 전방으로 쌓이면서 전만 커브를 만든다(그림 9.2 참조).

하부 경추의 움직임 Lower cervical spine

하부 경추에서는 상당한 범위의 움직임이 일어난다. 목이 정상적인 전만 커브에 있을 경우 C3–C7 관절면은 회전이 일어나는 수평면(horizontal plane)과 측굴이 일어나는 전두면(frontal plane)의 중간 정도로 만난다. 목에서 회전은 항상 측굴과 약간의 신전을 동반한다(Kapandji 2019). 머리를 뒤로 젖힐 경우 관절면은 전두면에 더 가까워지면서 측굴이 일어날 수 있는 환경이 만들어진다. 머리를 앞으로 구부리면 관절면이 수평면에 가까워지며 회전이 주로 일어나는 환경이 된다.

심화 과정

돌기관절(zygapophyseal joint)은 윤활관절(synovial joint)로 척추의 위관절면(superior articular facet)과 그 위에 놓인 척추의 아래관절면(inferior articular facet)이 만나서 형성되는 관절이다. 관절면은 평평한 타원 형태이다. 위관절면은 후면, 상부 및 살짝 내측을 바라본다. 아래관절면은 전면, 하부 및 살짝 외측을 바라본다.

체화시켜 보기!

편안하게 몸통을 정렬하고 앉는다. 눈을 감고 척추가 머리부터 바닥까지 일자를 유지한다. 눈을 열고 천장을 바라보면서 목을 뒤로 젖혀본다. 이때 천천히 목을 돌리면서 옆으로 구부려본다. 한쪽이 다른 쪽보다 더 쉽게 움직이는 것을 느끼는가? 돌기관절(facet joint)이 서로 맞닿았을 때 얼마나 많은 움직임이 가능한가? 다시 몸통을 정렬한다. 머리를 아래로 숙인다. 여기서 머리를 돌리면서 옆으로 구부려본다. 돌기관절이 더 열린 상태에서 어느 정도의 가동 범위가 나오는지 느껴본다.

하부 경추의 굴곡 신전 Flexion and extension of the lower cervical column

머리가 앞으로 움직이면서 아래를 볼 때 목에서 굴곡(flexion)이 일어나고 뒤로 움직이면서 위를 볼 때 신전(extension)이 일어난다. 하지만 척추에서의 움직임은 단지 굴곡과 신전 두 가지로 만 설명하기에는 복잡하다. 경추의 구조와 여러 움직임이 복합되면서 특정 뼈가 한 방향으로 움직일 때 나머지 뼈들은 반대 방향으로 움직이는 경우도 생긴다.

굴곡과 신전에서 척추는 아래 척추 위에서 앞으로 기울면서 미끄러지는 움직임이 동시에 일어난다. 신전 동작에서 척추는 뒤로 기울면서 미끄러지고 돌기관절에서는 아래 방향으로의 활주가 일어난다. 전면부 척추 사이 간격이 벌어진다. 돌기관절의 관절면끼리 가까워지면서 뼈끼리 서로 맞물리게 되고 이로 인해 더 안정적인 포지션이 만들어진다(그림 9.3 B 참조). 신전 동작은 전면부의 전종인대(anterior longitudinal ligament)가 팽팽해지고 척추 후면부의 뼈끼리 서로 맞물리면서 제한된다.

굽힐 때는 정반대의 움직임이 일어난다. 척추가 앞으로 기울면서 미끄러지고 뒤의 돌기관절은 열리면서 관절낭은 팽팽해진다. 돌기관절면은 위 방향으로 활주하며 열리면서 관절의 가동성은 증가한다. 위에 위치한 척추의 아래면은 아래 위치한 척추의 윗면을 따라 활주한다. 굴곡은 뼈가 맞물리면서 제한되지 않고 후종인대(posterior longitudinal ligament), 관절낭, 극간인대(interspinous ligament), 황색인대(ligamentum flava), 항인대(ligamentum nuchae)와 같은 목 후면부의 인대에 의해 제한된다(그림 9.3 A 참조). 목을 완전히 구부렸을 때 척추끼리 더 자유로운 움직임이 일어나며 이런 구조를 안정시키기 위해 더 많은 텐션을 필요로 한다(Swartz et al. 2005).

강사 노트

채찍의 움직임을 상상해본다. 어디서 움직임이 시작되고 채찍을 통해서 힘이 어떻게 전달되는지 유심히 관찰한다. 척추에 채찍질 손상이 가해질 경우 고관절 부근에서 가장 먼저 압박력이 발생한다. 이후 몸통이 위로 밀쳐지면서 머리는 뒤로 젖혀져서 찌끄러졌다가 다시 앞으로 구부러진다. 이때 가해지는 과한 힘으로 인해 근막 시스템에 손상을 입거나 경우에 따라 골절까지 일어난다(Swartz et al. 2006).

갈고리돌기관절 Uncovertebral joints

C3-7 영역의 바깥쪽에는 갈고리돌기관절(uncovertebral joint)이라 불리는 두 개의 관절이 더 있다(Luschka 관절이라고도 불린다). 윤활관절이기도 한 이 관절은 디스크와 연결된다. 목을 구부리고 필 때 갈고리돌기관절이 양 옆에서 잡아주면서 전후방으로의 움직임을 가이드한다. 이 관절은 회전이나 측굴이 일어날 때 척추가 바깥쪽으로 빠지는 것을 방지한다(Kapandji 2019). 측굴이 일어날 때 움직임의 반대 방향으로 척추의 활주가 일어난다. 예를 들어, 척추가 오른쪽으로 돌아가고 옆으로 구부러질 때 활주는 왼쪽으로 일어난다(그림 9.7). 갈고리돌기관절이 없다면 척추는 미끄러지면서 옆으로 빠져버리는 상황이 생길 수 있다. 이 관절은 목의 복잡한 움직임을 가능하게 해주면서 안정성을 유지해준다.

목이 건강하기 위해서는 좋은 정렬, 좋은 움직임과 목 주변 근막의 활주가 잘 일어날 필요가 있다. 목 근막의 활주가 잘 일어나지 않을 경우 점성(viscosity)이 증가하면서 근막끼리 달라붙게 되고 기계수용기와 고유수용기의 반응은 주변을 뻣뻣하게 만들면서 통증까지 유발할 수 있다. 이외에도 퇴행성 디스크, 골관절염 및 골극(osteophyte)과 같은 여러 문제들

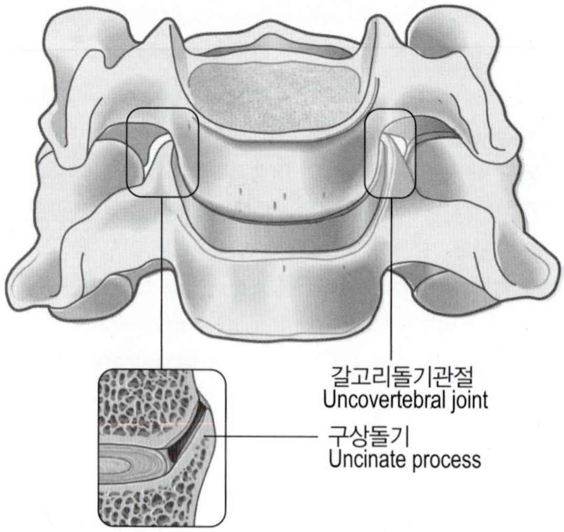

그림 9.7
갈고리돌기관절

이 존재한다. 인체는 척추를 보호하기 위해 척추에 뼈를 자라게 한다. 경추에서 골극은 갈고리돌기관절 주변에 생기는 경향이 있다. 신경근(nerve root)이 빠져나가는 공간인 추간공(intervertebral foramen)은 갈고리돌기관절 근처에 있으며 이 주변에 골극이 발생할 경우 신경근과 척수를 압박하는 원인이 된다. 갈고리돌기관절에 골극이 형성되면서 추간공이 좁아지는 협착(stenosis)도 가능하다. 머리와 목의 정렬과 근막의 활주를 만들어내는 것은 건강한 목을 위해 중요하다.

하부 경추의 측굴과 회전

Lateral flexion and rotation of the lower column

위에서 언급했듯이 경추는 측굴-회전-신전을 동반하는 고유한 커플 모션을 가지고 있다. 관절면은 C7-T1에서 10° 정도 앞으로 기울어져 있고 C3 레벨에서는 앞으로 45° 정도 기울어져 있다. 이와 같은 차이로 인해 C7-T1에서는 측굴이 더 잘 일어난다. 위로 올라갈수록 측굴과 회전이 동반된다. 커플 모션은 하부에서 상부로 올라갈수록 더 증가한다. 경추 하부는 몸통에서 머리로 연결되는 근막 네트워크 안에 둘러싸여 있다.

움직임을 만들면서 지지해주는 근막의 연결 라인

Myofascial network for movement and support

근막 시스템의 여러 구획으로 나눠져 있다(그림 9.8). 목 부위의 구획은 척추를 기준으로 척추 앞 근막(prevertebral fascia)이 있고 그 앞으로 내장 구획(visceral compartment)이 존재한다. 경동맥과 같은 혈관을 감싸고 있는 경동맥초(carotid sheath)가 있고 이 모든 것을 겉을 싸고 있는 얕은 근막이 있다(Fossum 2017).

목의 깊은 근막(deep fascia)은 세 개의 층으로 이루어져 있으며 목의 근육을 둘러싸면서 몸통 근막과 연결한다. 5장에 나오는 몸통의 굴곡, 신전, 회전, 측굴 라인을 만드는 근막의 흐름을 참조한다(p.152 & p.154). 7장에서 목과 몸통과 연결되는 어깨의 근막 라인(p.220)을 참조한다.

목의 근막과 근육의 층

Layers of cervical fascia and muscles

목의 근막 분류(그림 9.9):

- 얕은 층: 얕은 목 근막(fascia colli superficialis)
- 중간 층: 중간 목 근막(fascia colli media)
- 깊은 층: 깊은 목 근막(fascia colli profunda)

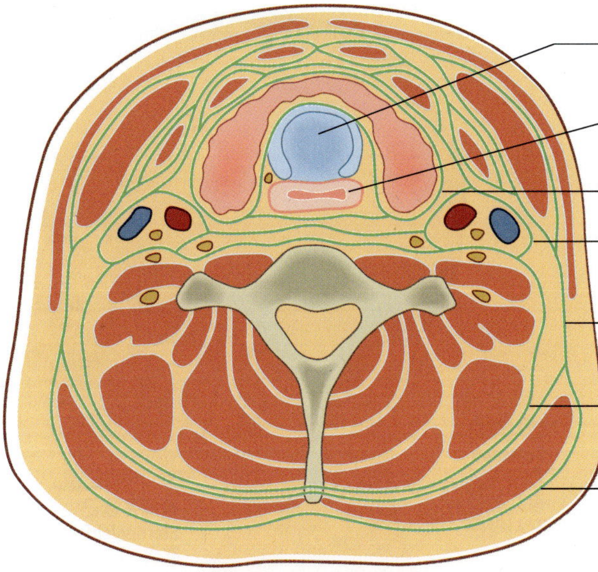

그림 9.8
목의 근막

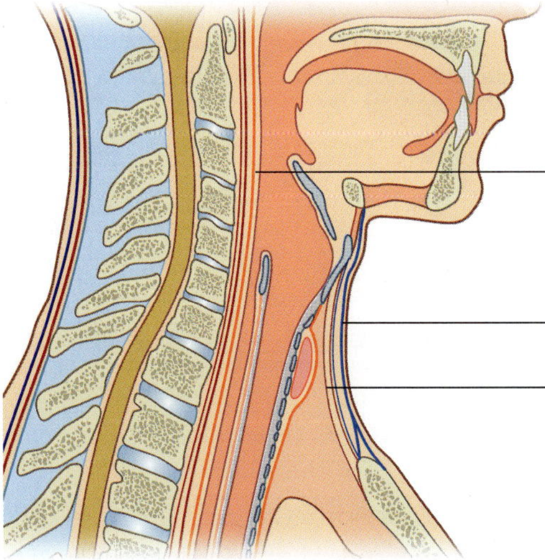

그림 9.9
목의 근막

표층 *Superficial fascia*

얕은 층은 피부 바로 아래에서 목을 360° 둘러싸고 있다. 하악골(mandible)에서 흉골병(manubrium)을 지나면서 가슴근막이 된다. 쇄골을 덮으면서 어깨(견쇄관절 AC joint)를 넘어 상지까지 이어진다. 광경근(platysma) 아래로 지나면서 흉쇄유돌근(SCM)을 둘러싸며 흉쇄유돌근은 얕은 층 근막 안에서 자유로운 활주가 가능하다. 호흡을 할 때 흉골

(sternum)이 위아래로 이동하면서 근막이 길이도 변한다. 견쇄관절에서 근막을 따라 뒤 목삼각(posterior cervical triangle)을 따라 위로 올라가면서 상부 승모근(upper trapezius)을 감싸면서 유양돌기(mastoid process)로 이어진다. 이는 상항선(superior nuchal line) 높이에 달한다(Stecco 2015).

얕은 층의 근육은 후두골(occiput)부터 경추(cervical spine)를 통해 견갑골(scapula)까지 연결한다(그림 9.10):

- 승모근(trapezius)
- 흉쇄유돌근(sternocleidomastoid)

심화 과정

넓은 목근(platysma)은 피부 바로 아래에 있는 표면 근육이다. 윗가슴에서 목을 통해 얼굴의 턱, 입까지 이어진다. 입을 아래로 내리면서 주름을 만들면 사선 방향으로 목 피부에 주름이 생긴다. 우울하거나 얼굴을 찡그릴 때 이 근육이 수축한다.

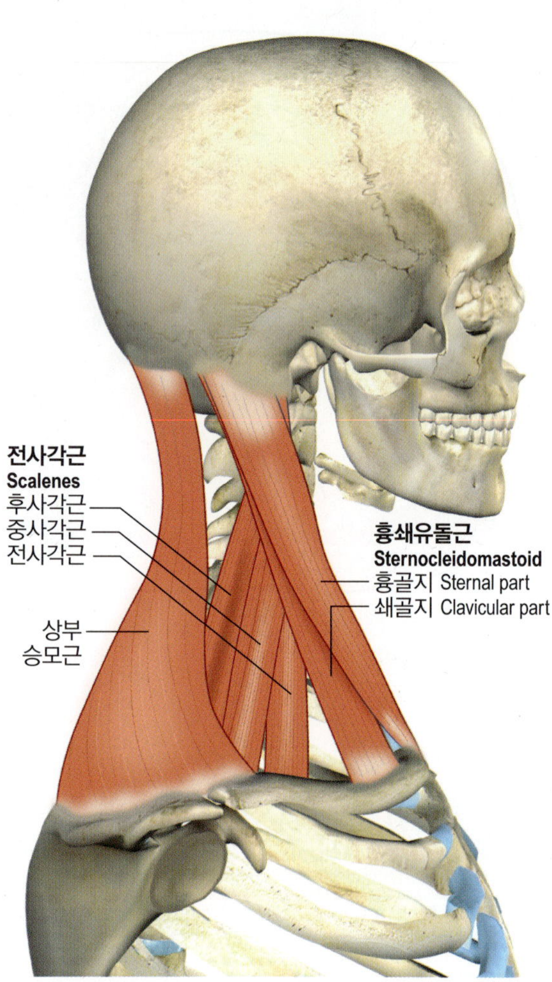

그림 9.10
표층을 구성하는 상부 승모근과 흉쇄유돌근의 모습

독특한 시너지 Unique synergy

자주 긴장하면서 목에 문제를 만드는 두 개의 대표적인 근육이 바로 흉쇄유돌근(SCM)과 상부 승모근(upper trapezius)이다(그림 9.10 참조). 이 근육은 가쪽머리곧은근(rectus capitis lateralis), 두판상근(splenius capitis)과 함께 머리를 옆으로 숙이는 동작에 동원된다. 머리가 중심부 제위치에 있다면 이 모든 근육들이 정상 길이인 상태에 있다. 머리가 앞으로 이동하면서 유양돌기가 흉골에 가까워진다면 흉쇄유돌근은 짧아지고 상부 승모근이 길어지면서 머리를 잡아준다. 흉쇄유돌근은 후두골을 뒤로 잡아당기면서 젖히지만, 흉곽에 가까운 하부 경추는 앞으로 굽히고 상부 경추는 뒤로 젖힌다. 이렇게 목에는 전만 커브가 생긴다.

심화 과정

상부 승모근과 흉쇄유돌근은 11번 뇌신경인 더부 신경(accessory nerve)의 지배를 받는다. 이 신경은 이복근(digastric)과 경돌설골근(stylohyoid) 뒤로 내려와 흉쇄유돌근을 신경지배한다. 거기서 끝나지 않고 흉쇄유돌근을 뚫고 나와 사선으로 뒤 목삼각(posterior triangle)을 사선으로 주행하면서 상부 승모근을 신경지배한다. 이 신경이 지배하는 두 개의 근육은 머리를 옆으로 굽힌다.

흉쇄유돌근의 톤이 과해질 경우 목의 전만 커브는 심해진다. 이와 같은 현상은 컬업(curl-up) 운동을 할 때 자주 볼 수 있다. 머리 끝부터 목으로 차례 차례 이어지는 움직임을 통해 흉쇄유돌근이 이런 식으로 단축되는 것을 막을 수 있다. 머리를 지면에서 드는 움직임이 환추후두관절(atlanto-occipital joint)에서의 굴곡으로 시작해서 그 아래로 차례대로 일어나지 않고 하부 경추부터 구부러지고 이런 흉쇄유돌근과 상부 승모근의 텐션 증가는 목에 스트레스를 가한다. 뒤쪽 근육의 텐션이 과해지면 앞쪽 근육에서는 제대로 된 지지를 해주지 못한다. 머리의 움직임과 포지션은 목에서 코어로 연결되는 근육들의 적절한 동원 패턴을 위해 중요하다. 머리를 땅에서 들 때의 습관이 잘 잡힐 경우 흉쇄유돌근이 과다하게 수축하는 것을 방지한다. 흉쇄유돌근을 잘 이완하면서 목의 전면부 근육을 강화하고 머리부터 분절해서 움직이는 연습을 한다면 목의 움직임 패턴을 재설정해서 건강한 목을 갖게 될 것이다(아래에 re-patterning 동작을 참조).

얕은 근막 내에 있는 흉쇄유돌근은 가슴 근막을 통해 복부 근막까지 연결된다. 머리와 목을 움직이는 법을 배우는 것만이 아닌 목과 관련된 근막, 가슴근막, 빗장가슴근막 등을 잘 이완할 경우 머리의 밸런스를 잡는데 더 큰 도움이 될 것이다. 5장에 나오는 Releases and reorganizing movements는 몸통 근막의 활주를 회복시킬 수 있는 방법이다.

체화시켜 보기!

편히 앉아서 검지와 중지를 양쪽 귀 후면부의 튀어나온 유양돌기 위에 놓는다. 엄지를 쇄골 근처의 흉골 위에 둔다. 손가락을 미끄러뜨리지 않으면서 손가락들끼리 서로 모아 당겨서 머리뼈가 흉골과 가까워지게 한다. 전방으로 움직이는 머리와 짧아지는 목을 느낀다. 손가락을 다시 벌려서 머리를 원위치로 놓는다. 머리가 척추와 잘 정렬되어서 밸런스를 잡았을 때 어떤 느낌이 오는지 확인한다.

중간층 근막 Middle fascia

목의 중간 층 근막은 흉곽의 근막과 이어진다. 목의 앞과 뒤에 위치한 중간 층 근막은 설골에서 시작하는 설골하근(infrahyoid) 근육이 쇄골 및 흉골 뒷면으로 부착된다. 쇄골하근(subclavius) 근막과 연결돼 빗장가슴근막에서 겨드랑 근막(axillary fascia)으로 연결된다(p.220 참조). 중간 층은 경동맥초(carotid sheath)를 형성하면서 목을 따라 내려오는 거대한 경정맥(jugular vein)을 감싸고 정맥이 정체되지 않게 한다. 경정맥을 통한 혈액순환이 원활하게 되기 위해 이 근막층의 가동성은 중요하다(Stecco 2015).

중간층의 근육

Muscles in the middle layer(그림 9.11)

- 판상근(splenii)
- 견갑거근(levator scapulae)

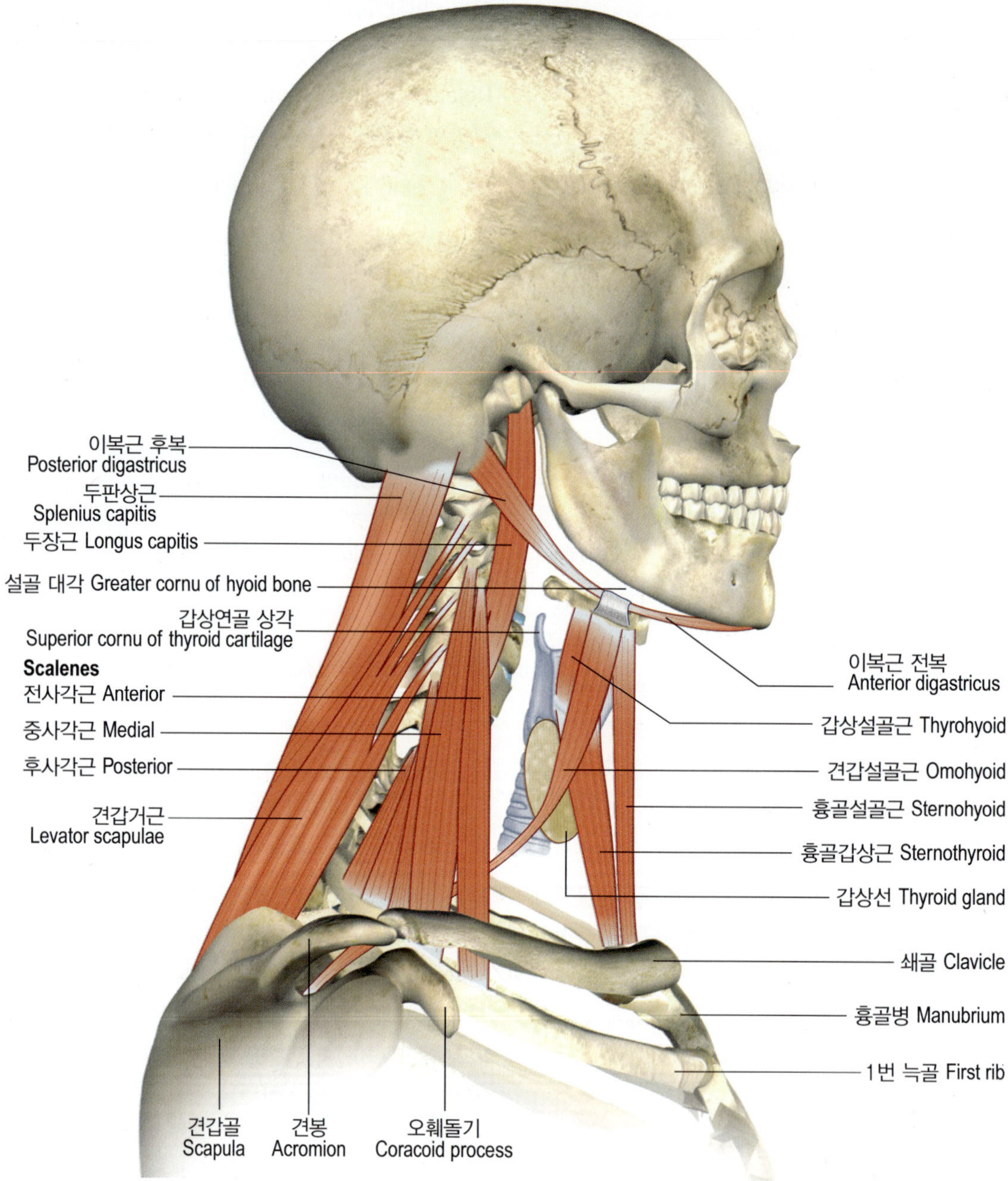
이복근 후복
Posterior digastricus
두판상근
Splenius capitis
두장근 Longus capitis
설골 대각 Greater cornu of hyoid bone
갑상연골 상각
Superior cornu of thyroid cartilage
Scalenes
전사각근 Anterior
중사각근 Medial
후사각근 Posterior
견갑거근
Levator scapulae
이복근 전복
Anterior digastricus
갑상설골근 Thyrohyoid
견갑설골근 Omohyoid
흉골설골근 Sternohyoid
흉골갑상근 Sternothyroid
갑상선 Thyroid gland
쇄골 Clavicle
흉골병 Manubrium
1번 늑골 First rib
견갑골
Scapula
견봉
Acromion
오훼돌기
Coracoid process

그림 9.11
목의 중간층

- 견갑설골근(omohyoid)
- 흉골설골근(sternohyoid)
- 흉골갑상근(sternothyroid)

강사 노트

목 주변 근막의 활주를 느껴본다. 머리와 목을 움직이면서 어느 방향으로의 움직임이 잘 일어나고 어느 방향이 안 일어나는지 확인한다. 목의 근막은 몸통과 연결된다. 그렇다면 7장에서 어깨와 상부 흉곽을 이완시키는 테크닉을 적용해 머리와 목의 움직임을 좋게 할 수 있는지 본다.

설골 Hyoid bone

설골은 근막의 중간 층 속에 매달려 있다. 근막은 위로 혀를 비롯한 입의 바닥으로 주행한다. 뿐만 아니라 측두골(temporal bone)의 붓돌기(styloid process)에 붙는 인대가 설골을 잡는다.

거북목을 하면서 입으로 숨을 쉬면, 설골이 전하방으로 내려온 포지션에 위치한다(그림 9.12 A). 설골을 후상방으로 움직이면 머리를 제 위치에 정렬시킬 수 있다(그림 9.12 B). 처음에는 손을 통해 수동적으로 움직이다가 나중에 심상을 이용해 움직여본다; 설골의 움직임이 머리를 제 위치에 놓으면서 위로 길어진다는 느낌에 집중해본다. 움직임을 연습하다가

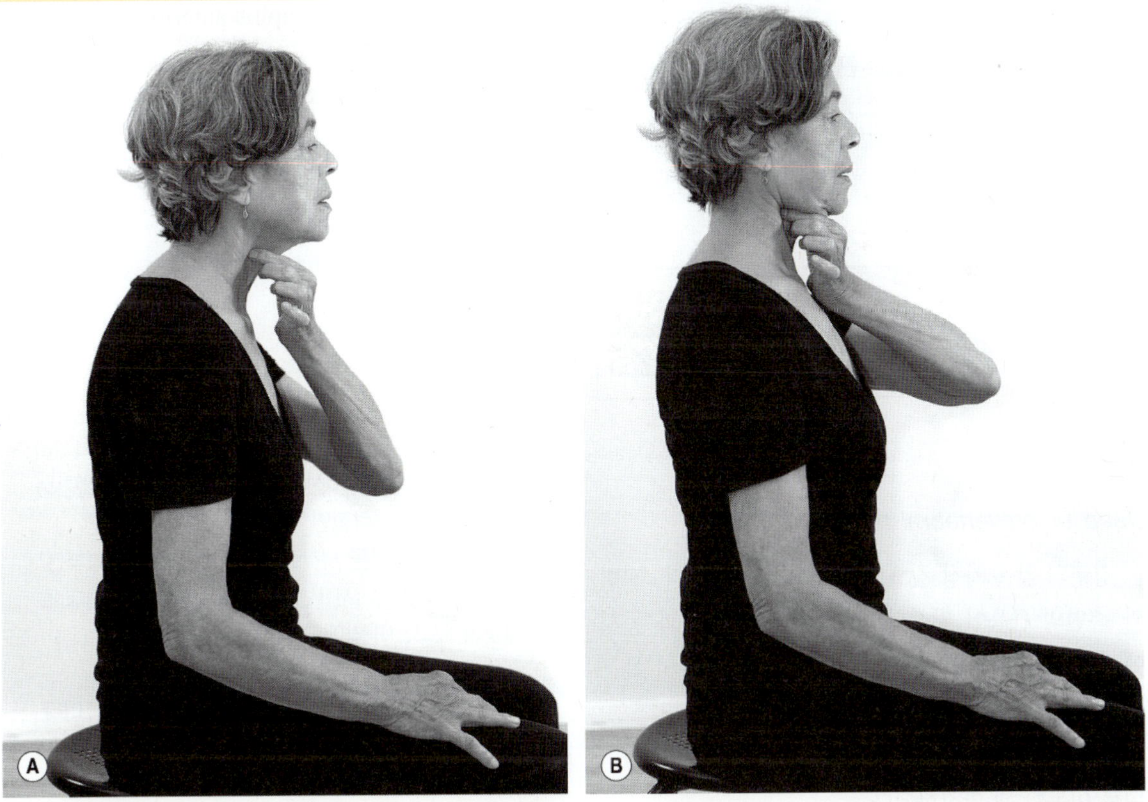

그림 9.12
A 설골을 앞으로 당긴다. B 설골을 뒤로 밀어 넣는다.

머리를 위치시킨 상태에서 정지해보고 중력이 자세에 미치는 영향력을 느껴본다. 목 근육에 과한 긴장이 풀리면서 숨 쉬기가 쉬워진다. 만성적으로 목이 긴장한 클라이언트들은 이 움직임을 통해 편해진다.

체화시켜 보기!

우리는 어떤 구조가 움직임을 시작하게 만드는지 의식하지 않고 머리를 움직인다. 편하게 앉아서 머리를 다양한 방향으로 움직여본다. 이제 경추의 정렬 상태를 머리 속으로 그려보면서 경추가 움직일 때 머리가 따라가는 식으로 움직여본다. 머리가 목의 움직임을 따라갈 때 움직임이 얼마나 잘 나오는지 확인한다.
설골을 그리면서 촉진한다. 목젖 위의 설골을 엄지와 검지를 U자 모양으로 해서 부드럽게 잡아본다.
이 뼈를 좌우로 흔들어보고 근막 안에 떠있는 설골을 느껴본다. 설골을 앞으로 당겼다가(그림 9.12 A) 다시 뒤로 밀어 넣어본다(그림 9.12 B). 따로 떨어져 나와 있는 설골과 머리 목과의 관계를 느껴본다.

Video link 9.1 Hyoid bone movement for neck and head alignment

심층 근막

Deep or prevertebral fascia

경추의 앞은 가장 깊으면서 심오한 영역이다. 전면과 측면의 근육이 활성화되면 목을 안정시킴과 동시에 후면부 근육들의 피로를 덜어준다. 전면부의 목근육은 머리가 앞으로 치우치지 않고 밸런스를 잘 잡으면서 지면에서 들리거나 머리가 중심부에서 뒤로 이동할 때 활성화된다.

깊은 층의 근막은 가슴속 근막(endothoracic fascia), 복횡근막(transversalis) 및 골반 근막(pelvic fascia)과 연결된다(6장 p.179 참조). 그리고 목의 전면부 인대를 통해 두개골의 기저부(base of the skull)로도 연결된다. 깊은 층 근막은 척추, 척추 전면 및 측면의 근육들과 상완신경총(brachial plexus)을 감싼다. 가슴속 근막과 연결돼 폐의 상부와도 연결된다(Breul 2012; Stecco 2015)(그림 6.2 참조).

심층부의 근육 Muscles in the deep layer

- 목의 전면부 근육
  - ◇ 두장근(longus capitis)
  - ◇ 경장근(longus colli)
  - ◇ 전두직근(rectus capitis anterior)
- 사각근(Scalenes): 앞(anterior), 중간(middle), 뒤(posterior)
- 경반극근(semispinalis cervicis)
- 경최장근(longissimus cervicis)
- 경장늑근(iliocostalis cervicis)

강사 노트

흉곽 내부 깊은 층의 근막을 느낄 수 있을까? 카데바(cadaver: 해부용 시신)가 있지 않다면 이는 불가능하다. 하지만 대략적인 위치와 구조를 이해하면 그 이미지와 움직임을 시각화 할 수 있다. 폐의 상부는 C6-7의 횡돌기에서 1번 갈비뼈로 연결되는 인대에 매달려 있고, 이 밖에도 중간 사각근(middle scalene)이 폐의 상부와 연결된다(Barral and Mercier 2007). 심장은 심낭(pericardial sac)이라 불리우는 근막 조직이 감싸고 있고 이 심낭은 C7-T4로 이어지는 인대와 흉골(sternum) 내측에 매달려 있다. 하부 경추나 흉곽 내부에서 뻣뻣함이나 통증이 느껴질 경우 이는 근막 깊은 층의 문제가 발현된 것일 수도 있다(Barral and Mercier 2007).

갈비사이근(intercostal muscles)이 머리 쪽으로 연장되는 느낌으로 부착된 사각근은 경추에서 1번 2번 갈비뼈로 부착된다(그림 9.9 참조). 사각근은 1번 2번 갈비뼈를 전면으로 들어 올려 갈비사이근이 갈비를 잘 들어 올릴 수 있게 보조한다. 한쪽만 수축할 경우 측굴이 일어난다. 상완신경총(brachial plexus)은 전사각근과 중사각근 사이로 지나가 쇄골(clavicle)과 소흉근(pectoralis minor) 아래로 지나가 팔로 이어진다. 목의 측면에 과한 긴장이 지속되거나 정렬이 틀어질 경우 사각근 사이로 지나가는 상완신경총과 혈관들이 눌린다. 이를 흉곽출구 증후군(thoracic outlet syndrome)이라 하며 목과 팔을 이완하고 움직임을 만들기 위해 중요한 부위이다.

깊은 층의 근육들은 주로 목의 자세 조절을 하고 척추의 움직임에 참여한다. 다열근(multifidus)과 극간근(interspinales)은 신전을 횡돌간근(inter-transversarii)은 측굴을 회전근(rotatores)은 회전을 만든다. 다열근(multifidus)은 이 세 가지 기능을 다 할 수 있다(그림 9.5 참조).

심화 과정

목의 얕은 층 근막은 속근 섬유(fast twitch muscle fibers) 비중이 높으며 그래서 빠른 움직임에 능하지만 쉽게 지친다. 깊은 층의 근막은 속근 섬유(fast twitch muscle fibers)와 지근 섬유(slow twitch muscle fibers)를 모두 가지고 있다. 지근 섬유는 쉽게 지치지 않기에 자세 조절 및 유지에 능하다. 흉쇄유돌근이나 승모근과 같이 얕은 층의 근육들을 과사용할 경우 쉽게 지치면서 긴장하고 통증을 유발한다. 그래서 깊은 층의 근육들을 통해 움직임을 만들고 조절하는 법을 알려주고 근육 간의 불균형을 해소해주는 것이 행복한 목을 위한 처방법이다.

안구의 움직임을 통한 목의 움직임 조절

Preferential movement through the movement of the eyes

시선을 조절하기 위해 눈-머리-몸통이 상호작용을 한다. 후두하근(suboccipital muscles) 전방의 특정 포인트를 주시할 수 있게 머리가 무너지지 않게 세우는 역할을 한다. 뇌는 시각을 통해 움직임 및 자세를 조절하며 이는 전정계(vestibular system)와의 협응 속에서 이뤄진다. 버스를 잡기 위해 달리는 상황을 가정해보면 달릴 때 머리가 위 아래로 심하게 바운스 되는 상황 속에서도 우리는 버스에 시선을 집중할 수 있다. 전정계는 현재 몸이 움직이는 방향과 속도에 대한 정보를 뇌로 전달해 머리와 시선을 조절하게 해준다. 이를 통해 시선을 버스에 고정할 수 있다.

눈의 뒤쪽으로 연결되는 상구(superior colliculus)는 들어오는 감각 정보를 통합해 머리의 포지션을 조절하는 역할을 한다고 알려져 있다. 감각 정보가 목의 근육으로 이어져 머리를 돌려서 목표물을 볼 수 있게 해준다. 상구 간에도 커뮤니케이션이 일어나면서 시선을 조절하기 위해 자세를 조절한다(Goffart et al. 2012).

체화시켜 보기!

눈은 머리 포지션을 조절하는 6개의 근육과도 기능적으로 연결된다. 바르게 앉아서 후두하근(suboccipital muscles) 부근 위에 손가락을 가볍게 올린다. 눈을 왼쪽 오른쪽으로 왕복하면서 6개의 근육이 수축했다가 이완하는 현상을 느껴본다. 눈을 떴다 감았다 하면서 시도해본다.

움직임을 가르치는 강사로서 시선을 통해 큐를 주고 움직임을 시작하게 하면 이와 같은 운동 조절을 최적화시키면서 몸과 마음을 연결하고 가동범위를 증가시킬 수 있다.

안구의 움직임과 목 근육의 관계

Eye movements and the neck muscles

바르게 앉아서 손으로 목 앞부분을 넓게 감싸서 목 근육들의 활성화를 느낀다. 눈을 감은 상태에서 안구를 굴려본다:

- 안구를 위로 올렸다 아래로 내린다.
- 앞으로 멀리 보듯이 안구를 앞으로 이동하고 다시 뒤로 집어넣는다.
- 눈을 코로 모아서 사시를 만들어 본 뒤 다시 원 위치로 되돌린다.
- 사선으로 움직여 본다: 오른쪽 위에서 왼쪽 아래로 그리고 왼쪽 위에서 오른쪽 아래로 움직인다.

눈을 다양한 방향으로 움직이면서 목 근육의 활성화 패턴을 느끼다 보면 눈의 움직임과 목근육이 서로 연결됐다는 것을 알 수 있고 어떤 동작이 긴장을 낮출 수 있는지도 알 수 있다. 눈에 힘을 빼고 편안하게 바라보면 교감신경과 부교감신경 간의 밸런스도 잡아준다.

경추의 회전 가동범위와 시야

Neck rotation range and peripheral vision

목의 회전 가동범위와 시야의 관계는 상대적이다. 예를 들어, 한쪽으로 시야가 제한될 경우 제한된 방향으로 고개를 더 돌려야 시야를 확보할 수 있다. 고개가 돌아가는 방향으로 눈을 돌리라는 큐를 주면 목의 회전 가동범위가 증가한다. 고개를 돌리지 않고 눈을 움직여서 오른쪽을 바라보고 시선을 따라 머리를 돌리고 목을 돌리고 몸통을 돌리라는 큐를 준다.

체화시켜 보기!

현대인의 대다수는 컴퓨터나 스마트폰, 태블릿과 같은 전자기기를 들여다보면서 하루를 보낸다. 본인의 시야는 어떤가? 의식하고 있는가? 한번 친구와 다음과 같은 실습을 해본다. 한 사람은 걸어다니면서 다른 한사람은 시선을 따라가본다.

- 서로 마주보고 선다.
- 파트너한테 옆으로 걸어보라 한다.
- 고개를 돌리지 않고 시선만 따라가본다.
- 파트너가 시야에서 벗어나려 할 때 멈추라 한다.
- 반대 쪽으로도 해본다.

시야 범위가 양쪽으로 균일한지 차이가 나는지 체크한다. 이번에는 목의 가동범위 양쪽을 체크해서 시야 범위와 목의 가동범위 사이를 비교해본다. 목의 가동범위가 부족할 방향으로 시야 범위가 이를 보상하는 경향을 보인다.

- 눈을 감고 고개를 돌리지 않은 채 안구를 좌우로 굴려본다.
- 30초 정도 반복한 뒤 눈을 뜬 상태에서 목의 가동범위를 확인한다.

고객 케이스

나이가 들수록 척추 관절이 뻣뻣해지면서 목의 움직임이 제한된다. 신체활동이 왕성한 주 2회 필라테스를 하는 70살의 여성 클라이언트가 목이 잘 돌아가지 않는다고 하면서 왔다. 운전하면서 좌회전을 할 때 왼쪽을 바라보는 것이 어려워졌다고 한다. 그래서 왼쪽을 바라볼 때 척추 전체가 움직인다는 것을 강조하면서 흉곽의 회전 가동성에 집중해서 세션을 진행했고 즉각적이면서 많은 개선이 있었다. 눈을 감고 안구를 왼쪽으로 돌리는 연습을 반복했더니 가동범위가 더 늘었다. 시야를 확장하는 연습이 왼쪽을 바라볼 때 고개를 돌리는 범위를 증가시켰다. 척추 전체의 움직임, 경추의 회전 향상, 안구의 움직임을 조합한 결과 척추를 한쪽으로 돌리는 패턴이 좋아진 것이다.

이완과 재조직화를 위한 동작
Releases and re-organizing movements

머리와 얼굴 부위를 자극
Stimulating the head and face

움직임 전략 머리의 감각을 깨우게 되면 머리의 움직임과 자세에 대한 인지가 좋아지고 신경계는 스트레스와 긴장을 푼다. 머리와 목을 움직이기 전 이런 감각을 자극하면서 시작하면 근육의 톤이 조절되고 움직임에 대한 두려움이 사라지면서 더 잘 움직일 수 있는 환경이 된다.

움직임 묘사

가볍게 손을 대고 작은 원을 그리면서 부드럽게 마사지한다:

- 목의 뒤편에서 머리로 거기서 콧대 부분으로 마사지한다.
- 눈썹 사이에서 눈썹의 윗부분을 따라 귀까지 마사지한다.
- 광대뼈 아래에 코 높이에서 귀까지 마사지한다.
- 귀의 안쪽에서부터 하악골 라인을 따라 턱의 가운데까지 마사지한다.
- 입을 편안하게 벌린 상태에서 그 입이 벌어지는 방향으로 마사지한다.
- 눈을 감고 안구 주변을 확장되는 방향으로 마사지한다.
- 손가락을 귀 주변 측두골에 대고 머리가 앞으로 숙여지는 방향으로 돌리면서 마사지한다.
- 눈을 감고 눈 주변을 중심부에서 가장자리 방향으로 마사지한다.

뻣뻣한 목의 움직임을 되찾아 보기
Restoring ease of motion to a stiff neck

머리와 목이 특정 방향으로 잘 움직이지 않을 때 그 방향으로 부드럽게 움직였을 때 순환이 좋아지고 예민했던 신경계가 고요해진 상태가 된다.

흉쇄유돌근에 대한 자가 근막 이완
Self fascial release for SCM

움직임 전략 자가 도수기법으로 긴장되어 있는 근막 라인을 재정비하고 순환을 촉진해서 머리와 척추

를 이어주는 상부 승모근(upper trapezius)과 관련된 조직들의 정렬을 더 기능적으로 만든다.

움직임 묘사

- 앞을 바라보면서 앉는다.
- 이전에 해본 경험이 없다면 흉쇄유돌근(SCM)이 보이도록 거울을 본다.
- 엄지와 검지를 집게 모양으로 해서 엄지가 흉쇄유돌근(SCM)의 앞쪽 경계를 검지가 뒤쪽 경계를 잡고 근복을 느껴본다(그림 9.13 A).
- 부드럽게 근육을 수축시키면서 근육의 라인을 따라 가본다.
- 왼쪽 근육의 가장 윗부분이 귀 근처부터 잡는다.
- 가볍게 내쉬면서 고개를 천천히 오른쪽으로 돌려서 검지 손가락에서 흉쇄유돌근 근복이 떨어지게 한다(그림 9.13 B).
- 위에서부터 아래까지 전체 근육 라인을 따라 이 과정을 반복한다.
- 근육을 너무 강하게 잡거나 특정 근막이 유착되어 있거나 또는 너무 겉에만 얕게 잡을 경우 근육이 손에서 빠져나갈 수 있다.
- 근육이 활주하면서 멀어지는 것을 느끼면서 움직인다.
- 반대 쪽에도 실행한다.

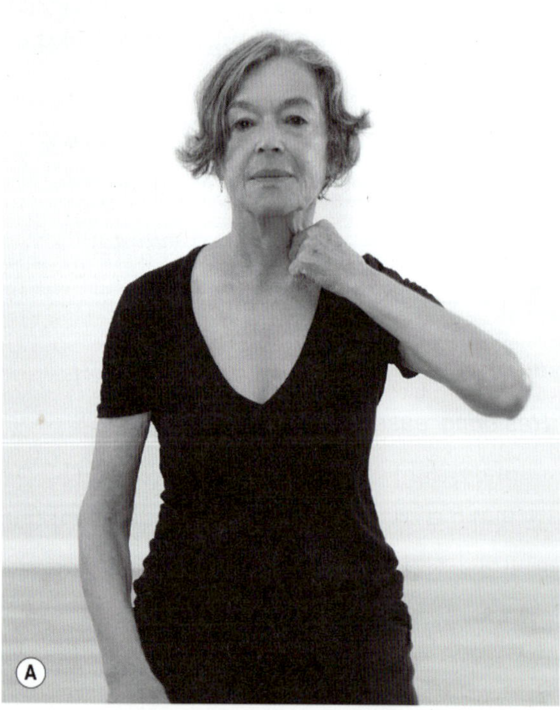

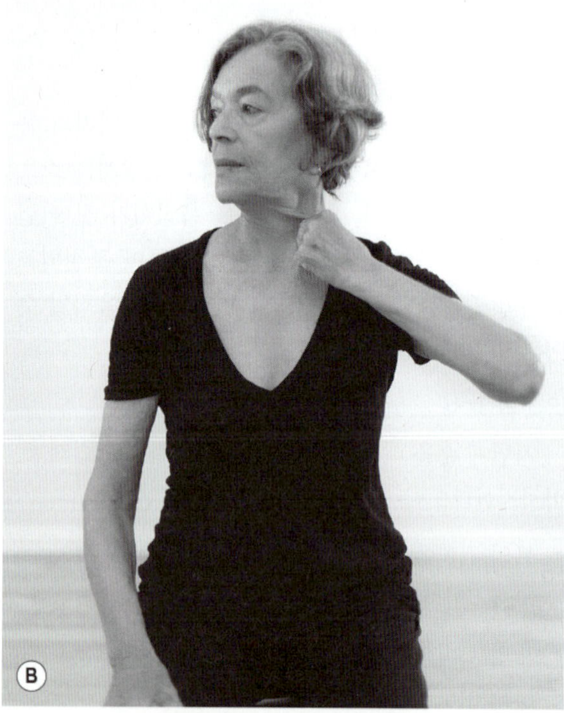

그림 9.13
A 흉쇄유돌근 자가 이완 시작 자세 **B** 이완 기법

머리를 지면에서 띄운 채 회전
Head suspension with rotation

Video link 9.2 Head suspension with rotation

움직임 전략 목에 과도한 전만 커브가 생기지 않게 머리를 공중에 들어 올려 신경계의 과한 긴장을 줄인 상태에서 척추를 가동시킨다.

움직임 묘사

- 무릎을 세운 상태로 눕는다.
- 귀 정도 위치의 뒤통수를 수건이나 밴드로 만다 (그림 9.14 A).
- 턱을 당긴다.
- 머리를 지면에서 조금 떨어뜨려서 떠 있는 상태를 유지한다.
- 긴장이 풀린 채 매달려 있는다.
- 밴드의 한쪽 끝을 천천히 당겨서 머리를 돌린다 (그림 9.14 B).
- 다른 쪽 끝을 돌려서 머리가 정면을 보게 한 뒤 추가적으로 더 당겨서 반대편을 보게 한다.
- 머리를 천천히 좌우로 돌린다.

주의 다른 사람이 수건을 잡아 주면서 회전을 만들어주면 더 좋다. 이때 견인(traction)도 가할 수 있다.

앉은 자세에서 수건 두른 상태에서 머리로 원 그리기 Seated head circles with towel

움직임 전략 큰 수건을 깃처럼 목 주변에 둘러서 머리가 두르고 있는 수건 위에 올려 있게 한다. 머리를 중력에 맡겨서 떨어뜨리는 방식으로 근막의 긴장을 풀고 관절 움직임과 가동성을 좋게 한다.

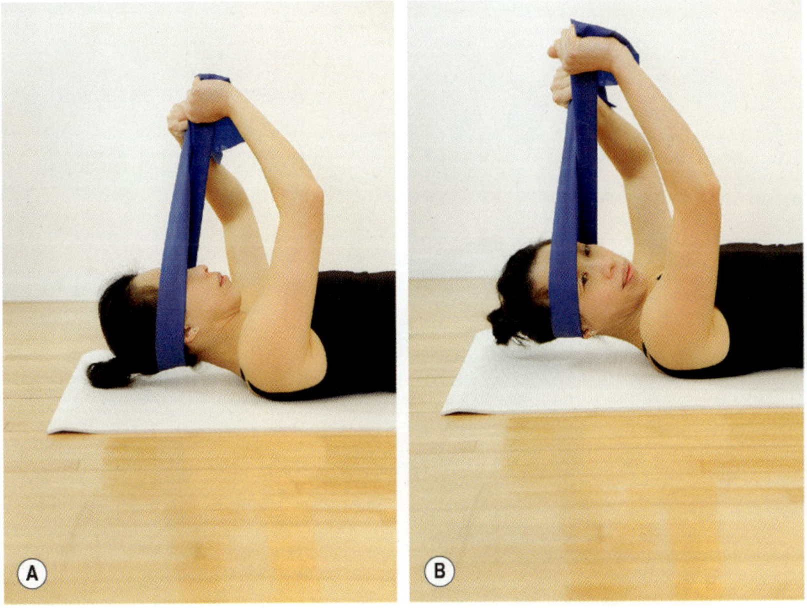

그림 9.14
A 머리를 지면에서 띄운 채 회전: 시작 자세
B 회전

움직임 묘사

- 두꺼운 샤워 수건을 말아서 목 주변에 두른다. 수건의 양 끝은 교차해서 가슴 앞에 오게 한다(그림 9.15 A).
- 수건의 양 끝을 잡아당겨 수건이 팽팽해지게 한다.
- 중력과 머리의 무게를 이용해 두개골이 수건과 접촉하면서 수건 주변을 굴러가게 한다(그림 9.15 B).
- 특정 지점에서 목의 긴장이 느껴지는 순간 멈추고 호흡하면서 머리를 중력에 맡긴다.
- 머리로 원을 1–2 차례 그린 뒤 반대 방향으로 돌린다.

팔꿈치로 머리 움직임 가이드하기

Elbow walking of the head

움직임 전략 머리가 8자 모양의 경로를 따라 움직이게 하면서 상부 경추 부위를 가동시켜서 긴장을 푼다.

움직임 묘사

- 앉은 상태에서 양손을 깍지 껴서 후두골을 받쳐준다(그림 9.16 A).
- 오른쪽 팔꿈치를 상방 및 후방으로 움직이면서 왼쪽 팔꿈치를 앞으로 보낸다(그림 9.16 B).
- 방향을 반대로 해서 왼쪽 팔꿈치가 위로 상방 및 후방으로 이동하고 오른쪽 팔꿈치는 앞으로 이동한다.
- 후두골에 대고 있는 손으로 머리가 움직이는 방향을 느낀다.
- 팔의 움직임이 머리의 움직임을 이끈다.
- 작게 움직이면서 상부 경추에 특화된 움직임이 나오게 한다.

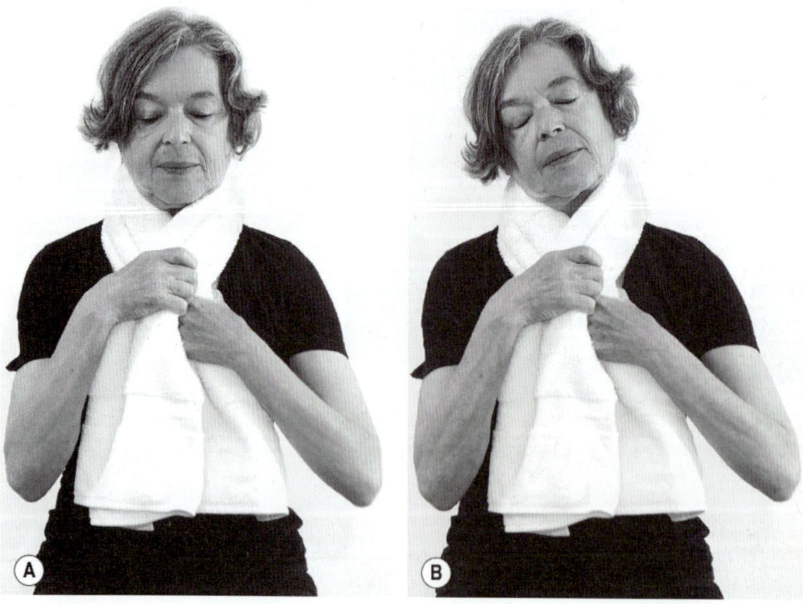

그림 9.15
A Cervical release with towel: 시작 자세
B 원을 그리면서 움직인다.

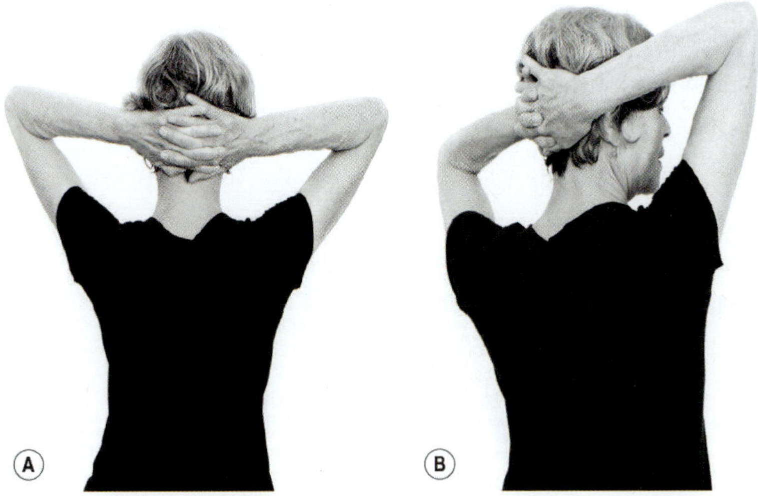

그림 9.16
A 팔꿈치로 머리 움직임 가이드하기: 시작 자세
B 팔꿈치와 머리를 움직인다.

흉곽-어깨 복합체와 목의 텐션 간의 관계

Relationship between thorax–shoulder girdle and head–neck tension

척추와 어깨는 머리와 목에 영향을 준다. 척추, 상부 흉곽 및 어깨 근력을 향상시키는 운동을 해주면 머리와 목의 정렬이 좋아지고 텐션이 감소한다. 호흡을 통해 머리와 목을 몸통과 연결시켜 머리와 목을 지지해준다. 호흡과 움직임을 통해 흉곽의 후만(kyphosis) 커브를 정상화는 목과 관련된 문제를 다룰 때 중요하다.

Eve Gentry의 목과 어깨 이완법

Eve Gentry's neck and shoulder releases

Eve Gentry는 1942년에서 68년까지 조셉 필라테스와 함께 했던 제자이자 강사였다. Santa Fe로 이사한 뒤 1994년 임종할 때까지 거기서 살았다. 그녀는 학생들에게 동작을 가르쳐주기 보다 원리를 알려주면서 어떻게 움직여야 할지 이해시켰고 이런 그녀의 지식과 재능으로 필라테스의 수준을 끌어올렸다.

코로 원 그리기 Nose Circles

움직임 전략 상부 경추 부근의 긴장을 해소한다.

움직임 묘사

- 머리 뒤에 수건을 접어 댄 뒤 눕는다.
- 코 끝으로 천장에 페인트 칠을 한다 상상해본다.
- 코 끝으로 빛이 나오면서 천장에 비치는 빛이 원을 그리게 한다.
- 목 부근이 긴장했다 느낄 때 이 동작을 시행한다(앉아서도 사용 가능하다).

강사 노트

매트 동작을 지도할 때 매트에 대고 있는 머리를 들어야 할 때가 있다. 그때 얼만큼 오랫동안 들게 하는가? 머리와 상부 경추의 미세한 움직임을 적용할 경우 텐션이 빠르게 내려간다. 이 동작은 목이 긴장했을 때 언제든지 사용 가능하다. 누운 상태가 아닌 앉아서도 가능하다.

견갑골 하나씩 활주
Alternating shoulder blade glides

움직임 전략 어깨 복합체를 움직여 흉곽에서 목에 이르는 근막을 활주시킨다.

움직임 묘사

- 허리를 똑바로 세워서 앉는다.
- 마시면서 어깨를 으쓱하면서 귀를 향해 올린다(그림 9.17 A).
- 내쉬면서 어깨를 다시 내린다.
- 2–3회 반복한다.
- 견갑골을 회전한다; 마시면서 어깨를 으쓱하면서 양 견갑골이 왼쪽을 바라보게 한다; 왼쪽 견갑골은 뒤로 이동하고 오른쪽 견갑골은 앞으로 이동한다(그림 9.17 B).
- 시선은 정면을 응시한다.
- 내쉬면서 시작 자세로 돌아온다.
- 3–4번 반복하고 반대 방향으로 돌린다.
- 이번에는 머리까지 같이 돌린다; 머리를 돌리면서 전상방으로 이동한 견갑골을 바라본다(그림 9.17 C).
- 흉곽 위에서 미끄러지듯이 움직이는 어깨 복합체를 느껴본다.

팔꿈치로 원 그리기 Elbow Circles

움직임 전략 어깨 관절 가동 및 흉곽과 목의 근막 활주

움직임 묘사

- 앉아서 팔꿈치를 접어 손가락 끝이 어깨 위에 올라오게 한 뒤, 팔꿈치를 스캡션(scaption) 방향으로 들어 올린다(그림 9.18 A).
- 팔꿈치로 원을 그린다(그림 9.18 B and C).
- 반대 방향으로 원을 그린다.
- 원을 그리면서 팔꿈치가 앞으로 나갈 때 머리, 목, 등 상부를 앞으로 구부린다.
- 원을 그리면서 팔꿈치가 뒤로 나갈 때 몸통과 고개를 뒤로 젖힌다.

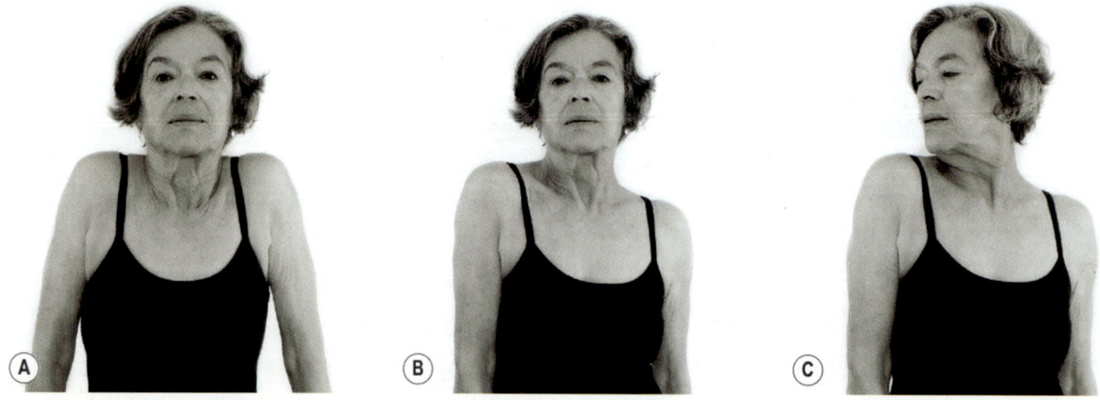

그림 9.17 A 견갑골 하나씩 활주: 어깨를 으쓱하는 동작 B 양 견갑골을 왼쪽으로 회전 C 머리 회전을 추가

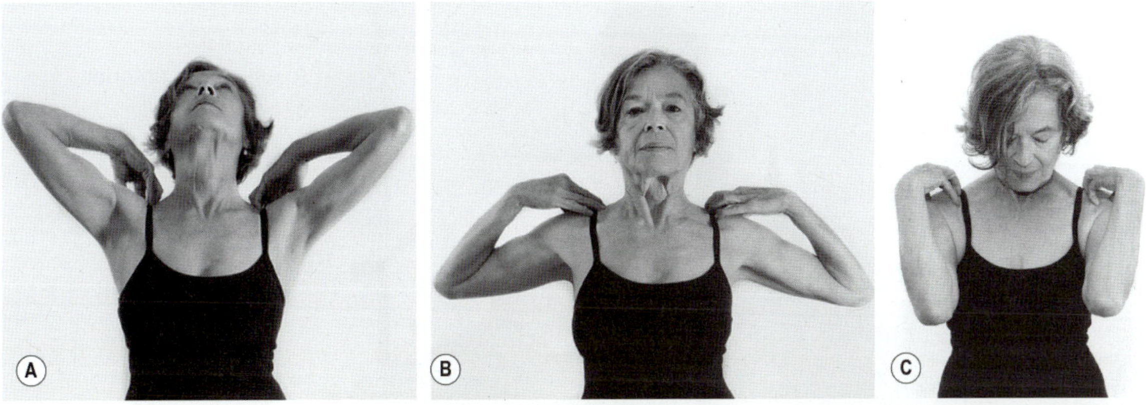

그림 9.18
A 팔꿈치로 원 그리기: 시작 자세 **B** 팔꿈치로 원을 그리면서 어깨를 움직인다. **C** 원을 그리는 움직임

- 위를 쳐다볼 때 들이마신다.
- 아래로 숙여질 때 내쉰다.

목의 전면부 근육 활성화

Activating the anterior cervical myofascia

Video link 9.3 Activating the anterior cervical myofascia

움직임 전략 다음 세 가지 운동은 전면부 근육을 활성화시키면서 후면부 근육의 톤을 조절해 머리에서 목으로 이어지는 긴장을 변화시킨다. 상부 경추의 움직임을 재교육한다. 경추의 가동성을 좋게 한다.

폼롤러 위에서 상부 경추 움직임 만들기

Cervical and OA motion on roller

움직임 묘사

- 볼스터(bolster)를 테이블 위에 놓고 그 위에 엎드린다.
- 폼롤러를 테이블 위에 가로로 놓고 롤러 위에 이마를 댄다(그림 9.19 A).
- 롤러를 이마에서 멀어지면서 몸통에 가까워지는 방향으로 굴려서 환추후두관절의 움직임을 느낀다.
- 이 움직임을 반복하면서 경추의 자연스러운 커브를 알려준다.
- 이 자세를 유지하면서 머리 전체를 롤러에서 떨어뜨린다. 이때 경추 커브를 유지하게 한다(그림 9.19 B).
- 2–3회 호흡한 뒤 다시 이마가 롤러 위로 내려간다.
- 5–8회 반복한다.

강사 노트

롤러에서 머리를 어떻게 들어 올리는지 전체적인 윤곽을 관찰한다. 윗등의 신전근이 단축되면서 머리를 들어 올리는지 본다. 머리를 들어 올린 상태를 유지하면서 흉곽을 들어 올리는 근육과 경추의 전후에 위치한 근육들의 협응이 일어나게 한다.

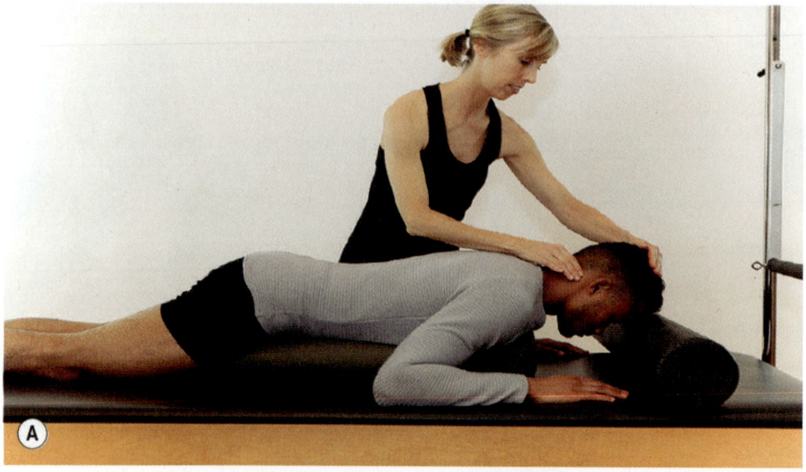

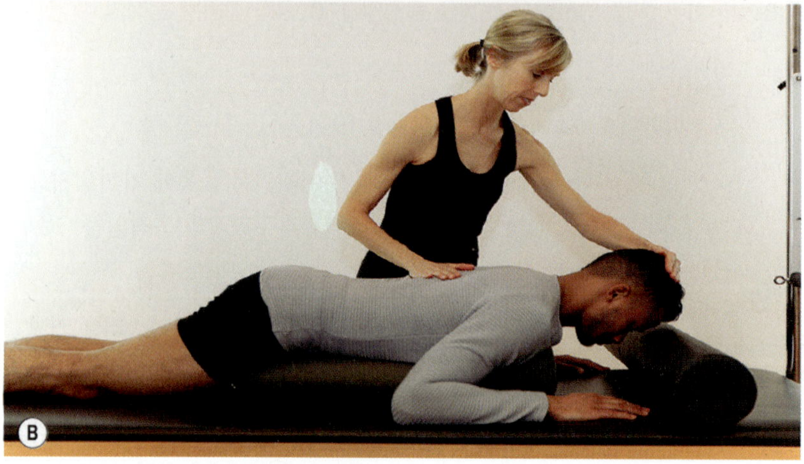

그림 9.19
A Activating anterior circles with roller: 시작 자세 **B** 폼롤러에서 머리를 띄운다.

선 자세에서 머리 앞뒤로 끄덕이기

움직임 묘사

- 엎드리는 것이 힘들다면 벽을 마주보고 서서 해볼 수 있다.
- 13–15cm 정도 되는 공을 벽의 이마 높이에 댄다.
- 이마를 공 위에 대고 공을 위아래로 굴린다(그림 9.20 A and B).
- 횡격막의 수직 정렬을 잘 유지하면서 볼이 떨어지지 않을 정도의 압력으로 굴린다. 과하게 누를 경우 목에 과도한 힘이 들어가게 된다.

폼롤러를 활용한 경추 회전

Cervical rotation using the roller

Video link 9.3 Activating the anterior cervical myofascia

움직임 묘사

- 폼롤러 위에 엎드려서 머리에서 목까지 적절한 커브를 유지하게 정렬시킨다.

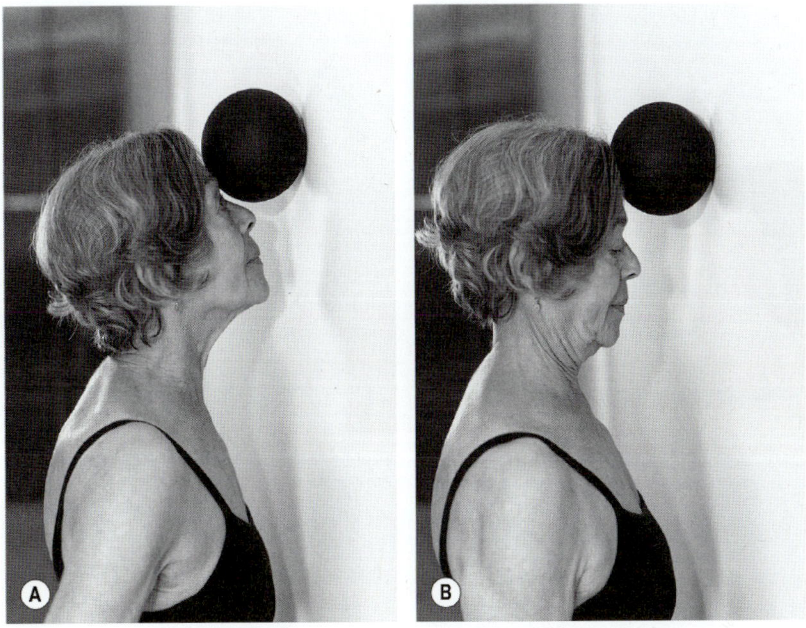

그림 9.20
A Standing cervical motion using a ball: 시작 자세 B 볼을 굴려서 목에서 움직임을 만든다.

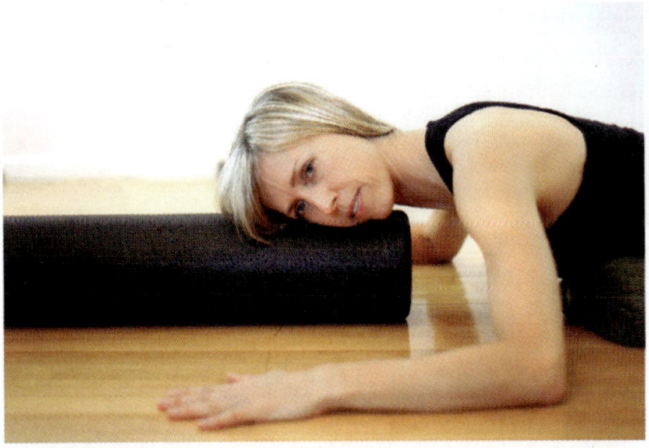

그림 9.21
폼롤러를 활용한 경추 회전: 시작 자세

- 폼롤러는 척추와 평행하게 둔다.
- 광대뼈의 코에 가까운 가장 안쪽 부위를 롤러와 접촉한다.
- 이때 척추 정렬이 틀어지지 않게 주의한다.
- 머리를 롤러 위에 올려놓는다.
- 롤러를 광대뼈로 부드럽게 굴려서 귀 쪽으로 보낸다(그림 9.21).
- 롤러를 다시 시작 자세로 굴린다.
- 3번 반복하고 반대편에 시행한다.

폴을 활용해 머리 지면에서 띄우기

Head Float with a pole

움직임 전략 폴을 활용해 머리의 포지션을 잡아 주면서 경추 전면의 심부 근육들을 활성화시킨다.

움직임 묘사

- 무릎을 구부린 상태로 눕는다.
- 폴을 잡아 후두골 뒤에 댄다(그림 9.22 A).
- 턱부터 흉골(sternum)까지 정렬을 유지한다
  - 한쪽으로 목이 돌아가지 않게 한다.
- 머리가 폴 위에 놓이게 한 채로 지면에서 띄운다(그림 9.22 B).
- 이 자세에서 3번 호흡한다.

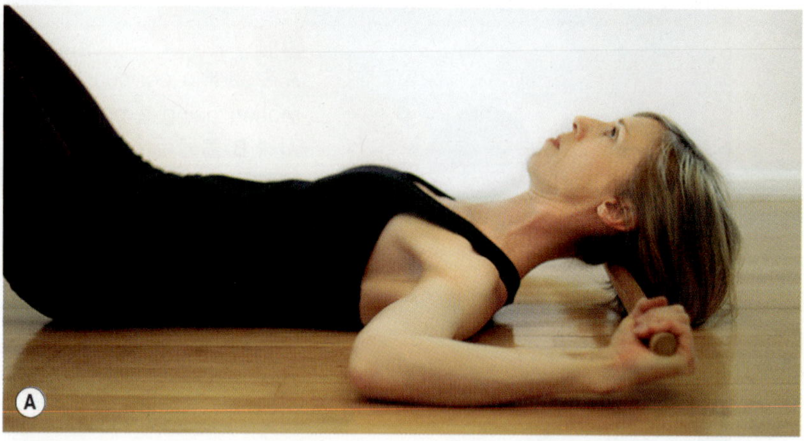

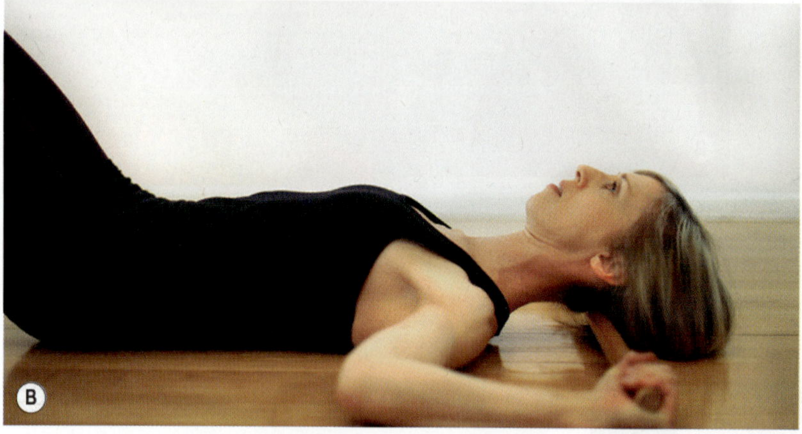

그림 9.22
A 폴을 활용해 머리 지면에서 띄우기: 시작 자세
B 머리를 띄운다.

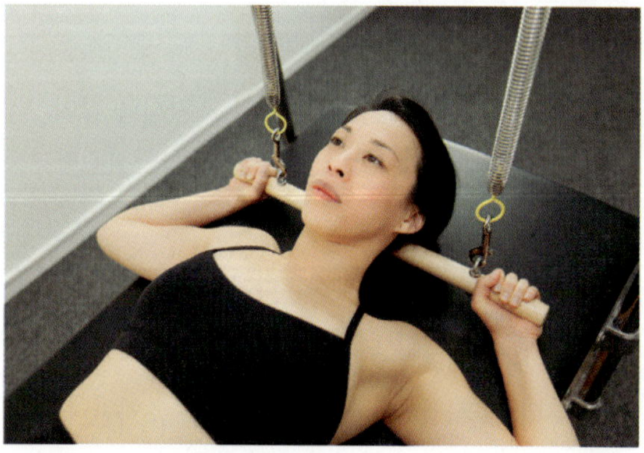

그림 9.23
캐딜락에서 Head Float

- 머리를 내려놓고 쉰다.
- 이 동작을 마친 뒤 다시 반복할 때 머리를 띄운 상태에서 좌우로 돌리면서 폴을 부드럽게 누른다.
- 폴에 스프링을 달아서 해본다.
  - ◇ 캐딜락의 롤다운바를 이용한다(그림 9.23).

엎드린 자세에서 목 가동성 향상 및 근력 강화 운동 *Prone positions: mobility and strength of the neck*

흉곽 지면에서 띄우기 Chest Float

움직임 전략 이 시리즈에서는 팔의 위치를 어떻게

하는가에 따라 다양한 효과를 낼 수 있다. 엎드린 자세에서 목을 다양한 방향으로 움직여 자극을 준다.

움직임 묘사

- 손을 포개서 그 위에 이마를 대고 엎드린다.

목의 움직임 1

- 손에서 이마를 떼서 머리를 들어 올린다(그림 9.24 A).
- 머리로 손을 쓸듯이 옆을 바라본다(그림 9.24 B).

목의 움직임 2

- 이마를 띄운다.
- 눈으로 오른쪽을 바라보면서 머리를 돌려서 오른쪽 팔꿈치를 바라본다.
- 양쪽을 해준다(그림 9.25 A).
- 반대쪽 다리를 들어 올리면서 뻗는다.
  - ◇ 오른쪽을 바라볼 때 왼쪽 발목을 당기면서 다리를 길게 뻗는다.
  - ◇ 다리를 벽에 댄 상태에서도 할 수 있다(그림 9.25 B).

목의 움직임 3

- 손을 머리 뒤에 둔다.
- 상체를 매트에서 띄운다(그림 9.26 A)
- 눈으로 움직임을 리드한다.
  - ◇ 오른쪽 위 대각선 방향을 바라본다.
  - ◇ 왼쪽 대각선 방향을 바라본다(그림 9.26 B).

머리에 슬링을 건 상태에서 목운동

Seated Head Sling

Video link 9.4 Seated Head Sling

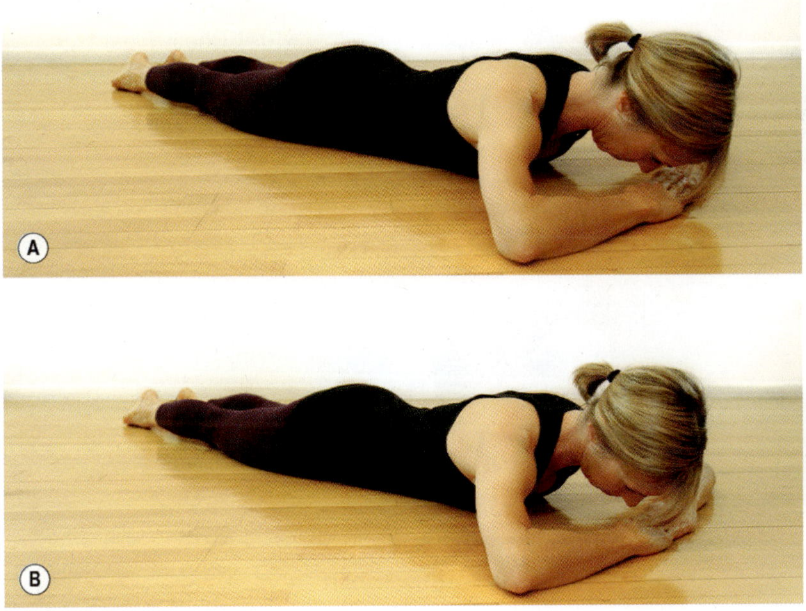

그림 9.24
A 흉곽 지면에서 띄우기: 머리를 살짝 띄운 상태에서 시작 B 머리의 측굴

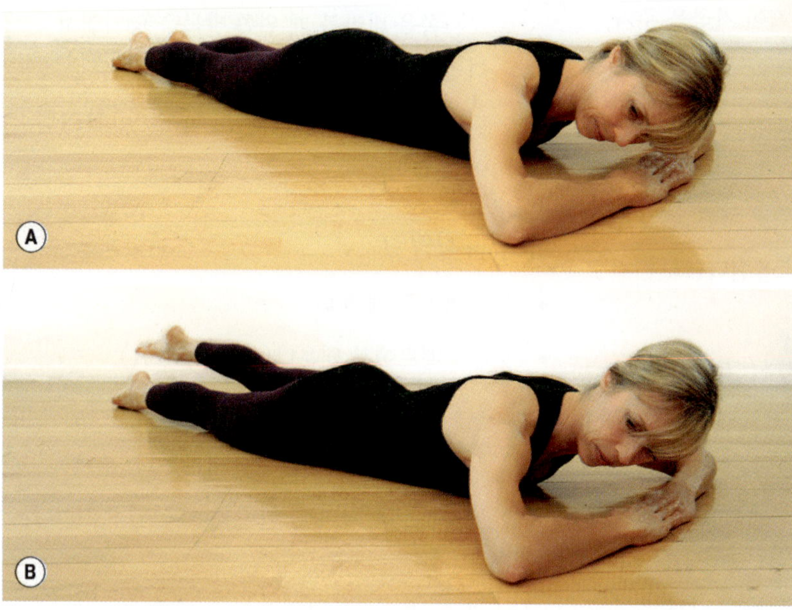

그림 9.25
A 흉곽 지면에서 띄우기: 머리와 목의 회전 **B** 반대편 다리를 올리는 동작 추가

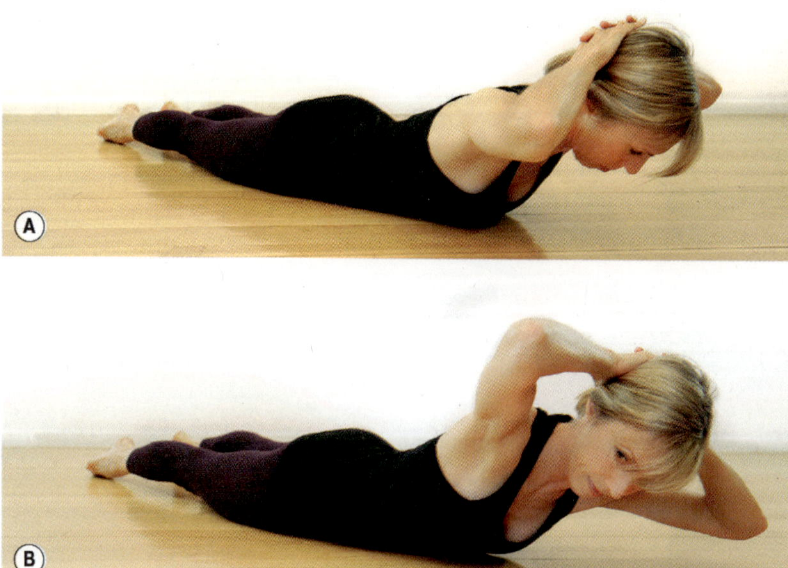

그림 9.26
A 흉곽 지면에서 띄우기 고난이도 동작 **B** 회전을 동반한 Chest Float

머리에 걸 수 있는 'head harness'를 캐딜락 스프링에 걸어 사용한다. 캐딜락에 가벼운 스프링과 슬링을 걸어 다양한 자극을 준다.

움직임 전략 슬링을 목에 걸어서 몸을 다양한 상태로 기울이면서 강화한다.

움직임 묘사

- 타워 쪽을 바라보면서 슬링에 스프링은 건 상태로 다리를 뻗고 앉는다.
- 몸통 정렬을 유지하면서 뒤로 기댄다(그림 9.27)
  - ◇ 5장의 'Lean Back series'를 참조한다.
- 뒤로 기댄 몸통을 다시 수직으로 세운다.
- 5번 반복한다.
- 뒤로 기대면서 몸을 한쪽 귀가 슬링에 가까워지게
  - ◇ 옆으로 기댄다(그림 9.28)
- 다시 몸통을 수직으로 세운다.

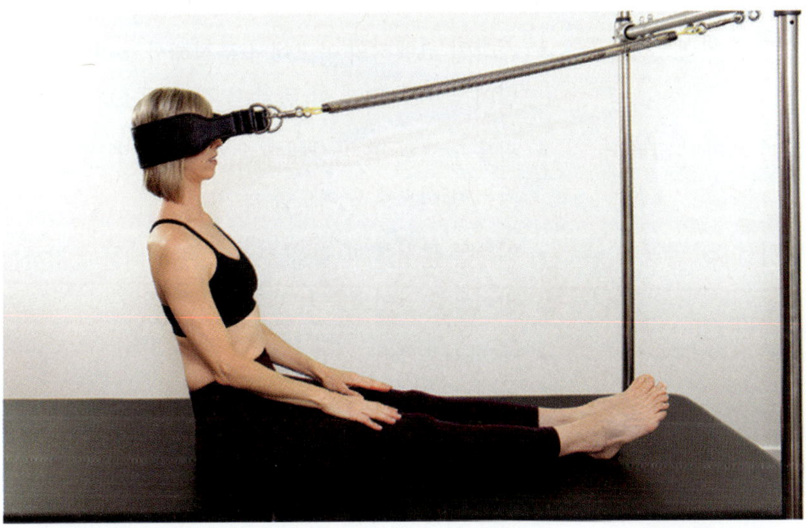

그림 9.27
슬링을 건 상태에서 몸통 정렬을 유지한 상태로 뒤로 기울인다.

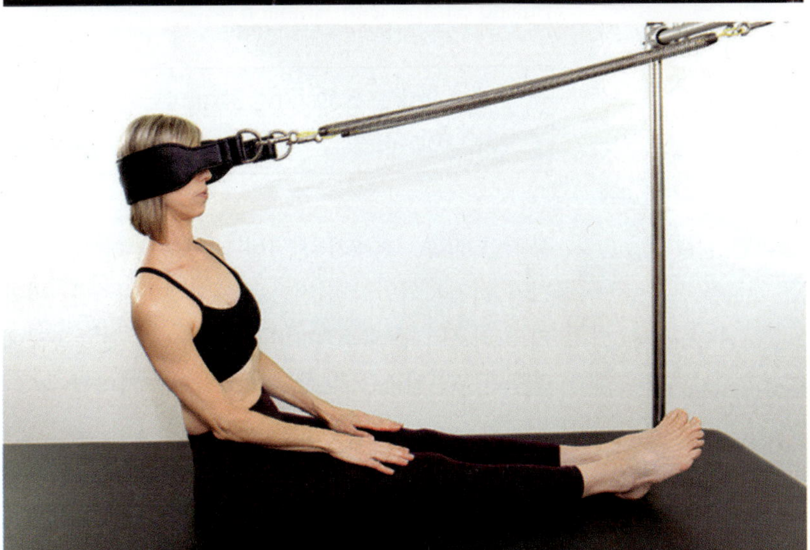

그림 9.28
슬링을 건 상태에서 머리를 옆으로 기울인다.

- 5번 반복한다.
- 뒤로 기댄다.
- 양방향으로 작은 원을 그리면서 움직인다.

스파인 코렉터에서 머리 위로 팔 뻗기
Overhead reach on Small Barrel

움직임 전략 스파인 코렉터 위에서 척추를 분절해서 몸통의 전면부를 열어주고 척추의 굴곡근과 신전근을 활성화한다. 척추가 부드러워지면서 과한 척추 후만 자세(kyphotic posture)가 줄어들 것이다.

움직임 묘사

- 좌골 조면(ischial tuberosities)이 스파인 코렉터 가장자리에 닿게 해서 앉는다.
- 양손을 마주보게 팔을 앞으로 뻗어서 90° 굴곡이 일어나게 한다(그림 9.29 A).
- 마시면서 팔을 앞으로 뻗은 자세를 유지하면서 꼬리뼈를 말아 올린다.
- 내쉬면서 꼬리뼈부터 척추를 구부린다(그림 9.29 B).
- 들이마시면서 스파인 코렉터 위에 척추가 신전되게 해서 눕는다. 머리는 스파인 코렉터 위에 편히 둔다(그림 9.29 C).
- 동시에 양 팔을 머리 위로 뻗는다.
- 길게 내쉬면서 팔로 크게 원을 그리면서 양 팔을 좌우로 뻗게 한다. 이때 손바닥은 천장을 본다.
- 이 지점에서 머리부터 분절해서 올라오고 그 다음 턱이 목젖을 향해 그리고 검상돌기(xiphoid process)가 치골(pubic bone)을 향하게 한다.
- 어깨가 골반 위에 올라올 때까지 척추 전반에 걸쳐 분절이 일어나면서 인사하는 듯한 모습이 되도록 한다.
- 정수리가 천장을 향하는 방향으로 앉은 상태에서 척추를 길게 뻗는다.
- 3번 반복한 뒤 팔로 원을 그리는 방향을 반대로 해서 3번 반복한다.

척추 분절 시 발이 바닥에서 떨어지면서 제대로 조절하지 못하는 클라이언트들의 경우 운동 방식을 수정할 필요가 있다.

- 스파인 코렉터의 아크에서 분절해서 올라올 때 팔이 앞으로 뻗게 한 뒤 손을 잡아 보조해준다.
- 팔을 앞으로 뻗은 상태를 유지하되 보조는 해주지 않는 방식으로 난이도를 높인다.
- 척추를 분절할 때 팔을 위로 뻗은 상태를 유지하는 방식으로 난이도를 높인다.
- 매직 서클(Magic Circle)이나 폴을 잡은 상태로 진행하는 방법도 옵션으로 활용한다.

회전을 동반한 풀링 스트랩
Pulling Straps with Rotation

Video link 9.5 Pulling Straps with Rotation

움직임 전략 척추가 신전될 때 윗등부터 목, 머리까지 회전시키면서 신전근들을 활성화시킨다. 필라테스 리포머 동작인 "Pulling Straps"의 변형동작에 안구의 움직임과 척추 상부의 움직임을 가미했다.

움직임 묘사

- 캐리지에 파란색 또는 빨간색 스프링 하나를 건 뒤 박스를 길게 놓는다.

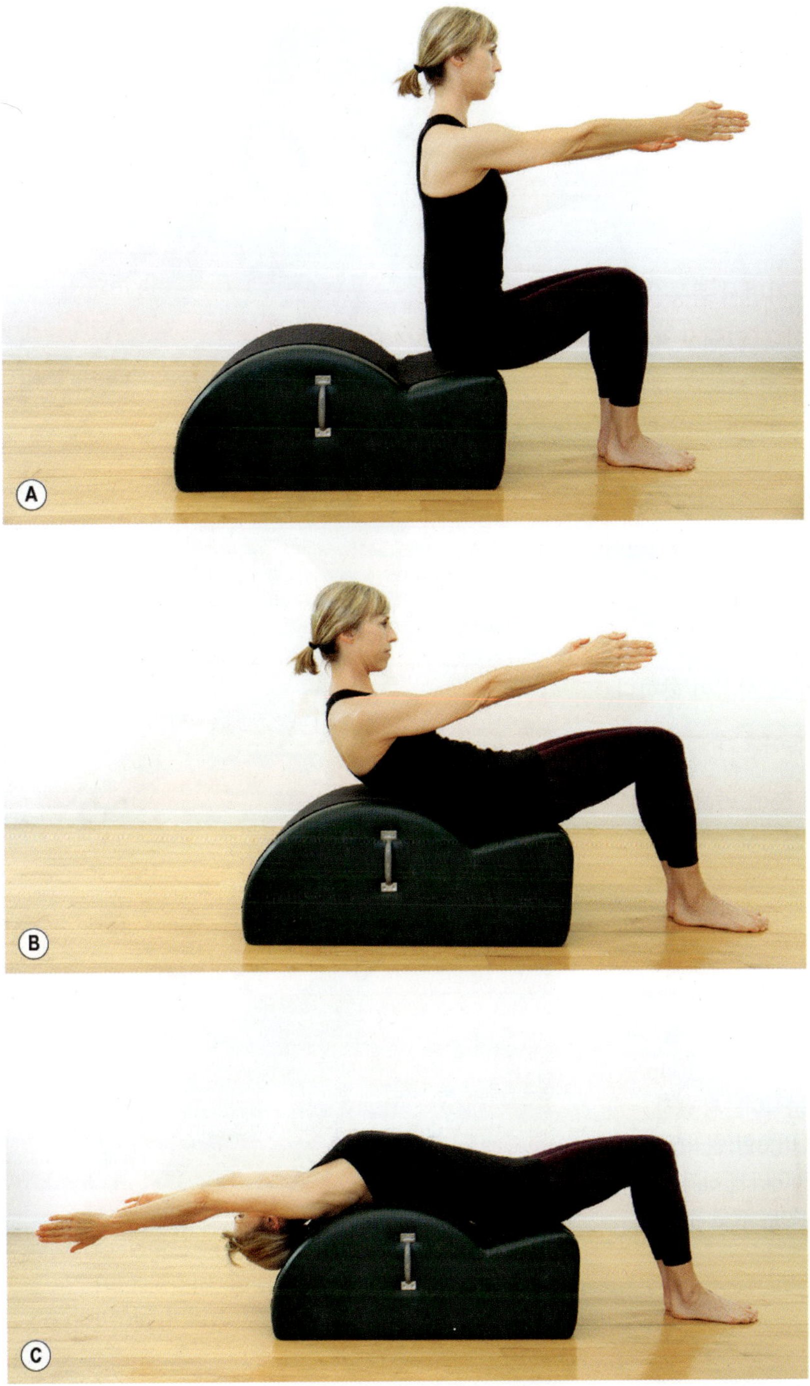

그림 9.29
A 스파인 코렉터에서 머리 위로 팔 뻗기: 시작 자세 **B** 롤백 **C** 스파인 코렉터 아크 위로 몸을 젖혀서 아치를 만든다.

- 클라이언트 팔 길이에 맞게 로프 길이를 조절한다. 엎드린 자세에서 팔을 뻗었을 때 로프가 팽팽할 정도의 길이에 맞춘다.
- 리포머 풀리 쪽을 바라보면서 박스 위에 엎드린다.
- 고개를 숙이면서 오른쪽 겨드랑이 부위를 바라본다(그림 9.30 A).
- 마시면서 부드럽게 스트랩을 당기면서 몸통을 젖힌다. 이때 척추가 길어지게 한다(그림 9.30 B).
- 바닥에서 위로 시선을 이동시킨 뒤 왼쪽 어깨를 바라본다.
- 팔은 완전히 펴져서 몸통 옆에 나란히 위치하며 경추는 왼쪽으로 회전된 상태에서 척추는 신전된다 (그림 9.30 C).
- 내쉬면서 올라온 경로 그대로 내려간다. 다시 바닥을 바라보면서 오른쪽 겨드랑이로 시선이 향한다.
- 몸통을 내리면서 시작 자세로 돌아온다.
- 한쪽에 3–5회 정도 한 뒤 반대 쪽에 반복한다.

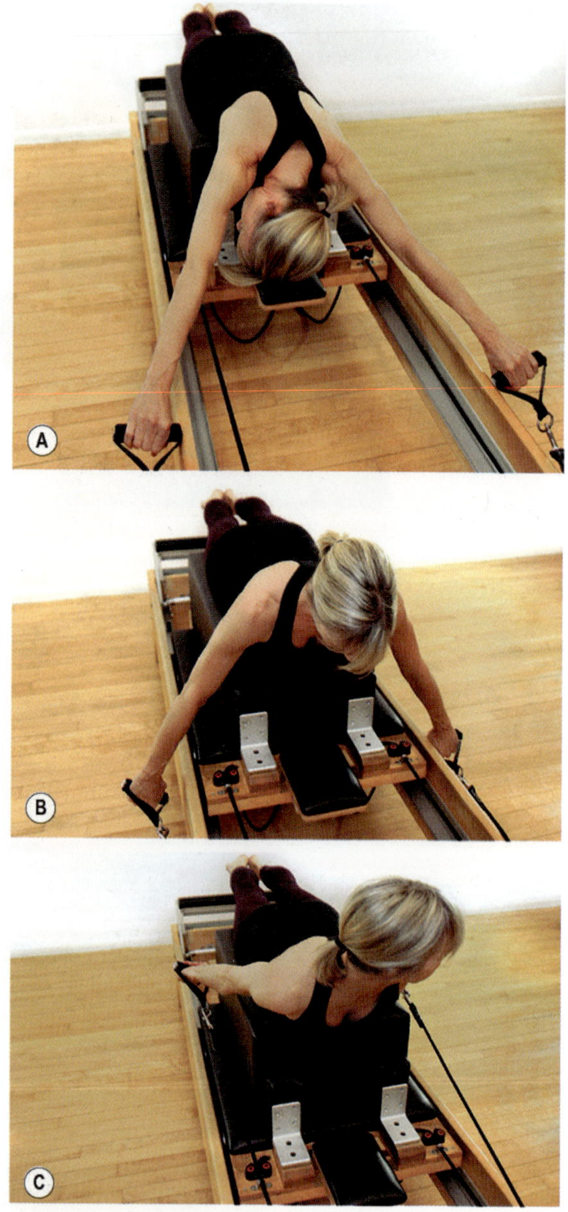

그림 9.30
A 회전을 동반한 풀링 스트랩: 머리를 한쪽으로 돌린 상태 에서 시작 **B** 좌우 정렬이 된 상태. **C** 머리를 반대로 돌린다.

강사 노트

풀링 스트랩(Pulling straps)은 리포에 위에서 하는 필라테스 동작이다. 보행 시 상부 흉곽의 회전 팔에서 일어나는 스윙이 하지에서 일어나는 신전(hip extension)과 어떻게 협응하면서 움직이는지 생각해본다. 매트에서 "Tom Swan"과 비슷한 원리를 가진 변형동작이다. 회전이 더 잘 일어나게 하기 위해 먼 곳을 스캔하듯이 시선을 움직이라는 큐를 준다.

평가 Assessment

머리와 목을 좌우로 돌릴 때와 같은 간단한 움직임

을 관찰해본다. 대부분 사람들이 한쪽으로 더 잘 움직일 것이고 특정 방향으로의 움직임이 제한될 경우 전신이 이와 같은 제한에 적응하게 된다. 8장에서의 회전 평가를 활용한다.

거북목 자세 패턴 Head forward pattern

목과 머리에서 가장 자주 볼 수 있는 자세 패턴은 머리가 앞으로 나오는 거북목이다. 핸드폰이나 컴퓨터를 과다 사용할 수밖에 없는 현대 사회에서 사람들은 외부 세계보다는 전자 기기와 더 많이 소통한다. 그래서 거북목은 더 심해지고 있다. 목 후면부의 근육들은 팽팽해지면서 신장성 수축을 통해 머리를 잡고 있다. 골격근이 장시간 수축할 경우 피로를 느낀다. 그래서 목이 아프고 쑤시게 된다. 동시에 목 전면부의 근육은 단축된다. 목 후면부의 근육은 늘어나면서 과다 수축하고 전면부의 근육들은 약해지게 된다.

교정 운동

Changing the pattern movements

- 흉쇄유돌근(SCM)을 이완한다.
- 엎드려서 머리를 뒤로 이동시키는 연습을 한다.
- 폼을 잡고 "Head Float" 동작을 연습한다.
- 전면부 근육이 잘 보조해주면서 후면부 근육과 잘 균형을 맞추도록 한다.
  - ◇ 폼롤러나 볼 같은 소도구를 활용해 두개골과 경추 1번 사이의 움직임을 만든다.
- 폼롤러 위에서 목 전면부 근육을 활성화시킨다.
- "head sling" 등을 활용해서 목을 강화한다.
- 4장과 5장에 나온 신전 회전 운동을 흉곽 위주로 한다.

측굴과 회전 움직임 패턴

Side bending and rotated head pattern

머리 기울이기 Looking cute

사진 찍힐 때 많은 사람들은 머리를 한쪽으로 기울인다. 몇몇 사람들은 거의 대부분의 시간을 한쪽으로 머리를 기울인 채 지낸다. 머리를 측굴하면 커플 모션으로 회전이 동반된다. 머리를 옆으로 기울인 상태에서 경추의 한쪽 후관절은 닫히고 반대 쪽은 열린다. 이런 패턴은 늘어나서 팽팽한 측 근육을 과긴장시킨다. 또한 정면에서 봤을 때 얼굴의 한쪽 면이 더 잘 보이는 사람들을 봤을 것이다. 대각선으로 지나가는 흉쇄유돌근(SCM)이나 상부 승모근(upper trapezius)이 이런 패턴에 기여한다.

교정 운동

- 단축된 측의 반대편으로 측굴 동작을 한다.
  - ◇ 귀를 위로 보내면서 어깨에서 멀어지게 한다 (그림 9.31)
  - ◇ "천장에서 오는 소리에 귀를 기울이세요"라는 식의 큐를 한다.
- 팽팽한 측으로 몸통 상부를 기울인다.
  - ◇ 몸통을 기울인 상태를 유지한다.
  - ◇ 천천히 팽팽해진 측으로 머리를 기울인다 (그림 9.32 A).
  - ◇ 다시 머리를 제자리로 보낸다(그림 9.32 B).
  - ◇ 몸통을 기울여 중력의 영향을 받고 있는 상태에서 단축된 부위를 다시 길게 신장시키는 동작을 여러 번 반복한다.
- 손으로 저항을 주면서 잘 돌아가지 않는 쪽으로

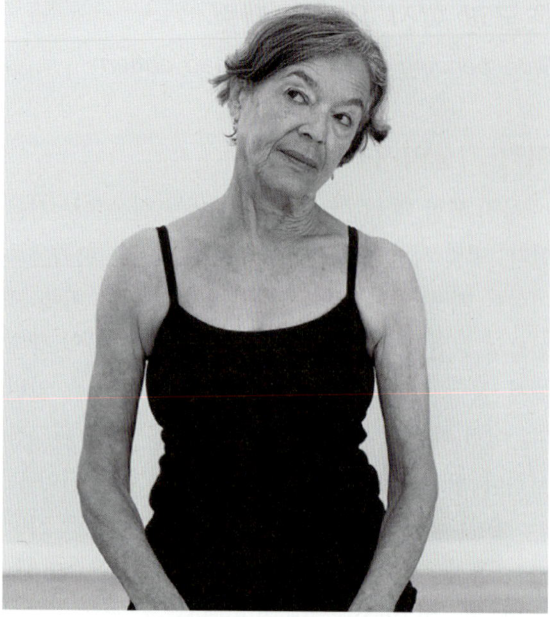

그림 9.31
단축된 쪽을 신장시키기 위해 천장에서 오는 소리를 듣는다는 식의 큐를 준다.

머리를 돌리는 동작을 한다.

◇ 얼굴이 오른쪽을 바라봐서 왼쪽 얼굴이 정면에서 더 잘보인다면.

◇ 얼굴의 좌측 면에 손을 댄다(그림 9.33).

◇ 손으로 머리가 왼쪽으로 돌아가지 않게 막은 상태에서 머리를 왼쪽으로 돌린다.

◇ 한쪽으로 10번 반복한다.

- 시선을 이용한다.
- "Cervical Rotation on the Roller." 동작을 한다.
- "head sling" 등을 활용해서 목을 강화한다.
- 4장과 5장에 나온 신전 회전 운동을 흉곽 위주로 한다.

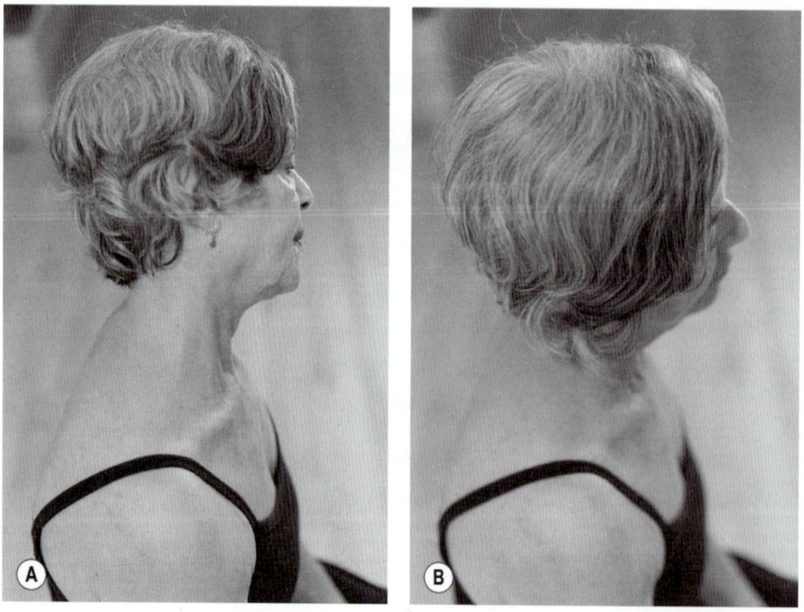

그림 9.32
A 중력을 이용한 측굴
B 중력에 저항하는 움직임

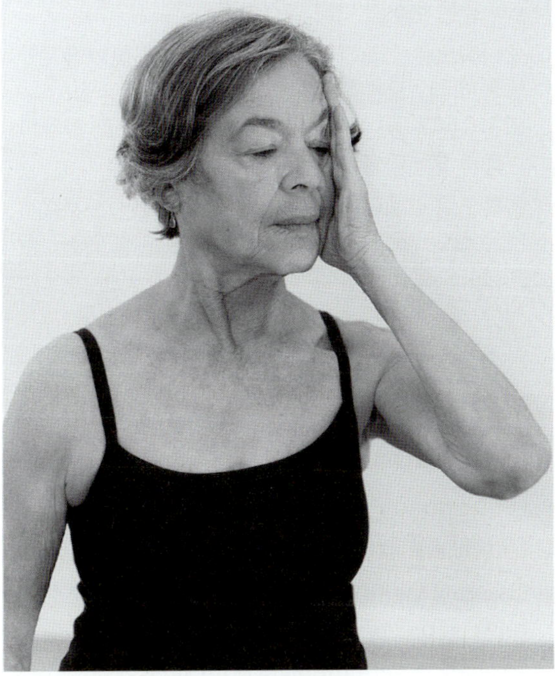

그림 9.33
목 회전을 위한 저항주기

10장으로 연결

근원이 되는 지면에서 중심부라는 코어를 통해 또 다른 근원이라 할 수 있는 머리까지 왔다. 머리는 지식의 원천이 되고, 소통하고, 느끼고 표현을 할 수 있게 해준다. 움직임은 우리가 능동적으로 선택해서 살아갈 수 있는 에너지를 준다. 우리가 어떻게 움직이고 있는지 인지하고 체화 시킨다면 스스로 자세를 정렬하는 법을 익히게 될 것이다. 자세 정렬을 잘 찾았을 때 삶이 더 정돈될 것이다. 혼란스러울 때 또는 큰 변화나 삶에 방해가 되는 일이 있을 때에도 숨 쉴 수 있는 여유를 갖게 될 것이다. 우리 몸은 심신 상태 그리고 우리 주변 환경에 끊임없이 적응하고 있다. 우리 몸을 진실되게 소중히 여기면서 심신이 통합된 상태로 움직일 때 움직임 그 자체가 치유 능력을 갖게 될 것이다.

파트 3 연습 세션 순서 지정

상지, 상부 척추 및 머리에 대한 평가는 흉곽과 흉곽에 지탱해 매달려 있는 상지 움직임에 기초해서 이루어진다. 'Wall plank' 동작에서 체중 분배, 각각의 움직임이 일어나는 타이밍과 이에 대한 전신의 반응을 고려한다. 하지와 체간 파트에서 익힌 스킬을 함께 적용해본다.

평가 Assessments

- **Seated thoracic rotation(p. 220)**

◇ 몸통의 체중이 어느 쪽 좌골결절(ischial tuberosities)에 실려 있는지 확인한다.

다음과 같은 현상이 나타날 수 있다: 체중을 동일하게 분배한다. – 오른쪽에 더 체중이 실린다. – 왼쪽에 더 실린다.

◇ 다음을 확인한다.

- 머리부터 골반까지 회전이 일어나는 타이밍
- 위에서부터 아래로 갈비뼈가 하나씩 자유롭게 돌아갈 수 있는가?
- 회전이 일어나는 방향의 반대 측으로 흉곽의 활주가 일어나는가?
- 회전이 일어날 때 골반에 실리는 체중 분배는 어떻게 바뀌는가?

다음과 같은 현상이 나타날 수 있다: 오른쪽 좌골결절에 더 체중이 실린다 – 오른쪽으로 회전이 제한된다. – 왼쪽으로 흉곽 활주가 제한된다.

- **Wall plank(p. 268)**

다음을 확인한다.

◇ 발이 회내 및 회외

◇ 고관절의 활주 방향

◇ 고관절의 내전 또는 외전

◇ 골반의 하강

◇ 척추의 움직임

◇ 흉곽 위의 견갑골

◇ 머리의 정렬

다음과 같은 현상이 나타날 수 있다 :

◇ 오른쪽으로 스웨이된다면: 오른쪽 발목 회외 왼쪽 발목 회내 – 오른쪽 고관절 내전 – 왼쪽 고관절 외전 – 왼쪽 골반이 5° 하강 – 요추 왼쪽으로 활주 – 흉곽 오른쪽으로 활주 – 머리는 평행

◇ 왼쪽으로 스웨이가 잘 일어나지 않는다면: 오른쪽 발목 회외 왼쪽 발목 회내 – 오른쪽 고관절 외전 제한 – 왼쪽 고관절 내전 제한 – 오른쪽 골반 하강 제한 – 요추 우측 측굴 제한 – 흉곽 오른쪽으로 활주 – 경추 우측 측굴 – 머리가 한쪽으로 기운다.

움직임 연습 Movement practice

- **Release techniques**

◇ Latissimus and pectoralis MET(p. 159)

◇ Lateral arm septum release with ball(p.235)

◇ Osseous membrane release(p. 278), SCM release(p. 317), emphasize shorter side

- **Activation with mobility both sides**

◇ Side lying ribcage arms on Cadillac(p. 246); emphasize by lying on concave side of thorax

◇ Rotating arms on mat(p. 236)

◇ Arm Circles with Bridge(p. 239)

◇ Seated screwdriver on Cadillac(p. 245)

◇ Head suspension with rotation(p. 319)

- **Loading both sides**

◇ Serratus arms on Reformer(p. 262)

◇ Thoracic extension with arms overhead on Reformer(p. 258)

◇ Side bend or twist(p. 285)

◇ One arm push-up on Wunda Chair(p. 293)

◇ Rotating Swan on Wunda Chair(p. 295)

◇ Seated head sling(p. 327)

재평가 Reassess

어떤 결과가 나왔는지 기록한다.

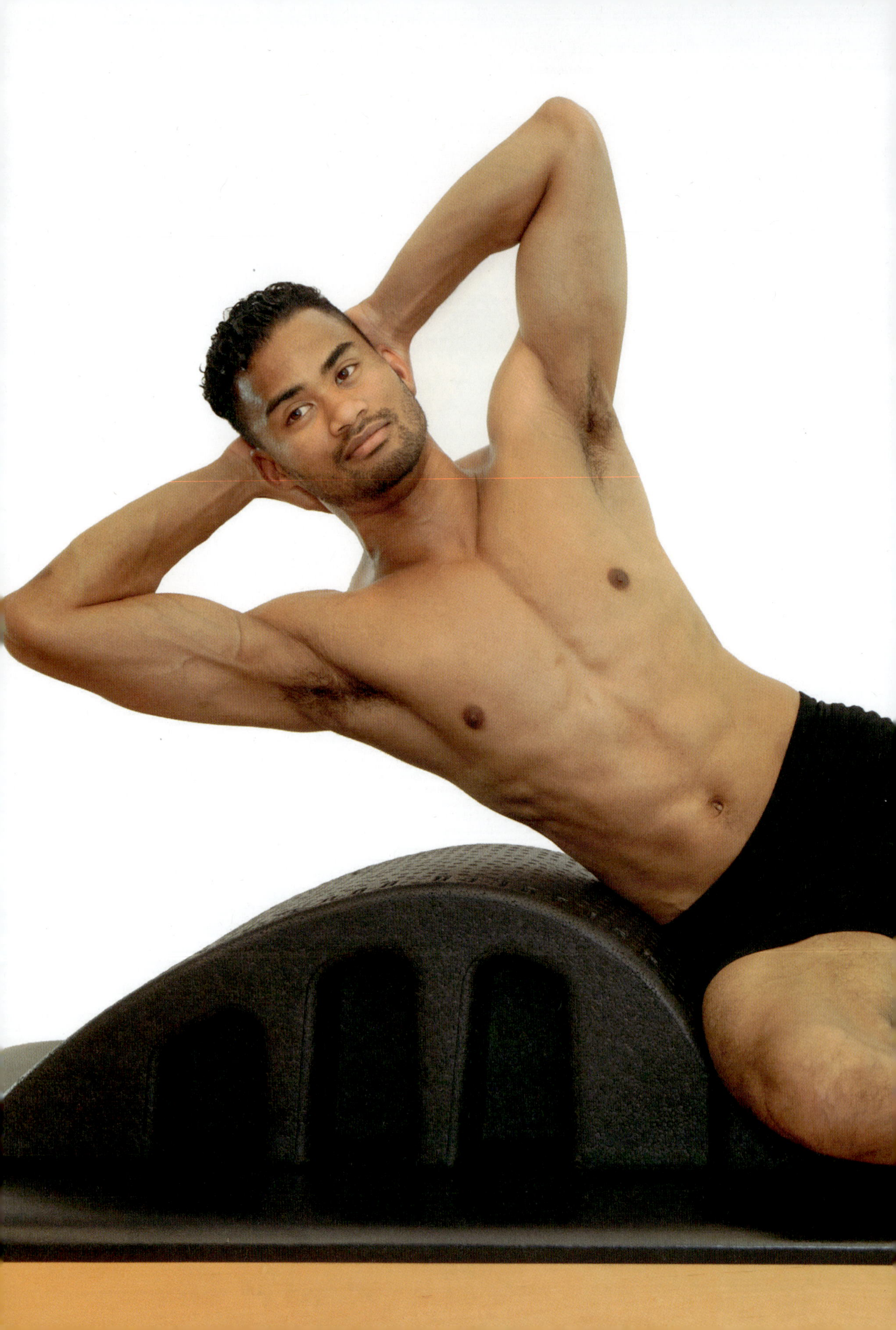

Part 4

통합해서 보는 관점

The whole body conclusion

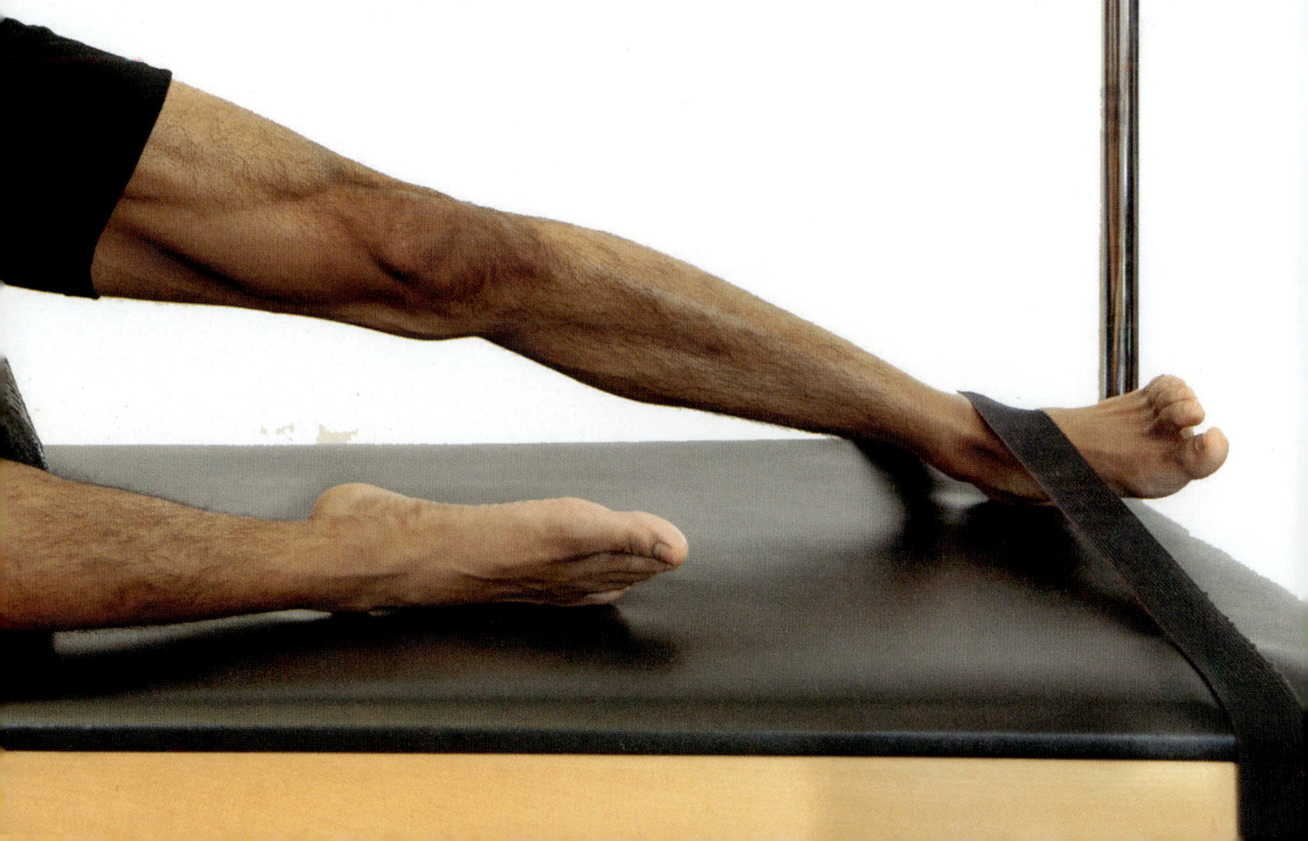

인지와 느껴지는 감각 10

Perception and felt sense

나무의 거친 표면을 손을 접촉해보는 것은 스스로의 촉감을 느끼는 행위이자 동시에 나무에 의해 접촉되는 상황이기도 하다. 바깥 세상을 바라본다는 것은 스스로가 보여지는 상황이기도 하다.

David Abram, The Spell of the Sensuou

깊이 있는 자각: 평형

Contemplative awareness: equilibrium

살아 숨쉬는 인체는 멈춰 있지 않다: 가만히 있더라도 끊임없이 움직이고 있다. 인체는 주변 환경에 적응하고 모든 인체 시스템의 정상화를 유지하려 한다. 내적·외적 환경 변화에 계속 적응하면서 움직임 패턴은 변한다. 불균형이 발생하면 넘어지지 않기 위해 자세를 조정하거나 문제가 있는 부위를 긴장시켜서 추가적인 손상을 예방한다. 인체 내부의 지능이 스스로 이를 바로잡는다.

뇌를 포함한 인체는 상호 작용하는 광활한 네트워크로 구성되어 균형을 유시하려 한다. 한 시스템에서 변화가 있을 경우 문제는 다른 시스템의 변화를 만든다. 인체의 자연치유력은 이런 균형이 무너지지 않게 할 수 있는 역량에서 나온다. 스트레스, 위협, 통증, 고통 등이 이런 시스템을 망치게 되면서 문제가 발생한다. 각각의 시스템은 건강 상태를 유지하는 항상성을 보존하기 위해 주변 환경으로부터 들어오는 끊임없는 신호에 대응하면서 균형을 잡는다. "곰돌이와 비키의 모험(Goldilocks and the Three Bears)" (Southey, 1837) 동화를 생각해보자. 처음 받은 죽은 너무 뜨거웠고 두 번째로 받은 죽은 너무 차가웠지만 세 번째로 받은 죽은 적절하게 좋았다. 적절하게 좋은 느낌이라 할 수 있는 인체의 설정점(set point)은 각자의 몸에 의해 설정된다. 인체는 계속 변화하는 환경에 맞게 스스로의 몸을 조절한다. 몸 상태가 더 좋을수록 외부 자극에 더 잘 적응하며 항상성을 더 잘 지킬 수 있다.

잘 움직이는 것은 왜 중요한가?

Why is it important to move well?

변화하는 환경에 적응하는 능력은 정상화시키는 과정을 필요로 한다. 인체가 스트레스 상황에서 빨리 벗어날수록 더 좋은 상태라 할 수 있다. 스트레스에 적응하는 능력은 각자 다르다. 특정 중재 없이 알아서 치유되는 사람도 존재한다. 하지만 이렇게 환경에 적응하는 능력이 소진돼 균형이 무너질 경우, 항상성을 되찾을 수 있게 해주는 중재를 해볼 수 있다. 많은 사람들을 신체 움직임 전문가에게 도움을 받아서 항상성을 찾으려 한다.

신체 균형이 무너졌을 때 신체의 움직임이 변하게 된다. 움직임에 보상이 일어나는지 확인하는 가장 좋은 방법은 보행을 관찰하는 것이다. 보행에서 한 다리를 앞으로 딛을 때 하퇴가 무릎을 전방으로 이끌면서 효율적인 보행을 하기보다 다리를 옆으로 휘두르듯이 비효율적인 보행을 한다면 고관절에 역학적인 문제가 있다는 것을 의미할 수 있다. 즉, 고관절에 문제가 발생했다는 말이다. 보행이 정상적인 패턴에서 벗어나면서 보행을 위한 정상적인 근육 동원 패턴에 지장을 주면서 몸에 스트레스를 가하는 동원 패턴으로 바뀌게 된다. 이로 인해 고관절 자체도 영향을 받지만 횡격막과 같은 다른 구조물의 움직임까지 영향을 받게 된다. 횡격막의 움직임이 영향을 받게 되면 호흡에 안 좋은 영향을 주게 되며 인체 내부의 모든 시스템이 이에 적응하게 되면서 항상성이 깨지고 생체역학적으로나 생화학적으로 인체에 부정적인 영향을 준다(Chaitow et al. 2014). 인체가 불필요한 스트레스를 받지 않기 위해 구조와 기능을 좋은 상태로 유지하는 것은 중요하다. 잘 움직이면 건강의 활력소가 된다.

몸과 마음을 통합하는 움직임 기법

Mind to move

최근 피트니스 업계의 동향을 보면 보완적인 기법들을 통합하기 시작하고 있다. 스트레칭, 이완, 움직임에 대한 인지와 같은 요소들이 피트니스에 포함되어야 한다는 인식이 커지고 있다. 몸을 강하게 몰아붙이는 식의 운동은 몸에 스트레스를 가할 뿐 이와 같은 식의 운동을 평생 지속하는 것은 불가능하다. 45세가 넘어서 발생하는 근골격계 부상은 지난 세월 동안의 과사용과 움직임 패턴이 좋지 못해서인 경우가 대다수이다. 한때 피트니스클럽에서의 운동과 움직임 기법은 서로 다른 길을 걸었고 각자가 어떤 역할을 하는지 인지조차 하지 않았다. 하지만 현대의 피트니스, 움직임과 관련된 연구와 과학은 통합되고 있다.

연습에 대한 연습 Practice of the practice

통합적인 움직임을 지도하는 전문가들의 기법을 클라이언트에게 전달할 때 여러 분야의 지식을 합치고 체화시키면서 시각, 촉각, 청각 등의 감각을 적용하는 능력이 핵심이다. 이런 요소들을 통해 강사들이 순간순간 명료한 판단을 할 수 있게 해준다. 강사들은 각자 나름대로 인지하고 소통하는 자신만의 방식을 가지고 있다. 클라이언트의 움직임 패턴과 구조를 볼 줄 아는 눈을 갖기 위해서는 숙련된 강사의 교육과 지도를 필요로 한다. 신체의 원활한 기능을 방해하는 움직임 습관을 고칠 수 있도록 환경을 제공하는 것이 강사의 역할이다.

강사의 전문적인 스킬

The practitioner's professional skills

움직임을 지도하는 강사들에게 있어 클라이언트가 일상생활에서 필요한 움직임을 잘 수행할 수 있게 신체를 조정하는 것이 왜 중요한지 인식시켜주는 것은 정말 중요하며 이를 잘 수행하기 위해 움직임 전문가들은 다음과 같은 능력을 필요로 한다:

- 움직임에 대한 전문 지식과 몸을 쓰면서 느꼈던 경험
- 클라이언트의 현재 상태와 목표를 파악하고 이를 달성할 수 있게 만드는 소통 능력
- 비효율적인 움직임 패턴을 감지하는 능력
- 스스로의 몸을 느낄 수 있도록 경험하고 구체화 시키는 능력
- 좋은 움직임 패턴을 잘 인식할 수 있도록 움직임 교육을 통해 클라이언트를 이끄는 능력
- 핸즈온, 호흡, 움직임을 통해 몸을 인지할 수 있게 만드는 능력
- 몸의 균형을 잡을 수 있게 가이드 해주는 핸즈온
- 앉기, 서기, 걷기와 같이 일상생활에서 일어나는 움직임을 인지할 수 있게 교육하는 능력
- 클라이언트의 한계점을 이해하고 이에 맞춰서 클라이언트의 최대 능력을 끌어낼 수 있게 트레이닝을 다각화하고 때로는 푸쉬하는 능력
- 몸에 부하를 가하는 트레이닝을 통해 몸을 인지하고 근력 불균형을 바로잡게 해주는 능력

프로세스와 테크닉

The process and technique

클라이언트와의 소통, 핸즈온 및 특정 테크닉을 적

절한 시퀀스와 조합하는 것이 신체를 바로잡는 트레이닝 프로세스의 기본이다. 평가를 통해 클라이언트가 어떤 움직임 패턴을 가지고 있는지 파악하는 것으로부터 시작한다. 지금과 같은 움직임 패턴이 클라이언트에게 도움이 되는지 아니면 오히려 부상을 입히거나 추후 부상을 입힐 수 있는 상황인지 파악한다. 클라이언트의 패턴을 파악하고 이완 기법과 가동성을 위한 활성화 기법과 근력 강화를 위한 부하 설정을 잘 조합할 수 있게 된다면, 이런 프로세스에 능통하게 된다.

용어를 활용한 의사소통

Communication through words

움직임에 대한 감각을 끌어내고 머리 속 뇌에 움직임을 새기기 위해 "본다"라는 단어보다는 "느낀다"라는 식의 언어 표현을 사용한다. 예를 들어, 무릎을 구부릴 때 "부드럽게 만든다"라는 표현이나 몸통을 길게 늘릴 때 "넓어지면서 확장시킨다"라는 식의 표현을 사용해본다. 들어 올린다라는 표현보다 "띄운다", 곧게 편다라는 표현 대신 "미끄러뜨린다", 어깨나 골반은 내리라는 표현보다 "가라앉힌다"라는 식으로 움직임의 질을 높일 수 있는 용어를 선택한다. 움직임을 더 잘 느끼고 잘 이끌어 낼 수 있는 다양한 심상화 기법이 존재한다. 몇 가지 예시를 들어보면:

- 요추 골반에서의 측굴 움직임시: 골반을 자동차의 운전대라고 상상하면서 운전대를 좌우로 돌린다.
- 골반을 앞뒤로 기울일 때: 치골 위에 모래가 쌓여 있다 상상하면서 모래를 배꼽으로 쏟았다가 다시 배꼽으로 쌓인 모래를 치골로 붓는다.
- 발이 혀라고 상상하면서 발의 아치를 높일 때 바닥을 발로 핥는다.
- 견갑골이 자꾸 올라갈 때 이와 같은 움직임을 제한시킬 경우: 물이 어깨를 타고 아래로 내려오는 장면을 상상한다.
- 곧게 선 자세를 느끼게 할 때: 무거운 벨벳 망토를 목 주변에 두른 상태에서 그 망토가 어깨에서 등으로 매달려 있다는 상상을 한다.
- 흉곽의 회전: 흉골 중앙에서 레이저 빔이 나간다는 상상을 하면서 레이저 빔을 오른쪽이나 왼쪽으로 쏜다.
- 머리의 측굴: 천장에서 나오는 소리를 듣는다는 큐잉 또는 귀에 들어간 모래를 빼서 아래로 붓는다는 상상을 한다.
- 호흡: 횡격막이 움직일 때 해파리가 헤엄치는 장면을 상상한다.

감각적인 터치 Sensory touch

클라이언트가 더 효율적으로 움직일 수 있게 하며 움직임을 의식 속에 각인시키기 위해 언어를 통한 큐잉은 효과적이라 할 수 있다. 하지만 상당히 긴장한 상태에 있는 사람들의 경우 핸즈온이나 근에너지 기법(MET: muscle energy technique)을 통해 부족한 부분을 보충해야 하는 상황이 존재한다.

핸즈온은 변화를 이끌어낼 수 있는 강력한 도구이다. 따뜻한 포옹은 안식과 행복을 느끼게 한다. 부드러운 어루만짐은 애정과 다정함을 느끼게 해준다. 긍정적인 감정의 교류는 핸즈온을 전달하는 강사와 받는 클라이언트 모두에게 즐거움과 관련된 신경전달물질에 영향을 준다. 움직임을 지도하는 강사의 핸즈온은 신경계를 통한 신체의 변화를 이끌어낸다. 앞서 7장에서 언급했듯이 손은 풍부한 감각 수용기를 가지고 있는 부위이며(Chaitow et al. 2012) 뇌의 감각 운동 영역의 상당 부분을 차지한다. 뇌와 손의 관계는 감각을 위해서만이 아닌 주변 환경을 잘 파악하기 위해 중요하다. 손의 이런 기능은 특정 부위에 대한 핸즈온에서도 발휘된다. 특정 부위에 핸즈온이 그 부위의 구조와 기능에 대한 강사의 이해도와 결합될 때 더 효과적인 변화를 이끌어낼 수 있다.

심화 과정

강사의 핸즈온 효과는 얼마나 예민한 감각을 가졌느냐에 따라 좌우되며 강사 스스로가 중심을 잘 잡은 상태에서 명료하게 적용할 경우 강력한 도구가 된다. 핸즈온을 위해서는 예민하게 손으로 오는 감각을 느끼려 하면서 동시에 주관적인 느낌을 버려야 한다. 아래에 나오는 체화시켜 보기!를 연습해서 손의 인지력을 갈고 닦아본다.

- 핸즈온을 통한 큐를 준다.
- 움직임을 개선시킨다.
- 저항을 가한다.
- 조직의 텐션을 느낀다.
- 조직의 텐션이 풀리는 것을 느낀다.
- 좌우 대칭으로 정렬했는지 평가한다.
- 가동범위 및 움직임의 질을 평가한다.
- 클라이언트와 강사 사이의 공간을 감지한다.

핸즈온을 하면서 클라이언트의 현재 상황에 집중하고 반응하지 않으면서 들어오는 감각을 인지하는 것은 명상 상태에 있는 것과 유사하다. 핸즈온을 통해 받는 정보를 걸러낼 때 몸과 마음의 텐션에서 나오는 소음을 인지하는 것은 매우 중요하다. 핸즈온을 무의식적으로 활용할 경우 클라이언트와 강사 사이에 이루어지는 소통 라인에 지장이 생기게 된다. 강사의 생각과 느낌이 핸즈온을 통해 정보를 얻으려는 목적과 연결되지 않고 끊기게 된다. 이때 이루어지는 소통은 클라이언트의 상태와는 거리가 먼 강사의 주관적인 생각에 의해 이루어지게 되고 클라이언트 움직임을 명확히 감지하기 힘들어진다. 강사로서 스스로의 몸과 마음을 다잡는 연습이 되어 있게 되면 스스로의 마음을 고요하게 만들어 위와 같은 상황을 방지할 수 있게 된다. 산만한 마음은 지각을 방해하며 강사 스스로가 핸즈온을 통해 얻는 정보를 왜곡하게 되며 클라이언트조차 강사의 의도를 왜곡하게 만든다. 클라이언트에게 핸즈온을 하고 있는 주체는 강사이지만 핸즈온을 받고 있는 클라이언트 역시 강사에게 핸즈온을 하고 있다고도 말할 수 있다. 따라서 강사가 중심을 잘 잡고 경계를 명확히 해야 강사와 클라이언트 간의 관계가 건실해질 수 있다.

손을 통해 클라이언트를 경청하듯이 감지하기 Listening with the hands

핸즈온을 하는 강사가 중심을 잘 잡아야 클라이언트 몸에서 오는 소리를 잘 감지할 수 있게 된다. Frank Lowen(2011)은 손을 통한 감지를 통해 여러 객관적인 감각을 느끼며 이 감각을 분류하게 되는데 경계가 명확하지 않은 공감에 의해 이런 효과가 감소할 수 있다고 언급했다. 강사가 스스로의 중심을 잘 잡는다는 말은 스스로에게 방향을 설정하면서 나아갈 수 있는 편안하고 안정된 상태를 의미한다. 중심을 잡고 중립된 시각으로 클라이언트와 교류할 때 조직의 상태를 더 잘 감지할 수 있게 된다. 이와 같이 중심을 잡지 못할 경우 감지할 수 있는 능력을 잃게 된다. 겸손한 자세로 중심을 잡는 강사는 클라이언트 몸에서 일어나는 변화를 감지할 수 있는 능력을 갖게 될 것이다.

체화시켜 보기!

서로 핸즈온을 한 뒤 이에 대한 피드백을 받는 것은 바디워크 능력을 향상시키기 위해 필수적인 요소이다. 파트너와 시간을 두고 핸즈온을 한 뒤 핸즈온의 의도 및 당신의 생각 및 신체 상태가 손의 감각에 어떤 영향을 끼치는지 피드백을 받아본다.

파트너를 앉힌 뒤 그 뒤에 서서 손을 파트너 어깨 위에 부드럽게 올려 놓는다.

핸즈온 중 다음과 같은 생각을 하면서 파트너에게 어떤 느낌이 들었는지 피드백을 구한다; 좋은 느낌, 즐거운 느낌, 이완되는 느낌인지, 아무 느낌이 없는지 불편한 느낌은 없는지 등 핸즈온 중에 경험하는 모든 느낌을 묘사해보라고 한다.

- 당신을 화나게 했던 사람이나 사건을 생각해본다.
- 당신을 무섭게 했던 무언가를 떠올려본다.
- 행복한 감정을 느끼게 했던 상황이나 사람을 그려본다.
- 성적인 사랑이 아닌 가슴이 따뜻해지는 사랑스러운 느낌을 떠올려본다.
- 성적인 생각을 가져본다.
- 중심을 잡고 손의 느낌에 집중해본다.

어떤 느낌이 있었는지 강사의 의도나 감정이 핸즈온을 통해 어떻게 전달되는지 토론해본다.

강사 노트

감각적인 반응이나 느낌을 어떻게 표현하는가? 느낌은 주관적인 표현이지만 뜨겁다 차갑다와 같이 언어를 통해 생각을 공유하고 어떤 느낌이 드는지 표현할 수 있다. 우리의 감각은 어느 정도 수준까지 키울 수 있을까? 정골의사인 Jean Pierre Barral은 손을 통해 환자의 몸을 느끼는 리스닝(listening) 스킬을 발전시켰다. 리스닝 스킬이라 하면 당신의 손을 통해 전신에 걸쳐 있는 텐션과 국소적인 텐션을 느끼고 이를 통해 몸 안에 기능 부전을 일으키는 근본적인 원인을 당신의 손을 통해 인지하는 능력이라 할 수 있다. "소믈리에는 와인 시음을 통해 와인이 만들어진 지역, 어느 포도 농원에서 언제 생산됐는지를 알려준다. 리스닝 스킬도 이처럼 발전시킬 수 있다."(Barral, 2007).

움직임을 지도하는 강사에게 있어 의식을 담은 핸즈온은 움직임 패턴을 가이드하면서 개선시킬 수 있는 강력한 도구이다. 단지 몸이 움직이는 방향을 알려주고 인지를 좋게 하기 위해 특정 부위를 건드리는 정도를 넘어서 강사의 의식과 의도를 명확하게 담은 핸즈온은 클라이언트 조직의 반응을 이끌어낸다. 근막의 슬라이딩이나 조직의 재배치 및 체액의 이동을 가능하게 해주는 이완 등이 이와 같은 반응에 포함될 수 있다. 아니면 단순히 뼈의 움직임이 좋아지고 견갑골, 쇄골, 상완골두와 같은 구조물들이 더 유기적으로 맞물리게 하는 구조적 변화를 이끌어낼 수도 있다. 핸즈온을 할 때 해부학적으로 어떤 구조물을 건드리고 있는지 그리고 이 부위에 왜 핸즈온을 하고 있는지 의도를 명확히 알고 해야 훌륭한 핸즈온 스킬을 가지고 있다 말할 수 있다. 구조물에 대한 감별은 연습을 필요로 하기에 이에 능숙한 전문가에게 피드백을 받는 식으로 나아갈 필요가 있다.

체화시켜 보기!

감각 지능(sensory intelligence)은 인지, 심상화 및 마음을 비우는 것에 대한 연습

편안하게 앉아서 팔을 허벅지 위 또는 팔걸이 위에 놓는다.

손바닥이 전완 피부 위에 올라오게 놓는다.

- 팔과 손을 완전히 이완하면서 피부 위에 놓은 손바닥을 느껴본다.
- 영화관의 스크린을 바라보고 있다고 상상해본다.
- 스크린 상에 현재 촉진을 하고 있는 각각의 구조를 보면서 구조물의 이름을 속으로 말해본다.
- 피부에서부터 시작한다.
- 손의 텐션을 바꾸지 않으면서 근육을 본다.
- 어떠한 변화를 알아챘는가? 이를테면 깊이가 달라지는 것을 느꼈는가?

- 다음에 뼈(척골)를 바라본다.
- 손이 아래로 내려가서 뼈와 닿는 것처럼 느껴졌는가 아니면 뼈가 손을 향해 다가오는 것처럼 느껴졌는가?
- 이제 근막을 시각화해본다.
- 손을 움직이거나 텐션을 가하지 않으면서 피부–근막–근육–뼈의 순으로 들어가는 다양한 깊이의 층(layer)을 느껴보고 손에서 느껴지는 감각의 변화를 느껴보는 실습을 해본다.

고유수용성 감각과 감각 느낌
Proprioception and felt sense

새로운 움직임을 배울 때 몸과 마음이 따로 노는 것을 자주 느꼈을 것이다. 새로운 움직임을 배울 때 능력 이상을 쏟아부어 상당히 집중해야 하는 상황과 자주 마주하게 된다. 이와 같은 노력 끝에 신경계가 이와 같은 변화에 적응하면서 움직임이 개선되기 시작한다(Ericsson et al. 2006). 통합된 움직임은 생각없이 연습할 수 없다. 시간을 들여서 반복해야 뇌의 지도 안에 움직임과 관련된 정보가 각인되고 움직임 패턴과 관련된 강력한 감각이 발달하게 된다. 새로운 패턴이 만들어지면서 본능적으로 움직임을 만들어낼 수 있게 된다. 무용수나 운동선수와 같이 고난이도의 움직임을 수행하는 사람들은 복잡한 움직임을 매일같이 완벽하게 수행하기 위해 연습하고 모든 감각을 총 동원해 고유수용성 감각을 갈고 닦는다.

고유수용성 감각(proprioception: 라틴어로 *proprius*는 개인 또는 고유함을 의미)은 또 하나의 주요 감각이라 인식된다. 고유수용성 감각은 촉각, 압력, 통증, 온도, 관절과 몸의 포지션을 파악하는 체성감각계(somatosensory system)의 일부로서 존재한다. 고유수용성 감각은 몸의 포지션이나 공간 속에서의 방향, 몸의 전체적인 움직임 및 특정 부위의 움직임을 느낄 수 있게 해준다. 근막이 고유수용성 감각에 미치는 영향에 대한 최신 견해를 보면 의식적으로 또는 무의식적으로 사지의 포지션을 느끼고 조직이 스트레치 되는 것을 감지할 뿐만 아니라 각각 관절에서 움직임이 일어나는 비율을 파악할 수 있다는 이야기가 나온다. 근막 조직이 신경조직과 역학적으로 연결될 때 이와 같이 고유수용성 감각과 관련된 기계 수용기로서 기능할 수 있게 된다(Van der Wal 2017).

작은 바위를 들어 올린다는 상상을 해본다. 실제로 들기 전에 바위의 무게가 어느 정도인지 파악한 뒤 움직임이 실제 일어나게 하기 위해 관련된 조직을 적절하게 동원해서 조화로운 움직임이 일어나게 한다. 우리 몸은 어느 정도의 힘이 필요한지 판단한다. 타이핑이나 작은 도구를 활용하는 세밀한 움직임을 수행할 때 피부, 근막, 관절, 뼈의 기계 수용기에서 받는 특정 부위의 위치 관절의 각도와 같은 정보가 뇌의 관련 영역으로 전달된다.

고유수용성 감각은 평형 감각에도 영향을 끼친다. 사지의 포지션과 몸의 움직임에 대한 감각을 감각 느낌(felt sense)이라 한다. 뇌의 특정 영역은 우리 몸의 특정 부위와 매치되어 그 부위가 스스로의 몸이라고 인식할 수 있게 해준다(Héroux et al. 2013). 눈을 감은 채로 우리는 검지손가락끼리 서로 마주치게 할 수 있으며 이는 고유수용성 감각과 손가락을 우리 몸이라고 인지하고 있다는 반증이다. 모든 신체 부위에 대한 지도는 뇌 안에 펼쳐져 있다. 몸의 구조물만이 아닌 주변 환경에 대한 지도 역시 뇌 안에 펼쳐져 있다(Blakeslee and Blakeslee 2007). 뇌 안에 많은 지도가 다른 지도와 상호작용하면서 여러 사물이 존재하는 공간 속에서 움직일 수 있게 해준다. 그리고 이 뇌 안의 지도는 움직임을 통해 변화한다.

심화 과정

고유수용성 감각은 두 개의 경로를 통한다: 하나는 신체외부감각(exteroception: 몸과 외부와의 관계)이고 다른 하나는 신체내부감각(interoception: 내장기, 근육의 수축 정도, 간지럼, 미세한 터치와 같이 신체 내부의 생리학적인 상태를 감지)이다. 이 두 가지 경로는 뇌의 다른 부위에서 처리된다. 신체내부감각은 체성감각 피질(somatosensory cortex)보다 대뇌섬 피질(insular cortex)에서 처리된다(Schleip and Jaeger 2012). 이 감각은 신체 항상성 유지와 깊은 관련이 있다. 운동을 할 때도 동작과 함께 느껴지는 감각에 주의를 집중해 신체내부 감각을 더 잘 깨울 수 있다. 예를 들어, 역립 자세를 취할 경우 내장기의 움직임을 경험할 수 있는 좋은 기회일 수 있고, Small Ball Foot exercise를 한 뒤 피가 순환할 때의 따뜻한 느낌을 강조할 수 있다.

동작 연습을 거듭할수록 고유수용성 감각 및 뇌의 신체 영역 지도 관련된 활동이 증가하면서 움직임이 점점 개선된다. 하루 잠깐 연습하는 것만으로도 동작을 통해 활성화되는 뇌의 특정 부위 회백질(gray matter) 밀도가 증가한다는 것이 밝혀졌다(Duerden and Laverdure-Dupont 2008). 이런 변화는 특정 동작과 관련된 특정 부위에서 나타난다. 이런 변화를 효과적으로 가져오기 위해서는 이에 맞는 연습이 필요하다. 이런 순간적인 변화는 이후 반복되는 연습을 통해 장기화된다. "운동 스킬은 뇌의 기본적인 회로와 통합되면서 모든 프로세스가 더 자동화되면서 효율성이 높아진다"(Blakeslee and Blakeslee 2007).

스스로에 대한 감각 *Sense of self*

대다수의 사람들은 본인 몸에 대한 생각과 느낌을 가지고 있으며 스스로의 몸에 그다지 긍정적이지 않은 사람들도 존재한다. 사람들은 이상적인 신체상(body image)을 갈망한다. 하지만 지구 상에 존재하는 모든 사람들은 각기 다른 신체 타입을 가지고 있고 다른 방식으로 움직인다. 신체의 내적인 부분보다는 외적인 이미지에 더 신경을 쓰는 경향이 있다. 신체내부 감각에 대한 의식적인 경험의 즐거움을 인지하고 현재 들어오는 감각을 해석하지 않음으로써 본인 스스로를 더 수용할 수 있게 할 것이다.

자가 평가 *Self-assessment*

인체를 관찰하다 보면 강사나 클라이언트나 할 것 없이 인간의 몸이 어떻게 스스로 바로잡는지 알 수 있다. 강사는 클라이언트의 몸을 먼저 바로잡은 뒤 강화를 하는 방식으로 간다. 클라이언트의 의식에 영향을 미치기 위해서는 현재 스스로 이 몸이 어떤 상태인지 느끼고 인지해야 한다. 클라이언트가 스스로 평가하고 몸 상태를 느끼는 방법을 알게 되면 더 빠른 진전이 있을 것이다. 서 있는 자세, 누워 있는 자세, 앉은 자세 중 어떤 자세에서 평가를 할지 결정한다. 그 뒤 클라이언트에게 질문을 하고 클라이언트는 스스로의 몸을 스캔하고 여러 느낌을 감지하면서 이에 대한 대답을 한다. 이런 자가 평가는 운동과 관련된 세션을 진행하는 와중에도 참조 가능하다.

강사 노트

세션 전후로 클라이언트의 몸 상태에 인지를 집중해 보는 행위를 통해 현재 상태에 집중하면서 움직임을 구체화시킬 수 있게 된다. 세션 중에 일어나는 변화를 강사가 클라이언트에게 직접 알려줌과 동시에 클라이언트 스스로 자가 평가를 통해 알아차릴 수 있게 된다면 더 큰 변화를 이끌어낼 수 있다.

서 있는 자세에서 스캔 Standing scan

클라이언트를 일어서게 한다. 클라이언트 스탠스에 주의를 집중시킬 수 있는 여러 질문을 해본다. 서 있는 자세에서는 물리적인 접촉이 발바닥에서만 이루어지기에 이 포인트에서 시작한다. 클라이언트에게 추후 참조하기 위해 질문에 대한 답을 기억하고 있으라 상기시킨다. 세션 종료 후 어떤 차이가 있는지 확인한다.

다음과 같은 질문을 해볼 수 있다; 클래스나 주어진 환경에 따라 이에 맞는 질문을 만들어볼 수도 있다.

1. 바닥과 마주하고 있는 발바닥을 느껴본다.

- 어느 부위에 체중이 주로 실리는가?
  발바닥?
  발바닥의 어디에?
  발가락에 체중이 실리는가?
  한쪽 발에 더 많은 체중이 실리는가?
- 바닥은 차가운가?

2. 전체 다리를 스캔한다:

- 어느 부위에서 더 많은 텐션을 느끼는가?
  허벅지 앞 쪽에서 느껴지는가?
  한쪽 고관절이 다른 쪽에 비해 더 긴장되어 있는가?
- 한쪽 무릎이 다른 쪽에 비해 더 잠겨 있는가?
- 한쪽 다리로 더 많이 서 있다고 느껴지지는 않는가?

3. 골반과 척추:

- 골반이 어느 방향을 바라보고 있다고 느끼는가?
  오른쪽을 바라보고 있는가 왼쪽을 바라보고 있는가?
  골반의 포지션을 느껴보려는 시도를 해본다.
- 척추에서 텐션이 느껴지는가?
  어느 부위에서 더 많은 텐션을 느끼는가?
- 가만히 서 있음에도 몸통에서 움직임이 느껴지는가?
  호흡 때문에 일어나는 움직임인가?
  아니면 식사 이후에 소화와 관련돼 일어나는 움직임인가?

4. 어깨와 목:

- 어느 부위가 더 편안하다고 느껴지는가?
- 흉곽이 어느 방향을 바라보고 있다고 느끼고 있는가?
- 팔은 어떻게 매달려 있는가?
- 눈으로 어느 방향을 바라보고 있는가?

누운 자세에서의 스캔 Lying scan

바닥에 단순히 눕는 것만으로도 몸통이 어떻게 정렬되었는지에 대한 피드백을 받을 수 있다. 부드러운 폼롤러 위에 누워서 척추 회전에 대한 인지를 느껴볼 수도 있다.

- 다리를 편 상태로 바닥에 눕는다. 팔은 양 옆으로 60° 정도 벌린 상태로 두고 손바닥은 천장을 향하도록 한다(폼롤러 위에 누워 있다면 무릎을 세워 구부리고 손바닥이 천장을 보게 해서 팔을 몸통 옆에 둔다).
- 바닥과 접촉하면서 체중을 지지하고 있는 부위를 감지해본다.
- 발과 하퇴에서 시작한다:
  뒤꿈치의 바깥쪽과 안쪽 어느 부위가 접촉하고 있는가?

하퇴의 후면부가 바닥과 접촉하고 있는 것이 느껴지는가?

접촉하고 있다면 오른쪽 왼쪽 어느 부위가 접촉하고 있는가?

- 골반 후면부의 엉덩이 부위를 느껴본다.

  한쪽에 더 많은 무게가 실려 있지 않은가?

- 척추의 후면부를 느껴본다.

  천골 상부와 꼬리뼈 부위 중 어느 부위에 더 많은 무게가 실리는가?

  천골 위 레벨에서 바닥과 접촉하는 부위는 어디인가?

- 바닥과 접촉하고 있는 어깨의 후면부를 느껴본다.
- 머리의 어느 부위가 바닥과 접촉하는가?

앉은 자세에서의 스캔 Seated scan

의자 또는 바닥에 앉는다. 바닥에 앉으라 하면 편히 앉지 못하고 균형이 틀어지는 경우가 많다. 이처럼 불편한 자세의 스스로를 인지하는 것이 목적이다. 이 자세에서 호흡이 불편해지는 상황에 집중해본 뒤 블록이나 담요를 접어서 그 위에 앉게 한 뒤 호흡부터 자세 유지가 얼마나 편해졌는지를 느껴보게 한다.

몸에서 오는 소리를 듣다.

Listening to the body

일상 속에서 몸이 어떻게 적응하고 변하는지 그리고 이런 변화가 구조적 변화까지 이끌어낼 수 있다는 것을 경험한다는 것은 정말 가치 있는 일이다. 사람들은 세션 한번에 완벽하게 고쳐서 그 변화가 영원하기를 바라며 항상 빨리 좋아질 수 있는 특별한 무언가를 찾는다. 그러면서 스스로의 내부를 들여다보기보다는 외부에 집중한다. 클라이언트가 스스로의 내부를 느끼는 법을 알게 되면 외부가 아닌 내부로 주의를 집중할 것이고 뇌에 전달하는 메시지도 달라지면서 뇌 안에 존재하는 신체 지도도 더 좋은 방향으로 바꾸게 될 것이다.

세션 이후에 클라이언트가 다음과 같이 물을 수도 있다, "변화가 영구적으로 유지되나요?" 나는 답하지 않고 오히려 묻는다, "이 세상에 영원히 존재하는 것이 있긴 하나요?" 영구적이라는 것은 대체 무엇인가? 플라스틱 정도 되면 영구적일 것이다! 인체는 살아 숨쉬는 유기체이기에 실시간으로 계속 변한다. 몸이 현재 어떤 것을 필요로 하는지 관심을 갖고 이에 맞는 적절한 트레이닝 프로그램을 실행해야 더 강하고 건강한 신체로 탈바꿈하게 될 것이다.

요약 Summary

강사로서 끊임없이 배우고 성장하라. 움직임을 지도하는 강사의 발전 양상은 선형적이지 않고 비선형적이다. 높은 수준의 전문가가 되기 위해서는 평생 노력해야 한다. 삶은 연습이고 연습은 삶이다. 배우는 과정은 각자가 다르다. 과학을 연구하고 분석할 수 있는 능력을 갖춰야 하는가 아니면 클라이언트를 관찰하고 평가해서 더 좋은 결과를 낼 수 있는 능력을 갖춰야 하는가? 움직임을 지도하는 강사로서 우리는 그 중간 어딘가에 존재한다.

이전에 다른 훌륭한 강사들이 없었다면 이와 같은 작업은 불가능했을 것이다. 이 책의 내용은 사람의 움직임을 개선하기 위해 연구하고 노력했던 선배 강사들의 헌신을 토대로 이뤄졌다. 오늘날 귀중한 자료들은 같은 생각을 가진 임상가와 교육자들의 견해를 통해 끊임없이 발전한다. 당신에게 영감을 주는 사람을 찾는다.

센터드(Centered)를 집필한다는 것은 쉽지 않은 일이었다. 여러 관점으로 접근하면서 특정 부위에 집중함으로써 그 부위와 몸 전체와의 관계를 3차원적으로 면밀하게 검토하였다. 이렇게 특정 부위에 집중하다가 이를 확장해 나가는 방식이 필자가 실무를 하는 방식이다. 움직임과 움직임이 스스로의 몸과 어떤 관계에 있는지 그 연결을 느끼게 할 수 있다면 이 책의 핵심을 이해한 것이다. 우리가 하는 일은 클라이언트의 움직임을 조사하고 그 안의 미스터리를 풀어 평생 잘 움직일 수 있게 도와주는 탐정의 역할에 비유할 수 있다. 움직임 지도 및 핸즈온 스킬은 마음과 정성을 통해 얻어지는 스킬이다.

부록 A

발의 가동성 향상 및 강화를 위한 홈 엑서사이즈

Home exercises for intrinsic foot mobility and strength

아래에 나오는 'Small Ball Foot' 운동을 해본 뒤 탄력이 돌아오고 전신의 밸런스가 잡히는 것을 느껴본다.

미니볼을 활용한 발운동

Small Ball Foot exercise series

볼을 이용한 시리즈는 발 내부의 근막 이완을 통해 발의 정렬을 바꾸는 데 매우 효과적이다. 발에 쥐가 나거나 발가락이 말리거나 발의 아치를 교정하는데 도움이 된다.

볼을 통해 주는 압력의 양을 잘 조절해야 한다. 무조건 세게 누른다고 좋은 것은 아니다! 지나치지 않게 시원한 정도의 압통이 적당하다. 동작 내내 고르게 호흡하는 것을 명심해야 한다. 'Small Ball Foot' 동작을 주 3-4회 정도 실행함으로써 발을 구성하는 뼈의 미세한 움직임 및 근막을 자극해서 발의 가동성을 좋게 할 수 있다.

팔길이 검사 Arm length test

발에서 머리까지 이어지는 라인을 느껴보기 위해 몸을 위로 길게 뻗어서 서는 연습을 해본다. 어깨에 긴장을 푼 상태에서 팔을 아래로 늘어뜨리면서 발가락을 터치하듯이 몸을 아래로 숙인다. 손이 대략 무릎 위에 있을 때 멈춘다.

어느 쪽 팔이 더 길게 내려오는지 확인한다.

- (대다수가 그렇듯이) 길이가 다르다면 짧아 보이는 쪽을 기록한다.
- 다리 뒤쪽의 느낌에 주의를 기울여 본다. 한쪽이 더 활성화되는 것이 느껴지는가?

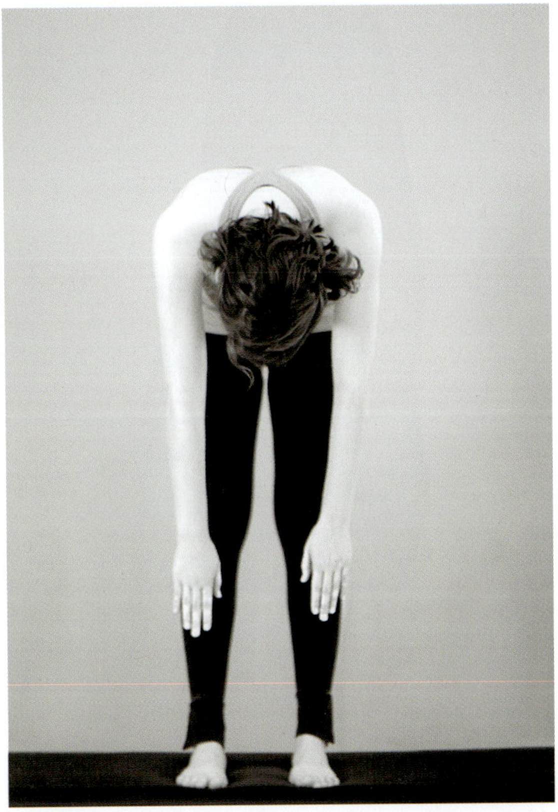

그림 A1 어느 쪽 팔이 더 내려오는지 알 수 있다.

- 어느 쪽 다리가 먼저 뻣뻣해지기 시작하는가?
- 다시 분절해서 스탠딩 자세로 돌아간다.
- 몸통을 나선으로 연결해주는 라인이 타이트할 경우 팔 길이가 달라지는 경우가 흔하다(그림 A1).

소도구로 활용할 수 있는 볼 *Ball tool*

3-5cm 정도의 말랑말랑한 고무공을 이용한다. 발이 예민할 경우 좀 더 크고 더 말랑말랑한 공을 이용한다. 단단한 재질의 공은 오히려 조직에 문제를 만들 수 있기에 이용하지 않는다. 염증이 있을 경우 볼을 이용하지 않는다. 이와 같은 볼 테크닉을 이용하기 전에 관련

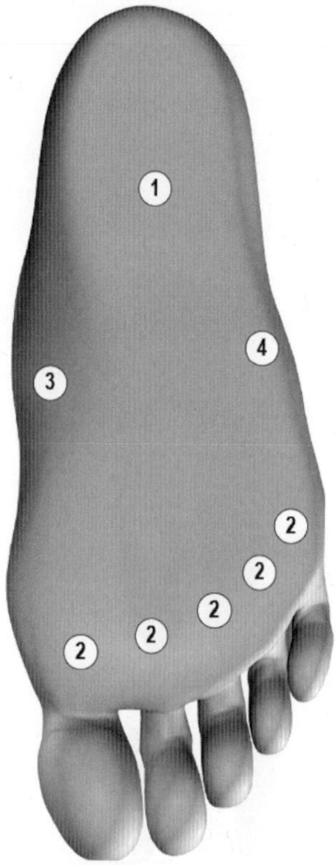

그림 A2 발의 포인트

전문가와 먼저 상의한다.

시작 자세 *Starting position*

확연히 단축되어 있는 쪽부터 시작한다. 발을 평행하게 앞을 보게 선다. 발의 기능이 많이 떨어져 있으면서 예민하다면 압박을 줄일 수 있게 의자에 앉아서 이 동작을 시작한다. 발이 정면을 보게 해서 몸을 통해 나오는 힘이 발에 직접적으로 전달될 수 있게 한다(그림 A2).

Point 1

발뒤꿈치이다(종골이라 부른다).

- 볼을 발뒤꿈치의 앞쪽 경계 중간에 놓는다(그림 A3); 족궁 아래 족저근막이 발뒤꿈치와 만나는 부분에서 압통점이 느껴질 것이다.
- 이 부분에서 멈춰서 부드럽게 3회 압박한다.
- 발로 볼을 굴려서 2번 포인트로 엄지발가락의 2번 포인트로 이동한다(그림 A4).

Point 2

발가락의 중족골(metatarsal bones)의 볼 부위에 위치한 5개의 포인트이다. 엄지발가락부터 새끼발가락까지

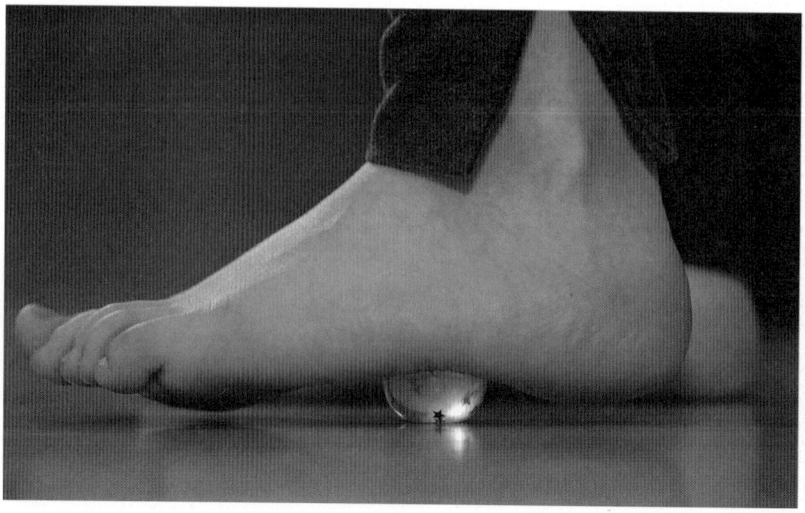

그림 A3 포인트 1

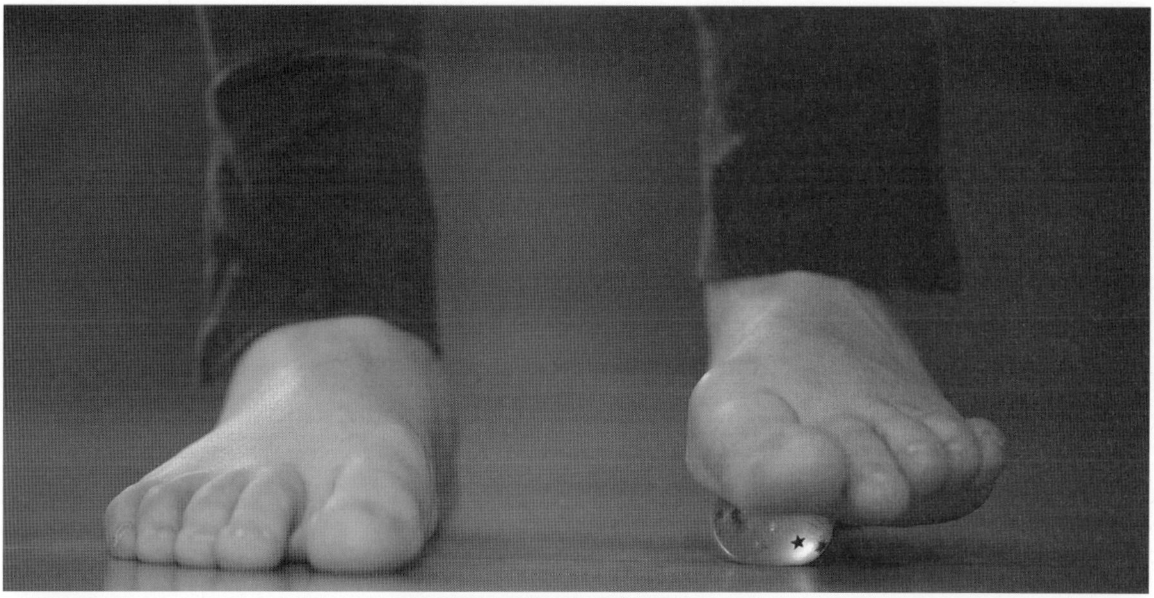

그림 A4 포인트 2

발가락과 발 볼이 횡으로 아치를 형성한다.

- 엄지발가락 2번 포인트 아래에 미니 볼을 놓는다.
- 볼 위에 발을 올리면 발가락이 자동으로 길어질 것이다.
- 고양이의 발가락 패드를 누른다는 상상을 해본다. 패드가 눌리면 고양이 발톱이 나온다; 마찬가지로 볼이 중족골을 누를 때 발가락이 길어진다.
- 볼을 굴리면서 3번 압박한다.
- 엄지발가락에서 검지로 이동하는 식으로 모든 발가락에 적용한다.
- 발 횡아치를 잘 살려서 미니볼이 발 볼 부위와 잘 맞닿도록 한다(새끼발가락이 보통 가장 짧다).

Points 3 and 4

내외측 아치가 다음 포인트이다.

- 볼을 굴려 5번 중족골에서 발의 내측 아치 중간으로 가면 그 부위가 바로 3번 포인트이다(그림 A5). 이 부위에 압통점을 느껴본다; 볼이 제 위치에 있는지 확인하려면 압통점을 느껴지는지 그리고 볼이 아치 바깥쪽으로 살짝 나오는지 체크한다.
- 3번 압박하고 4번 포인트인 외측 아치로 이동한다(그림 A6).
- 외측 아치는 5번 발가락과 발뒤꿈치의 중간 부위에 있다(그림 A6). 압통점을 느낀다(발뒤꿈치에 살짝 더 가까운 부위에서 압통점을 느낄 수 있다).
- 볼이 외측 아치보다 바깥쪽으로 살짝 나오게 위치시킨다.
- 3번 압박한다.

볼 굴리기 *Rolling the ball*

볼을 굴려서 다시 엄지발가락 중족골로 가져온다.

- 엄지발가락에서 새끼발가락으로 이어지는 횡아치의

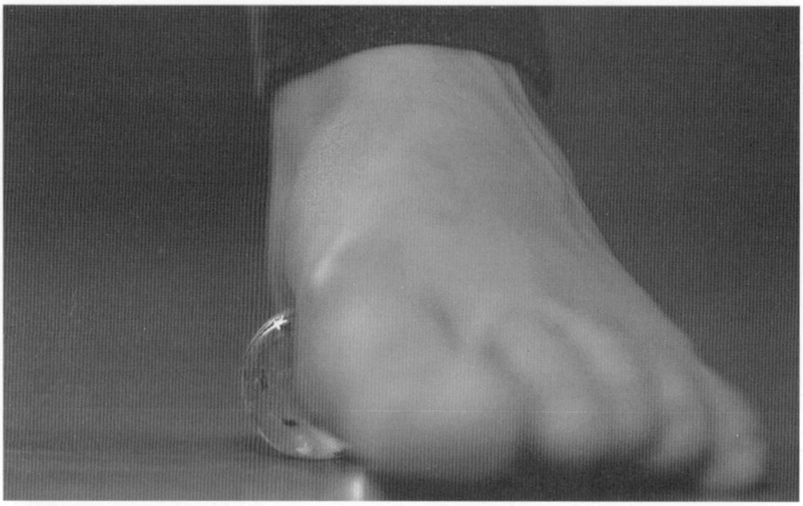

그림 A5 포인트 3

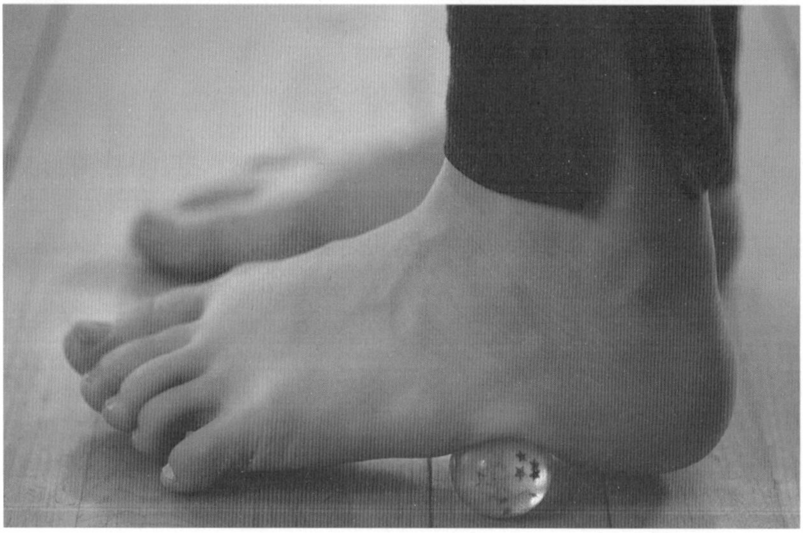

그림 A6 포인트 4

곡선 라인을 따라 볼을 굴린다.

- 다리가 전체가 아니라 발의 앞쪽 부위만을 움직여서 횡아치 라인을 따라 볼을 몇 번 굴린다.
- 볼을 굴려서 1번 중족골로 옮긴다.
- 여기서 내측 아치를 따라 굴린다.
- 1번 중족골에서 뒤꿈치로 볼을 이동시키면서 압박을 가한다.
- 적절한 압력을 가하면서 내측 아치에서 1번 중족골로 볼을 굴려서 이동시킨다.
- 내측 아치를 따라 압박하면서 볼을 굴린다.

- 3-5회 반복한다.
- 볼을 새끼발가락으로 가져가 외측 아치를 따라 굴린다.
- 3-5회 반복한다.
- 발바닥에서 따뜻한 느낌이 날 때까지 전체적으로 굴린다(볼이 마찰을 일으키면서 순환을 촉진하고 근막을 다양한 방향으로 움직인다).
- 20초 정도 반복한다 - 느낌이 좋다면 그 이상도 반복한다.
- 볼을 치우고 선다.
- 양발에서 오는 다른 느낌을 확인한다. 볼을 활용한 기법을 적용한쪽 발이 더 유연하면서 밸런스도 잡혀 있을 것이다.

이렇게 발에 기법을 적용한 뒤 다시 돌아와서 차이가 있는지 확인한다.

팔 길이 검사를 반복한다.

Repeat the arm length test(see **그림** A1)

- 몸을 길게 펴서 선 뒤 머리부터 하나씩 분절하면서 앞으로 숙인다. 손이 무릎 정도 위치까지 오게 팔을 아래로 늘어뜨린 상태에서 손의 위치가 양 쪽이 동일한지 확인한다.
- 기법을 적용하기 전과 비교해 차이가 있는지 확인한다. 양손이 같은 위치에 있다면 더 이상의 기법을 적용할 필요는 없다.
- 오히려 다른 쪽이 오히려 더 제한된 상태라면 다른 발에 같은 기법을 적용하고 다시 앞으로 숙여서 양손의 위치를 확인하는 검사를 한다.
- 제한된 부위의 문제가 잘 개선이 되지 않는 것 같다면 몸 내부 다른 부위의 문제일 수 있다.
- 다리 후면부부터 고관절까지 텐션이 어떻게 바뀌는지 느껴본다.

부록 B

발과 하지의 가동성 향상 및 강화를 위한 홈 엑서사이즈
Home exercises for foot and lower leg mobility and strength

발 운동 *Exercises for the feet*

Wash Rag Foot: 발의 나선형 패턴의 움직임을 스스로 만들어 본다.

목적 발뒤꿈치에서 발가락까지 이어지는 나선형 패턴으로 꼬았다가 풀었다가 하는 식으로 가동시킨다. 발이 지면을 밀 때 나선형으로 꼬였다가 풀리면서 지면 전체에 발 전체가 닿게 된다(그림 B1).

- 앉아서 한 다리를 다른 다리 허벅지 위에 놓고 양손으로 발을 잡는다.
- 오른쪽 다리에 적용할 경우 왼손으로 뒤꿈치를 감싸 쥐고 오른손은 발가락의 베이스 부위에 둔다.
- 젖은 수건을 짜듯이 발을 비튼다.
- 뒤꿈치는 안쪽으로 회전되면서 올라가고 동시에 발가락은 바깥쪽으로 회전되면서 내려간다.

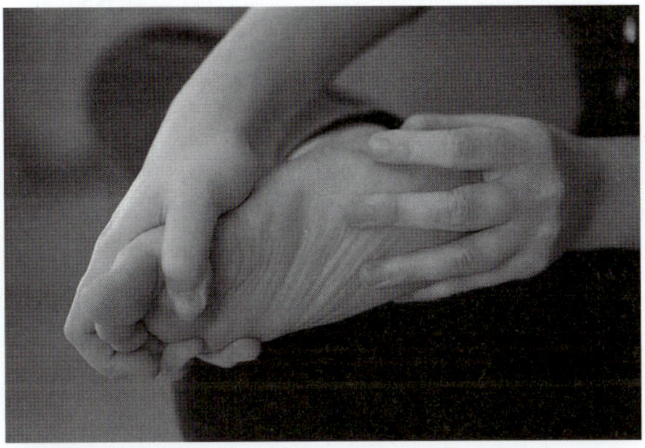

그림 B1 Wash Rag Foot: 스스로 가동기법을 통해 나선형 움직임을 만들어본다.

- 이와 같이 비틀리는 움직임에 발 전체가 저항 없이 유연해질 때까지 반복한다.

Doming

발의 아치는 지면과 닿는 세 개의 포인트가 만들어내는 돔에 의해 형성되며 그 세 개의 포인트는 뒤꿈치의 중앙, 엄지발가락과 새끼발가락의 발 볼이다. 아치는 서있을 때 그리고 다양한 움직임이 일어날 때 지면에 적응할 수 있게 해준다.

목적 발의 내재근을 강화해서 아치를 복구한다.

- 선 자세에서도 할 수 있지만 앉은 자세에서 하는 것을 추천한다.
- 신발과 양말은 신지 않는다.
- 척추를 곧게 해서 앉고 지면에 발을 잘 붙인다.
- 정강이는 지면과 수직이 되게 한다.
- 지면과 맞닿은 면을 들어 올려서 발이 돔형태를 만들게 한다(그림 B2).
    - 발가락 끝부위를 지면에서 들어 올리되 엄지발가락과 새끼발가락의 발 볼은 지면과 접촉을 유지하게 한다.
    - 체중이 잘 분산되게 하되 새끼발가락보다 엄지발가락에 더 많은 무게가 실리게 한다.
    - 이 자세를 유지하면서 발 아래에 텐트나 돔을 형성하는 장면을 그려본다.
    - 돔 형태를 유지하면서 발가락 끝을 아래로 내린다. 무게 중심이 이동하지 않게 한다.
    - 여러 번 연습한다.

Inchworm

목적 발의 돔 모양을 늘렸다 줄였다 하면서 발과 하지의 근막을 활성화한다. 발이 몸에서 멀어졌다 가까워졌

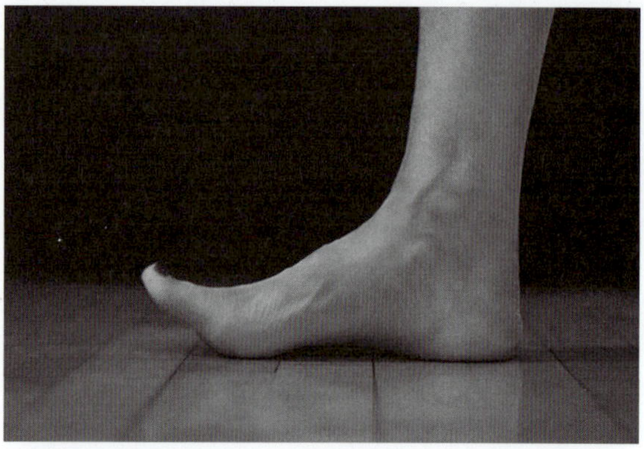

그림 B2 발바닥을 들어 돔 모양을 만들어본다.

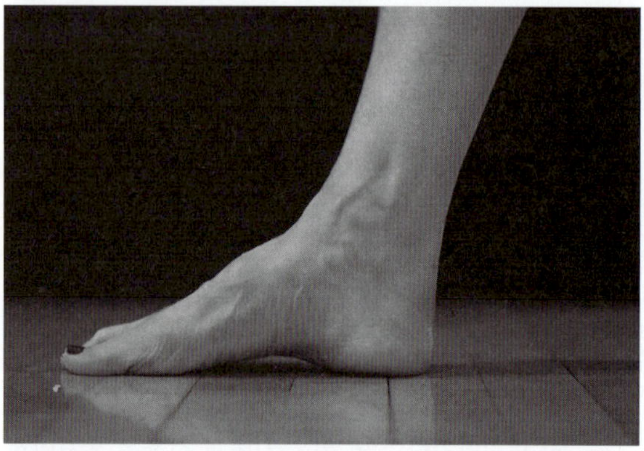

그림 B3 Inchworm: 뒤꿈치가 앞으로 나아가는 움직임

다 하면서 하지 전체가 활성화된다.

- 낙하산이 펼쳐지듯이 발 아래에 돔 천장을 들어 올린다.
- 발가락을 오므리거나 하지 않고 발 볼은 지면에 잘 붙어 있어야 한다.
- 발가락을 움직이지 않으면서 발뒤꿈치가 발 볼을 향해 슬라이딩 하듯이 움직인다. 이로 인해 돔의 길이는 단축되지만 높이는 증가한다. 꿈틀꿈틀 조금씩 움직인다.
- 뒤꿈치가 다시 발 볼에서 멀어지면서 아치 높이가 낮아진다.
- 아치를 높였다가 낮췄다가 하는 움직임을 반복하면서 꿈틀거리면서 움직이는 동작을 반복한다(그림 B3).
- 반대로 뒤꿈치가 고정된 상태에서 발 볼이 뒤꿈치를 향해 가까워졌다가 멀어졌다가 하는 방식으로 동작을 반복한다.

Toe Waves

목적 발목에서의 저측굴곡(plantarflexion), 배측굴곡(dorsiflexion) 동작을 발가락에서의 굴곡 신전과 함께 반복하면서 발의 분절적 움직임을 활성화시킨다. 이를 통해 발목과 발 내부 관절에 대한 분절을 유도하고 하퇴와 발 내부 근막을 활성화시킨다.

앞뒤로 움직이면서 일어나며 이를 통해 뇌의 협응 및 운동 조절을 훈련한다.

Forward Wave

- 다리를 앞으로 뻗은 상태에서 발등을 당긴다(그림 B4).
- 이 동작은 발가락은 신전 시킨 상태에서 발목을 포인(point)하는 저측굴곡으로 시작한다(그림 B5).
- 발을 앞으로 포인시키고 발가락까지 앞으로 향하게 하면서 마무리한다(그림 B6).
- 발과 발가락이 앞으로 포인된 상태에서 발가락으로 무언가를 잡아서 올리는 느낌으로 발의 돔 형태를 만들어 본다(그림 B7).
- 구부린 발가락을 펴면서 배측굴곡 상태로 돌아온다.
- 이 동작을 반복하면서 협응 훈련을 한다.

Reverse Wave

- 배측굴곡 상태에서 시작한다.

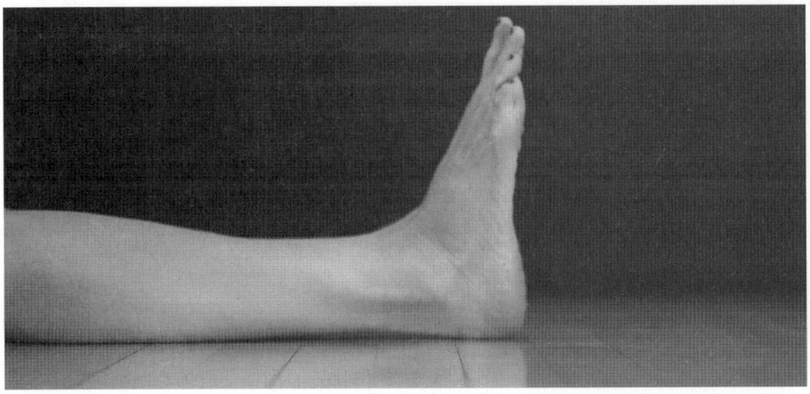

그림 B4 Forward Toe Waves: 배측굴곡

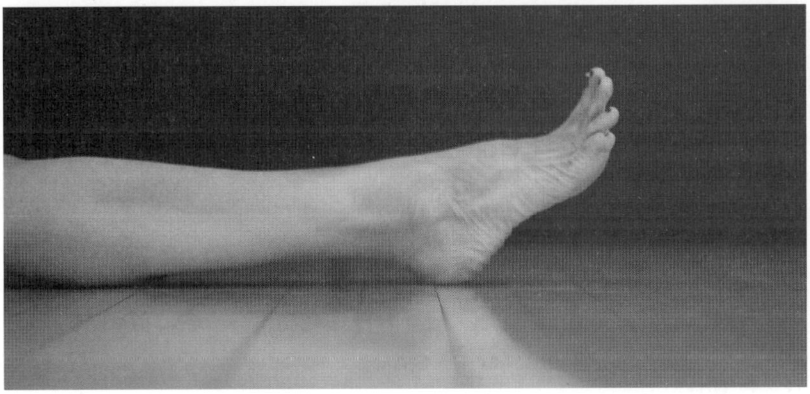

그림 B5 Forward Toe Waves: 발 볼을 앞으로 밀면서 저측굴곡

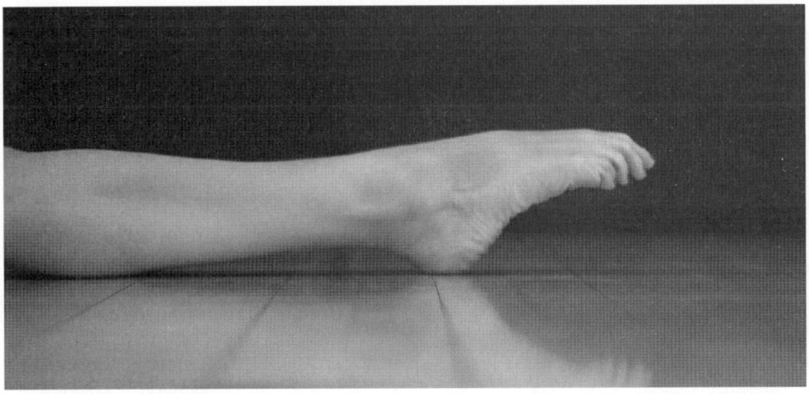

그림 B6 Forward Toe Waves: 발끝을 가리키듯이 세운다.

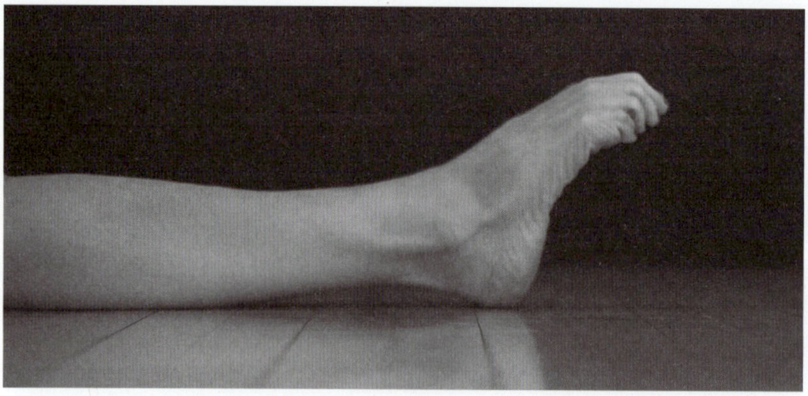

그림 B7 Forward Toe Waves: 발가락 및 아치 모양을 유지한 채 배측굴곡

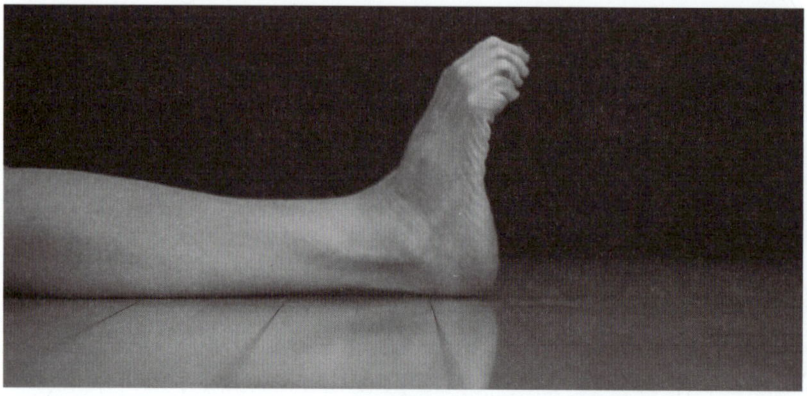

그림 B8 Forward Toe Waves: 발가락을 구부린 상태에서 움직임 시작

- 발가락 끝부터 말아서 포인시킨다(그림 B8).
- 발 전체를 포인시킨다.
- 발가락부터 편다.
- 발가락을 펴는 움직임이 동작을 리드하게 해서 발목까지 배측굴곡 시킨다.
- 이 동작을 반복하면서 협응 훈련을 한다.

발 운동 난이도 높이기 Foot challenge

발을 활용한 뇌 트레이닝 Brain training with your feet

- 앞서서 했던 두 가지 반대되는 동작을 교대로 움직이게 한다(그림 B9 and B10).
- 오른발은 앞을 왼발은 뒤를 바라보는 방식으로 움직인다.
- 교대로 오른발은 뒤를 왼발은 앞을 바라보는 방식으로 동작을 진행한다.

발가락의 능동적인 움직임 Active toe movements

목적 발가락을 다양한 방향으로 움직이면서 하퇴 구획을 자극한다. 근막 구획의 슬라이딩 및 수분 공급이 원활해지게 한다. 엄지발가락을 아래로 내려서 누르는 방식으로 후면부 구획의 장무지굴근(flexor hallucis longus)을 자극하고 첫 번째 발가락을 들어 올려서 전면부 구획의 장무지신근(extensor hallucis longus)를 자극한다. 2-5번 발가락을 구부리는 후면부의 장지굴근(flexor digitorum longus)과 신전시키는는 전면부의 장지신근(extensor digitorum longus)을 자극한다. 외

측 구획의 근육들은 발가락의 굴곡 신전과 함께 협응하면서 작동한다. 이 동작을 통해 하퇴부와 발을 강화하고 움직임을 습득한다. 이 교정운동은 무릎과 관련된 문제들, 부종, 정강이뼈 스트레스 증후군, 발 통증 및 약화에 큰 도움이 된다. 뿐만 아니라 협응과 운동 학습까지 개선시킨다.

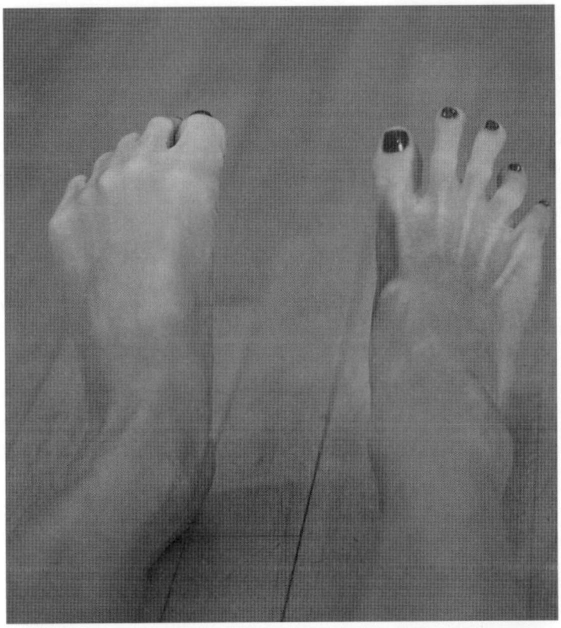

그림 B9 Alternating Toe Waves: 위에서 본 모습

모든 발가락을 다 들기 *Lifting all the toes*

- 척추를 곧게 세워 앉는다. 무릎이 발목과 일직선상에 오게 해서 정강이가 지면과 수직이 되게 정렬시킨다.
- 발뒤꿈치 중앙, 엄지와 새끼발가락 발 볼의 세 개 포인트가 지면과 닿게 한다.
- 발가락을 이완시킨다.
- 발가락을 들어 올리면서 세 포인트가 지면과 닿아 있음을 느낀다(그림 B11)
- 발가락끼리 서로 벌어지게 해서 사이에 공간을 만든다.
- 발가락을 내려 놓으면서 긴장을 푼다.
- 이 동작을 반복하면서 발가락은 벌어지되 발 볼은 지면에 닿아 있는 것을 느낀다.

발가락 하나씩 들기 *One Toe at a Time*

- 발가락을 모두 들어 올린다.
- 새끼발가락부터 시작해서 발가락을 하나씩 지면에 내린다(그림 B12).
- 피아노 건반 치듯이 엄지발가락부터 새끼발가락을 내린다.

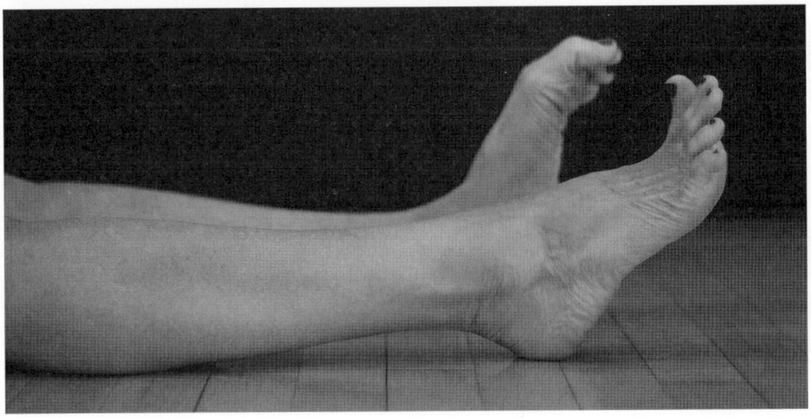

그림 B10 Alternating Toe Waves: 옆에서 본 모습

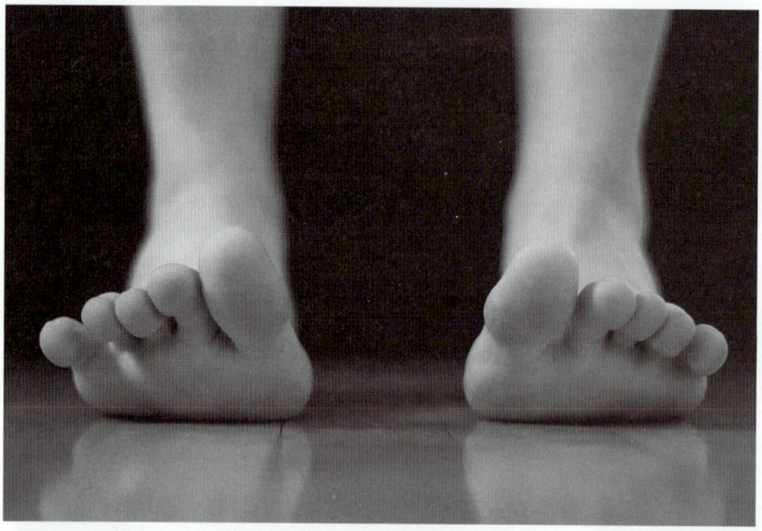

그림 B11 모든 발가락을 다 들기

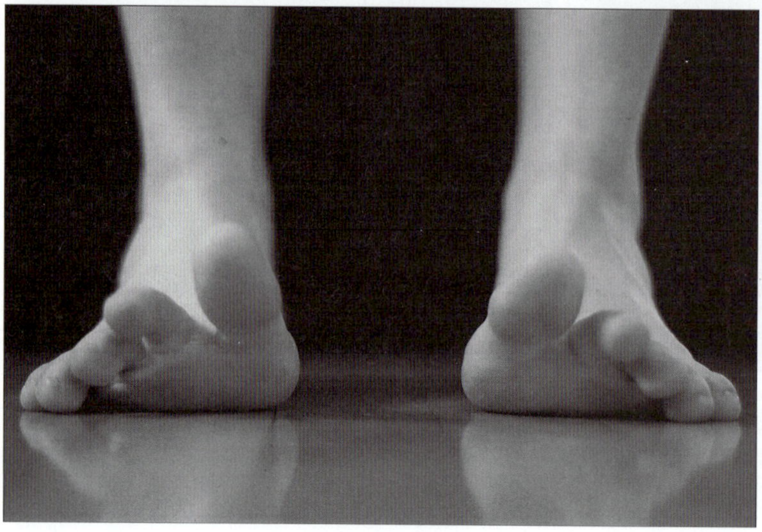

그림 B12 발가락 하나씩 들기

엄지발가락과 나머지 발가락을 반대로 움직이기

Opposing toes(그림 B13 and B14)

- 엄지발가락은 지면을 누른 상태를 유지하고 나머지 발가락은 들어 올린다.
- 협응이 잘 일어난다고 느껴질 때까지 반복한다.
- 반대로 나머지 네 개의 발가락으로 지면을 누른 상태에서 엄지발가락을 들어 올린다.
- 양발을 동시에 해본다.
- 오른발과 왼발이 서로 반대되게 동작을 교대로 한다. 이를 통해 협응을 기른다.

Pilates Toe Corrector(그림 B15)

목적 엄지발가락을 아래로 누르는 힘은 보행에서 지면을 누르면서 체중을 이동시킬 때 중요한 요소이다. 뿐만 아니라 이 움직임을 만드는 근육들이 발의 아치를 형성한다. 발가락을 굴곡시키는 힘이 아치를 더 잘 형성하게

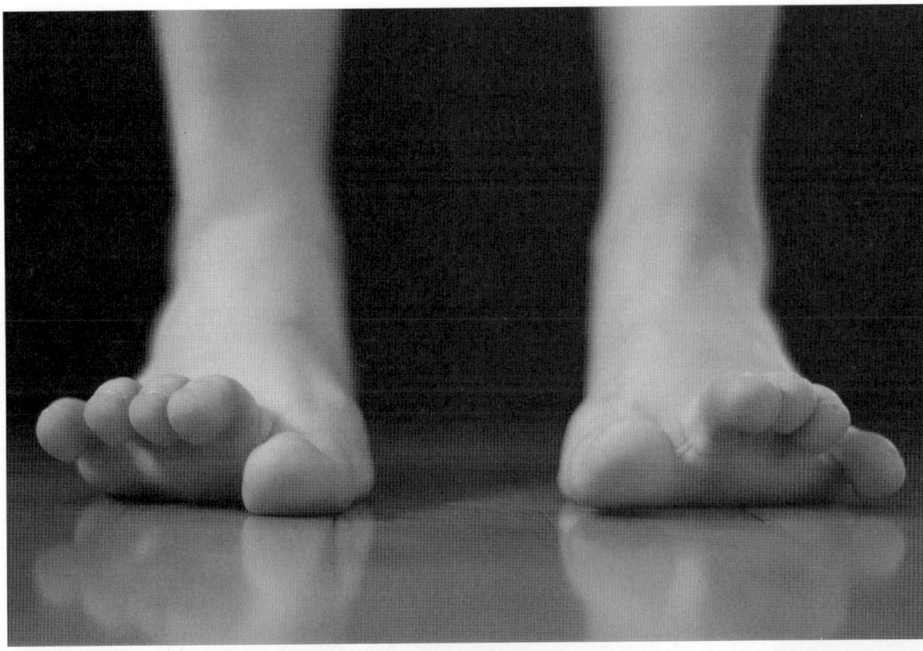

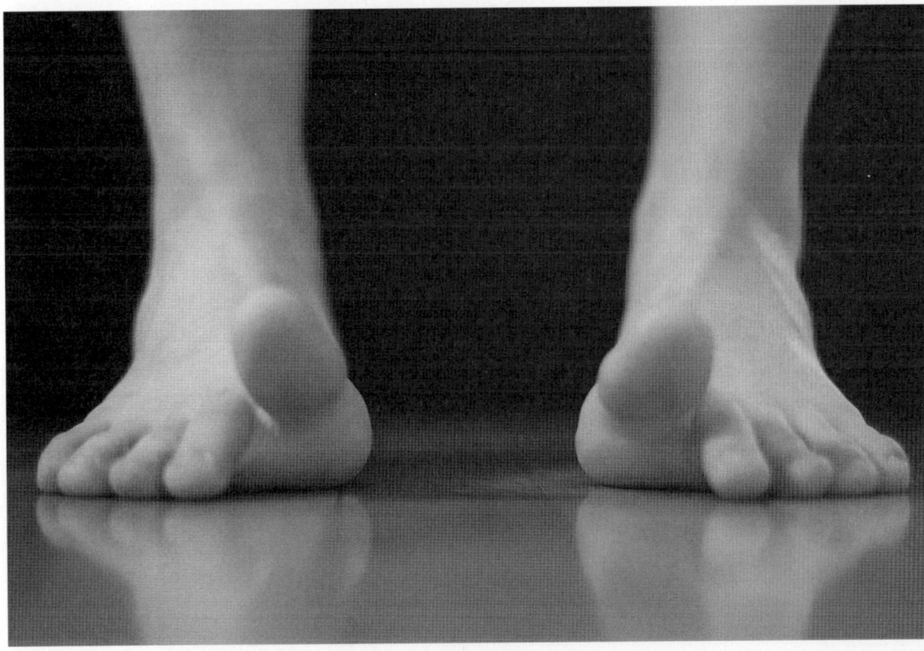

그림 B13 그리고 B14 엄지발가락과 나머지 발가락을 반대로 움직이기

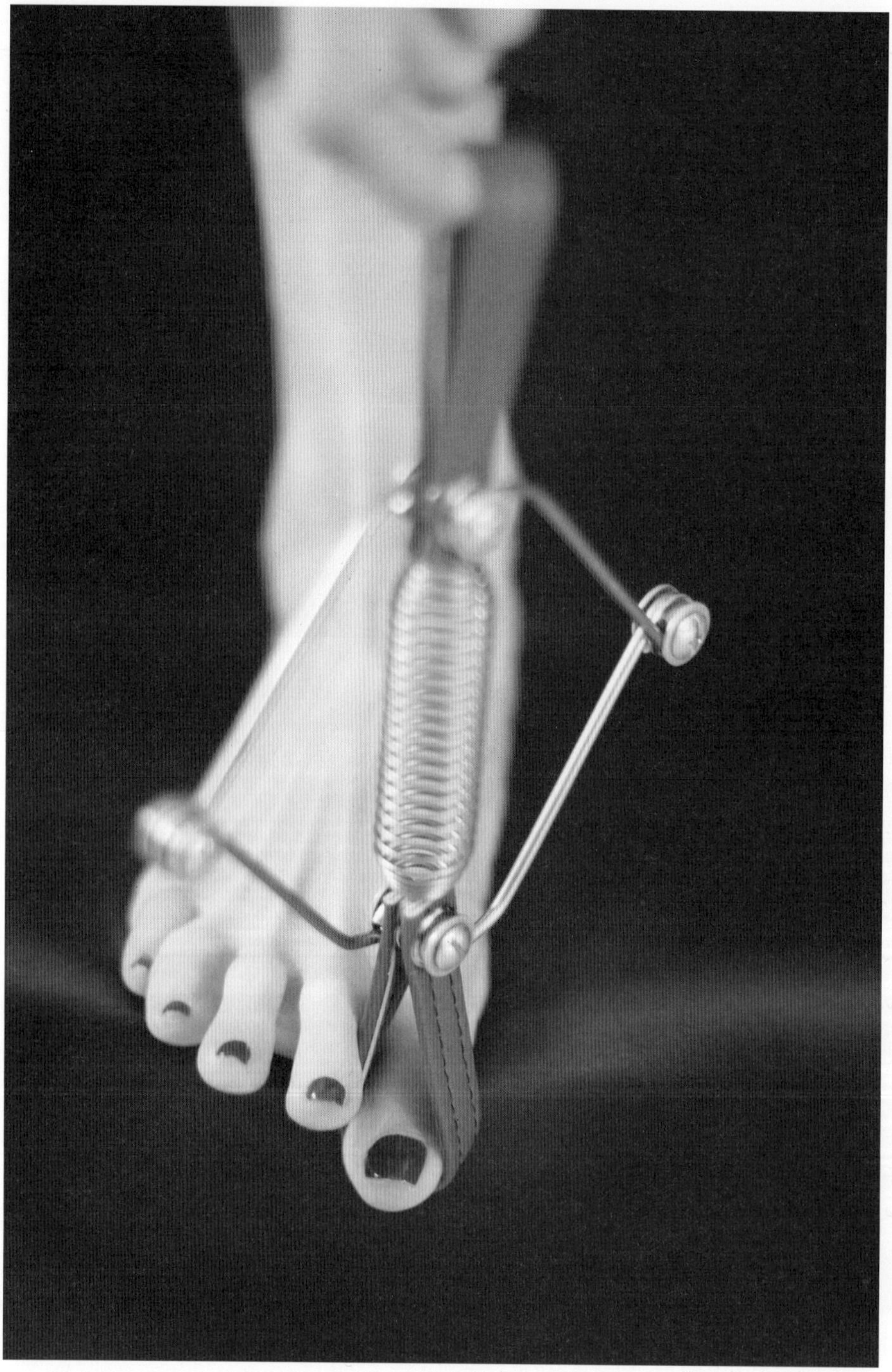

그림 B15 Pilates Toe Corrector

해준다.

이 동작을 위해서 작은 박스 하나와 토우 코렉터(Toe corrector)가 필요하다.

- 발 볼은 박스 위에 닿게 하면서 발가락이 박스 위에 떠 있게 한다.
- 엄지발가락을 구부리면서 큰 가동범위를 움직인다.
- 엄지발가락 주변에 밴드를 걸어서 발가락을 구부릴 때 저항을 가한다.
- 발가락이 박스를 넘어 아래로 구부러지는 것을 확인한다. 엄지발가락 만이 아닌 모든 발가락에 해줄 수 있다.
- 10-20회 반복한다.

무지 외반증에 특화된 교정 운동

Specific movements for bunions

무지외반증(bunions)이 있을 경우 엄지발가락 정렬이 무너져서 나머지 발가락 쪽으로 틀어져 있다. 이럴 경우 가동성이 떨어진다. 관절이 더 뻣뻣해질수록 더 통증이 심해질 것이다.

목적 엄지발가락의 정렬을 복구하고 가동성을 개선시켜 불편감을 줄이고 가동성을 개선시킨다. 무지외반증을 교정하기 위해 발의 전반적인 근력과 가동성을 체크해야 한다. 무지외반증을 가지고 있는 많은 사람들의 경우 발의 근력은 약하면서 과도한 가동성을 가지고 있지만 발가락의 중족 지절간 관절(MP joint)의 가동성은 떨어져서 뻣뻣하다. 교정운동을 통해 좋아질 수 있다.

엄지발가락에 대한 가동기법

Self-mobilization of first toe joint(그림 B16)

- 발을 손으로 잡을 수 있게 편안하게 바닥 위에 앉는다. 동작을 하면서 엄지발가락을 바라본다.
- 오른쪽 엄지발가락에 적용할 때 왼손으로 중족 지절간 관절의 원위부를 잡는다. 엄지손가락으로 발등 쪽을 검지손가락으로는 발바닥 쪽을 고정한다.
- 다른 손은 근위부를 집게 모양으로 해서 잡는다.
- 오른손도 집게 모양으로 엄지발가락을 감싸듯이 잡는다.
- 왼손은 첫 번째 중족 지절간 관절을 수직으로 해서 잡는다. 엄지손가락이 위로 검지손가락이 아래로 오게 한다.

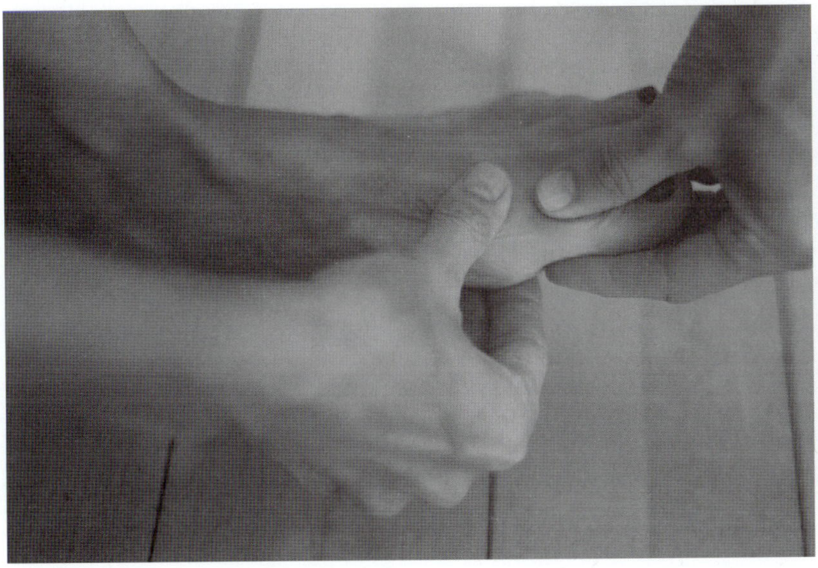

그림 B16 엄지발가락에 대한 가동기법

- 관절을 집게 그립으로 단단히 잡고 왼손을 오른발 위에 놓는다.
- 과한 압을 주지 않으면서 오른손으로 발가락이 정렬되게 가동시킨다.
- 가볍게 발가락을 관절 방향으로 5초 정도 압박한다.
- 손의 위치는 그래도 두면서 압박을 푼다.
- 발가락이 관절에서 멀어지게 5초 정도 당겨준다.
- 3-4회 반복한다.
- 마지막 반복 시 엄지발가락이 두 번째 발가락으로부터 멀어지게 움직인다.
- 관절 방향으로 압박하고 관절 방향에서 멀어지게 당기고 두 번째 발가락으로부터 멀어지게 하는 패턴을 반복한다.
- 원을 그리는 움직임과 비트는 움직임을 더해준다.
- 유능한 치료사라면 클라이언트에게 이와 같은 기법을 적용해줄 수 있다.

Active toe movement(그림 B17)

- 발가락의 능동적인 움직임과 함께 가동기법을 실행한다.
- 손가락을 엄지발가락 옆에 둔 뒤 손가락을 향해 발가락을 누르게 한다.

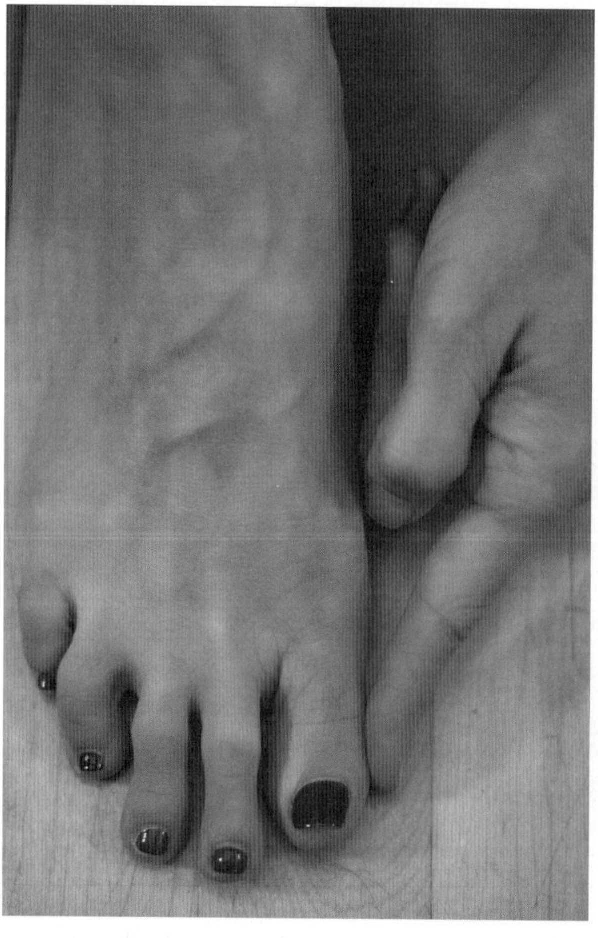

그림 B17 Active toe movement

- 엄지발가락이 지면에서 떨어지지 않게 하면서 두 번째 발가락에서 멀어지는 방향으로 움직이게 한다.
- 움직임에 익숙해질 때까지 반복 연습한다.
- Pilates Toe Gizmo™나 밴드를 활용해서 저항을 준다.
- 발바닥을 바닥에 대고 앉는다.
- Toe Gizmo™를 엄지발가락에 건다.
- 다른 쪽 고리는 새끼발가락 쪽으로 고정해준다.
- Toe Gizmo™를 당겨서 팽팽해지는 스프링을 통해 저항을 준다.
- 엄지발가락이 나머지 발가락으로부터 멀어지는 방향으로 운동 시킨다.

Toe taping(그림 B18)

목적 발의 근막이 수동적으로 이완되면서 가동성을 갖게 해준다.

잠들기 전 발의 정렬을 최대한 잘 맞춰서 편안한 포지션으로 테이핑 해준다. 이렇게 하기 위해 테이프를

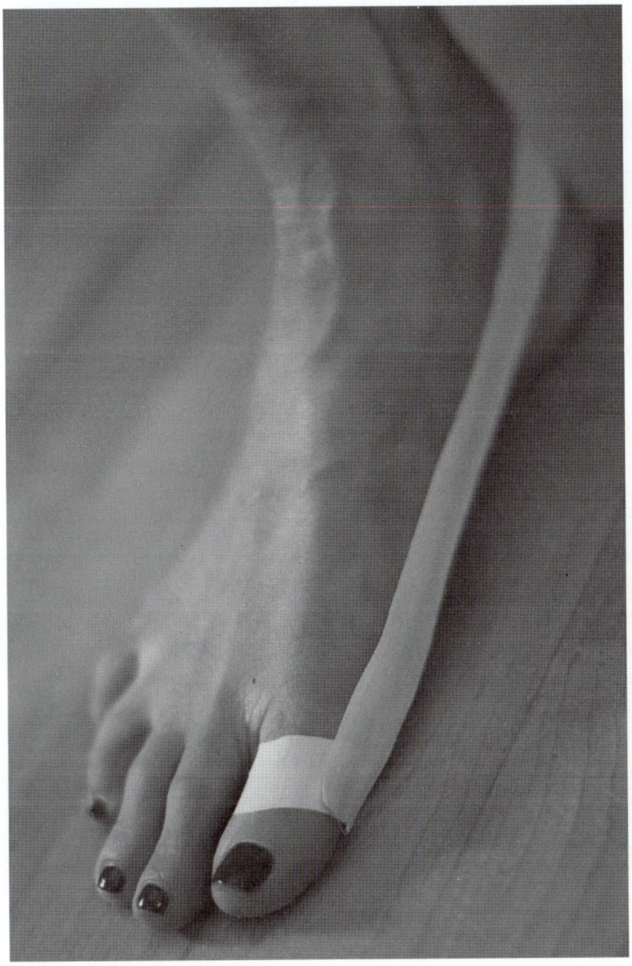

그림 B18 Toe taping

세 조각으로 자른다: 두 개의 짧은 조각은 고리 형태로 만들어서 엄지발가락을 감싸고 남은 하나의 테이프는 길게 잘라서 엄지발가락의 발 볼 측면부터 내측 아치에서 발뒤꿈치를 넘어가 발목 관절의 바깥쪽까지 감싼다.

- 먼저 고리가 될 짧은 테이프를 만들어 엄지발가락의 베이스를 측면에 붙인다.
- 길게 자른 테이프를 고리의 측면에 붙인다.
- 고리가 될 짧은 테이프를 하나 더 만들어 긴 테이프 주변을 감싸게 붙인다.
- 긴 테이프는 두 개의 고리 사이에 있게 된다.
- 긴 테이프를 바깥쪽으로 잡아당겨 엄지발가락 정렬이 직선이 되도록 해 발목 건너편 측면에 견고하게 붙인다.
- 쉬고 있을 때 발이 수동적으로 더 좋은 정렬을 향해 움직이게 된다. 일과 시간 중이 아닌 수면 시에만 테이핑을 해줘야 한다.

망치발가락 Hammer toes (그림 B19)

망치발가락(hammer toes)은 발바닥 쪽에 위치한 발가락을 구부리는 근육이 단축되면서 횡아치가 낮아져 있다.

목적 발바닥 아래를 마사지 해주면서 발가락 근육의 단축을 이완시킨다. 이 아치를 교차해서 이완시키면 발

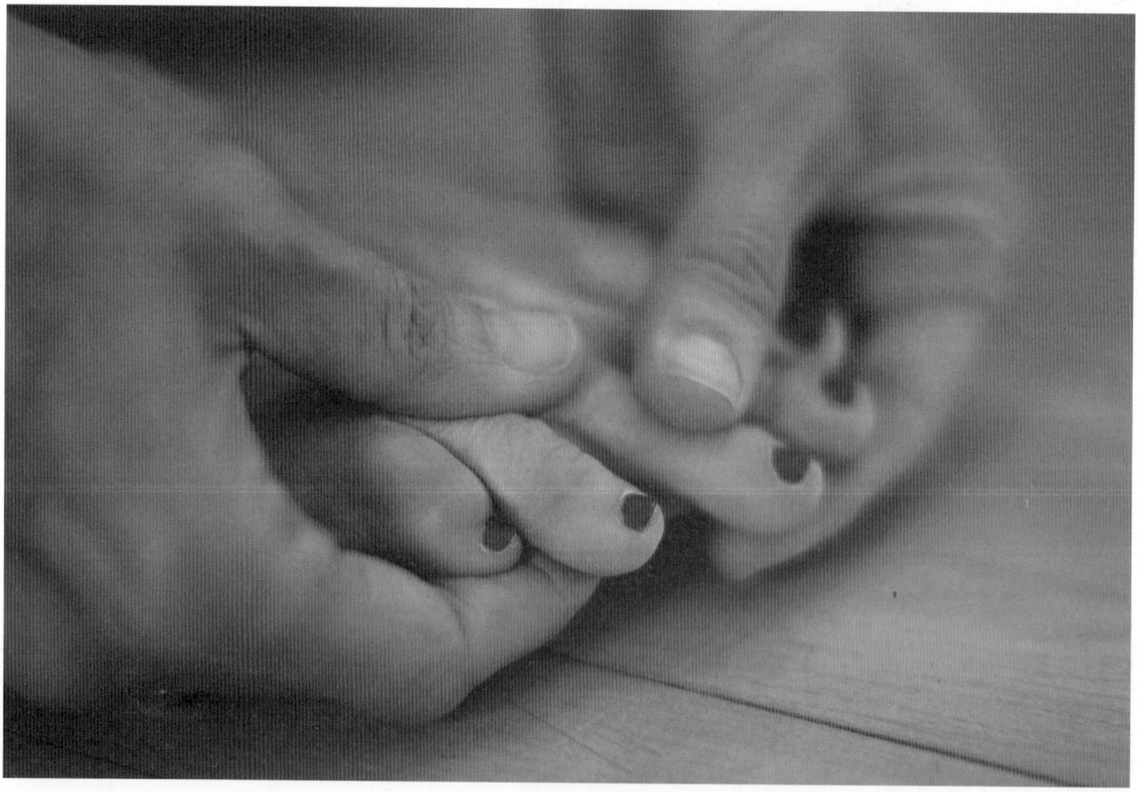

그림 B19 망치발가락

가락과 관련된 근막을 재배치하고 단축된 조직의 이완을 촉진한다. 필라테스에서 'Prehensile work'가 하지를 위해 가장 좋은 포지션이다. 이 동작은 미니 볼을 이용해서도 가능하다.

Prehensile position on pinky ball *(그림 B20)*

- 앉아서 볼 위에 횡아치를 올린다.
- 핸즈온을 통해 볼의 표면을 따라 발가락이 길어지게 늘려준다.
- 발가락이 유연해질 때까지 볼 위로 발가락이 스트레칭 되는 핸즈온을 반복한다.
- 그 뒤 핸즈온 없이 스스로 동작을 하게 한다. 발가락을 구부리지 않고 볼을 잡듯이 볼 표면을 따라 발가락이 길어지면서 돔을 형성하게 한다.
- 위에 나오는 발가락과 발 운동을 연습한다.
- 책상에 앉아 있는 동안 볼을 데스크 아래로 내려서 아치 위로 굴리면서 발가락이 볼 표면을 따라 길어지게 하는 운동을 일하면서도 할 수 있다.

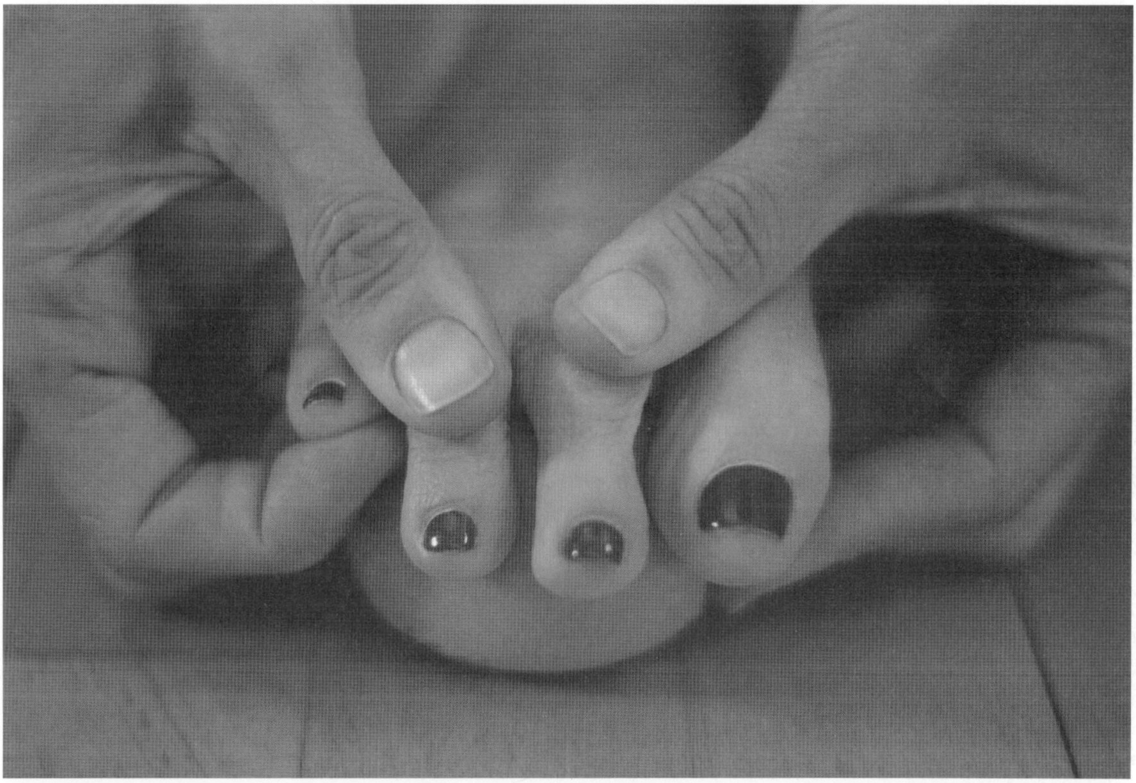

그림 B20 Prehensile position on pinky ball

부록 C

출입구에서 할 수 있는 견관절 복합체 근에너지기법

Movement releases for the shoulder complex MET in doorway

움직임 전략 스스로 대흉근(pectoralis)과 삼각근(deltoid)에 가하는 근에너지기법(MET)을 통해 외회전 가동범위 및 타이트한 내회전 근육을 늘리고 외회전 시키는 회전근개를 활성화시킨다.

움직임 묘사

- 출입구에 서서 팔의 내측과 손바닥을 문틀에 댄다. 팔이 스캡션(scaption) 방향으로 60° 외전(abduction)되게 한다(어깨의 정렬을 먼저 잡은 뒤에 거기에 맞춰서 선다)(그림 C1).
- 출입문 안으로 한 스텝 작게 들어간다.
- 전완부터 손까지 전체로 문틀을 5카운트 동안 압박한다.
- 압박을 멈추고 전완부터 벗겨내듯이 문틀에서 뗀다. 하지만 이때 팔꿈치가 문틀에서 떨어지지 않게 한다(그림 C2).
- 출입문 안으로 좀 더 이동하면서 가슴과 어깨 전면부

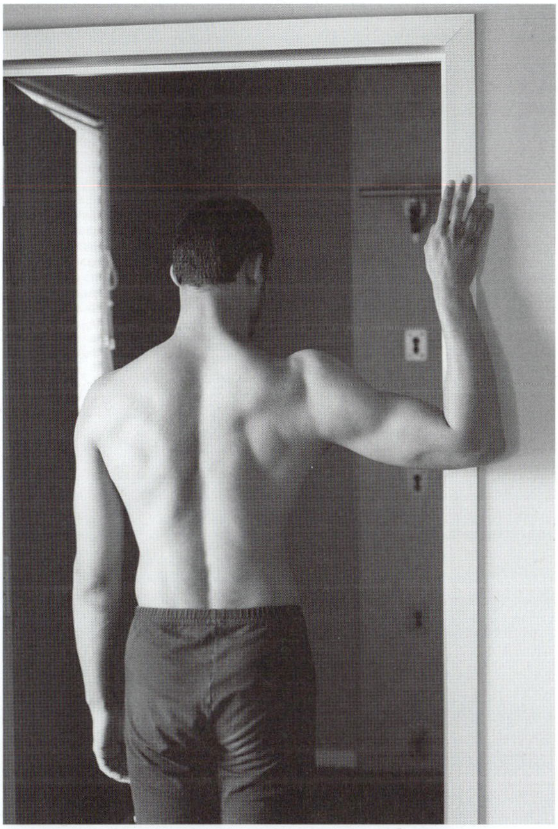

그림 C1 Doorway shoulder activation and stretch: 시작 자세

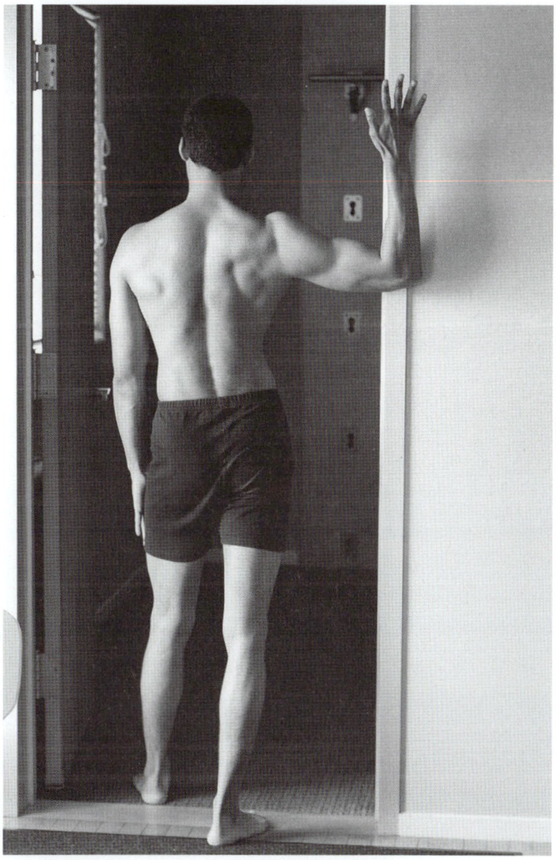

그림 C2 활성화시킨 뒤 스트레칭

가 더 많이 늘어나게 한다.

- 이 포지션에서 한번 더 문틀을 압박한다.
- 압박을 멈추고 전완부터 문틀에서 떼고 다시 출입문 안으로 한 스텝 더 들어간다.
- 3번 반복한다.
- 팔의 외전 각도를 60°에서 90° 바꿔서 위의 과정을 3번 반복한다.
- 각도를 110°로 늘려서 위의 과정을 3번 반복한다.
- 대흉근과 삼각근의 근막을 이완시킨 뒤 어깨 후면부 근육을 활성화시킨다. 'Coronal Arm Circles'과 같은 운동과 통합해서 시행한다.

움직임을 통한 신경 라인 이완
Movement releases for the nerve lines

요골 신경선 Radial nerve line

움직임 전략 요골신경(radial nerve) 및 주변 근막의 텐션을 이완시킨다.

움직임 묘사

- 팔을 아래로 내려서 쭉 편 상태로 선다. 손바닥이 바깥쪽을 바라보게 하고 손가락은 편다(그림 C3).
- 엄지를 손바닥을 향해 접고 나머지 손가락을 접어서 엄지를 감싸는 식으로 주먹을 쥔다.
- 팔 전체를 내측으로 돌리면서 손목을 구부린다 (그림 C4).

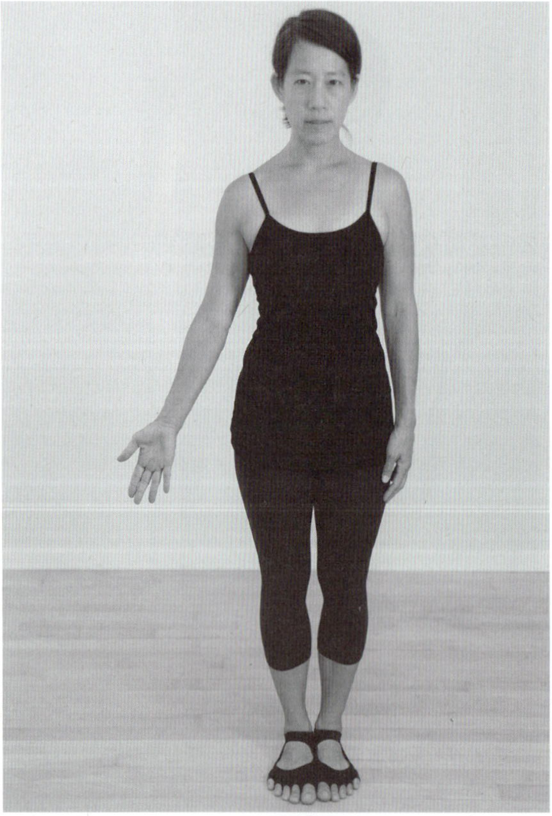

그림 C3 요골 신경 스트레칭 시작 자세

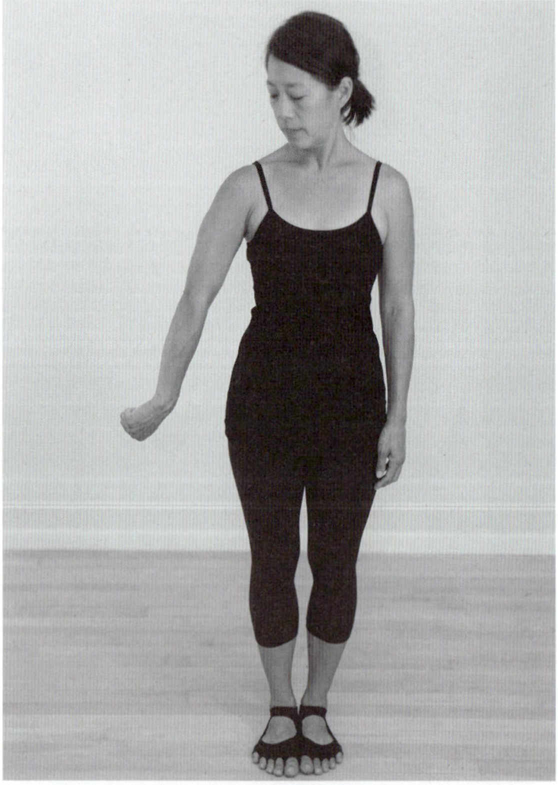

그림 C4 팔을 내회전 시키면서 주먹을 쥔 상태로 손목을 구부린다.

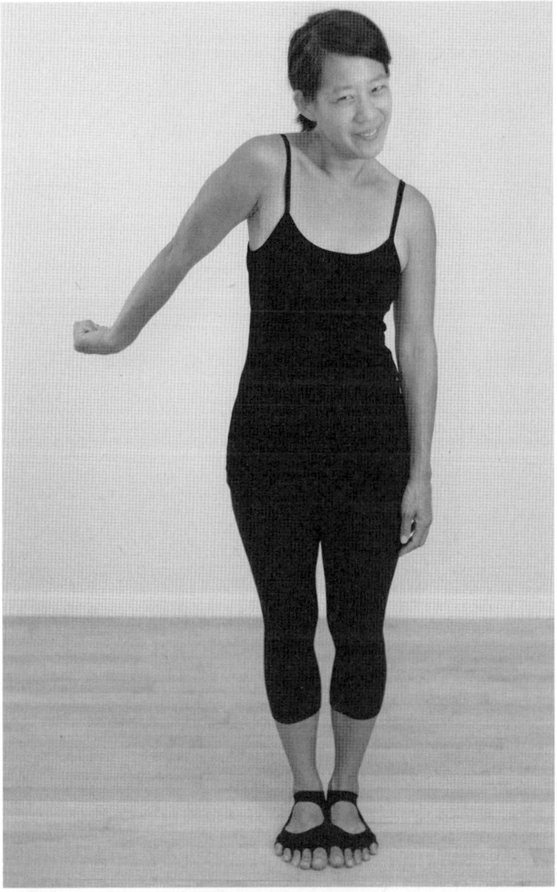

그림 C5 신경 슬라이딩: 머리가 어깨를 향해 가까워진다.

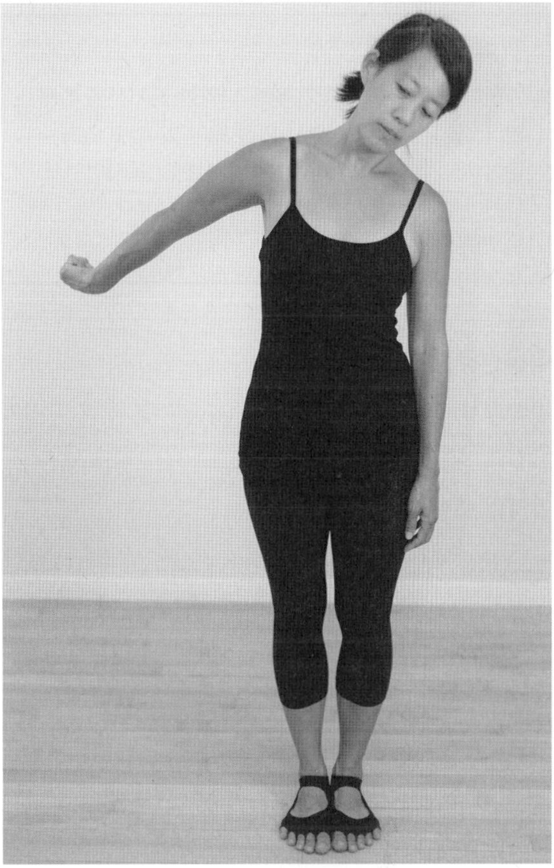

그림 C6 신경 슬라이딩: 머리를 어깨에서 멀어지게 한다.

- 팔에서 텐션이 느껴지는지 확인하고 텐션이 있다면 구부린 손목을 다시 편다.
- 텐션이 느껴지지 않을 때까지 여러 번 반복한다.
- 텐션이 느껴지지 않으면 팔을 더 외전시켜서 몸에서 멀어지게 한다.
- 팔의 내회전과 손목의 굴곡을 유지한다; 손목 포지션을 체크한다(손목 포지션을 간과하기 쉽다).
- 포지션을 유지하면서 기법을 적용하고 있는 상지 쪽으로 머리를 측굴하며 동시에 어깨를 으쓱한다(그림 C5).
- 머리를 반대 방향으로 측굴하면서 어깨도 반대 방향으로 멀어지게 한다(그림 C6).
- 머리와 어깨가 가까워졌다 멀어졌다 하는 움직임을 반복한다.
- 목에서 팔 사이로 지나가는 신경의 움직임은 치실의 움직임에 대입해서 이해하면 쉽다.
- 3-5회 반복한다.
- 원 위치로 돌아온다.

> **Tip**
>
> 텐션이 있는 라인을 찾기 위해 다양한 포지션을 취해 본다. 팔이 살짝 펴지면서 외전 돼야 할 수도 있다. 팔이 지나치게 들어서는 안된다. 천천히 움직이면서 텐션이 생기는 포지션을 찾고 이 포지션에서 가동기법을 적용한다.

척골신경선 Ulnar nerve line

움직임 전략 척골신경(ulnar nerve) 및 주변 근막의 텐션을 이완시킨다.

움직임 묘사

- 양팔을 늘어뜨린 자세에서 시작한다.
- 기법을 적용하려는 팔을 바깥쪽으로 돌린다; 팔꿈치를 구부리고 웨이터인 것처럼 손바닥이 위로 오면서 손가락이 바깥쪽을 바라보게 손을 들어올린다(그림 C7).
- 회내(pronation) 시켜서 손가락이 어깨 쪽을 바라보게 한다(그림 C8).
- 다른 손을 기법을 적용하는 손 위로 놓고 손바닥을 눌러서 손목이 젖혀지게 한다(그림 C9).
- 텐션이 느껴진다면 3번 호흡한 뒤 릴랙스한다; 3-5회 반복한다.
- 어깨가 무리하지 않게 팔꿈치를 최대한 위로 들어 올려서 더 큰 자극을 준다.
- 과한 텐션이나 통증에 주의한다; 텐션이나 신경이 저릿한 느낌이 든다면 멈추고 잠시 쉰 뒤에 3번 반복한다.
- 더 나아가려면 손바닥이 귀 방향으로 움직이게 한다(그림 C10).
- 얼굴에 마스크를 쓴 것처럼 마무리하면 척골 신경을 최대한 늘릴 수 있다(그림 C.11).

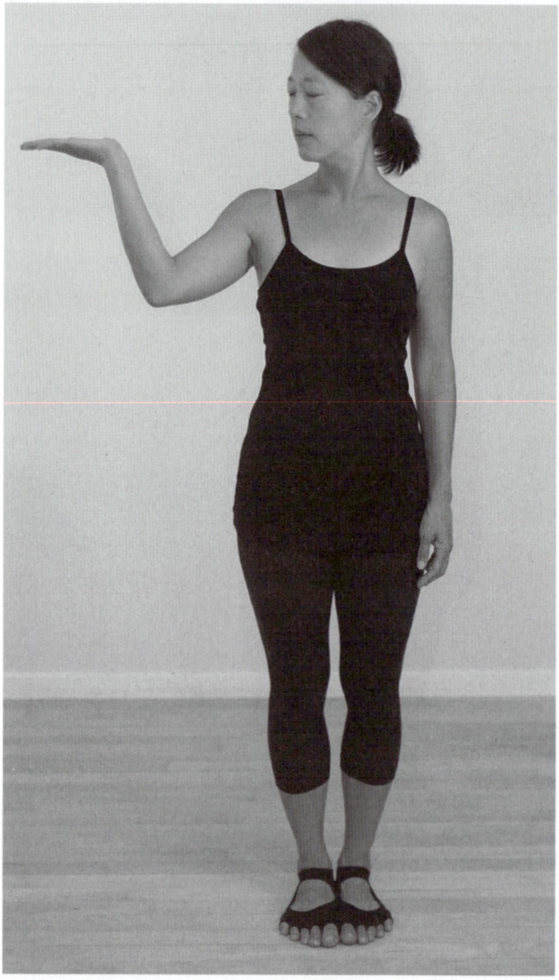

그림 C7 척골신경 스트레칭: 시작 자세

오훼완근과 내측 라인
Coracobrachialis and median line

움직임 전략 빗장가슴 근막 및 위팔, 아래팔 근막을 늘려준다; 상완신경총의 슬라이딩을 유도한다.

움직임 묘사

- 양팔을 늘어뜨린 자세에서 시작한다.
- 팔이 바깥쪽을 바라보게 한다.

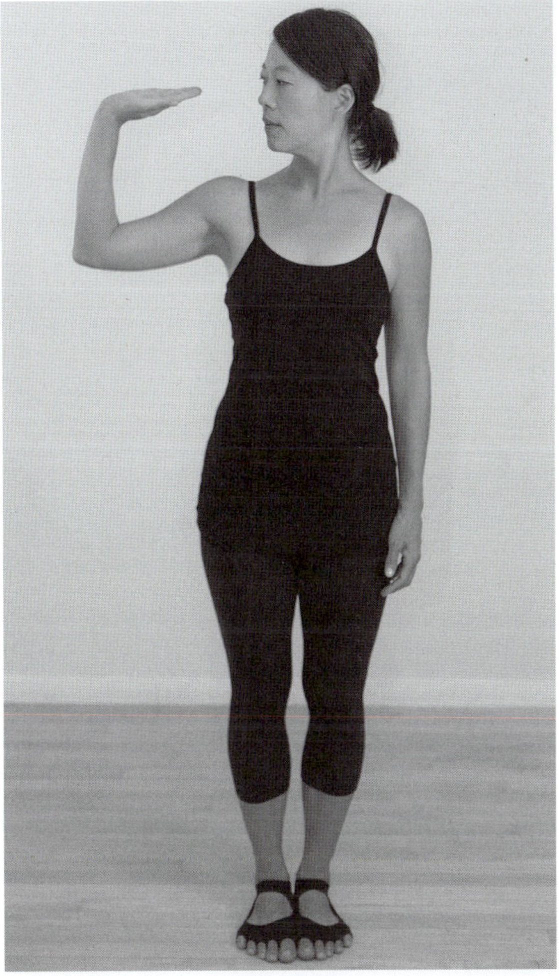

그림 C8 손가락이 내측을 보게 한다.

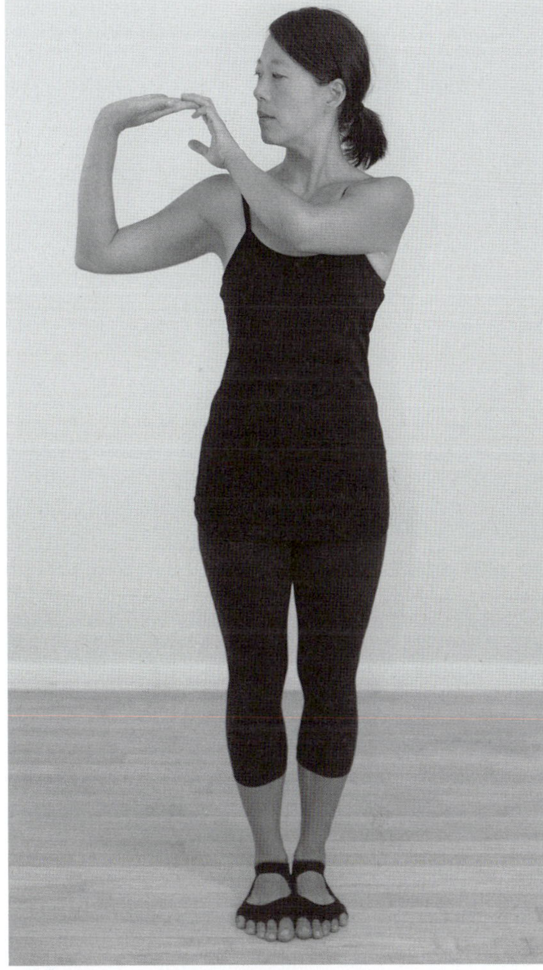

그림 C9 추가적인 스트레칭

- 손목을 젖히면서 팔을 후면부 대각선으로 보낸다 (대략 90-105° 외전과 신전).
- 어깨로 작은 원을 그리면서 가장 느낌이 오는 포지션을 찾는다.
- 기법을 적용하는 어깨 쪽으로 머리를 측굴 시키면서 흉곽출구(thoracic outlet)의 텐션을 줄여준다.
- 머리가 멀어지게 한다.
- 이 자세를 유지하면서 5-20초 간 호흡한다.

Clasped Hands: moving in and out

움직임 전략 손바닥에서 어깨 목으로 이어지는 신경과 근막을 글라이딩 시킨다.

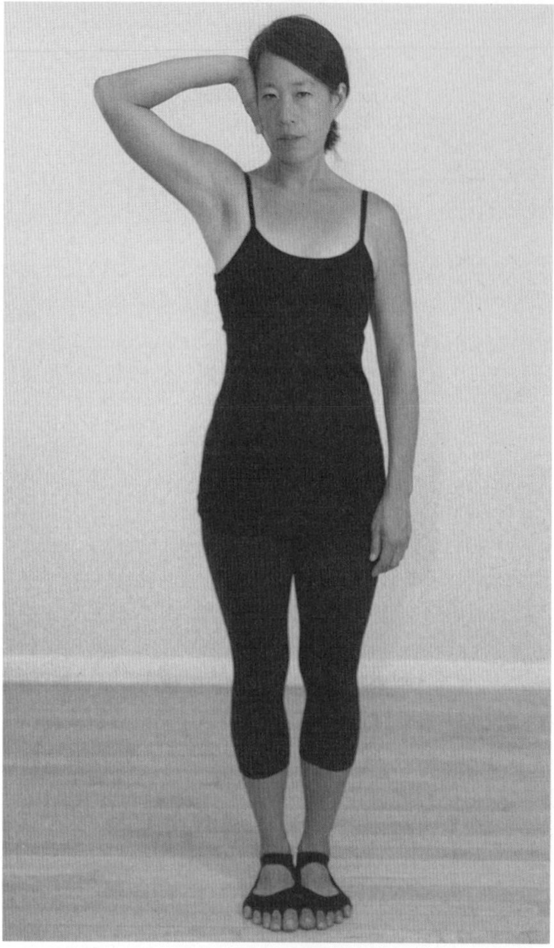

그림 C10 스트레칭이 더 많이 되는 자세

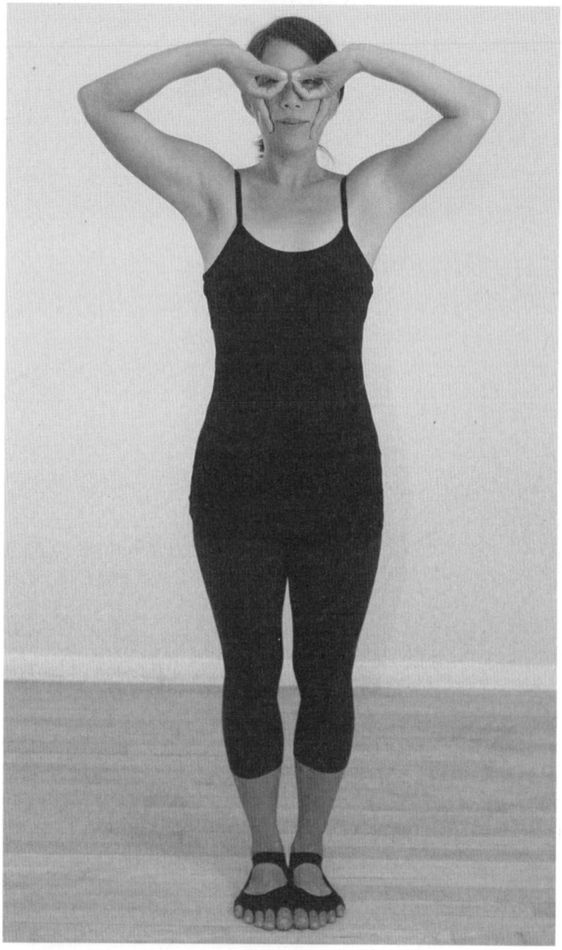

그림 C11 위 사진과 같이 마무리할 수 있다.

움직임 묘사

- 바로 서서 양팔의 긴장을 푼 상태로 양손을 앞으로 깍지 낀다.
- 팔꿈치에 힘을 빼고 깍지 낀 손을 바닥을 향해 가볍게 뻗어서 팔꿈치 안쪽이 서로 마주보게 한다(그림 C13).
- 손바닥을 뒤집어서 엄지손가락이 몸 쪽 및 바닥을 향하게 한다. 손바닥을 벌려주면서 팔꿈치가 나선형으로 움직이면서 서로 모인다(그림 C14).
- 들이 마시면서 손을 앞으로 뻗고 팔꿈치 내측이 서로 마주 보면서 손바닥이 벌어지게 한다.
- (쇄골 라인이 확장되지 않고 양쪽으로 모이지 않는

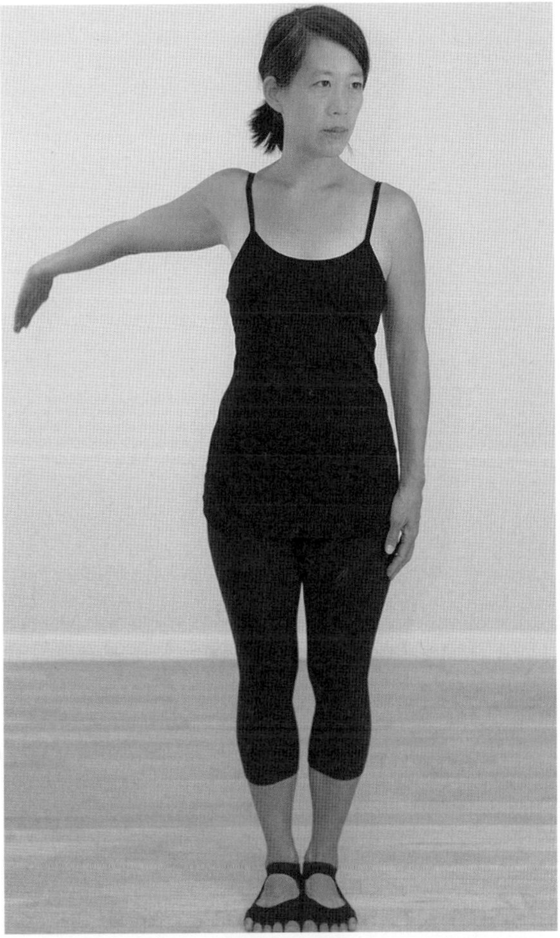

그림 C12 오훼완근과 내측 라인을 늘려주는 동작

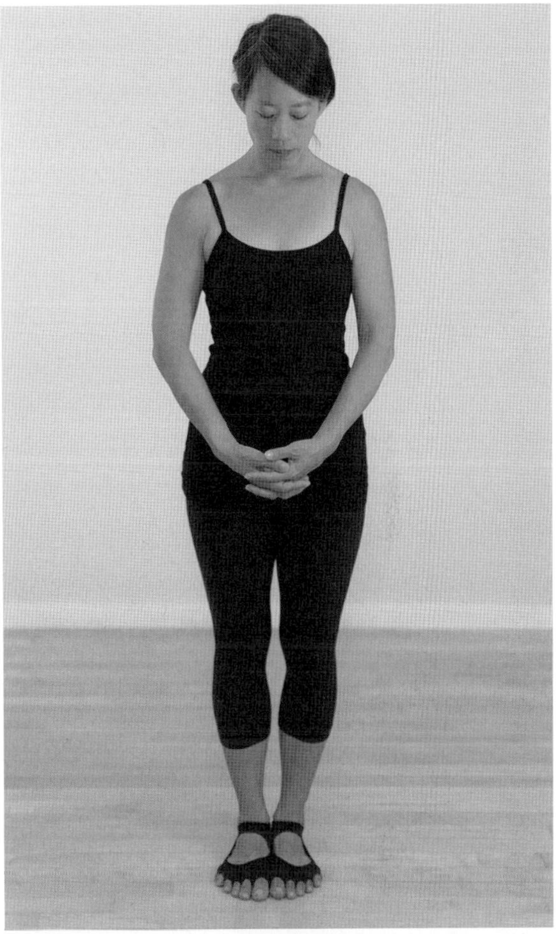

그림 C13 Clasped Hands mobility: 시작 자세

한도 내에서) 팔을 더 위로 든다.

- 내쉬면서 내린다; 이 움직임이 돌아오는 움직임이다.
- 손바닥이 바깥쪽을 바라보면서 팔이 바깥쪽으로 돌아가는 움직임이 나가는 움직임이다(그림 C15).
- 엄지손가락의 힘을 풀면서 엄지손가락과 손바닥이 넓게 퍼지면서 바닥을 향해 더 뻗는다.
- 마시는 호흡에 손을 더 위로 들어 올린다.
- 내쉬는 호흡에 다시 내린다.
- 호흡과 함께 움직임을 반복하면서 어깨, 팔꿈치, 손목 관절이 부드러워지는 것을 느낀다.
- 관절부터 여러 조직에서 슬라이딩이 일어나면서 잠겨 있는 링크가 열리는 느낌이다.

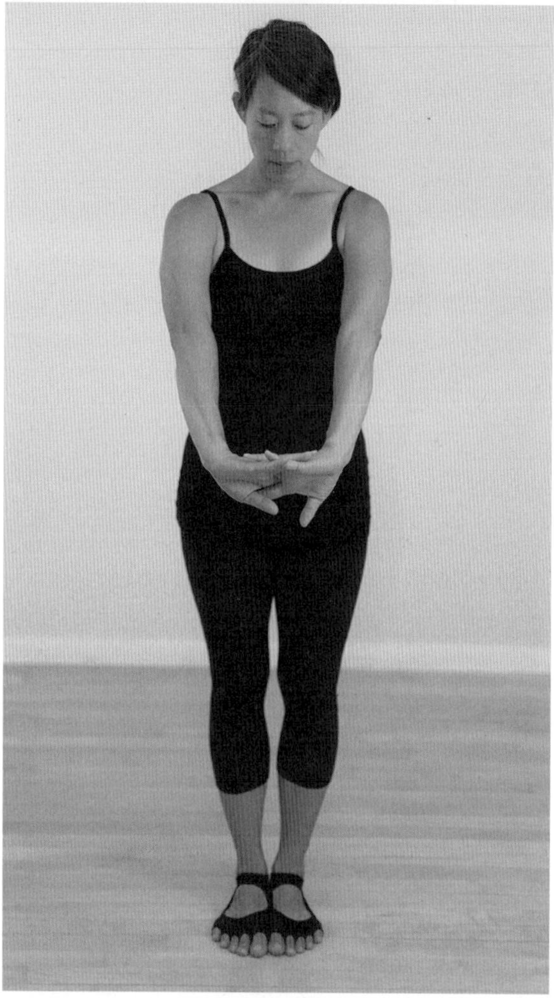

그림 C14 엄지가 뒤집어진다.

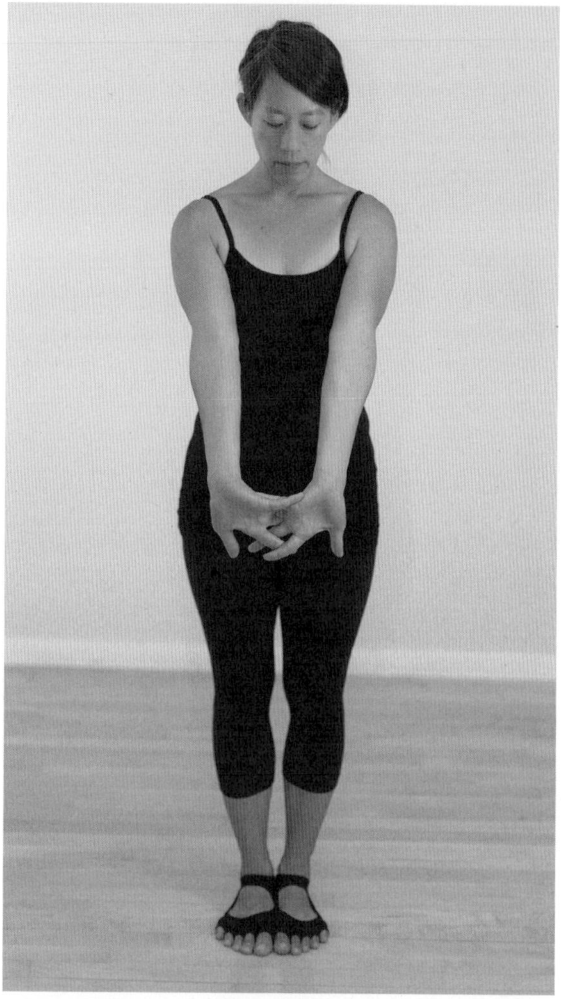

그림 C15 손바닥이 바깥쪽을 향해 움직인다.

팔의 신경은 목에서부터 연결된다. 따라서 팔의 문제 해결을 위해 목을 체크하는 것은 필수적인다. 9장에서 목에서부터 손목까지 연결되는 조직을 다뤘고 상지와 몸통을 최적화시키는 "Supple Neck" 동작을 추가하는 방식을 다뤘다.

부록 D

머리와 목을 위한 홈 엑서사이즈
Home exercises for head and neck

경추와 머리의 가동성과 긴장을 개선시키는 데 다음 나오는 동작들이 도움이 될 수 있다. 각각의 동작들은 중심 축 안에 위치한 머리의 움직임으로 시작한다. 또한 머리와 목은 부하를 받고 그 부하에 적응해야 하는 나머지 몸 전체의 지지를 필요로 한다.

중심축 찾기 Finding vertical axis

목적 머리가 중심 축 위에서 밸런스를 잡는 법을 익히는 것은 모든 운동에 앞서서 중요하다.

- 정렬을 잘 잡는다.
- 손을 정수리 위에 올리고 정수리를 위로 길게 늘려서 손을 밀어낸다(그림 D1).
- 손가락을 깍지 낀 뒤 머리 뒤 후두골(occiput) 뒤에 둔다.
- 머리를 중심축 뒤로 이동시키면서 약간의 신전이 일어나면서 위를 본다(정수리가 뒤로 이동하면서 턱이 움직인다) (그림 D2).
- 천천히 세 번 호흡하는 동안 이 자세를 유지한다. 어깨 상부를 이완시키면서 머리를 손에 편안히 내려놓는다.
- 다시 처음 정렬로 돌아온다; 3-4회 반복한다.
- 어떤 변화가 있는지 확인한다(목의 전면부와 상부 승모근의 텐션이 떨어졌을 것이다.).

저항을 통한 목 근육 강화 및 근육 불균형 교정
Self-resistance for strengthening and balancing the neck muscles

목적 다음 시리즈는 등척성 수축을 통해 근막의 긴장도를 바꾸고 잘 활성화되지 않는 근육을 활성화시키면서 머리의 포지션을 유지하는 방식을 바꾼다.

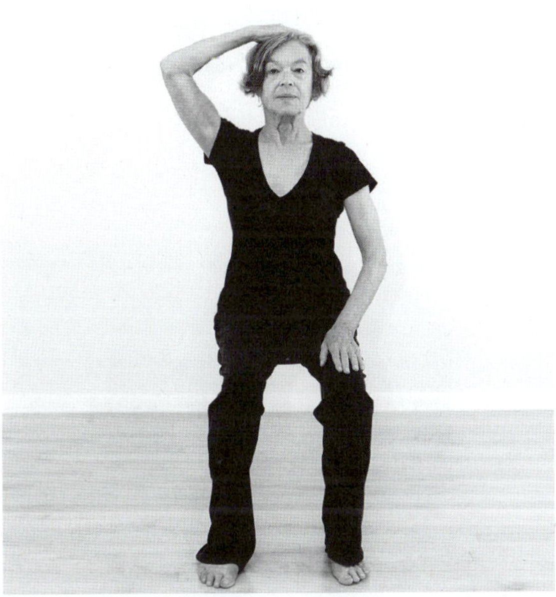

그림 D1 척추 신연

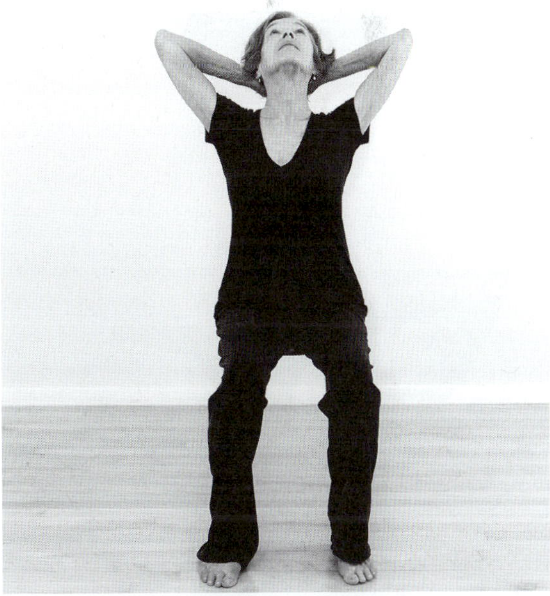

그림 D2 머리가 수직축 뒤로 이동

목 후면부 근육 이완 및 전면부 근육 활성화

Release of posterior neck and activation of anterior neck

- 앉은 자세에서 중심 축을 찾는다.
- 손을 머리 뒤로 깍지 낀다. 팔꿈치는 스캡션 각도로 팔꿈치를 위치시켜서 팔꿈치가 완전히 옆이 아닌 살짝 앞을 보게 한다.
- 머리를 중심축 뒤로 보낸다(그림 D3).
- 손으로 주는 저항에 맞서 머리로 손을 누른다.
- 머리로 손을 누를 때 척추 상부에 아치가 생기는 것을 놔둔다. 그래서 경추 후면부 근육을 더 활성화한다.
- 뒤로 미는 압력을 유지한 채 머리를 좌우로 돌린다(그림 D4).
- 머리를 다시 중심부로 가져온다.
- 머리 무게가 손에 실리지 않게 조절한다.
- 목 전면부 근육이 활성화되는 것을 느낀다.
- 3-5회 반복한다.

저항과 함께 목의 커브 만들기: 목 전면부

Arching with resistance: anterior cervical spine

- 양손바닥을 이마 위에 둔다.

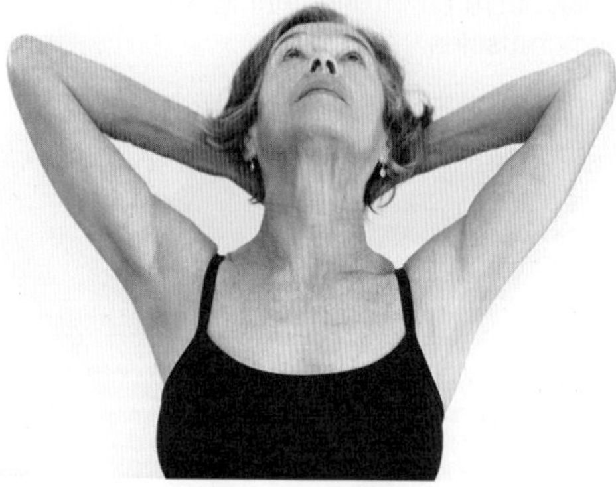

그림 D3 목 후면부 이완 동작 시작 자세

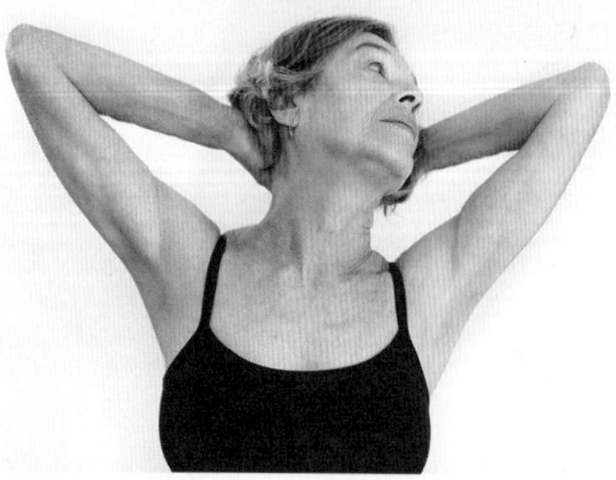

그림 D4 목 회전 추가하기

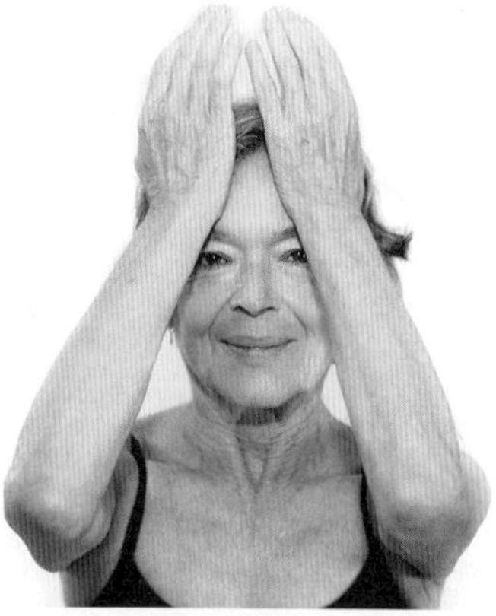

그림 D5 목의 전면부 근육에 대한 활성화 동작 시작 자세

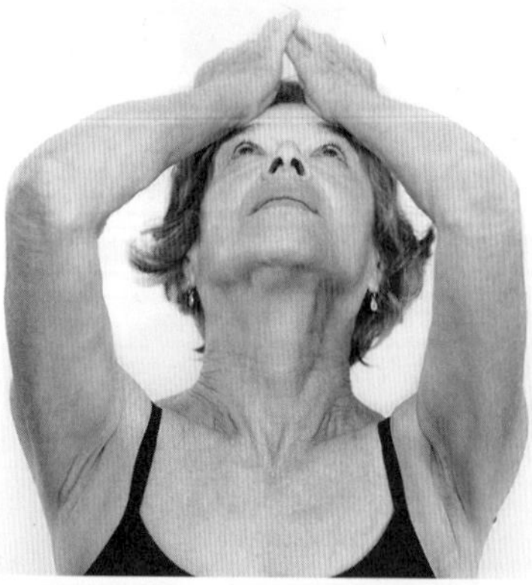

그림 D6 머리를 수직 축 뒤에 놓은 상태로 저항

- 손바닥으로 이마를 민다(그림 D5).
- 미는 저항을 유지하면서 척추 상부가 뒤로 젖혀진 상태를 유지하게 해 경추 전면부 근육이 대항할 수 있게 중력과 미는 힘에 대항할 수 있게 한다(그림 D6).
- 좌우로 회전한다(그림 D7).
- 다시 원위치로 돌아온다.

Lateral neck

- 한 손을 귀보다 위에 댄다(그림 D8).
- 머리를 옆으로 움직일 때 귀 위에 위치한 손으로 머리를 밀어서 움직임이 일어나지 않게 한다(그림 D9).
- 이 자세를 유지한 상태에서 이번에는 반대편 손으로 누른다(그림 D10).
- 손의 저항을 이겨내면서 아래를 쳐다보는 식으로 고개를 돌린다. 머리가 옆으로 기울어진 자세를 유지한다(그림 D11).
- 머리가 옆으로 기울어진 자세를 유지하면서 반대편 손으로 머리를 누르는 힘에 대항해서 고개를 반대편으로 돌린다(그림 D12).

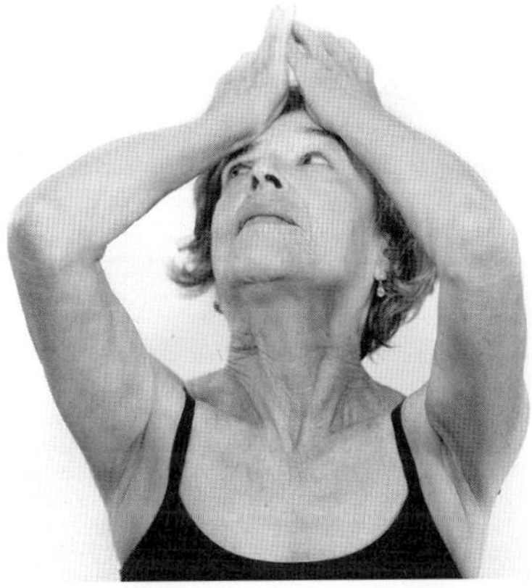

그림 D7 목 회전 추가하기

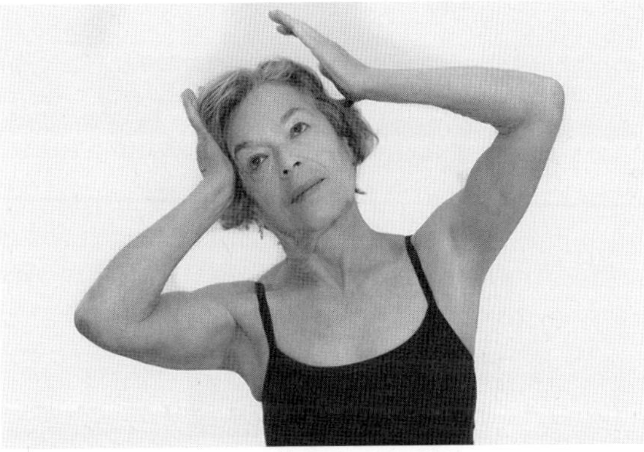

그림 D9 측면으로 저항

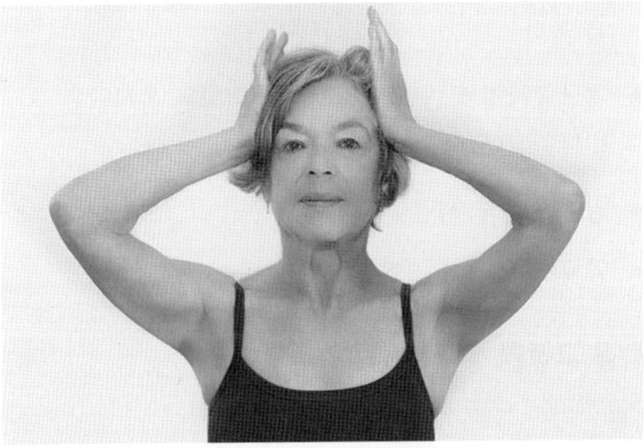

그림 D8 Lateral Neck: 시작 자세

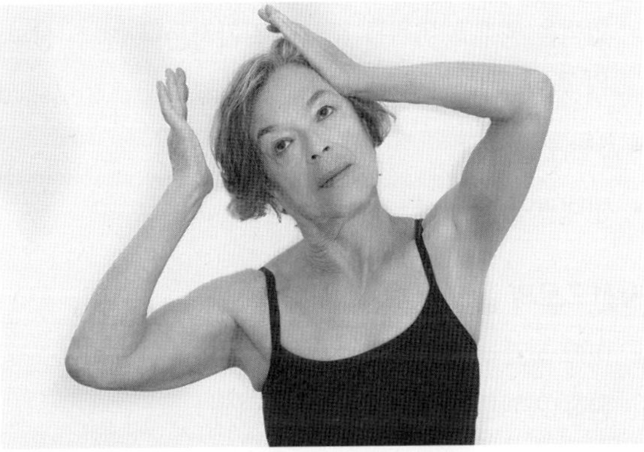

그림 D10 반대 방향으로 저항

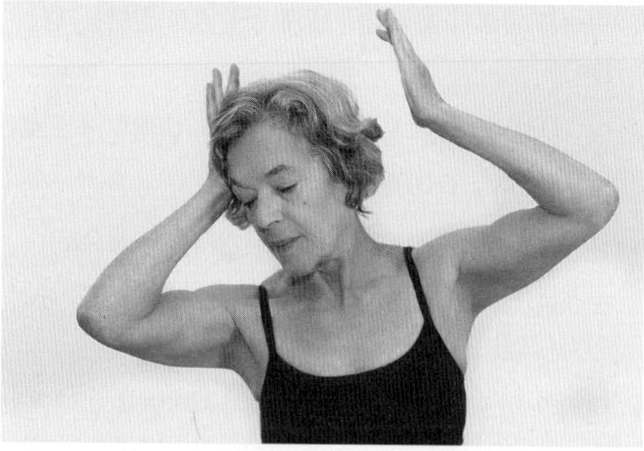

그림 D11 Lateral Neck adding rotation: 아래를 바라보면서 회전 방향으로 저항

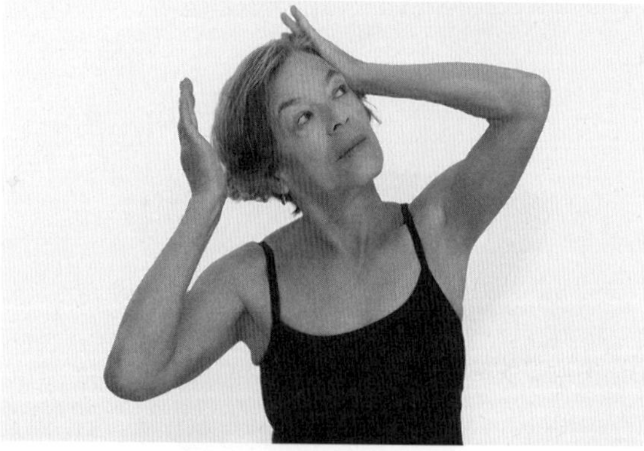

그림 D12 다른 손으로 반대 방향으로 저항

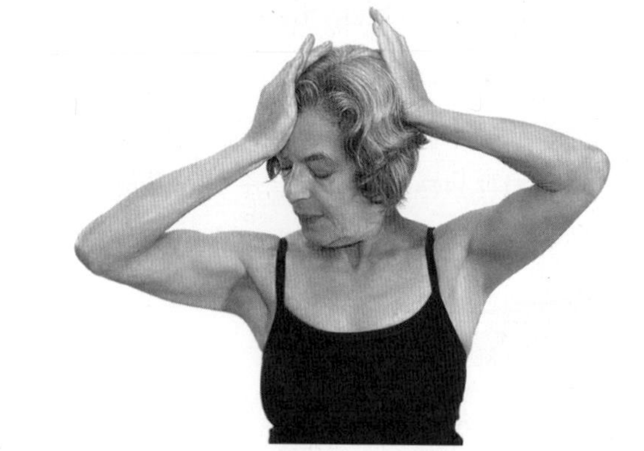

그림 D13 Diagonals: 아래 바라보기

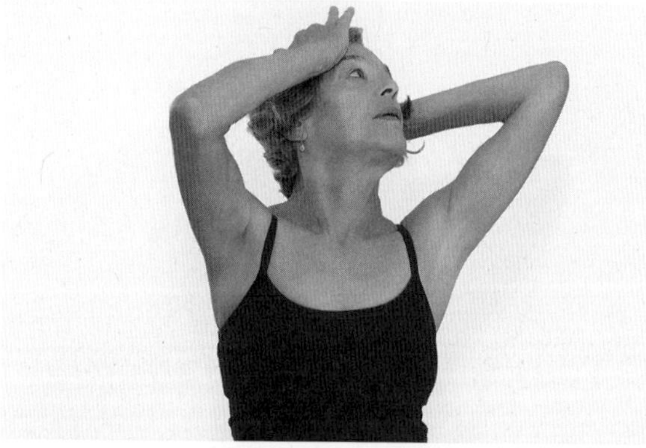

그림 D14 위 바라보기

- 압박을 멈추고 머리를 중앙으로 가져온다. 경추 상부의 측면 근육을 느껴본다.
- 3번 반복한다.
- 반대편에 시행한다.

사선으로의 움직임 *Diagonal sequences*

- 아래 쪽으로 오른쪽 겨드랑이를 바라보고 위로는 왼쪽 어깨를 바라본다(그림 D13).
- 저항을 줄 경우 오른손으로 이마 오른편을 누르면서 저항을 주고, 왼손으로 뒤통수 왼쪽을 누르면서 저항을 준다.
- 겨드랑이에서 반대편 어깨를 바라보는 움직임을 반복한다(그림 D14).
- 양 방향으로 저항을 가한다.
- 양 측에 각각 3-5회 반복한다.

턱을 고정한 상태에서의 머리 움직임 *Stabilizing chin and head movements*

목적 두개골과 하악골(mandible) 사이의 상대적인 움직임은 익숙하지 않을 것이다. 이 움직임을 통해 턱관

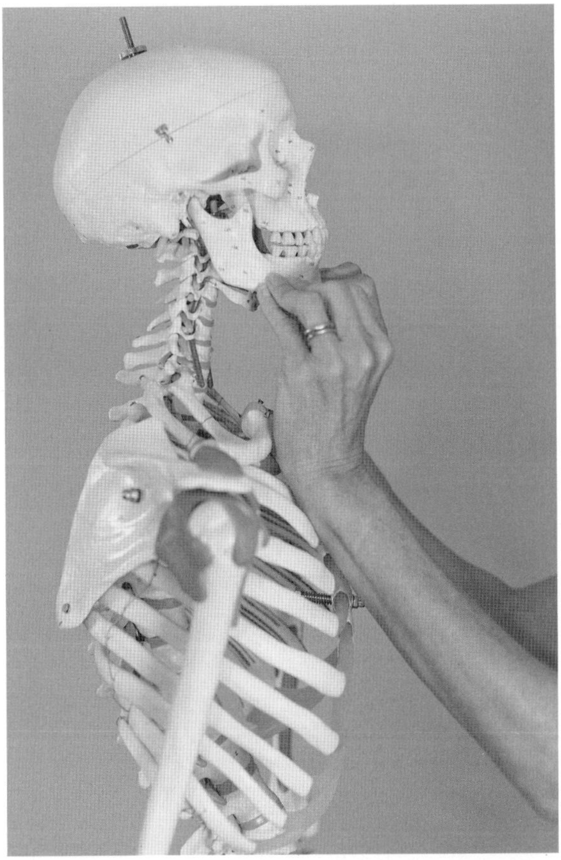

그림 D15 머리가 경추 1번 위에서 움직이도록 턱 고정

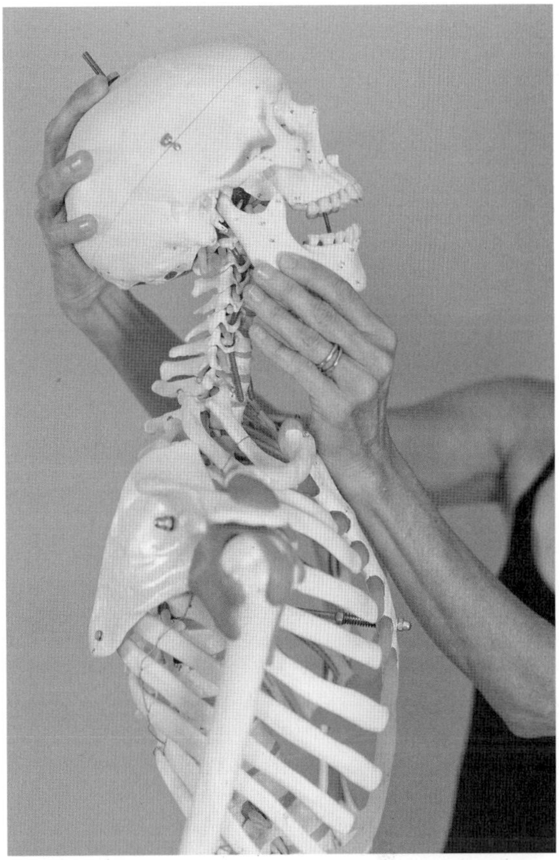

그림 D16 경추 1번 위에서 머리가 움직인다.

절 전체를 이완시킨다. 턱관절 상부 근막은 하부에 비해 거의 움직이지 않아서 더 두꺼워지면서 가동성이 떨어지는 경향을 보인다. 후면부로 하악골을 고정한 상태에서 환추후두관절(OA)의 움직임을 자극해 다른 각도에서 후두하근(suboccipitals)을 이완한다. 하악골을 고정한 상태에서 입술과 혀를 움직여주면 턱관절에서의 움직임 없이 혀와 얼굴의 움직임을 가능하게 해준다.

- 앉은 자세에서 하악골을 양손으로 잡는다(그림 D15).
- 고개를 위아래로 끄덕거리면서 머리가 하악골로부터 멀어지는 움직임에 집중한다(그림 D16).
- 일반적으로 말할 때 하악골이 위아래로 움직이는 것을 봤을 때 이런 방식으로 입을 움직이는 것이 어색할 수 있다.
- 턱의 움직임보다는 환추후두관절(OA)의 움직임에 더 집중한다.
- 입술과 혀의 움직임을 더해준다.
  - 턱을 고정한 상태에서 입술을 대각선으로 움직인다.
  - 입을 다물고 치아가 서로 맞물린 상태에서 해보고 살짝 열린 상태에서 해본다.
  - 위 아래 치아가 열린 상태에서 턱관절의 움직임 없이 혀를 대각선으로 움직여본다.

참고문헌

Chapter 1

Chaitow L (2018) *Fascial Dysfunction*, 2nd edn, Edinburgh: Handspring Publishing.

Chew HK (2018) The forefoot and rear foot correctives are influenced by the work of Kuan Hui Chew.

D'Silva, J (2018) Lateral coordination of the hip and trunk on Cadillac and trapeze influenced by the work of James D'Silva, founder of The Garuda Method.

Dowd I (1995) *Taking Root to Fly*, USA, Irene Dowd, p. 75.

Foisy A and Kapoula Z (2016) How plantar extroceptive efficiency modulates postural and oculomotor control: Inter-individual variability. *Frontiers in Human Neuroscience* 10: 228. doi: 10.3389/fnhum.2016.00228.

Kapandji IA (2019) *The Physiology of the Joints*, vol. 2, 7th edn, Edinburgh: Handspring Publishing, pp. 186, 192, 198.

Kavounoudias A, Roll R and Roll J-P (2001) Foot sole and ankle muscle inputs contribute jointly to human erect posture regulation. *Journal of Physiology* 532(3): 869–878. doi: 10.1111/j.1469-7793.2001.0869e.x.

Larkam E (2017) *Fascia in Motion, Edinburgh: Handspring Publishing, section 1, p. 4.*

Levin SM (2018) Bone is fascia. Available: https://www.researchgate.net/publication/327142198.

Levin SM and Martin DC (2012) Biotensegrity: The mechanics of fascia, in: Schleip R, Findley TW, Chaitow L and Huijing PA (eds) *Fascia: The Tensional Network of the Human Body, Edinburgh: Elsevier, pp. 137–141.*

Levin SM, de Solórzano SL and Scarr G (2017) The significance of closed kinematic chains to biological movement and dynamic stability. *Journal of Bodywork and Movement Therapies* 21(3): 664–672. doi: 10.1016/j.jbmt.2017.03.012.

Nandikolla VK, Bochen R, Meza S and Garcia A (2017) Experimental gait analysis to study stress distribution of the human foot. *Journal of Medical Engineering* 2017: 3432074. doi: 10.1155/2017/3432074. PMID: 29230404.

Okoba R, Hasegawa M, Yoshizuka H, Honda Y, Ichiba M and Asami T (2019) Particular protrusion perception arising from plantar sensory input and task guidance enhances lower limb joint dynamics during gait. *Journal of Physical Therapy Science* 31(3): 261–266. doi: 10.1589/jpts.31.261. PMID: 30936642.

Pilates J and Miller WJ (1945) *Pilates Return to Life Through Contrology, New York: JJ Augustin, p. 6.*

Rasouli O, Solnik S, Furmanek MP, Piscitelli D, Falaki A and Latash ML (2017) Unintentional drifts during quiet stance and voluntary body sway. *Experimental Brain Research* 235(7): 2301–2316. doi: 10.1007/s00221-017-4972-x. PMID: 28477042.

Silva RS, Ferreira AL, Veronese LM and Serrão FV (2014) Forefoot varus predicts subtalar hyperpronation in young people. *Journal of the American Podiatric Medical Association* 104(6): 594–600. doi:10.7547/8750-7315-104.6.594.

Stecco C (2015) *Functional Atlas of the Human Fascial System, Edinburgh: Churchill Livingstone/Elsevier, pp. 350–364.*

Takabayashi T, Edama M, Nakamura E, Yokoyama E, Kanaya C and Kubo M (2017) Coordination among the rearfoot, midfoot and forefoot during walking. *Journal of Foot and Ankle Research* 10: 42. doi: 10.1186/s13047-017-0224-3. PMID: 29021827.

Tesio L and Rota V (2019) The motion of body center of mass during walking: A review oriented to clinical applications. *Frontiers in Neurology* 10: 999. DOI: 10.3389/fneur.2019.00999. PMCID: PMC6763727 PMID: 31616361.

Turvey MT and Fonseca ST (2014) The medium of haptic perception: A tensegrity hypothesis. *Journal of Motor Behavior 46(3): 143–187.*

Voloshin A (2000) The influence of walking speed on dynamic loading on the human musculoskeletal system. *Medicine and Science in Sports and Exercise* 32(6): 1156–1159. doi:10.1097/00005768-200006000-00019.

Zelik KE and Kuo AD (2010) Human walking isn't all hard work: Evidence of soft tissue contributions to energy dissipation and return. *Journal of Exploratory Biology 213(24): 4257–4264*. doi: 10.1242/jeb.044297. PMCID:PMC2992466. PMID:21113007.

Chapter 2

Bozkurt M, Tonuk E, Elhan A, Tekdemir I and Doral MN (2008) Axial rotation and mediolateral translation of the fibula during passive plantarflexion. *Foot and Ankle International* 29(5): 502–507. doi: 10.3113/FAI-2008-0502. PMID: 18510904.

Casasanto D and Dijkstra K (2010) Motor action and emotional memory. *Cognition* 115: 179–185.

Cunningham M (1968) On composing a dance. *Dance Perspectives* 34, Summer 1968.

Fairclough J, Hayashi K, Toumi H et al. (2006) The functional anatomy of the iliotibial band during flexion and extension of the knee: Implications for understanding iliotibial band syndrome. *Journal of Anatomy* 208: 309–316.

Gracovetsky S, interviewed by A Templier. Available: http://www.somatics.de/Gracevetsky_Interview.pdf [accessed April 14, 2015].

Hakkak F Al, Jabalameli M, Rostami M and Parnianpour M (2015) The tibiofemoral joint Gaps-AN Arthoscopic Study, SDRP. *Journal of Biomedical Engineering 1(1): 1–6.*

Huber T, Schmoelz W and Bölderl A (2012) Motion of the fibula relative to the tibia and its alterations with syndesmosis screws: A cadaver study. *Foot and Ankle Surg*ery 18(3): 203–209. doi:10.1016/j.fas.2011.11.003.

Hyland S and Varacallo M (2020) *Anatomy, Bony Pelvis and Lower Limb, Iliotibial Band (Tract)*. In: *StatPearls*. Treasure Island, FL: StatPearls Publishing.

Kapandji IA (1987) *The Physiology of the Joints*, vol. 2, 5th edn, New York: Churchill Livingstone.

Kapandji IA (2019) The Physiology of the Joints, vol. 2, 7th edn, Edinburgh: Handspring Publishing, pp. 84, 88, 102, 128.

Levin S and Martin D-C (2012) Biotensegrity: The mechanics of fascia, in Schleip R, Findley TW, Chaitow L et al., Fascia: The Tensional Network of the Human Body, Edinburgh: Churchill Livingstone, ch. 3.5, p. 139.

Mitchell F (2001) *The Muscle Energy Manual, vol. 3, East Lansing, MI: MET Press, pp. xxiv, 20.*

Ohio State (2020) Lecture from Labanotation Archives at the Ohio State University: May 6, 2020.

Sarma A, Borgohain B and Saikia B (2015). Proximal tibiofibular joint: Rendezvous with a forgotten articulation. *Indian Journal of Orthopaedics*, 49(5): 489–495. https://doi.org/10.4103/0019-5413.164041.

Scarr G (2018) *Biotensegrity, The Structural Basis of Life,* 2nd edn. Edinburgh: Handspring Publishing, pp. 80, 96, 127.

Schoenwolf G, Bleyl SB, Brauer PR et al. (2009) *Larsen's Human Embryology,* 4th edn, Edinburgh: Churchill Livingstone, pp. 626–628.

Stecco C and Stecco A (2012) Deep fascia of the lower limbs, in Schleip R, Findley TW, Chaitow L et al., *Fascia: The Tensional Network of the Human Body,* Edinburgh: Churchill Livingstone, ch. 1.5 (pp. 31–36) p. 32.

West, JC (2018) Strengthening the change of tibia rotation on Reformer influenced by the work of Jean Claude West. www.jeanclaudewest.com

Chapter 3

Gibbons SGT (2007) Assessment and rehabilitation of the stability function of psoas major, *Manuelle Therapie* 11: 177–187.

Gracovetsky SA (1988) *The Spinal Engine,* 2nd edn, New York/Vienna: Springer-Verlag, pp. 244–246.

Grant C and Pajaczkowski J (2018) Conservative management of femoral anterior glide syndrome: a case series. *Journal of the Canadian Chiropractic Association* 62(3):182–192.

Hu H, Meijer OG and van Dieën JH et al. (2011) Is the psoas a hip flexor in the active straight leg raise?, *European Spine Journal* 20: 759–765.

Lewis CL and Garibay EJ (2015) Effect of increased pushoff during gait on hip joint forces. *Journal of Biomechanics* 48(1) 181–185. https://doi.org/10.1016/j.jbiomech.2014.10.033.

McGill SM, Patt N and Norman RW (1988) Measurement of the trunk musculature of active males using CT scan radiography: Implications for force and moment generating capacity about the L4/L5 joint. *Journal of Biomechechanics* 21(4): 329–341.

Mitchell F (2001) *The Muscle Energy Manual,* vol. 3, East Lansing, MI: MET Press, p. 20.

Sahrmann S (2002) *Diagnosis and Treatment of Movement Impairment Syndromes,* St. Louis, MO: Mosby, pp. 134–135, 318.

Shubin N (2009) *Your Inner Fish*, New York: Pantheon Books.

Snell R (2012) *Clinical Anatomy,* 9th edn. Baltimore: Lippincott Williams and Wilkins, p. 254.

Yerys S, Makofsky H, Byrd C et al. (2002) Effect of mobilization of the anterior hip capsule on gluteus maximus strength. *Journal of Manual and Manipulative Therapy* 10(4): 218–224.

Chapter 4

Breul R (2012) The deeper fasciae of the neck and ventral torso, in Schleip R, Findley TW, Chaitow L et al., *Fascia: The Tensional Network of the Human Body,* Edinburgh: Churchill Livingstone, ch. 1.7 (pp. 45–52), pp. 50–52.

Fan C, Fede C, Gaudreault N et al. (2018) Anatomical and functional relationships between external abdominal oblique muscle and posterior layer of thoracolumbar fascia. *Clinical Anatomy* 31(7): 1092–1098. doi:10.1002/ca.23248.

Feldenkrais M (1944) *Judo,* USA: Penguin, p. 27.

Hungerford B, Gilleard W and Lee D (2004) Altered patterns of pelvic bone motion determined in subjects with posterior pelvic pain using skin markers. *Clinical Biomechanics (Bristol, Avon).* 19(5): 456–464. doi:10.1016/j.clinbiomech.2004.02.004.

Jiang J and Koay J (2020) Anatomy, abdomen and pelvis, conjoint tendon (inguinal aponeurotic falx) [Updated Jul 27, 2020]. In: *StatPearls* [Internet]. Treasure Island, FL: StatPearls Publishing. Available: https://www.ncbi.nlm.nih.gov/books/NBK549772/.

La Scala Teixeira CV, Evangelista AL, Silva MS, Bocalini DS, Da Silva-Grigoletto ME and Behm DG (2019) Ten important facts about core training. ACSM's Health and Fitness Journal 23: 16–21. doi: 10.1249/FIT.0000000000000449.

Lee D (2001) *The Thorax*, 2nd edn. Diane Lee Physiotherapist Corporation, South Surrey, British Columbia.

Lee D (2011) *The Pelvic Girdle,* 4th edn, Edinburgh: Churchill Livingstone/Elsevier, pp. 49–52, 81–85, 86–87.

McGill SM, Grenier S, Kavcic N and Cholewicki J (2003) Coordination of muscle activity to assure stability of the lumbar spine. *Journal of Electromyography and Kinesiology* 13(4): 353–359. doi: 10.1016/s1050-6411(03)00043-9. PMID: 12832165.

Mitchell F (2001) *The Muscle Energy Manual,* vol. 3, East Lansing, MI: MET Press, pp. 21–26.

Oliver M (1986) *Dream Work*, New York: Atlantic Monthly Press, p. 14.

Schuenke MD, Vleeming A, Van Hoof T and Willard FH (2012) A description of the lumbar interfascial triangle and its relation with the lateral raphe: Anatomical constituents of load transfer through the lateral margin of the thoracolumbar fascia. *Journal of Anatomy* 221(6): 568–576. doi:10.1111/j.1469-7580.2012.01517.x.

Stecco C (2015) *Functional Atlas of the Human Fascial System,* Edinburgh: Churchill Livingstone/Elsevier, pp.170–173.

van Wingerden JP, Vleeming A, Buyruk HM et al. (2004) Stabilization of the sacroiliac joint in vivo: verification of muscular contribution to force closure of the pelvis. *European Spine Journal* 13(3): 199–205.

Vleeming A (2012) The thoracolumbar fascia, in Schleip R, Findley TW, Chaitow L et al., *Fascia: The Tensional Network of the Human Body,* Edinburgh: Churchill Livingstone, pp. 37–42.

Vleeming A and Schuenke M (2019) Form and force closure of the sacroiliac joints. *PM&R* 11(Suppl. 1): S24–S31. doi:10.1002/pmrj.12205.

Vleeming A, Pool-Goudzwaard AL, Stoeckart R, van Wingerden JP and Snijders CJ (1995) The posterior layer of the thoracolumbar fascia. Its function in load transfer from spine to legs. Spine (Phila Pa 1976) 20(7): 753–758. PMID: 7701385.

Chapter 5

Beach P. (2010) *Muscles and Meridians,* Elsevier, Edinburgh.

Bogduk N (2005) *Clinical Anatomy of the Lumbar Spine and Sacrum,* 4th edn,

Edinburgh: Churchill Livingstone/Elsevier Health Sciences, p. 99.

Breul R (2012) The deeper fasciae of the neck and ventral torso, in Schleip R, Findley TW, Chaitow L et al., *Fascia: The Tensional Network of the Human Body,* Edinburgh: Churchill Livingstone, ch. 1.7 (pp. 45–52), pp. 50–52.

Guimberteau J-C and Armstrong C (2015) *Architecture of Human Living Fascia,* Edinburgh: Handspring Publishing, pp. 55–56, 83, 92.

Hedley G (2020) personal communication.

Kapandji IA (2019) *The Physiology of the Joints,* vol. 3, 7th edn, *Spinal Column, Pelvic Girdle, and Head,* Edinburgh: Handspring Publishers, pp. 86, 94, 132, 224–228.

Lee D (2001) *The Thorax*, 2nd edn. Diane Lee Physiotherapist Corporation, South Surrey, British Columbia.

Lee D (2018) *The Thorax, An Integrated Approach*, Edinburgh: Handspring Publishers, UK, pp. 2–9, 40–55, 78, 81–82.

Mitchell F et al. (2001) *The Muscle Energy Manual,* vol. 3, East Lansing, MI: MET Press, pp. xxiv, 21–26.

Mitchell F et al. (2004) *The Muscle Energy Manual,* vol. 2, East Lansing, MI: MET Press, pp. 28–30.

Stecco C (2014) "Painful connections: densification versus fibrosis of fascia", Lecture at Fascia Research Summer School, Ulm, Germany.

Stecco C (2015) *Functional Atlas of the Human Fascial System,* Edinburgh: Churchill Livingstone/Elsevier, pp. 155, 157–160, 200–208.

Vleeming A (2012) *The thoracolumbar fascia,* in Schleip R, Findley TW, Chaitow L et al., *Fascia: The Tensional Network of the Human Body,* Edinburgh: Churchill Livingstone, pp. 37–42.

Chapter 6

Bartley J (2014) Nasal influences on breathing, in Chaitow L, Bradley D, Gilbert C et al., *Recognizing and Treating Breathing Disorders,* 2nd edn, Edinburgh: Churchill Livingston Elsevier, ch. 2.3 (pp. 45–50), p. 46.

Bernardi L, Passino C, Wilmerding V et al. (2001) Breathing patterns and cardiovascular autonomic modulation during hypoxia by simulated altitude. *Journal of Hypertension* 19(5): 947–958.

Chaitow L, Bradley D, Gilbert C et al. (2014) *Recognizing and Treating Breathing Disorders,* 2nd edn, Edinburgh: Churchill Livingstone, Elsevier, pp. 26, 35–36, 79.

Gerritsen RJS and Band GPH (2018) Breath of life: The respiratory vagal stimulation model of contemplative activity. *Frontiers in Human Neuroscience* 12: 397. doi:10.3389/fnhum.2018.00397.

Kolár P, Kobesova A, Valouchova P et al. (2014) Dynamic neuromuscular stabilization: assessment methods, in Chaitow L, Bradley D, Gilbert C et al., *Recognizing and Treating Breathing Disorders,* 2nd edn, Edinburgh: Churchill Livingston Elsevier, p. 15.

Lundberg JO and Weitzberg E (1999) Nasal nitric oxide in man. *Thorax*. 54(10): 947–952. doi: 10.1136/thx.54.10.947. PMID: 10491460; PMCID: PMC1745376.

Naik GS, Gaur GS and Pal GK (2018) Effect of modified slow breathing exercise on perceived stress and basal cardiovascular parameters. *International Journal of Yoga* 11(1): 53–58. doi:10.4103/ijoy.IJOY_41_16.

Paoletti S (2012) Diaphragmatic structure, in Schleip R, Findley TW, Chaitow L et al., *Fascia: The Tensional Network of the Human Body,* Edinburgh: Churchill Livingstone, ch. 1.10 (67–75), pp. 68–69.

Pilates JH and Miller WJ (1945) *Return to Life Through Contrology,* republished 1998, Ashland, OH: Presentation Dynamics LLC, pp. 13, 23.

Rolf I (1989) *Rolfing: Reestablishing the Natural Alignment and Structural Integration of the Human Body for Vitality and Well-Being,* Rochester, VT: Healing Arts Press, p. 152.

Siccardi MA and Valle C (2020) Anatomy, bony pelvis and lower limb, pelvic fascia [updated Nov 1, 2020]. In: *StatPearls* [Internet]. Treasure Island, FL: StatPearls Publishing. Available: https://www.ncbi.nlm.nih.gov/books/NBK518984/.

Stecco C (2015) *Functional Atlas of the Human Fascial System,* Edinburgh: Churchill Livingstone/Elsevier, pp. 199–211, 131–138.

Sweigard L (1974) *Human Movement Potential: Its Ideokinetic Facilitation,* New York: Harper & Row, p. 187.

Weitzberg E and Lundberg JO (2002) Humming greatly increases nasal nitric oxide. *American Journal of Respiratory and Critical Care Medicine* 166(2): 144–145. doi: 10.1164/rccm.200202-138BC. PMID: 12119224.

Zumpano MP, Hartwell S and Jagos C.S. (2006) Soft tissue connection between rectus capitus posterior minor and the posterior atlanto-occipital membrane: a cadaveric study. *Clinical Anatomy* 19(6): 522–527.

Chapter 7

Bainbridge Cohen B (2018) *Basic Neurocellular Patterns,* USA: Burchfield Rose Publishers, p. 299.

Beach P. (2010) *Muscles and Meridians,* Elsevier, Edinburgh, p. 108.

Blakeslee S and Blakeslee M (2007) *Body Has Mind of Its Own,* New York: Random House, pp. 15–22.

Eagleman D (2020) *Livewired,* USA: Pantheon Books, pp. 26–28.

Kapandji IA (2019) *The Physiology of the Joints,* vol. 3, 7th edn, *The Upper Limb,* Edinburgh: Handspring Publishers, p. 8–9, 40–41, 44.

Lee D (2018) *The Thorax, An Integrated Approach,* Edinburgh: Handspring Publishers, p. 57.

Moore K, Persaud TVN and Torchia MG (2011) *Before We Are Born: Essentials of Embryology and Birth Defects,* Philadelphia: Elsevier Health Sciences, pp. 240–243.

Neruda P (1972) Wind on the Island, *Love Poems*, trans. Donald Walsh, New York: New Directions, p. 21

Scarr G (2018) *Biotensegrity, The Structural Basis of Life,* 2nd edn, Edinburgh: Handspring Publishing, pp. 78–79.

Schoenwolf G, Bleyl SB, Brauer PR et al. (2009) *Larsen's Human Embryology,* 4th edn, Edinburgh: Churchill Livingstone, pp. 619–621.

Stecco C (2015) *Functional Atlas of the Human Fascial System,* Edinburgh: Churchill Livingstone/Elsevier, pp. 157–167, 196, 228–257.

Chapter 8

Agur A and Dalley AF (2013) *Grant's Atlas of Anatomy,* 13th edn, Philadelphia: Lippincott Williams and Wilkins, p. 501.

Kapandji IA (2019) *The Physiology of the Joints,* vol. 1, 7th edn, *The Upper Limb,* Edinburgh: Handspring Publishers, pp. 80–90.

Lowen F (2011) *The Roots and Philosophy of Dynamic Manual Interface*, Berkeley, CA: North Atlantic Books.

Norkin C and Levangie P (2011) *Joint Structure and Function, A Comprehensive Analysis,* 5th edn, Philadelphia: FA Davis, Philadelphia, p. 306.

Stecco C, Stecco A (2012) Deep fascia of the shoulder and arms, in Schleip R, Findley TW, Chaitow L et al., *Fascia: The Tensional Network of the Human Body,* Edinburgh: Churchill Livingstone, pp. 25–29.

Van der Wal J (2017) *Fascia in the Osteopathic Field*, Edinburgh: Handspring Publishers.

Chapter 9

Barral J-P, Mercier P (2007) *Visceral Manipulation II,* Seattle: Eastland Press.

Breul R (2012) The deeper fascia of the neck and ventral torso, in Schleip R, Findley TW and Chaitow L et al., *Fascia: The Tensional Network of the Human Body,* Edinburgh: Churchill Livingstone, ch. 1.7, pp. 45–52.

Fossum C (2017) *Fascia in the Osteopathic Field,* Edinburgh: Handspring Publishers, pp. 472–473.

Gentry E. http://www.pilatesanytime.com/workshop-view/1129/video/Workshop-Breathing–Michele-Larsson (accessed April 14, 2015).

Goffart L, Hafed ZM and Krauzlis RJ (2012) Visual fixation as equilibrium: evidence from the superior colliculis inactivation, *Journal of Neuroscience* 32(31): 10627–10636.

Kapandji IA (2019) *The Physiology of the Joints,* vol. 3, 7th edn, *Spinal Column, Pelvic Girdle, and Head,* Edinburgh: Handspring Publishers, pp. 188–189, 200–201 216–219, 230–231.

Liem T, Tozzi P and Chila A (2017) *Fascia in the Osteopathetic Field,* Edinburgh: Handspring Publishing, pp. 185–186.

Mayoux-Benhamou M-A, Wybier M, Barbet JP, Labbé S and Revel M (1992) *Relationship between Force and Cross-sectional Area of Postcervical Muscles in Man: Influence of Variations in the Morphology of the Neck.* Oxford Scholarship Online. DOI:10.1093/acprof:oso/9780195068207.003.0020.

Picabia F (2007) *I Am a Beautiful Monster: Poetry Prose, and Provocation,* trans. Marc Lowenthal, Cambridge, MA: MIT Press, p. 283.

Shaikh AG, Wong AL, Zee DS and Jinnah HA (2013) Keeping your head on target. *Journal of Neuroscience* 33(27): 11281–11295. doi: 10.1523/JNEUROSCI.3415-12.2013.

Stecco C (2015) *Functional Atlas of the Human Fascial System,* Edinburgh: Churchill Livingstone/Elsevier, pp. 130–138.

Swartz EE, Floyd RT, Cendoma M (2005) Cervical spine functional anatomy and the biomechanics of injury due to compressive loading. *Journal of Athletic Training* 40(3): 155–161.

Zumpano MP, Hartwell S and Jagos CS (2006) Soft tissue connection between rectus capitus posterior minor and the posterior atlanto-occipital membrane: a cadaveric study. *Clinical Anatomy* 19(6): 522–527.

Chapter 10

Abram D (1996) *The Spell of the Sensuous,* New York: Random House, p. 68.

Barral J-P (2007) *Study Guide Sampler,* Barral Institute, p. 2. www.barralinstitute.com.

Blakeslee S and Blakeslee M (2007) *The Body Has Mind of Its Own,* New York: Random House, pp. 8, 58.

Chaitow L, Coughlin P, Findley TW et al. (2012) Fascial palpation", in Schleip R, Findley TW, Chaitow L et al., *Fascia: The Tensional Network of the Human Body,* Edinburgh: Churchill Livingstone, ch. 6.2 (pp. 269–278), p. 272.

Chaitow L, Bradley D and Gilbert C (2014) *Recognizing and Treating Breathing Disorders,* 2nd edn, Edinburgh: Churchill Livingstone, p. 8.

Duerden EG and Laverdure-Dupont D (2008) Practice makes cortex. *Journal of Neuroscience* 28(35): 8655–8657.

Ericsson KA, Charness N, Feltovich PJ et al. (eds) (2006) *Cambridge Handbook of Expertise and Expert Performance,* New York: Cambridge University Press, pp. 698–699.

Héroux ME, Walsh LD, Butler AA et al. (2103) Is this my finger? Proprioceptive illusions of body ownership and representation. *Journal of Physiology* 591(22): 5661–5670.

Lowen F (2011) *The Roots and Philosophy of Dynamic Manual Interface,* Berkeley, CA: North Atlantic Books, pp. 29–30, 107, 120.

Schleip R and Jaeger H (2012) Interoception: A new correlate for intricate connections between fascial receptors, emotion, and self recognition, in Schleip R, Findley TW, Chaitow L et al., *Fascia: The Tensional Network of the Human Body,* Edinburgh: Churchill Livingstone, ch. 2.4 (pp. 89–94), p. 89.

Southey R (1837) *The Story of the Three Bears,* London: Longman, Rees.

Van der Wal J (2017) *Fascia in the Osteopathic Field,* Edinburgh: Handspring Publishers, pp. 91–95.

찾아보기

| 국문색인 |

ㅈ

ㅊ

ㅋ

| 영문색인 |